国家科学技术学术著作出版基金资助出版

四肢显微修复

外科学

Reconstructive Microsurgery
of the Extremities

主编
柴益民 张长青 曾炳芳

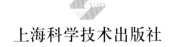

上海科学技术出版社

图书在版编目（CIP）数据

四肢显微修复外科学／柴益民，张长青，曾炳芳主
编 . — 上海：上海科学技术出版社，2018.1
ISBN 978-7-5478-3661-3

Ⅰ.①四… Ⅱ.①柴… ②张… ③曾… Ⅲ.①四肢 –
显微外科学 – 修复术 Ⅳ.① R658

中国版本图书馆 CIP 数据核字 (2017) 第 183359 号

四肢显微修复外科学
主编 柴益民 张长青 曾炳芳

上海世纪出版（集团）有限公司
出版、发行
上 海 科 学 技 术 出 版 社

（上海钦州南路 71 号 邮政编码 200235 www.sstp.cn）

浙江新华印刷技术有限公司印刷

开本 889×1194 1/16 印张 27.25 插页 4

字数：750 千字

2018 年 1 月第 1 版 2018 年 1 月第 1 次印刷

ISBN 978-7-5478-3661-3/R·1412

定价：298.00 元

内容提要

　　四肢组织缺损的修复一直是临床治疗的难题。近年来，随着显微技术的不断发展，肢体组织缺损的修复理念与技术都有了长足的发展，利用显微外科技术进行组织瓣移植是目前行之有效的方法。本书结合临床病例的实际情况，分别介绍上肢和下肢不同部位受区的修复方法，以及适应证、应用解剖、操作方法、注意事项、优缺点评价等。本书的特点概括如下：第一，覆盖范围广。全书分为基础、新技术进展、上肢、下肢四篇，从创面修复机制至嵌合皮瓣及残肢皮瓣的切取方法等均有描述，尤其对于四肢各部分缺损的修复方法做了详细介绍。第二，病例图片多。本书突破传统专著的写作形式，运用大量的病例及图片资料（1 000余幅），形象直观地介绍各种创面的显微修复方法，便于理解与领会。第三，修复方法新。根据不同创面的特点，以最小牺牲达到修复目的为原则，编者设计了几十种新型皮瓣，并在术中进行了运用举例，为四肢的显微修复开拓了思路。总之，本书严谨专业且通俗易懂，能帮助骨科、整形外科、修复重建外科的读者学习四肢创面的显微修复方法，并助其开拓思路，勇于创新。

编者名单

主　编
柴益民　张长青　曾炳芳

副主编
康庆林　郑宪友　盛加根　韩　培　孙鲁源　陈　华　宋文奇

参编人员
（按姓氏笔画排序）

王　挺　王龚懋　文　根　代杰志　成　亮　刘　珅　刘生和
李　立　杨伟超　吴天一　邱　硕　余雅玲　汪春阳　张笑天
张雄良　陆晟迪　周润华　钟万润　侯　鹏　姜佩珠　贾亚超
徐　佳　翁镇钧

绘　图
柴益民　吴天一

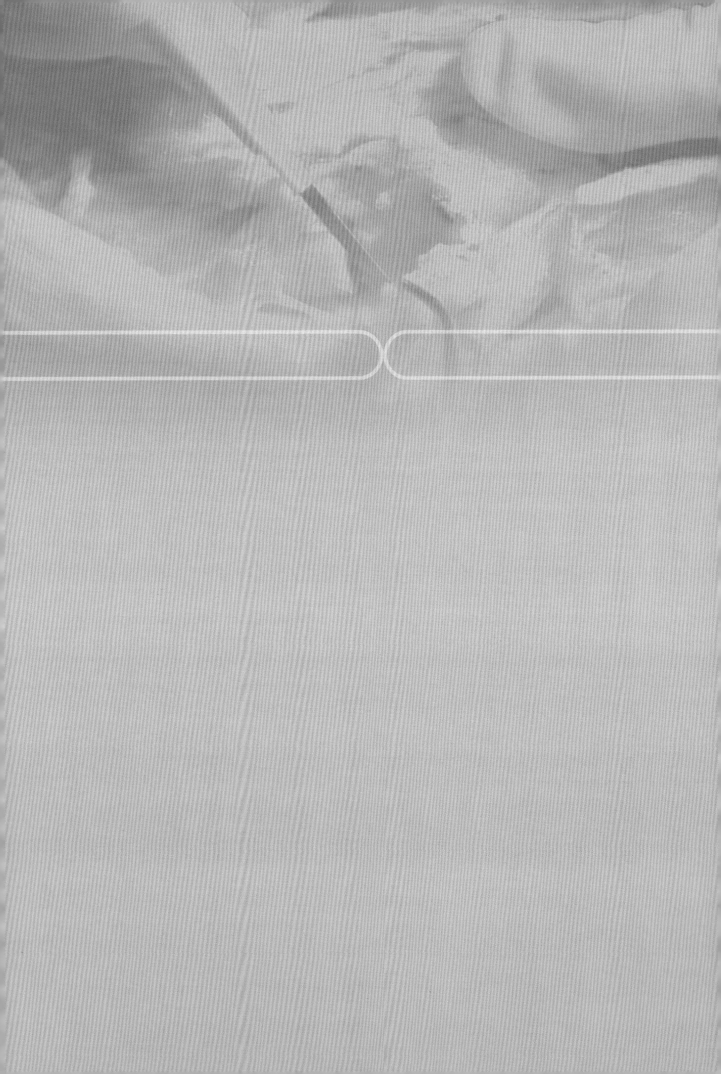

序 一

　　随着近年来生物力学研究及内植物材料的发展，四肢创伤的治疗得到了前所未有的进步。但是，目前交通运输及重工业发展速度的增加，同样使肢体开放性损伤的发生率居高不下。肢体复合伤常常累及血管神经，且伴有皮肤软组织的缺损，所以要求创伤医学的医生不但要掌握创伤骨科的理论及相关技术，还应该掌握软组织处理的原则和技术。

　　上海交通大学附属第六人民医院（简称六院）骨科不仅是上海市创伤骨科临床医学中心所在地，同样也是中国断肢再植的摇篮，因此自然而然地肩负着挽救严重创伤肢体的重要责任。50多年来，六院骨科一代代医生凭借着扎实的创伤骨科及显微外科技术，挽救了大量离断肢体、毁损肢体等以往必须截肢的严重创伤肢体。在这个过程中，六院骨科大胆创新，与时俱进，不断开展与国际同行的交流，提升肢体严重创伤救治的技术和理念，在国内率先提出急诊一期修复开放性骨折合并软组织缺损的治疗理念，并且将穿支皮瓣、皮神经营养血管皮瓣等新型的皮瓣技术率先应用到肢体复合伤的软组织重建中。不仅如此，还在此基础上创新性地提出了穿支蒂皮神经营养血管皮瓣、穿支蒂皮神经营养血管嵌合组织瓣等概念，不仅提高了皮瓣的切取面积和成功率，也使患者的术后功能得到了极大的改善。

　　诚然，在肢体严重创伤的治疗中，对修复技术的掌握必不可少，但是修复方案的设计却是整个治疗的基石，往往决定了肢体最终的功能效果。临床上肢体创伤的伤情千变万化，因此针对每个患者不同情况设计修复方案至关重要，其中包括对创伤及患者全身情况的准确评估、对创面情况的判断以及供区的选择；需要考虑的因素不仅仅是临床上的客观因素，还需要考虑患者的个人习惯及职业特点等。因此，《四肢显微修复外科学》的编写与出版不仅仅是为了将严重肢体创伤修复的技术传授给致力于创伤修复的年轻医生，更为重要的目的是将肢体严重创伤修复的临床思路分享给创伤骨科一线的临床医生，期望大家一起为挽救更多的肢体努力奋斗。

侯春林

第二军医大学附属长征医院

2017 年 3 月于上海

序 二

　　四肢创伤引起的组织缺损影响患肢功能，部分严重情况可导致截肢，甚至危及患者生命。对于此类肢体创伤，大部分需接受显微修复，方可获得满意的外观与功能。而如何运用显微外科技术进行有效的肢体重建是目前大部分临床医生感到棘手的难题。不仅如此，皮瓣作为显微外科修复的关键手段，风险大、难度高、种类有限，解剖研究至今不够系统和深入，这又给这项工程增加了难度，让人举步维艰。

　　恰当的皮瓣选择需考虑供养血管及其分布的区域。目前，修复四肢创伤后组织缺损的皮瓣种类有限，更缺乏大面积皮瓣及骨皮瓣的显微修复技术。《四肢显微修复外科学》由上海交通大学附属第六人民医院骨科团队多位知名专家，通过系统总结、精心策划，共同编写而成。这部专著以创面愈合的相关理论及不同覆盖方式为基础，详尽分析了各类穿支皮瓣、皮神经营养血管皮瓣、穿支蒂皮神经营养血管皮瓣的解剖和手术方式及应用，并综合阐述了四肢创伤后不同部位各类组织缺损的修复重建策略，是一部既具备扎实的理论基础，又极富临床指导意义和实用价值的专著。

　　要特别提醒读者，穿支皮瓣和皮神经营养血管皮瓣已提出多年，相关理论和临床研究证实此类新型皮瓣对供区破坏小、手术操作简单。该书作者不仅突破了传统筋膜皮瓣和穿支皮瓣的局限，更以皮神经营养血管皮瓣为设计理念，在国内率先开展了广泛的临床研究，开发了与四肢不同创面相匹配的多种新型穿支皮瓣和穿支骨皮瓣，血供丰富可靠，创面美观，为四肢大面积、特殊部位皮肤软组织的修复提供了新方法。不仅如此，针对皮神经营养血管筋膜皮瓣转位后可能出现蒂部臃肿、静脉回流障碍，甚至坏死等缺点，该书作者首次在国内外提出"穿支蒂皮神经营养血管皮瓣"的新概念，切取面积及修复范围显著增大，有效避免了蒂部血管受压，而且成活率高，被世界同行认可并高度评价。同时，书中也提到了具有创新性的穿支蒂皮神经营养骨皮瓣、功能性肌瓣等，为四肢创伤后复合组织缺损及功能重建提供了全新的术式。

另外，该书还有个最大的特点：临床病例丰富，分析见解独到，手术过程详细，术后肢体外观功能资料齐全。这反映出作者在平时繁忙的临床工作中对病例收集和分析做出的巨大努力。期望通过这部专著中多样化的临床病例、真知灼见的分析见解，为我国四肢创伤修复与功能重建的学科发展做出更多更大的贡献。

曾炳芳

上海市创伤骨科临床医学中心顾问

2017 年 4 月于上海

目　录

第一篇

基础篇

1

第一章　创面愈合的生理　　　　　　　　　　　　　　　　　2

第二章　急性创伤的综合评估　　　　　　　　　　　　　　14

第三章　创面修复的原则和基本技术　　　　　　　　　　　29

第四章　负压吸引技术　　　　　　　　　　　　　　　　　45

第五章　急诊修复与二期修复　　　　　　　　　　　　　　57

第六章　术后管理及相关并发症　　　　　　　　　　　　　72

第二篇

新技术进展

85

第七章　穿支皮瓣　　　　　　　　　　　　　　　　　　　86

第八章　皮神经营养血管皮瓣　　　　　　　　　　　　　101

第九章　穿支蒂皮神经营养血管皮瓣　　　　　　　　　　122

第十章　复合组织瓣　　　　　　　　　　　　　　　　　139

第十一章　功能性肌瓣　　　　　　　　　　　　　　　　159

第三篇

软组织修复——上肢

173

第十二章　上肢修复的原则及覆盖方法　174

第十三章　肩及上臂的软组织修复　180

第十四章　肘及前臂的软组织修复　201

第十五章　腕及手部的软组织修复　223

第四篇

软组织修复——下肢

265

第十六章　下肢修复的原则及覆盖方法　266

第十七章　骶尾部及大腿的软组织重建　274

第十八章　膝及小腿近端的软组织重建　290

第十九章　小腿中段及远端的软组织重建　314

第二十章　踝部及足背部的软组织重建　342

第二十一章　足底区域的软组织重建　364

第二十二章　四肢复合组织缺损的修复　387

第二十三章　残肢皮瓣的设计及应用　403

第二十四章　展望——异体肢体移植与组织工程　421

第一篇

基础篇

第一章
创面愈合的生理

一、概述

创面愈合是指组织对创伤的反应和修复过程。为了准确地评估、分类和治疗创伤，需要彻底了解软组织损伤的基本机制和机体的反应。创伤不仅会损害组织学结构，还会引起细胞和器官功能的额外丧失。损伤的严重程度与组织类型和受累部位有关，致伤物体的大小和形状，以及相对于组织生物施加外力的方向也很重要。组织对创伤的反应是一个复杂的过程，涉及细胞和分子的相互作用，范围从损伤发生时瞬间的"fight-or-flight response"到损伤完全愈合的最后阶段。

二、创面愈合的三个阶段

创面愈合可以分为三个典型阶段：凝血及炎性反应阶段；表皮化、血管再生及临时基质形成（增生纤维化）阶段和重塑成熟阶段。这三个过程并不是严格序贯发生，而是存在部分重叠的。

（一）凝血及炎性反应阶段

• 凝血及炎性反应阶段（stage of hemostasis and inflammation）

凝血及炎性反应阶段发生在伤后即刻至第4~6天，创面愈合时，机体首先出现的反应是凝血过程。凝血过程包括：血管收缩、血小板聚集和纤维蛋白

沉积，最终导致血栓形成。组织血管破裂后，血管收缩，血小板立即在受损部位聚集。凝血系统被激活，产生凝血酶，促进纤维蛋白原转化为纤维蛋白。纤维蛋白形成一种基质，有效地吸引和结合血小板。聚合的血小板分泌糖蛋白等多种促进伤口愈合的介质，使更多血小板黏附，血栓形成，产生止血作用。血栓形成主要有两方面的作用：①当血栓中的激活的血小板脱颗粒时，它是许多重要细胞因子以及生长因子的来源。②血栓的支架结构为许多血液中游走的细胞，如中性粒细胞、单核细胞、巨噬细胞等提供了作用的介质，这些细胞在血栓形成后通过信号通路传递作用聚集到血栓周围，从而发挥其作用。

• 趋化和激活（chemotaxis and activation）

炎症初期阶段，进入创面的细胞以中性粒细胞为主，分泌各种炎性介质即细胞因子如肿瘤坏死因子-α（tumor necrosis factor-α，TNF-α）和白细胞介素-1（interleukin-1，IL-1），同时中性粒细胞吞噬细菌并释放蛋白水解酶，以消化溶解细胞外基质中受损和失活的成分，主要包括胶原蛋白、透明质酸和黏附分子，使创面清洁，以便启动组织的修复过程。中性粒细胞的汇集过程是通过前列腺素作用使血管扩张而实现的，前列腺素的激活则是通过血小板脱颗粒及纤维蛋白水解后释放炎症因子介导的。IL-1、TNF-α、转化生长因子-β（transforming growth factor-β，TGF-β）、血小板因子-4（platelet factor-4），以及细

菌降解产物都能够吸引中性粒细胞进入创面。中性粒细胞的浸润通常发生在伤后 24~48 小时，除了感染预防及创面清创的作用外，目前尚未发现其能够参与创面的修复。研究发现，抑制中性粒细胞作用后，愈合过程并未出现明显的改变。单核细胞进入创面组织后转化为巨噬细胞，不仅参与创面的清创及抗感染过程，同时还参与了组织修复的过程。如果抑制其功能，会明显造成创面愈合障碍的表现。巨噬细胞不仅吞噬入侵的细菌等外源性生物体，还吞噬坏死的细胞器等内源性细胞残骸，在修复过程中不但具有调节血管及纤维组织再生的功能，还具有合成一氧化氮的作用。此外，巨噬细胞还是创面进入增殖阶段的重要起始因子。目前认为，如果缺乏功能性的巨噬细胞，伤口便不可能愈合。因为巨噬细胞不仅直接参与清除坏死组织和病原体，在创面愈合过程中还分泌促进炎症反应的细胞因子 [如 IL-1、TNF-α、活性氧（ROS）] 以及多种生长因子（碱性成纤维细胞生长因子、表皮生长因子、血小板衍生生长因子等），调控局部组织炎症反应，趋化修复细胞，促进细胞增殖、胶原沉积和血管化，并在创面愈合炎症期向增殖修复期顺利过渡阶段起关键作用。

炎症期若有感染发生，则白细胞持续移行，吞噬活动也随之加强，炎症期延长，导致伤口延迟愈合。吞噬细胞只有在有氧条件下才能杀死细菌，因此伤口部位充足的氧供对免疫反应极为重要。吞噬细胞吞噬组织细胞碎片后会裂解，与被溶解的组织共同形成脓液，需要通过更换敷料和局部引流的方式清除出伤口。脓液淤积在伤口内也会影响伤口的愈合。

细胞因子和多种生长因子统称为“细胞激酶”，对各种组织细胞有抑制和刺激两方面的作用，通过复杂的方式相互作用来精确控制伤口的愈合。随着对伤口愈合机制研究的深入，发现巨噬细胞可产生许多细胞激酶，以溶解血块和细胞碎片，血块溶解后形成充满液体的空腔，使成纤维细胞和内皮细胞可以长入。巨噬细胞还可释放许多生长因子促进新的血管再生，以恢复组织的血管结构，满足肉芽生长的基本条件。

（二）表皮化、血管再生及临时基质形成阶段

表皮化、血管再生及临时基质形成阶段（stage of epithelialization, angiogenesis, and provisional matrix formation）发生在伤后第 4~14 天。

巨噬细胞一旦激活，其立即在创面部位释放多种细胞因子，从而发动组织愈合过程中的增殖阶段。这些细胞因子包括：

（1）胶原酶（collagenases）能够对创面进行清创。

（2）IL 和 TNF 可以激活成纤维细胞（fibroblast），而成纤维细胞又是创面肉芽再生和胶原沉积的重要起始物。

（3）TNF-α 和成纤维细胞生长因子（basic fibroblast growth factor, bFGF）可以促进血管再生。

（4）TGF 可以促进角质细胞（keratinocyte）的生长，从而促进细胞表皮化（epithelialization）。

（5）巨噬细胞同样可以分泌 IL-1 和角质细胞生长因子 2（keratinocyte growth factor 2, KGF-2），其还能促进成纤维细胞分泌 KGF-2 和 IL-6，从而促进角质细胞的增殖和迁移。

（6）成熟的角质细胞可自我分泌 IL-6 和一氧化氮，使整个过程持续循环发生。

当基底膜损伤后，创缘的表皮细胞增殖进而使得创伤表皮再生。为了使皮肤恢复其完整性，角质细胞必须从创缘周围正常的组织开始迁移，穿过创面内的纤维组织，或沿着正常组织和纤维组织的间隙，开启上述过程最终表皮化。为了达到迁移的目的，在最前方的角质细胞会持续表达高水平的组织型纤溶蛋白酶原（tissue-type plasminogen activator, tPA）或尿激酶原（urokinase-type plasminogen），两者均能激活纤维蛋白溶酶对血凝块进行溶解。进行迁移的角质细胞、成纤维细胞、巨噬细胞以及单核细胞等都会优先生成基质金属蛋白酶（matrix metalloproteinase, MMP）家族的各种模型结构。而 MMP 家族中的 MMPs-1、MMPs-9 和 MMPs-10 又可通过细胞外基质的作用促进上述细胞发生迁移。创面表面的结缔组织将通过新生血管的侵入逐渐由肉芽组织所替代，内皮细胞、巨噬细胞和角质

细胞通过分泌 bFGF 和血管内皮生长因子（vascular endothelial growth factor，VEGF）来促进新生血管的生长。在生长因子的刺激下，血管壁的内皮细胞突破基底膜向伤口周围区域移动，通过细胞分裂形成血管芽，单个血管芽向另一个血管芽生长，两个血管芽沟通后形成血管通路，再进一步形成血管分支、血管网和毛细血管环。新生血管是保证伤口充分的血氧供应和营养的基础，没有血管的新生和重建，就不可能有肉芽的生长，创面也就不能愈合。对血管再生影响最大的两种细胞因子是成纤维细胞生长因子（bFGF）和血管内皮生长因子（VEGF）。内皮细胞还能生成一氧化氮来改善局部缺氧的环境，从而促进更多 VEGF 的分泌，此外，一氧化氮还能通过扩张血管，进而改善局部缺血以及预防缺血再灌注损伤，最终达到对新生组织的保护作用。

• **肉芽组织形成**（formation of granulation tissue）

"肉芽"一词由 Theodor Billroth 于 1985 年提出，依据是其外表呈鲜红色、玻璃样透明的颗粒状。肉芽组织也被称为"暂时的、原始的组织或器官"。

（1）肉芽形成过程：新生血管的形成时间决定了新生肉芽填补伤口开始于伤后第 4 天，在新生血管形成时，每个肉芽都有相应的血管分支，并伴有大量的毛细血管环。最初由成纤维细胞产生胶原，在细胞处形成纤维，支撑肉芽组织。

（2）肉芽组织的作用：抗感染保护创面；填补创面及其他组织缺损；机化或包裹坏死、血栓、炎性渗出物及其他异物。

（3）影响肉芽组织形成的因素：肉芽组织的形成程度与凝血及炎性反应的程度直接相关，包括在吞噬作用协助下机体自身的清创过程。任何影响凝血及炎性反应的因素都会影响伤口愈合，如创面不洁、温度过低（最适宜的温度是 28~32℃）、血供不良等。肉芽组织生成是该阶段的最后一步，成纤维细胞和巨噬细胞生成的血小板源性生长因子（platelet-derived growth factor，PDGF）和 VEGF 作为主要的信号因子来吸引循环中的成纤维细胞达到创面部位，从而形成胶原沉积。成纤维细胞到达创面部位

后又可以通过自分泌和旁分泌 PDGF 来维持整个过程。另一方面，成纤维细胞不仅可以在创面合成胶原沉积，还能够通过分泌 $TGF-\beta_1$ 和 PDGF 刺激巨噬细胞转变成为成肌纤维细胞（myofibroblast）帮助创面收缩。成纤维细胞是创面愈合阶段主要的细胞，纤维斑块能够在一个富含胶原的基质内进行重塑，且创面在成肌纤维细胞的影响下不断收缩，进一步缩小创面面积。

肉芽组织富含新生血管。VEGF 除可促进血管生成外还能增加血管的通透性。血管的通透性增高导致血浆蛋白如纤维蛋白原和血浆纤维粘连蛋白在细胞外基质中集聚，为生长中的成纤维细胞和内皮细胞提供临时基质。多种生长因子可启动成纤维细胞向损伤部位的迁移和随之发生的增殖。

成纤维细胞、内皮细胞和新生毛细血管共同构成肉芽组织填充裂隙，同时肉芽组织内胶原纤维逐渐增多，使得其硬度与张力强度随之增加，逐渐变为纤维组织架接于断裂的组织之间，即瘢痕修复；同时上皮细胞、成骨细胞和成软骨细胞等增生，使伤口边缘皮肤新生上皮，直到伤口初步愈合。

（三）成熟和重塑阶段

创面的成熟和重塑阶段（maturation and remodeling）发生在伤后 1 周，可持续至数月乃至 1 年。其主要的过程是胶原在一个稳定的情况下进行有序沉积的过程。当创面被再生的上皮细胞完全覆盖后，创面的愈合过程并没有完全结束。新生的肉芽组织和上皮细胞还需要进一步分裂分化、转型，使其力量增强，最后创面才得以完全愈合。这一过程主要表现在两个方面：新形成的上皮细胞不断分裂，使表皮层增厚；肉芽组织内部转型，形成的胶原纤维排列发生改变，使新生的结缔组织力量增加。同时，肉芽组织所含血管和水分减少，逐渐变硬形成瘢痕，瘢痕持续修复、变软、变平和强度增加。瘢痕可使创缘比较牢固地结合。伤口局部抗拉力的强度于伤后不久就开始增加，在第 3~5 周抗拉力强度增加最为迅速，然后缓慢下来，至 3 个月左右抗拉力强度达到顶点不再增

加，但这时程度仍然只达到正常皮肤的70%~80%。这一过程需要的时间很长，常常超过1年。在此过程中，多种细胞成分、生长因子，以及神经、免疫系统通过调节结缔组织的合成与降解，使胶原反复溶解、沉积和更新，瘢痕逐渐消失，最终达到组织改建的目的。

创面的成熟和重塑是相互重叠的两个阶段，而基质沉积不足（创面强度不足）以及基质的过度沉积（瘢痕过度角化）是造成创面愈合障碍的主要原因。创面形成后，最初胶原的沉积量与正常皮肤及皮下组织比较要薄很多，随着成纤维细胞数量的增

加以及成纤维细胞合成胶原量的增加，创面的胶原沉积总量会随时间的推移不断增加。胶原基质的结构构建由TGF-β所调控，其水平在伤后7~14天到达峰值。随后，起初的胶原纤维逐步由更厚、更稳定的链式结构的胶原所替代，愈合伤口的强度也随之增加。而对于瘢痕组织来说，胶原始终未能达到最终完整的链式结构，因而其强度只有正常皮肤的80%（伤后1周到达3%，3周达到30%）。表1.1对创面愈合过程中各种细胞因子的来源和功能进行了汇总。此外，有一部分生长因子已经成功在体外人工合成并投入临床使用（表1.2）。

表1.1　各类细胞因子在创面愈合过程中的作用

细胞因子	细胞来源	功能
血小板源性生长因子（PDGF）	血小板、巨噬细胞、单核细胞、成纤维细胞、平滑肌细胞、内皮细胞	趋化作用；激活中性粒细胞和巨噬细胞；促进成纤维细胞增殖；促进胶原细胞转移；促进新生血管生成
血管内皮生长因子（VEGF）	大多数皮肤内的细胞均分泌，其受体只在内皮细胞发现	只作用于内皮细胞，对巨噬细胞、成纤维细胞、平滑肌细胞未发现明显作用
内皮细胞生长因子（EGF）	血小板、巨噬细胞	促进角质细胞和成纤维细胞的有丝分裂；促进角质细胞迁移
肿瘤坏死因子-α（TNF-α）	巨噬细胞、肥大细胞、T淋巴细胞	激活巨噬细胞；促进血管生成；促进成纤维细胞有丝分裂
角质细胞生长因子（KGF）	成纤维细胞	促进角质细胞增殖、迁移和分化
转化生长因子-α（TGF-α）	巨噬细胞、T淋巴细胞、角质细胞	促进角质细胞和成纤维细胞的有丝分裂；促进角质细胞迁移
转化生长因子-β（TGF-β）	血小板、T淋巴细胞、巨噬细胞、内皮细胞、角质细胞	刺激新生血管生长；促进纤维素增生
白细胞介素（IL）	巨噬细胞、肥大细胞、角质细胞、淋巴细胞	IL-1：诱导肾上腺皮质激素的释放；激活肉芽细胞和内皮细胞；刺激造血作用；增强TNF-α和IFN-γ IL-2：激活巨噬细胞、T细胞、NK细胞、LAK细胞；促进B细胞的增殖和分化；促进T细胞分化；内源性致热源 IL-6：内源性致热源；增强肝急性期蛋白的释放 IL-8：增强中性粒细胞的黏附、趋化以及肉芽的形成
成纤维细胞生长因子（FGF）	巨噬细胞、肥大细胞、T淋巴细胞、内皮细胞	促进角质细胞和成纤维细胞的趋化和有丝分裂；刺激血管生成

表1.2　目前可以购得的生长因子制品

产品名称	生长因子	相关内容
贝卡普朗明 Regranex（Ortho-McNeil Pharmaceutical）	PDGF-BB	第一个进行临床试验的重组的人体生长因子，FDA批准用于治疗糖尿病足创面，但是也有用于治疗其他创面，比如压疮、坏疽性脓皮病、血管炎性溃疡，以及急性创伤后创面
血小板释放物 Procuren（Curative Health Services）	PDGF	第一个市售的生长因子制品。其中所用的血小板由患者的血液中提取，因此该制品也可能包含其他生长因子
沙格司亭 Leukine（Immunex Corp.）	集落刺激因子GM-CSF	最早用于治疗急性髓细胞白血病（AML），后被尝试用于治疗其他慢性创面，并取得良好效果
雷匹夫明 Repifermin（Human Genom Sciences）	KGF-2	用于治疗肿瘤放疗后的黏膜炎、静脉性溃疡、皮肤移植等。结果显示可以有效提高创面的愈合以及上皮化过程

三、影响创面愈合的因素

如果创伤愈合未受影响，愈合过程将按照上述进行。但多种因素都可能影响愈合过程中的任何时期。

（一）性别与年龄

雄激素或雌激素水平高低可影响急性创伤的正常愈合，睾酮及其代谢产物 5α- 脱氢睾酮会影响创伤的愈合和修复。而诸如 TGF-β 激动的反应因子 Smad3 等被认为是雄激素的抑制剂。

年龄对于创伤愈合的影响，与皮肤结构和功能的改变相关，但部分也可能由太阳射线及其对于皮肤的影响导致的。创口的张力、影响愈合的各种因子的聚集和创伤闭合的等级都已证明与年龄有关。同时，对于年长者，慢性创伤愈合不良往往与并发症有更大关系。

（二）药物

大量药物被证明会削弱组织的愈合能力，但这也与患者的体质有关。除了抗凝药和免疫抑制剂以外，细胞生长抑制剂、类固醇和非类固醇抗炎药也具有重要影响。不过，类固醇对创面抗张力的影响呈剂量和时间依赖性。低剂量、短时间的应用对伤口愈合影响无统计学差异，也不会增加并发症的发生，比如肌肉、皮肤的萎缩和出血。但如长期使用，即使在停药一年后，都会影响伤口的愈合。

（三）营养状况

营养状况较差的患者，伤口必然存在延迟愈合。除了伤口本身情况，受伤初期对患者的营养状况评估也很重要，这将影响后续治疗方案。氨基酸（尤其是精氨酸和蛋氨酸）通过形成胶原蛋白，从而在伤口愈合中发挥作用。维生素和矿物质等微量元素对伤口愈合过程中的免疫功能调节尤为重要。

（四）吸烟

长期以来，吸烟被证实不利于伤口愈合。尼古丁有强烈缩血管作用，该作用可持续到吸烟后 50 分钟。尼古丁也被证明会增强血小板黏附，从而增加小血管中血栓形成的风险。同时它也会抑制红细胞、巨噬细胞、成纤维细胞的增殖从而使胶原合成减少，影响伤口愈合。

（五）损伤机制

损伤的机制一直是一个被临床医生所忽视的部分。很多教科书会着重指导临床医生通过各种方法来判断损伤的严重程度，事实上，如果对各种损伤的机制有充分了解的话，将会帮助临床医生全面掌握损伤的特性，甚至节省很多时间，避免许多并发症的发生。笔者认为，对于损伤机制的掌握是创面评估的最重要环节之一，其直接影响修复方式的选择以及预后等。

1. 钝性伤

钝性伤（blunt trauma）即我们所熟知的压砸伤，通常由外力直接作用于软组织所致。由于钝性伤的损伤表现与穿透伤、脱套伤等相比显得较轻，因此其损伤范围常常被低估。钝性伤所造成的病理生理改变将持续数天。尽管钝性损伤合并感染概率较贯通伤等来得低，但是在某些情况下，其对局部软组织血供的破坏将引起大量的肌肉及浅筋膜组织坏死，从而导致严重后果。系统全面地认识钝性伤对皮肤、浅筋膜组织、血管神经结构以及肌肉骨组织的损伤方式和程度，将有助于临床医生制订出较周全的治疗方案。

最常见的导致严重软组织损伤的钝性伤是高能量压砸伤，其损伤的范围较贯通伤要广，且将造成损伤区域下方不同程度的结构损伤。如果压砸时能量较为集中，便会发生皮肤连续性的中断，甚至血管神经结构的损伤。需要注意的是，有些情况下皮肤连续性仍完好，但是高能量的钝性伤仍可以损伤血管组织，尤其是浅筋膜中的静脉网十分容易在高能量压砸伤中受到破坏。

Crisco 等通过动物实验发现，钝性伤的严重程度不仅与接触物体的质量和速度有关，同样与接触面的大小有关。此外，他们还详细研究了损伤后一系列随时间变化的病理生理改变：在受伤之后，受到直接压砸的肌肉宏观上出现出血及肿胀，并波及周围的组织。镜下观察发现肌细胞内出现空泡结构，此外肌纤维组织发生不同程度的断裂。在急性期未发现胶原组织量的变化，也未发现成纤维细胞迁移的标志物。

受伤的区域可以分为三个部分，分别为中央区，即直接受外力作用的区域；再生区，即在伤后数日内逐渐发生水肿的区域；非损伤区，即周围正常软组织的区域（图 1.1）。该分区的主要依据是受到外力作用的大小以及与骨组织的相对位置关系。另外，研究中还发现，受伤后肌肉的移位量与肌肉原始的体积存在很大关系，而且如果在外力作用时肌肉处于收缩状态，其受到的损伤严重程度较处于松弛状态下的肌肉要轻很多。最新的一些研究还发现，直接受到外力作用部位的软组织由于移位明显，因此其真正的深度和范围在初期很难评估，这给临床医生制订治疗方案或判断组织存活带来极大的困难。特别是某些作用时间极短、能量较大、接触面积较大的外力作用后，由于皮肤的连续性完好，X 线摄片也未发现骨折，此时临床医生往往会低估损伤的严重程度，而事实上是大部分能量被软组织吸收。此时进行切开探查会发现大量肌肉软组织出现肿胀出血甚至坏死，如果不及时处理会造成严重后果。由此可见，在临床上如果遇到高能量的压砸伤，应该进行详细的检查，包括远端的血运、软组织的活力等。

在肢体的碾压伤中，远端的血运检查是必不可少的。事实上，造成血管损伤的直接原因不一定都是钝性的损伤，很多情况下是由于钝性伤造成的骨折移位从而对血管造成的继发撕裂。有些损伤将会危及生命，比如胫骨平台或股骨远端压砸骨折后损伤腘动脉、大腿中段压砸损伤股动脉等。在遇到这些情况时，第一步是立即进行急救，简单的止血带或压迫处理血管损伤部位后立即补充血容量，稳定患者生命体征，待患者血流动力学稳定后立即进行手术探查。

2. 贯通伤

贯通伤（penetrating trauma）所涵盖的范围比较广，从低能量的穿刺伤到高能量的武器伤。而它的损伤程度也与接触物的能量、外形，以及受伤的部位、解剖结构等有着密切的关系。此外，感染是贯通伤最常见的并发症。因此在检查和评估时，需要对其所累及的各个部位进行详细的体检，发现有无重要组织结构的损伤，同时判断其污染的严重程度。

在贯通伤中，武器弹道伤是比较常见的类型，其造成的组织损伤主要由三个区域组成。第一区域为弹道伤的开口处，该区域损伤相对较轻，主要为皮肤的裂口以及创缘的热灼伤。第二区域为开口和出口之间的直接腔隙通道，由子弹等直接作用造成损伤。第三区域为直接腔隙周围的组织，该区域损伤实际是复合性损伤，既有受到直接腔隙组织的压迫性损伤，同时也有热灼伤等损伤（图 1.2）。弹道伤的严重程度不仅与子弹的构成、特性、速度及口

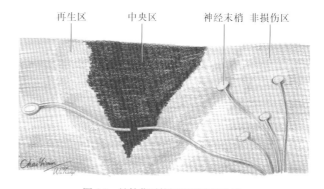

图 1.1 钝性伤对软组织影响的分区。

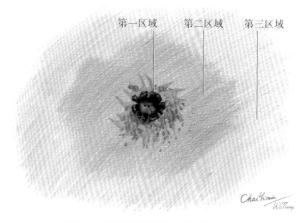

图 1.2 弹道伤对软组织损伤后的分区。

径有关，同时还与击中的组织结构有关。过去很多研究聚焦于子弹的动能公式，即 $E_K = \frac{1}{2}mv^2$，认为组织受到的能量和子弹的质量以及速度关系密切。但是近几年来，学者们逐渐开始意识到，无论是高速的来复枪子弹还是低速的手枪子弹，抑或弓箭和刀刃，其最终造成的伤害始终是其动能的一部分，而人体受到的伤害却与影响子弹的外力有着更密切的关系，换一句话，真正值得研究的是其在人体内运动的轨迹以及其他影响能量转换的因素。比如说，当一个非球形的子弹沿着向前的动量接触到物体后，会受到物体对其的阻力或者说摩擦力使其发生减速，如果阻力或者摩擦力的方向沿着子弹运动的轴线的话，那么会发生一个简单的直线减速运动。但是事实上，很多时候遇到的阻力或摩擦力并不沿着子弹运动的轴线，此时子弹的运动轨迹已不是单纯的直线运动，而是会发生倾斜或者翻转等运动（图1.3）。这也就解释了很多情况下第二、三区域的损伤要较开口处严重很多。造成这种"偏航"现象的不仅是组织本身的不规则形等因素，还包括了外界的因素，包括气流、窗户、外衣等，这些因素具有很多的不确定性和不可预知性。因此子弹的贯穿伤实际是一个复合性的损伤，主要由4种形式的损伤构成（表1.3）。

表1.3　弹道伤损伤类型

损伤类型	损伤原因
切割伤	由子弹直接接触软组织造成
剪切伤	子弹贯穿软组织时其向前的力与周围组织造成摩擦，使软组织之间形成横向剪切
挤压伤	由子弹前方的冲击波直接接触软组织造成
热灼伤	在子弹和软组织的摩擦过程中，部分能量转化为热能形成损伤

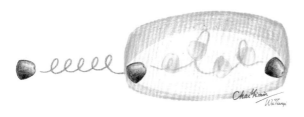

图1.3　子弹遇到阻力或摩擦力后发生翻转或倾斜等运动。

在对弹道伤的评估中，只有了解弹道在软组织内的轨迹及其造成软组织损伤的方式，才可以对其进行彻底的清创处理。

弹道伤的严重并发症包括血管神经等重要组织结构损伤以及感染。其中，血管神经等结构的损伤可以由直接暴力造成，也可以由高能量子弹击中骨组织，使骨组织发生短时间高能量的爆裂从而对血管神经造成二次损伤；同样，弹道周围的血管神经也可以受到挤压和灼伤。因此，仅从子弹轨迹判断有无经过重要血管神经组织是不够的。另外，弹道伤的感染发生率也非常高，有研究发现，弹道伤的感染很多情况下并不是由子弹表面的细菌感染造成的，多数情况下，是由于子弹进入软组织后，在短时间内造成了一个低压的腔隙，使得外界的物质大量、快速地进入该腔隙，从而增加了弹道伤的感染率。另外，子弹出口处大范围的开放性伤口也是感染的危险因素。

其他形式的贯通伤与弹道伤相比，其损伤形式相对简单，首先要判断有无危及生命的主干血管损伤，其次详细了解受伤的情况、贯穿物体在软组织内的轨迹以及相关的合并损伤，如热灼伤等。仔细彻底的清创可以有效地减少感染等并发症的发生率。

3. 脱套伤

脱套伤（degloving injury）是由于水平方向作用于软组织的力，尤其是摩擦力，造成皮肤不同结构层次分离的损伤。为了了解脱套伤的发生机制和特点，对皮肤各个层次解剖和特性的了解是必不可少的。在外层的表皮和深层的真皮之间有一层基底膜，是毛细血管网和毛细淋巴管分布的区域。表皮层对于横向的作用力抵抗力较强，而真皮层则相对更具有弹性。浅筋膜层是脂肪组织分布的区域，在人体各个不同部位，其分布的量也不同；主要作用是抵抗垂直方向的压力，但是对于横向作用力的抵抗力稍差，主要取决于与深部骨结构的附着关系。由此可见，浅筋膜层如果与深部结构的附着关系不牢固的话，脱套伤会发生在浅筋膜层中，反之则容易发生在更深层的组织层次中。

根据是否有开放伤口，脱套伤可以分为闭合性脱套伤和开放性脱套伤。闭合性脱套伤多发生在真皮和浅筋膜之间的层次结构中，多见于下肢、大转子、近端大腿、前臂等部位。钝性伤、穿刺伤、烧伤等多种损伤机制都有可能造成脱套伤。其实质就是外力作用时产生水平方向分力便有可能造成脱套。闭合性脱套伤多发生在浅筋膜层面或者肌膜浅层层面，随后易在脱套的空间聚集淤血以及液化的脂肪组织。如果皮肤组织完整，闭合性脱套伤一般需要数周乃至数月愈合，而在这期间，最常见的并发症是感染，主要是由于大量淤血聚集所致。据统计，在进行引流或者清创前，约有 46% 的闭合性脱套伤其细菌培养结果为阳性。闭合性脱套伤主要的临床表现为皮肤的瘀斑，或呈囊块状的可活动肿块，而脱套面积过大可在几天内发生紫斑，随后逐步坏死。

开放性脱套伤大多由高能量的损伤直接造成，通常伴有骨折、肌肉严重挫伤以及其起点或止点的撕脱、神经血管结构的损伤等。开放性脱套伤的诊断比较容易，但是需要注意进行全面的体检，以免遗漏重要组织结构的损伤。

脱套伤的诊断中，对于脱套皮肤组织血运的判断是必不可少的环节。在开放性脱套伤中，判断方法相对直观且简单：观察皮缘渗血情况。而闭合性脱套伤的判断方法则比较间接，主要从皮温、颜色、毛细血管充盈试验等方法进行判断。另外，不能只从一个平面或部位进行判断，而是应该从脱套部位由近及远，各个部位逐一判断。在这个过程中，还可以寻找皮下淤血聚集的部位，以便于切开引流或采取其他进一步处理的方法。

除此之外，当撕脱的层次较为表浅时，脱套伤将会表现为骨折表浅血肿。此时，大量淤血在表皮下聚集，向深层到达真皮层，严重时将影响表皮的微循环血供。Giordano 和 Koval 的研究发现，53 例骨折后出现皮下血肿的患者，最后有 7 例发生了与血肿相关的并发症。另一项关于骨折皮肤血肿的前瞻性研究表明，在下肢骨折中，骨折皮下血肿的发生率为 7.2%，并且提出关于骨折皮下血肿的标准处理流程：包括刺破血疱引流、银离子敷料覆盖，直到肢体肿胀消退且该部位再次上皮化。该过程平均需要 7.7 天。

（六）伤口的处理情况

可能影响伤口愈合的因素包括：血肿、感染和组织坏死。异物，如缝线、钉皮钉和植入材料的使用也将增高感染及组织坏死的发生率。打结过紧、创口边缘张力过大或缝合过多，都将引起局部缺血、炎症或感染，影响创伤愈合。在原始瘢痕附近做平行切口或在瘢痕处做锐角切口会破坏局部微循环，引起局部皮肤坏死。

四、创面愈合障碍的处理

各种局部或者全身的因素以及条件，都有可能导致创面愈合障碍。因此，导致创面愈合障碍的原因往往是多因素的。

（一）创面延迟愈合

各种局部或全身的因素都可能导致创面的延迟愈合。值得注意的是，充足的血供可以为创面提供愈合所需要的氧以及糖原，通过促进局部的代谢水平以及蛋白质合成帮助组织的再生。低氧的环境将会造成创面的延迟愈合，而持续的低氧环境将会发生 TNF-α 诱导的内皮细胞凋亡。此外，低温、酸性环境、葡萄糖浓度升高也会造成内皮细胞、中性粒细胞等细胞功能障碍。低氧还会造成成纤维细胞合成细胞外基质的能力下降，也会造成创面的延迟愈合。

水肿会造成间质压力增高，压迫血管后会造成组织缺血。临床上，骨骼肌发生缺血再灌注损伤是骨筋膜室综合征的最主要原因。另外，水肿还会导致肢体末端动静脉网的关闭，进而导致组织缺氧以及组织缺血坏死的发生。

局部的感染也是影响创面愈合的重要原因，细菌的存在会延长创面炎症期的持续时间，抑制创面上皮化、收缩、胶原沉积的发生。感染会导致胶原酶的增加，引起胶原降解率的升高。另一方面，细菌作为异物存在创面内，直接影响创面的收缩以及上皮化。

在第三章中提到的各种全身因素，例如高龄、吸烟、肥胖、类固醇药物的使用都是导致创面延迟愈合的潜在因素。糖尿病患者创面愈合障碍同样是多种原因造成的，糖尿病溃疡便是由于糖尿病神经病变，导致患者保护性感觉受损，从而使局部长时间受压造成的。糖尿病血管病变会导致局部组织缺血缺氧，还会导致趋化作用及肉芽组织生长能力下降，进而增加感染的发生率。血液中葡萄糖含量增加是影响创面愈合的重要原因，过去的观念认为，糖尿病诸多并发症是由于糖尿病引起的微循环障碍引起的，但是最近有学者指出，由糖代谢产生的一些山梨糖醇（sorbitol）与糖尿病的一系列并发症密不可分。另一方面，由于皮肤血管的通透性增加，大量的白蛋白沉积在血管的周围，引起氧和其他营养物质扩散能力下降。由高糖血症引起的非酶促糖基化反应会导致许多结构蛋白以及酶蛋白的功能障碍。实验及临床发现，糖尿病患者的创面肉芽组织内胶原含量较正常显著降低，肉芽组织的成熟能力也显著下降。此外，实验还发现糖尿病创面内表皮成纤维细胞数量以及相关细胞因子的数量也明显减少。

（二）促进创面愈合的方法

针对创面愈合障碍过程中各个环节的相关因素，许多临床及基础研究者进行了大量的研究，开发了一大批促进创面愈合的辅助设备及生物制品，其中有很大一部分已经进入临床，并且获得良好的效果。

1. 生物工程皮肤

皮肤组织替代物如生物工程皮肤（bioengineered skin）可根据其构成的成分、组织结构以及是否有活性进行分类（表1.4）。这些皮肤组织替代物的主要功能是提供创面愈合过程中需要的成分，例如生长因子、激素、胶原基质，以及各种产品所含有的特定的细胞成分。比如 Organogenesis 公司开发的 Apligraft 产品，是一种包含了新生成纤维细胞以及角质细胞的同种异体移植物，它的细胞成分可以作为许多细胞因子和胶原成分的来源，起到促进创面表皮化、肉芽组织生长、新生血管化及协助趋化的作用，而且这些细胞成分可以通过自分泌和旁分泌的形式促进自我增殖，达到协助创面修复的作用。

表 1.4　生物工程皮肤及其功能

组成成分	组成结构 / 活性	商品名
体外培养自体角质细胞移植	表皮组织 / 有活性	Epicel (Genzyme)
经处理的同种异体皮肤	真皮组织 / 无活性	AlloDerm (LifeCell)
牛胶原 / 糖胺聚糖 / 硅橡胶载体移植	真皮组织 / 无活性	Integra (Integra)
新生成纤维细胞 / 多聚物 / 合成网载体同种异体移植	真皮组织 / 有活性	Dermagraft (Shire)
新生成纤维细胞 / 角质细胞 / 胶原载体同种异体移植	复合组织 / 有活性	Apligraf (Organogenesis)

2. 生长因子

大量的基础实验已经发现各种生长因子（growth factors）通过联合协同作用可以成功地促进体外动物模型创面的愈合。尽管在这之后许多体外合成生长因子的临床试验结果并不理想，但是依然有很多产品获得了 FDA 的许可投入到临床使用，详见本章第二部分（表1.2）。

3. 负压治疗

负压治疗（negative pressure therapy）也被称为负压封闭引流技术（vacuum-assisted closure, VAC），应用特殊的敷料产生局部低于大气压的环境，将开放的创面转变为闭合的创面。负压的环境可通过多种机制来改善创面的条件并促进其愈合。首先，负压可以通过减轻局部的水肿以及组织间液来提高局部的产氧能力。此外，通过与正常大气压环境比较，在局部负压环境下肉芽组织的生长要优于正常压力环境。还有研究发现持续的负压治疗可以减少感染创面的细菌数量，且炎症因子被清除的速率也明显增快。因此，负压治疗的适应证主要包括：软组织缺损、骨外露、内植物外露、假体外露、植皮术后等。其禁忌证主要包括：创面存在肿瘤细胞、血管神经外露、无法控制的出血。总的来说，负压治疗是近年来比较成功的创面辅助治疗方法，为医生和患者提供了充足的时间来改善局部创面的条件，同样为二期手术创造了良好的基础，关于负压治疗的具体内容详见第四章。

（三）瘢痕组织的治疗

临床上常见的瘢痕组织主要分为两类，一类是瘢痕疙瘩（keloid），另一类是肥厚性瘢痕（hypertrophic scar，亦称增生性瘢痕）。肥厚性瘢痕是伤口愈合后突出高于周围组织的瘢痕组织，但是其边界在切口边缘内，而瘢痕疙瘩其边界超出了原来切口或伤口的范围；两种都是由于创面内胶原沉积异常造成纤维增殖异常引起的。胶原沉积异常的主要原因包括：细胞合成及迁移、细胞外基质蛋白分泌功能、创面基质的重塑等异常。有研究发现在瘢痕组织形成过程中，合成纤维的细胞活动增加，且其对细胞因子的反应异常增加。此外，还有研究发现表皮和间叶细胞异常的相互作用以及相关调节基因的突变，同样会造成创面异常愈合。

在大多数患者中，瘢痕疙瘩多出现于生长期，即 10~30 岁。且各个人种都会发生瘢痕疙瘩，但是深色皮肤人种发生的概率是浅色皮肤人种的 15 倍。最常见的病因主要为非特异性创伤、疫苗接种以及文身等，其中发病率最高的倾向性因素为打耳洞。对于瘢痕疙瘩的发病机制已经有了比较深入的研究，包括成纤维细胞活动异常、TGF-β_1 和 TGF-β_2 等细胞因子水平增高、细胞凋亡率下降、纤溶酶原抑制物 -1 水平增高、免疫反应异常以及低氧状态等。

肥厚性瘢痕通常在受伤或手术后 4 周内发生，并随时间的推移逐渐消退。瘢痕疙瘩则在伤后 1 年逐渐形成，且在数年内会逐渐增长。对于瘢痕组织的治疗选择多种多样，但效果却均不理想，尤其是瘢痕疙瘩，往往呈现复发的迹象。手术切除、激光切除、类固醇注射、放射治疗、冷冻疗法（cryosurgery）等方法均在一定程度内可以起到一定的效果，但是目前临床上还未出现效果肯定且一劳永逸的治疗方法。皮质类固醇激素（corticosteroid）的局部注射目前被认为是一线治疗手段。由于年轻患者无法忍受其他治疗方法造成的局部疼痛，因此往往推荐硅胶片（silicone gel sheets）治疗。

五、创面愈合的治疗展望

皮肤是相对来说比较容易获得的组织成分，而它的最表层成分——上皮，其最大的特点就是快速的更替率。在创面愈合的过程中，有大量的细胞因子和生长因子发生上调和下调的改变，而这些改变使得基因治疗（gene therapy）成为创面愈合的理想方法。基因治疗目前被公认为最具有潜力的促创愈合的治疗方法。短期基因表达在许多其他环境中被认为是基因治疗的不利因素，但是在创面愈合的治疗中却成为有利的条件。目前可通过直接或间接方法将相关基因转录至创面组织的角质细胞或成纤维细胞中。这两种细胞均可在体外培养、增殖，目的基因转录后的细胞可移植至创面，从而促进创面愈合。很多学者已经对许多相关通路及基因载体进行了充分的研究。

（一）病毒载体

目前最为常用的病毒载体主要包括：逆转录病毒（retroviruses，又称反转录病毒）、腺病毒（adenoviruses）、腺相关病毒（adeno-associated viruses）。重组的病毒载体一般通过敲除其基因组的特殊部分，并将需要转录的基因插入病毒的基因序列中，这段序列往往是编码某种细胞因子的。载体包装的能力受到基因片段的大小影响，且受到病毒种类的影响。目的基因的表达是受特定的强大的启动子的调节的，比如巨细胞病毒启动子能够最大限度优化目的基因的表达。逆转录病毒有着较高的转染活性，但是也存在较高的插入后突变发生率以及随之而来的致癌率。腺病毒同样有着较好的在体转染率，但是也有一定概率激活机体的免疫应答，且腺病毒只允许 8 kb 大小的 DNA 序列插入。腺相关病毒可以产生长时间的基因表达，但却很难使病毒的效价提高，且也同样存在一定的插入突变率（insertional mutagenesis）。单纯疱疹病毒（herpes simplex virus）可允许长段的 DNA 序列插入，但是可控性却较差，主要是由于其相对复杂的生命周期以及野生型病毒亚型混入概率造成的。总的来说，非病毒载体途径的基因转移技术较病毒载体途径更为安全，但是其转移效率不如病毒载体途径。

（二）自由（裸）DNA

尽管其转移效率非常低，通过自由 DNA（naked DNA）方式的基因转移有可能是最为安全的基因传递方式。通过皮下注射相对安全浓度的基因就可以达到基因的转导。基因枪技术，又被称为生物弹道技术（biolistic technology）或微粒轰击技术（particle bombardment technology），是用火药爆炸或者高压气体加速将包裹了 DNA 的球状金粉或者钨粉颗粒直接送入完整的组织或者细胞中的一种技术。它是基因转移技术中的一种方法。其基本原理就是采用一种微粒加速装置，使裹着外源基因的微米级的金或钨（它们比重大，而且化学性质都很稳定）颗粒获得足够的动量打入靶细胞或组织。

电穿孔转染技术（electroporation）则是通过简单的电脉冲在细胞膜表面短暂地构建一个孔道，使得 DNA 可以扩散到细胞内。

（三）阳离子脂质体

带正电的脂质小泡可以与带负电的 DNA 形成复合物。该方法中，DNA 穿过细胞膜的方法和细胞内吞的过程比较相似。由于缺乏免疫原性，因此可以反复地进行载体的转移。其另外的优点是可以进行大片段 DNA 的转移，甚至可以包含转基因片段。其主要的缺点在于和其他载体相比，转染的效率太低。

六、结论

创面愈合的治疗必须依赖于对创面愈合机制及其相关细胞因子等相互作用方式的深入研究，基因治疗是目前较有前景的手段之一，但是其投入临床使用还需要一定的时间。目前临床所使用的负压治疗等方法都是辅助创面治疗的有效手段，临床医生需要对创面的条件、受伤的机制等进行充分的评估，从而选择合适的方式进行治疗。

（柴益民　韩　培）

参考文献

[1] Reichert W M, Raton E B. Indwelling Neural Implants: Strategies for Contending with the in vivo, environment[J]. Crc Press, 2008.

[2] Monaco JL, Lawrence WT. Acute wound healing an overview[J]. Clinics in Plastic Surgery, 2003, 30 (1):1–12.

[3] Dovi J V. Accelerated wound closure in neutrophil-depleted mice[J]. Journal of Leukocyte Biology, 2003, 73 (4):448–455.

[4] Lazarus G S, Cooper D M, Knighton D R, et al. Definitions and guidelines for assessment of wounds and evaluation of healing[J]. Wound Repair & Regeneration, 1994, 2 (3):165–170.

[5] Zuk P A Multilineage cells from human adipose tissue: implications for cell-based therapies[J]. Tissue Engineering, 2001, 7 (2):211–228.

[6] Stephens F O, Hunt T K, Je D. Study of traditional methods of care on the tensile strength of skin wounds in rats[J]. American Journal of Surgery, 1972, 49 (5):78–80.

[7] Sabiston D. Textbook of Surgery: The Biological Basis of Modern Surgical Practice[M]. 15th ed. St Louis, Mo: Saunders, 1997.

[8] Thomas DR. Age-related changes in wound healing[J]. Drugs & Aging, 2001, 18 (8):607–620.

[9] Burns JL, Mancoll JS, Phillips LG. Impairments to wound healing[J]. Clinics in Plastic Surgery, 2003, 30 (30):47–56.

[10] Ehrlich H P, Hunt T K. The effects of cortisone and anabolic steroids on the tensile strength of healing wounds[J]. Ann Surg, 1969, 170 (2):203–206.

[11] Jensen J A, Goodson W H, Hopf H W, et al. Cigarette smoking decreases tissue oxygen[J]. Arch Surg, 1991, 126 (9):1131–1134.

[12] Jorgensen L N, Kallehave F, Christensen E, et al. Less collagen production in smokers[J]. Surgery, 1998, 123 (4):450–455.

[13] Crisco J J, Jokl P, Heinen G T, et al. A muscle contusion injury model. Biomechanics, physiology, and histology[J]. Am J Sport Med, 1994, 22 (5):702–710.

[14] Bellamy R F, Zajtchuk R. The physics and biophysics of wound ballistics[M]// Jenkins D P, Zajtchuk R. Conventional warfare: ballistics, blast, and burn injuries. Washington DC: US Government Printing Office, 1991, 107–181.

[15] Jenkins D, Dougherty P. The effects of bullets[M]// Mahoney P F, Ryan J, Brooks A J, et al. Ballistics Trauma: a practical guide. 2nd ed. London: Springer-Verlag, 2005, 40–44.

[16] Sarlak A Y, Buluc L, Alc T, et al. Degloving injury of pelvis treated by internal fixation and omental flap reconstruction[J]. J Trauma, 2006, 61(3):749–751.

[17] Giordano C P, Koval K J. Treatment of fracture blisters: a prospective study of 53 cases[J]. J Orthop Trauma, 1995, 9(2):171–176.

[18] Strauss E J, Petrucelli G, Bong M, et al. Blisters associated with lower-extremity fracture: results of a prospective treatment protocol[J]. J Orthop Trauma, 2006, 20(9):619–622.

[19] Longaker M T, Adzick N S, Hall J, et al. Studies in fetal wound healing: Ⅶ fetal wound healing may be modulated by hyaluronic acid stimulating activity in amnionic fluid[J]. J Pediatr Surg, 1990, 25:430–433.

[20] Allen D B, Maguire J J, Mahdavian M, et al. Wound hypoxia and acidosis limit neutrophil bacterial killing mechanisms[J]. Arch Surg, 1997, 132:991–996.

[21] Steinbrech D S, Longaker M T, Mehrara B, et al. Fibroblast response to hypoxia: the relationship between angiogenesis and matrix regulation[J]. J Surg Res, 1999, 84:127–133.

[22] Broughton G, Janis J E, Attinger C. Wound healing: an overview[J]. Plast Reconstr Surg. 2006, 117:1e-S.

[23] Bucalo B, Eaglstein W H, Falanga V. Inhibition of cell proliferation by chronic wound fluid[J]. Wound Repair Regen, 1993, 1:181–186.

[24] Horch R E, Kopp J, Kneser U, et al. Tissue engineering of cultured skin substitutes[J]. J Cell Mol Med, 2005, 9:592–608.

[25] Falanga V, Sabolinski M. A bilayered living skin construct (Apligraf) accelerates complete closure of hard-to-heal venous ulcers[J]. Wound Repair Regen, 7:201–207.

[26] Argenta L C, Morykwas M J. Vacuum-assisted closure: a new method for wound control and treatment: clinical experience[J] . Ann Plast Surg, 1997, 38:563–576.

[27] Blackburn WR, Cosman B. Histologic basis of keloid and hypertrophic scar differentiation: clinicopathologic correlation[J]. Arch Pathol，1966, 82:65–71.

[28] Niessen FB, Spauwen PH, Schalkwijk J, et al. On the nature of hypertrophic scars and keloids: a review[J]. Plast Reconstr Surg，1999, 104:1435–458.

[29] Berger A, Hierner R. Plastische Chirurgie. Grundlagen, Prinzipien, Techniken[M]. 1st ed. Berlin: Springer, 2003.

[30] Petrie N C, Yao F, Eriksson E. Gene therapy in wound healing[J]. Surg Clin North Am，2003, 83:597–616.

[31] Mulligan RC. The basic science of gene therapy[J]. Science. 1993, 260:926–932.

第二章
急性创伤的综合评估

一、概述

急性创伤是指由机械因素在短时间内对人体器官或组织造成的破坏。创伤多发生于青壮年，对社会劳动力损失和家庭负担影响极大。随着社会经济的不断发展，急性创伤所造成的疾病负担日益加重，已成为45岁以下人群中的首要死亡原因。与其他疾病的救治相比，急性创伤的救治仍存在诸多问题和挑战，一个主要表现就是创伤救治人员缺乏规范化的培训，不能对患者进行快速、准确的伤情评估，从而造成各地的救治水平参差不齐。骨科医生，特别是创伤骨科医生，不仅每天要在急诊室内面对各式各样的创伤患者，而且还有可能参与到重大灾难事故的救治中，因而，学会快速、准确、全面、规范的伤情评估方法，对于提高急性创伤的救治水平就显得尤为重要。

二、基本原则

由于患者的伤前基础状态都不尽相同，遭受创伤的方式和损伤机制也多种多样，因此，每位急性创伤患者的伤情都是独特的，需要制订个性化的治疗方案。但是，在制订方案之前，仍然需要遵循一定原则对"独一无二"的伤情进行综合评估。

无论在任何时候，创伤评估的首要目标就是挽救患者的生命。对于重要的头部、胸部和腹部损伤的评估应置于优先地位，立即去除直接威胁生命的因素，如窒息、张力性气胸、大出血等，并考虑实施心肺复苏和抢救休克的必要性。单纯骨折很少会直接危及生命，但需要警惕由于骨盆骨折导致的严重失血和长骨干骨折引起的脂肪栓塞综合征。其次，骨科医生应当评估四肢的血管神经损伤情况和开放性骨折，以求尽快通过合理的治疗来挽救和重建肢体的功能。最后，严重创伤患者的伤情经常瞬息万变，比如钝挫伤导致的主干血管迟发性栓塞、挤压伤导致的急性肾功能衰竭等。因而，持续、动态的伤情评估极其重要。此外，创伤医生也应重视对创伤患者的精神状态评估，虽然大多数患者的预后良好，但患者早期的急性应激反应无疑会转移医生的注意力，影响对严重合并伤的及时评估和救治。

为了能迅速、全面地完成伤情评估，详细的病史询问、规范的体格检查和必要的实验室和影像学检查是必不可少的。了解损伤机制有助于判断损伤的范围和严重程度，图2.1为一42岁中年男性患者，在工作时由于钢管弹射直接贯穿腕部，该患者急诊就诊时需要详细检查其手部的功能和感觉，了解其损伤的范围。此外，对创伤患者的综合评估，不仅包括患者此次受伤就诊的伤情评估，还应当包括患者伤前的基础状态评估，因为患者的职业、基础疾病、用药情况和既往精神状态等都可能对创伤所造成的严重程度产生重

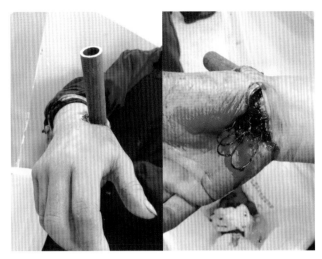

图 2.1　右手腕部贯穿伤。

要影响。创伤医生可通过询问病史和查阅就诊记录来确定患者伤前的整体健康水平；如果条件允许，还应当与患者和家属进行沟通，了解其治疗预期。

三、多发伤的全身评估

在急性创伤患者中，多发伤很常见。它一般指由同一致伤因素同时或相继造成一个部位以上的严重创伤，会引起一系列的全身反应，可能会导致未受损伤的远处脏器出现功能障碍，甚至危及生命。若根据国际通用的损伤严重程度评分（injury severity scores，ISS），多发伤患者的 ISS 评分 ≥ 17 分。多发伤的特点是多部位严重创伤、合并症多、死亡率高，而且容易被漏诊误诊。

针对此类患者的评估，特别是在创伤危及生命时，不能按照常规疾病"先诊断后治疗"的流程，而应当"边评估边抢救"，遵循高级创伤生命支持流程（advanced trauma life support，ATLS），即先进行初步评估和复苏，待生命体征平稳后再进一步完善检查，明确诊断后进行针对性治疗。

初步评估由多学科医生组成的创伤救治小组实施，目的是尽快找出所有直接威胁患者生命的问题，并按照"ABC"顺序实施复苏（表 2.1）。

表 2.1　多发伤患者的评估和复苏顺序

评估顺序	复苏措施
A：airway	气道通畅和颈椎固定
B：breath	处理胸部损伤，警惕急性呼吸窘迫综合征
C：circulation	保持血流动力学稳定，控制出血

待初期复苏成功后，可简单将患者分为以下四类：病情稳定、不稳定、危险边缘和濒死状态。①针对病情稳定的患者，可在全面、系统的评估后一期采取最终治疗方案，让患者早日康复。②对于病情不稳定的患者，则采用损伤控制技术（damage control orthopaedics，DCO），进行分期评估和分期治疗，待全身情况稳定后再进行最终治疗。③若患者处于危险边缘，即介于病情稳定和不稳定之间，处理方案则存有争议，笔者认为仍需要采用损伤控制技术，待病情稳定后，可在全面评估的基础上制订最终治疗方案。④若患者仍处于濒死状态，则仍需要进行心肺复苏和解除主要致病因素（图 2.2）。

若复苏后患者病情稳定，创伤医生一方面要尽快完成病史询问，另一方面要对患者进行迅速、全面的体格检查。为了不遗漏重要的伤情，对多发伤患者的评估应遵循一定顺序，可按"CRASHPLAN"顺序进行检查。

C（cardiac）：心脏。评估循环情况，有无休克和末梢循环情况。

R（respiratory）：呼吸。有无呼吸困难，气管是否有偏移，胸部是否有伤口、畸形、反常呼吸和压痛等。

A（abdomen）：腹部。腹部是否有伤口，是否有压痛、反跳痛和移动性浊音，腹腔穿刺是否有不凝血。

S（spine）：脊柱。脊柱有无畸形，四肢有无感觉和运动障碍，是否有大小便障碍。

H（head）：头部。检查患者意识状态、瞳孔以及颅面部伤口等。

P（pelvis）：骨盆。骨盆挤压和分离试验，是否伴有伤口和皮肤软组织潜行脱套（Morel-Lavalle 损伤），骨盆骨折是否与尿道、阴道和直肠相通。

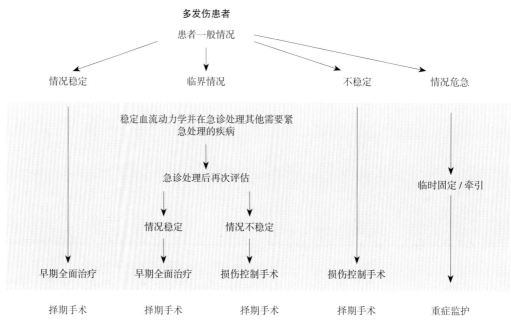

图 2.2　急性创伤患者初期评估与复苏。

L（limbs）：四肢。皮肤软组织是否有缺损，骨折是否开放和缺失，伤口的大小和污染程度等。

A（arteries）：动脉。末梢血运情况。

N（nerves）：神经。肢体远端感觉和运动情况。

多发伤患者常伴有大量出血，四肢或浅表的出血较易诊断，而胸腔、腹腔和后腹膜内出血的快速诊断则较为困难。近年来，超声技术迅猛发展，在多发伤评估中的应用也日益广泛。目前已有 I 级临床证据推荐在多发伤的评估中，创伤医生应在体检时针对性地运用超声评估，这不仅能快速发现和确认损伤程度，还有利于提高后续检查的准确性。随着超声技术应用的简化和持续的医生培训，超声不仅用于诊断出血，还可以用于对骨骼、神经、血管和软组织损伤的评估。

骨科医生要积极参与到多发伤的病情评估中，并与其他学科医生保持良好的沟通。在患者被送去进行头部、胸部或腹部的检查之前，骨科医生除了要做好体格检查的记录，还要对伤口进行拍照、清洗和包扎，对骨折进行临时固定，对所有怀疑骨折的部位安排技师一并进行 X 线检查，对于骨盆骨折、脊柱骨折和复杂关节内骨折进行 CT 检查，对主干血管损伤不确定的患者，可进行血管造影检

查。所有这些检查都应在创伤小组医生体检评估后进行，避免多次搬动患者和重复检查。

此外，针对多发伤的伤情评估，国际上还有一系列的评分系统，以方便临床医生对病情的严重程度进行量化，指导治疗方案的选择。目前，临床上应用较广泛的评分系统有格拉斯哥昏迷评分标准、损伤严重程度评分、简要创伤评分和改良的创伤和损伤严重程度评分等，而且，随着医学的发展，这些评分系统也在逐步完善。尽管如此，这些评分系统仍不能全面、准确地反映创伤患者的实际病情，对临床治疗和预后判断的指导作用也依然有限。

四、肢体损伤的评估

在对患者全身状况进行充分的评估后，可针对受伤部位进行详细评估。在评估时，应小心除去覆盖在创面周围的衣物，充分暴露受伤部位，并在无菌、光线充足的条件下进行评估。尽量在适宜的温度下对创面进行评估以减少低温对血管的影响。对于创伤严重患者可在麻醉状态下进行评估。在评估的过程中，应注意与健侧进行对比。

（一）对软组织评估

临床上对软组织的评估顺序应该由浅到深依次进行评估，需依次评估皮肤、皮下组织、肌肉、肌腱、神经、血管和骨骼。

1. 皮肤损伤的评估

（1）浅表创面的评估：对患者皮肤的评估应从四个方面入手：肤色、毛细血管再充盈、肿胀和皮温。对皮肤的评估需要与健侧做对比。

1）肤色：正常皮肤主要的颜色由三个因素决定：①皮肤内各种色素的含量与分布状况；②皮肤血液内氧合血红蛋白与还原血红蛋白的含量；③皮肤的厚度及光线在皮肤表面的散射现象。

决定皮肤颜色的主要因素是黑素，黑素是皮肤中黑素细胞产生的一种色素。皮肤中色素还包括胡萝卜素等。不同种族的人群色素沉积程度不同，但起决定性作用的因素并不是黑素细胞的多少，而是黑素小体的数量、大小、分布及黑素化程度。

胡萝卜素呈黄色，多存于真皮和皮下组织内。亚洲人皮肤的颜色多与之有关。不同部位的皮肤因胡萝卜素的含量不同而呈现出不同的颜色。氧合血红蛋白呈鲜红色，在缺氧时（还原血红蛋白）

会变成暗红色，皮肤颜色也随之改变。

如果损伤后皮肤变蓝，提示皮肤存在损伤，但存活可能较大（图 2.3）；如果损伤后皮肤变灰、变黑，则提示损伤超过皮肤所能承受的缺血程度，存活可能极小（图 2.4）。

2）毛细血管再充盈：毛细血管再充盈的检查方法是用手指或者器械轻压皮肤，然后迅速放开。印记在 3 秒内消退是正常的。消退过快或过慢分别提示静脉淤血或动脉供血受阻。

3）肿胀和皮温：通常，无论是皮肤擦伤、挫伤或者是淤血，都会使局部毛细血管扩张、组织液渗出增加，皮肤肿胀明显，皮温升高。但是如若患者为动脉损伤，则局部皮肤灌注减少，可不表现为肿胀，皮温反而降低。

皮温测定可以用手掌，也可以用专业的皮温测定仪测量（图 2.5）。手掌可以感受到 1℃ 以上的皮温差别，皮温测定仪则要灵敏得多。但是，皮温测量一定要将患肢暴露在常温环境下，避免因外界环境过高或过低的温度而引起误差；测量时，还需要参考临近部位的皮温，并且反复测量，与对侧同一部位比较，这样测出的结果方有较大的参考价值。

（2）大面积皮肤撕脱伤：大面积的皮肤撕脱伤临床上并不少见，上肢的皮肤撕脱伤多见于工厂机

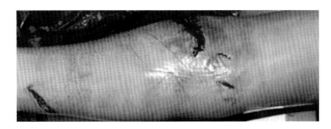

图 2.3　膝部伤口周围淤血、肿胀，但皮缘血运尚可。

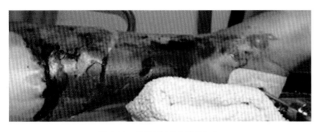

图 2.4　小腿广泛皮肤坏死。

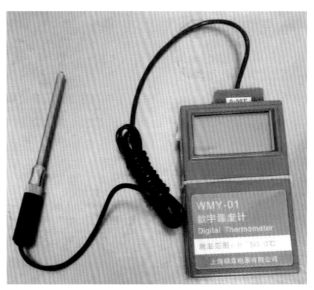

图 2.5　数字皮温计。

器伤，下肢的皮肤撕脱伤则多见于交通事故。根据皮肤损伤的形态，一般可以将皮肤撕脱伤分为片状撕脱伤、套状撕脱伤和潜行剥脱伤。

1）片状撕脱伤：受损皮肤呈大片样撕脱，皮肤和筋膜瓣呈顺行或逆行，营养皮肤的血管可有广泛损伤或断裂，肌肉、肌腱及血管等深部组织可保持完整或伴有不同程度的挫裂伤。若皮瓣呈逆行，长宽比较大，则皮瓣坏死可能较大。

2）套状撕脱伤：受损皮肤连带皮下组织自损伤肢体的近端向远端或自远端向近端呈"脱袖套"或"脱袜套"样撕脱，深部组织的肌肉、肌腱或血管等多有损伤，皮肤血液供应常受到严重破坏，若不进行显微外科干预，其成活往往较为困难。

3）潜行剥脱伤：受损皮肤多保持完整，可有很小伤口或挫伤，但皮下与深筋膜间有广泛潜行性的剥脱分离，严重者可达整圈肢体。由于该类损伤的伤口很小，甚至没有伤口，因而极易造成漏诊，常见于股骨、胫骨高能量骨折，数日后就会逐渐出现皮肤软组织全层坏死（图 2.6）。潜行剥脱原因多与深层组织损伤导致大量出血有关，因而早期做皮下组织内广泛引流，可促进皮肤软组织与深筋膜黏附，消除死腔，可大大减少皮肤软组织逐渐坏死的风险。

值得注意的是，这三种损伤往往会同时发生，在皮肤大片撕脱的周围还存有套状撕脱或隐匿性的潜行剥脱，因而在术前评估时一定要仔细辨别皮肤软组织损伤的边界。

2. 肌肉损伤的评估

肌肉的血供是判断肌肉活性的重要指标之一，因此，在对肌肉评估时，应在止血带松开时进行。对无活性的肌肉应予以彻底清除，否则肌肉的坏死部分会为细菌的生长和繁殖提供良好环境，进而引

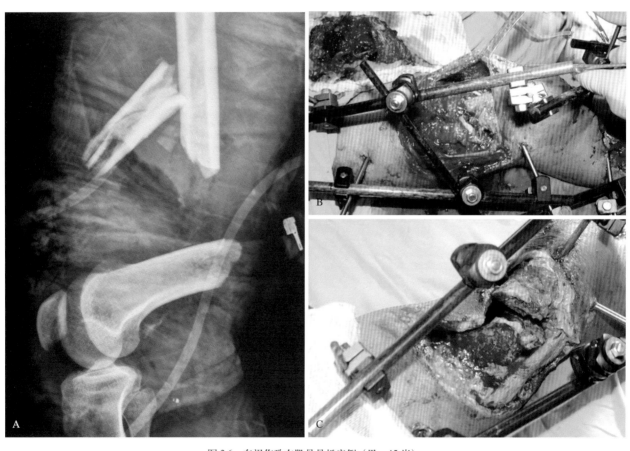

图 2.6　车祸伤致右股骨骨折病例（男，45 岁）。

A. 术前 X 线；B. 急诊清创发现大腿肌肉软组织大量坏死；C. 急诊术后 7 天再次清创仍发现大腿软组织及皮肤大量坏死

发严重的感染。目前，临床上对肌肉血供的评估最常使用的方法是"4C"法。

（1）颜色（color）：缺血的肌肉颜色呈灰色或暗红色，而不是正常肌肉的鲜红色。

（2）收缩性（contractility）：正常的肌肉在电刺激或机械刺激下有良好的收缩能力；如果收缩减弱或者消失，则提示肌肉损伤或者坏死。

（3）连续性（consistency）：有活力的肌肉具有良好的韧性，轻轻牵拉不至肌肉分离；韧性丢失是一种肌肉长时间缺血的表现。

（4）出血（capacity of bleed）：正常肌肉在钳夹后有出血点，如没有出血则提示肌肉损伤坏死（图 2.7）。

3. 肌腱损伤的评估

肌腱是把肌肉连接到效应骨或其他结构的束状物或膜状物。其主要作用是将肌腹收缩产生的力传导至骨，使骨产生相应的运动。肌腱损伤是常见的运动创伤，也是临床软组织损伤中的常见类型。急性的肌腱损伤可分为肌腱和 / 或腱止点的肌腱损伤或肌腱断裂。

对于肌腱的评估主要通过体格检查以及术中探查为主。若患者有肌腱损伤，则无法做出该肌腱完好才能做出的动作，因此要求医生清楚每一肌腱的作用，否则可能遗漏某些肌腱。由于人体的复杂性，同一动作可能由多组肌腱协同完成，故若患者可以做出相应动作也并不代表该处肌腱完好，急诊中若见肌腱处有伤口，尤其是刀切伤，均建议行肌腱探查术。如若探查有肌腱损伤，应一期进行修补。肌腱组织的血供主要来自腱鞘组织，且肌腱组织对缺血十分敏感，短时间缺血（＞6 小时）即可发生坏死，因此对于肌腱外露的部位应及时予以具有良好血供的软组织进行覆盖（图 2.8）。

4. 神经损伤的评估

周围神经损伤是指由外伤造成神经传导功能障碍，表现为躯干或四肢的感觉、运动及交感神经功能障碍。通过对支配区域内的肌肉运动或皮肤感觉进行体格检查，可对周围神经损伤做出定性判断。

（1）运动功能检查：神经损伤后，其所支配的肌肉呈迟缓性瘫痪，主动运动、肌张力和反射均消失，但关节活动可能会被其他肌肉所替代，所以，应仔细检查每一块肌肉的肌力来加以判断。目前，临床上应用最广泛的肌力评级系统将肌力分为 6 级（表 2.2）。

表 2.2　肌力检查的分级

肌力	表　现
0 级	完全瘫痪，测不到肌肉收缩
1 级	仅测到肌肉收缩，但不能产生动作
2 级	肢体能在床上平行移动，但不能抵抗自身重力，不能抬离床面
3 级	肢体可以克服地心吸收力，能抬离床面，但不能抵抗阻力
4 级	肢体能做对抗外界阻力的运动，但不完全
5 级	肌力正常

此外，由于某些肌肉的肌力下降会导致关节周围肌力不平衡，在临床上会出现一些特殊的畸形。

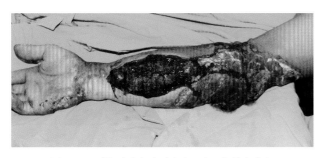

图 2.7　正常肌肉在钳夹后有出血点，如没有出血
则提示肌肉损伤坏死。

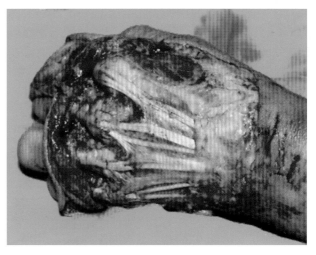

图 2.8　创面内肌腱外露。

比如桡神经损伤导致的垂腕畸形，正中神经损伤引起的猿手畸形，尺神经损伤引起的爪形手畸形，腓总神经损伤引起的足下垂畸形等。

（2）感觉功能检查：急诊医生通常是通过对四肢皮肤的触觉和痛觉的检查来评估周围神经的感觉功能。由于感觉神经纤维在走行过程中相互交叉、重叠支配，所以，神经损伤后，实际的完全感觉消失的范围较小，该区域也成为该神经的绝对支配区。若神经部分损伤，则感觉障碍表现为感觉减退、过敏或异常。所以，在对感觉功能进行检查时，不仅要按照一定顺序，可从远端到近端逐段检查，而且还要注意与健侧对比。传统的触觉检查方法为让患者闭目，检查者用棉花或软毛笔对其体表的不同部位进行接触，询问有无感觉。检查痛觉时用大头针或尖锐的物品轻轻刺激皮肤，询问患者有无疼痛感。若医生对神经损伤不确定，可进行超声检查神经的连续性或者在术中探查评估。

5. 血管损伤的评估

四肢血管损伤可通过肢体远端的皮肤颜色、温度、毛细血管回流试验和动脉搏动来判断。若皮肤苍白，皮温降低，毛细血管回流缓慢或消失，动脉搏动消失，提示动脉损伤；若皮肤青紫肿胀，皮温略升高，毛细血管回流加快，动脉搏动尚正常，则怀疑由于静脉损伤导致回流障碍。开放性的动脉破裂，多表现为伤口附近的搏动性或喷射性出血，血液呈鲜红色，但若患者呈休克状态时，则出血不明显，仅呈持续渗出鲜红色血液。静脉破裂的出血压力较小，且血液呈暗红色，压迫可以止血。若动脉损伤后出血栓塞，临床常表现为5P征：疼痛（pain）、苍白（paleness）、无脉（pulselessness）、感觉异常（paresthesia）、运动障碍（paralysis）。

对于动脉损伤的辅助检查，比较方便并且有效的方法是双功能多普勒超声。双功能多普勒超声可以检查到肢体远端动脉搏动触及不清的部位，判断是否有血流通过。通过软件分析，双功能多普勒超声可将患肢与健侧的收缩期血流情况相比较，并计算出患肢的动脉压力指数（API）。Lynch

和 Johansen 认为如果 API < 0.9，则有极大的可能发生动脉血管损伤，其敏感度为 95%，特异度为 97.5%。

6. 软组织评估研究进展

血氧饱和度和氧分压可以反映组织的血运状况和氧合作用，前者与局部静脉血内的氧合血红蛋白的含量有关，后者与细胞间隙内的氧合量有关。应用 Clark 微电极或光纤微探针通过荧光淬灭染色技术，可以很容易地测定局部软组织表面和内部的氧分压。但这种测量方法为有创性检查，而且探针放置不当会导致结果变化较大。检测氧饱和度最常用的方法是近红外分光光度仪，原理是根据氧合血红蛋白与还原血红蛋白的吸收光线的波长不同进行测定。该检查为无创性，可在软组织表面或伤口附近对皮肤和肌肉内的氧饱和度进行测定。另一种观察软组织血运的方法是通过向血管内注射荧光染料作为示踪剂，比如靛氰绿，然后使用激光诱导染料发出荧光，再用带有相应滤镜的摄影机进行记录，计算机对接收到的荧光信号强度进行分析，从而量化软组织内的血流灌注情况。

虽然血管造影术仍可用于检查周围动脉的通畅性，但近年来 CT 和 MRI 技术的快速发展，使得四肢直径 > 1 mm 的动脉均可得到精细的显影，还可以进行 3D 重建。64 层螺旋 CT 扫描技术可以在显示血管的同时，精确地观察骨折的形态，尤其是评估复杂的关节内骨折，这样就可大大减少急诊检查所需的时间。高分辨 MRI 扫描通常用于肌肉、肌腱、半月板和韧带损伤的评估，但也可结合血管造影技术评估血管损伤情况。与 CT 相比优点是没有放射性，缺点是 MRI 数据采集耗时久、费用昂贵，不适于急诊创伤患者。

超声不仅可用于评估神经、肌腱的连续性，还可以用于观察血管管腔的直径和通畅性。激光多普勒超声还可以计算出单位时间内的血流量，绘制出血流图。虽然超声检查易于实施，甚至骨科医生也可操作，但该检查仍较费时，而且容易受到外部因素（如周围温度和光线）的影响。

（二）对骨折的评估

临床上对骨折的评估很多时候是通过对骨折分类来完成的。四肢每一部位的骨折都有很多分类方法，目前最系统的分类方法是 AO 骨折分类系统。该系统对每一种具体的骨折，都会制定一个数字-字母编码，来表示骨折的部位（骨的节段）、骨折的类型和骨折的形态学特点。不仅可以记录骨折，还可以帮助医生从生物力学和生物学角度来了解骨折的发生过程，并指导临床治疗。

根据骨折断端是否与外界相通，骨折还可分为开放性和闭合性骨折两类。

1. 闭合性骨折的评估

临床上对闭合性骨折的评估应用最广的是 AO 分类方法和 Tscherne 分类方法。AO 发展了一个解剖分级系统，包括对皮肤、肌肉肌腱、血管神经系统的评估。对于闭合性骨折，则在分型前使用前缀 IC，在之后加上从 1~5 的分期（表 2.3）。

表 2.3 AO 软组织分级：闭合皮肤损伤（IC）

分型	描述
IC1	无皮肤损伤
IC2	无皮肤损伤但有挫伤
IC3	有限的脱套伤
IC4	广泛、闭合性脱套
IC5	挫伤坏死

Tscherne 分类方法则将闭合性骨折分为四级。

G0：无或仅有不重要的软组织损伤，多由间接机械性损伤所致，如病理性骨折。

GⅠ：表皮擦伤或骨折端从内向外刺入软组织，如未复位的螺旋形小腿骨折。

GⅡ：污染的深度损伤，直接暴力所致局部皮肤肌肉挫伤，可伴有骨筋膜室综合征，常见于中度、重度直接创伤，如汽车保险杠撞伤。

GⅢ：广泛皮肤挫裂伤，挤压伤或肌群毁损，皮下潜行分离，多伴有明显的骨筋膜室综合征，或者有一条主要动脉血管损伤，属严重损伤，骨骼粉碎。

2. 开放性骨折的评估

临床上对开放性骨折应用最广泛的是 Gustilo-Aderson 分类和 AO 分类方法。

Gustilo-Aderson 系统将开放性骨折分为三型。

Ⅰ型（图 2.9）：伤口长度 < 1 cm，一般为比较干净的穿刺伤，骨尖自皮肤内穿出，软组织损伤轻微，无碾挫伤，骨折较简单，为横断或短斜行，无粉碎。

Ⅱ型（图 2.10）：伤口长度 > 1 cm，软组织损伤较广泛，但无撕脱伤，亦无形成组织瓣，软组织有轻度或中度碾挫伤，伤口有中度污染，中等程度粉碎性骨折。

Ⅲ型：软组织损伤广泛，包括皮肤、肌肉及血管、神经，有严重污染。此型又可进一步分为三个亚型。ⅢA 型（图 2.11）：有广泛的撕脱伤及组织

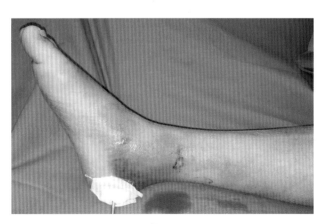

图 2.9 Gustilo-Aderson Ⅰ型开放性骨折。

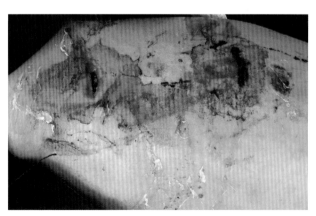

图 2.10 Gustilo-Aderson Ⅱ型开放性骨折。

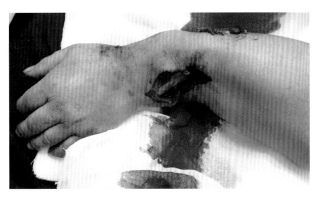

图 2.11 Gustilo-Aderson III A 型开放性骨折。

瓣形成，或为高能量损伤，不管伤口大小，骨折处有适当的软组织覆盖。III B 型（图 2.12）：广泛的软组织损伤和丢失，伴有骨膜剥脱和骨暴露，伴有严重的污染，需要软组织覆盖。III C 型（图 2.13）：伴有需要修复的动脉损伤。

在 AO 的评分系统中，对于开放性骨折，则在分级系统前使用前缀 IO，在之后加上从 1~5 的分级，详细的分类说明见表 2.4。

表 2.4 AO 软组织分级：开放皮肤损伤（IO）

分型	描述
IO1	皮肤由内向外破裂
IO2	皮肤裂口＜ 5 cm，皮缘挫伤
IO3	皮肤裂口＞ 5 cm，皮缘挫伤变性加重
IO4	皮肤全层挫伤、撕脱，软组织缺损，肌腱、肌肉损伤
IO5	广泛脱套

3. 骨筋膜室综合征的诊断和评估

筋膜室综合征是指由于间室内压力升高导致血液循环障碍，造成间室内肌肉、神经等组织持续缺血而引起的一系列临床表现。由于骨筋膜室综合征的漏诊往往带给患者灾难性的后果，如缺血性肌挛缩、感觉和运动障碍、肢体坏死截肢、败血症，甚至危及生命。因此，对骨筋膜室综合征的早期诊断就显得极为重要，但急性骨筋膜室综合征的临床表现并不典型，而且常合并有其他损伤，很难在早期做出明确诊断。

早期的临床表现以局部为主，只有当肌肉缺血时间较久，已经发生不可逆的坏死时，全身的症状才会出现。比如发热、心率加快、血压降低、血沉加快和蛋白尿等。对于神志清楚的患者，早期症状通常是与损伤程度不相符的剧痛，这是间室内神经受压和缺血的重要表现。有的患者在骨折复位后疼痛有明显减轻，但在数小时之后再次出现剧烈的疼痛。如果早期未予以及时的治疗，骨筋膜室综合征发展到晚期，患者疼痛反而可减轻甚至无疼痛。急性骨筋膜室综合征的体征包括疼痛、肌肉被动牵拉痛、受累神经支配区域感觉减弱、受累肌肉肌力减弱和间室肿胀（图 2.14）。与骨折本身引起的体征不同，急性骨筋膜室综合征的间室内压力很大，即使在远离骨折部位的地方触压也可引起受累间室的剧烈疼痛。此外，被动牵拉疼痛也是诊断急性骨筋膜室综合征的可靠指标。需要特别注意的是，对于不伴有动脉损伤的急性骨筋膜室综合征，肢体远端动脉搏动很少会消失。因为急性骨筋膜室综合征的间室内压通常不会超过动脉的收缩压，穿行于间室内的主干动脉不会完全闭塞，因此肢体远端动脉搏

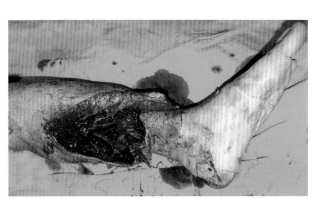

图 2.12 Gustilo-Aderson III B 型开放性骨折。

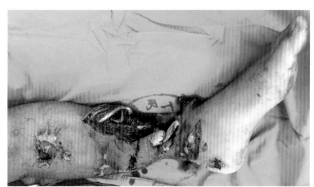

图 2.13 Gustilo-Aderson III C 型开放性骨折。

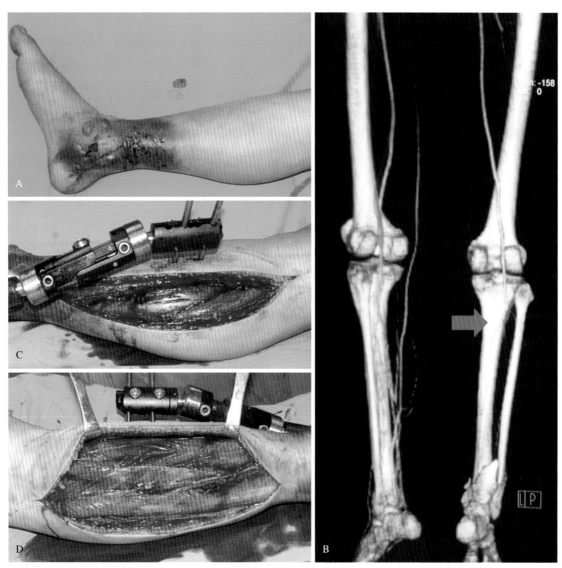

图 2.14　外伤致右胫骨远端骨折病例（男，51 岁）。
A. 急诊入院后查体发现肿胀明显合并张力水疱，切开深筋膜充分减压；B. CTA 见小腿主干血管显影不明显；
C. 急诊行深筋膜切开减压；D. 切开深筋膜充分减压

动和毛细血管充盈正常并不能排除急性骨筋膜室综合征。

急性骨筋膜室综合征的诊断金标准是组织压的测定。

百余年来，多种针对组织内压的测量仪器已被多位学者报道。早期，采用针式压力计直接测量筋膜室内的组织压，但该种方法需要进行持续灌注，如果临床使用不当可能会导致严重的并发症。后来，有学者设计了烛芯式导管、裂隙式导管测压计和便携式测压计，不需要持续灌注就能测量组织

压。然而，这些测压计都是有创检查，近年来，激光多普勒被用于监测间室内血流变化，并与对侧比较。临床上，如果发现间室内压力绝对值 ＞ 8 mmHg 或血管舒张压与间室内的压力差值 ＜ 30 mmHg，通常可以考虑间室切开减压。根据该标准，McQueen 等回顾了 850 例持续筋膜室压力监测的患者，其中 152 例患者行筋膜室切开减压，其中仅有 6 例被认为是假阴性；而在 698 例未行筋膜室切开的患者中，689 例患者无任何骨筋膜室综合征的后遗症；最终分析结果是筋膜室压力测定的敏

感性达 94%，特异性达 98%，阳性预测值为 93%，阴性预测值为 99%。

五、截肢或保肢的选择

四肢的严重创伤，特别是下肢毁损伤，广泛累及骨骼、肌肉、神经、血管和皮肤等重要结构，究竟是选择保肢还是截肢治疗，经常让医生和患者陷入两难境地。因为在技术层面上，显微外科技术的发展使得越来越多的毁损伤有可能进行保肢和重建；但其最终疗效是否优于截肢，患者获得的收益是否大于其承担的风险和痛苦，这仍是未知数。

毁损伤治疗的目的首先是挽救生命，其次是重新获得一个有功能的肢体，既可以通过显微外科技术来实现，也可以通过截肢后安装合适的假肢来替代。一味盲目地强调保肢可能会毁掉患者的一生，留给患者的是残疾、嗜毒、贫穷、离婚和绝望！相反，激进的截肢会使患者丧失保肢的机会，丧失获得良好肢体功能的机会，尤其是在面对上肢严重创伤和儿童肢体严重创伤时。

（一）损伤评分系统

尽管临床上有一系列的评分系统用于评估肢体损伤的程度，以帮助医生做出保肢或截肢的抉择，比如肢体损伤严重程度评分（mangled extremity severity scoring，MESS）、保肢指数（limb salvage index，LSI）、预期保肢指数（predictive salvage index，PSI）、汉诺威骨折量表 -98（Hanover fracture scale-98）、肢体损伤综合指数（mangled extremity syndrome index，MESI），以及神经损伤、缺血、软组织损伤、骨骼损伤、休克和年龄评分（nerve injury，ischaemia，soft tissue injury，skeletal injury，shock，age system，NISSSA）等，但这些评分系统与疗效的相关性并不理想，对临床决策的指导意义也非常有限。

目前使用最广泛的 MESS 评分系统是通过对患者的骨骼 / 软组织、血压、缺血情况和年龄四个方面进行评分（表 2.5），如果得分 ≥ 7 分，预期截肢率可高达 100%；若得分 < 7 分则推测有较高的保

肢成功率。然而，近年来，很多学者提出 MESS 高分并不一定意味着要截肢。笔者所在的创伤中心，每年都有众多 MESS ≥ 7 分的患者保肢成功，且功能良好的案例。

表 2.5　MESS 评分

项目	分级	表现	分数
骨骼／软组织	低能量	刺伤、简单闭合骨折、小口径枪击伤	1
	中等能量	开放或多水平骨折、脱位、中度挤压伤	2
	高能量	霰弹射击伤（近距离）、高速枪击伤	3
	严重挤压伤	工程事故	4
血压	血压正常	现场和医院中血压稳定	0
	一过性低血压	急救时低血压，补液后好转	1
	持续低血压	收缩压 < 90 mmHg，仅在补液时才有反应	2
缺血	无	肢体搏动存在，无缺血体征	0*
	轻度	脉搏减弱，无缺血体征	1*
	中度	毛细血管再充盈减慢，运动能力减弱	2*
	重度	无脉、冰冷、瘫痪、麻木、无毛细血管再充盈	3*
年龄（岁）	< 30		0
	30~50		1
	> 50		2

* 如果缺血时间超过 6 小时，则缺血分数需要 ×2。

这些评分系统各有侧重，但没有一种能够对每个特定病例都做出正确的判断，因为肢体伤情各异，尽管可以评估并根据结果也许能够预测肢体存活的可能性，但是不足以做出截肢的决断。近年来，众多学者不仅考虑保肢的技术问题，还更多地从肢体功能、医疗费用和社会心理等方面更加理性地对保肢 / 截肢进行判断。

（二）LEAP 研究

1994 年，由美国国立卫生研究院资助的下肢评估项目（Lower Extremity Assessment Project，LEAP）是目前最权威的多中心、大样本、前瞻性临床观察研究。LEAP 在 8 个 Ⅰ 级创伤中心，共纳入了 601 例下肢（股骨远端以下水平）高能量损伤

患者，不仅详细记载了这些患者的个人信息、肢体损伤程度和治疗经过，并在采用疾病影响程度量表（sickness impact profile，SIP）对治疗效果进行评估。SIP 是一种多维度的患者健康自我评估量表，分为 12 个项目，涵盖生理和心理评估，是创伤后患者预后评估的可靠指标。在对 2 年随访时的 545 例患者进行分析，发现截肢组 161 例患者和保肢重建组 384 例患者的社会人口学特征相似，差异不具有统计学意义；两组的 SIP 评分无显著性差异，恢复工作的比例也没有显著性差异。项目的后续研究对 397 例患者进行了 7 年的随访，仍然发现两组患者（保肢组 280 例，截肢组 117 例）的 SIP 评分差异无统计学意义，但与 2 年前的 SIP 相比，两组患者的结果均有明显恶化。同时，LEAP 项目还发现保肢组的重复住院率、骨髓炎发生率和再手术率均显著高于截肢组，这提示对毁损肢体进行保肢重建，将延长患者治疗周期，并增加发生潜在并发症的风险。LEAP 还对临床上常用的一系列评分系统进行了可靠性评价，发现 MESS、LSI、PSI、HFS 和 NISSSA 的可信度并不高，评分低提示保肢成功的可能较大，而评分高不意味着必须要截肢。因此，这些评分结果并不能作为保肢或截肢的决定性指标。

值得注意的是，LEAP 项目本身也存在很多局限性。首先，这是一项前瞻性的病例对照研究，不能兼顾考虑两组患者的创伤严重程度差异，比如截肢组患者的肢体损伤程度较保肢组更为严重。其次，在纳入标准上，LEAP 仅纳入了 16~69 岁患者，排除了儿童和 70 岁以上患者；在病例选择上，仅考虑股骨远端以下水平的下肢严重创伤，同时排除了格拉斯哥昏迷评分 < 15 分的患者、脊髓损伤的患者和损伤 > 24 小时的患者。最后，这些治疗都在全美 8 个 I 级创伤中心完成的，这些中心都具有良好的医疗设施和经验丰富的创伤团队。所以，在考虑治疗选择时，医院的条件和医生的技术也是不可忽略的因素。

（三）下肢

目前，大多数讨论保肢和截肢的文献都是针对开放性胫骨骨折（Gustilo Ⅲ B、Gsutilo Ⅲ C）、足踝部的毁损伤以及膝关节周围的严重创伤，这也是临床上最常见的截肢 / 保肢类型。目前认为截肢的绝对指征是钝性或污染性的创伤性肢体离断、严重创伤患者的肢体毁损伤、伴有动脉损伤的挤压伤且热缺血时间 > 6 小时。相对适应证包括骨或软组织的严重缺失和预计需要多次重建手术的严重多发伤患者的开放性胫骨骨折等。传统上认为胫神经离断或者足底感觉丧失也是截肢的适应证，但 LEAP 研究发现足底感觉丧失的患者保肢治疗的预后与足底感觉良好患者的预后并无显著性差异，而且，大约一半患者会在伤后 2 年内恢复足底感觉。Bosse 等的研究也证实了这一点，通过对 55 例足部感觉丧失患者的随访，他们发现保肢组（26 例）的总体功能、生理学和社会心理学评分，与截肢组（29 例）相比并无显著性差异，甚至与足部感觉正常的保肢患者（同期匹配）相比，也无显著性差异；2 年后，大约 55% 的患者恢复了正常的足底感觉。因此，胫神经损伤或足底感觉丧失并不能作为截肢的主要参考指标。

（四）上肢

上肢的保肢 / 截肢策略与下肢明显不同。下肢截肢主要是老年患者，伴有晚期糖尿病或者周围血管疾病；而上肢截肢的患者多较年轻，全身情况较好。上肢和下肢功能和形态学上的差异，也决定了不能简单地将下肢毁损伤的评分系统用于上肢，肢体的严重创伤在上肢更倾向于保肢，而不是截肢。一个主要原因就是上肢对肢体特别是手的灵活性要求很高，这与现代假肢之间的差异仍然很大，保肢成功肢体的功能总是优于截肢后安装假肢；而这种差异在下肢则相对较小。在 Tintle 等的医学中心，750 例下肢截肢患者中有超过 15% 是在保肢成功后主动要求截肢的，而同一时间段内，仅有 2 例上肢保肢成功后主动要求截肢。另一个原因是下肢用于负重行走，对两侧肢体的等长要求很高，而上肢则无此要求，因而，在保肢早期就可通过短缩截骨来直接修复血管、神经或实现软组织覆盖，从而大大缩短治疗时间，并避免诸多并发症。Graham 等的研究证实了上肢保肢后的功能要优于截肢后安装假肢的功能；进一步的分析还发现如果术前预计术后可以恢复手指的抓捏功能，那么保肢的效果肯定优于截肢后假肢；如果术前预计术后难以恢复手指的抓捏功能，那么保肢的效果与截肢后假肢的功能相当。

（五）儿童

尽管关于儿童保肢/截肢的比较研究和讨论较少，但目前大多学者认为儿童肢体毁损伤的处理与成人不完全相同，因儿童尚处于生长发育阶段，肢体对缺血的耐受程度比成人强，有利于保肢，截肢指征应从严掌握。Stewart 等回顾了自 2000~2010 年间 20 例儿童肢体毁损伤的患者，病例纳入标准与 LEAP 项目类似，通过详细的医疗记录来评估目前成人肢体毁损伤的评分系统，结果发现无论是 MESS，还是 LSI、PSI、HFS-98 或 NISSSA，特异性都很差，很多根据评分建议截肢的患者现都已保肢成功。说明针对儿童肢体毁损伤，不能简单地将成人肢体毁损伤的评分系统应用于儿童，更不能作为判断儿童截肢的主要参考。

（六）其他影响因素

治疗肢体毁损伤，除了要考虑患者的损伤部位和严重程度外，还要考虑以下因素。

1. 心理归属

一项针对下肢保肢和截肢效果比较的荟萃分析纳入了 11 项研究，共 1 138 例患者，保肢重建组 369 例，截肢组 769 例，经过至少 2 年的随访，结果发现在生理功能上两组之间无显著性差异；但在患者的心理接受度上，保肢重建组明显优于截肢组。这说明患者对肢体追求的不仅仅是生物学功能，还有心理上的归属感。

2. 医疗费用

医疗费用是医生和患者在选择治疗方案时必须要考虑的问题。一般来说，保肢重建往往需要多次复杂手术，住院和康复时间均较长，产生的医疗费用自然较多。相比而言，截肢术所直接产生的费用就少得多。但是，LEAP 项目在对保肢和截肢患者的整体医疗费用进行统计后发现，截肢后患者的终身医疗费用是保肢患者的 3 倍。这可能与截肢后安装的假肢价格昂贵，且需要终身不断更换有关。

3. 患者背景因素

在肢体严重创伤的处理过程中，处于主导地位的骨科医生不能只关注疾病的治疗，还要与患者进行良好的沟通，了解患者的职业、生活方式、家庭经济状况和社会关系等。证据表明，无论患者接受保肢重建手术抑或截肢手术，高龄、贫困、吸烟、缺乏医疗保险、重复住院、文化水平低、社会关系差都是患者术后功能差的危险因素。所以，医生在与患者沟通时，还要告知患者保肢术后很可能需要漫长的康复过程、多次手术、重复住院等，因为急诊患者常常最关心的是尽力保留肢体，而对其相关的治疗方案和康复过程并不了解。

4. 医院和医生因素

在选择治疗方案时，特别是在决定进行保肢重建时，医生必须要考虑自身团队的创伤整体处理能力。肢体毁损伤的患者往往是多发伤患者，需要多学科通力协作；还需要急诊一期修复血管和神经，同时固定骨折，并考虑软组织覆盖等。此外，在一期修复时还必须为二期重建手术做好铺垫，而不能仅考虑肢体存活。即使决定截肢，也要求医生为截肢后残端的重建和安装假肢设计好截肢平面，而绝不是机械地"去除"毁损肢体，这就需要医生具有娴熟的显微外科操作技术。

5. 假肢技术的发展

决定截肢或保肢的一个重要因素就是假肢所能实现的肢体功能替代的比例。一般来说，下肢的假肢强调负重和行走，替代功能较好；特别是膝关节以下水平的假肢替代功能最好，而膝关节以上水平的假肢替代功能较差。因而，医生在下肢截肢时要尽力保留膝关节，甚至有时需要创造性地重建膝关节。上肢强调灵活，特别是手指的精确抓捏，而假肢在这方面的替代功能很差，因而，上肢的毁损伤强调保肢。但其他技术的发展，也可能为上肢截肢的患者带来福音，比如截肢后复合组织移植来再造手的功能，甚至国外也有同种异体手移植成功的案例。

2012 年，加拿大 Richard Buckley 教授在 AO 创伤中国高级培训班上就肢体毁损伤的治疗做了精彩报告，他认为目前的所有研究并未就保肢或截肢给出明确的答案，而是客观地描述了当前技术条件下的保肢重建和截肢＋假肢的优缺点（表 2.6）。他个人认为如果保肢重建的预期治疗＞1 年，预计手术次数＞7 次，则更倾向于截肢。

表 2.6 保肢重建和截肢＋假肢的优缺点

	保肢重建	截肢＋假肢
优点	下肢功能和截肢组相似，但有较好的心理接受度；上肢重建功能多优于截肢和假肢	下肢功能和保肢相似，而且康复较快，并发症较少；对手术技术的要求相对较低
缺点	康复时间长，多次手术，并发症较多；医疗费用昂贵；对医生的技术要求较高	医疗费用视假肢设计而定，终身假肢费用可能多达保肢重建组的 3 倍；心理接受度较差；幻肢痛和残肢痛可能

综上所述，针对肢体的严重创伤，目前尚无保肢或截肢的明确标准，但治疗的目的都是努力获得一个有功能的肢体，既可以通过高超的显微外科技术来实现，也可以通过恰当的截肢后佩戴假肢来实现。这就需要骨科医生在临床工作中要"因病施治，因人而异"，即面对每一个患者，都要认真评估其全身状态和肢体损伤严重程度，结合医生自己的技术和条件，与患者进行良好的沟通，告知保肢和截肢的治疗方案及其利弊，最终与患者共同做出决定。

（陈　华　谢雪涛）

参考文献

[1] Wang S Y, Li Y H, Chi G B, et al. Injury-related fatalities in China: an under-recognised public-health problem[J]. Lancet, 2008, 372(9651):1765–1773.

[2] 姜保国. 我国创伤救治面临的挑战[J]. 中华外科杂志, 2015, 53(6):401–404.

[3] Rüedi T P, Buckley R E, Moran C G. AO principles of fracture management[M]. 2nd ed. Switzerland: AO Publishing, 2007.

[4] Baker SP, O'Neill B, Haddon W Jr, et al. The injury severity score: a method for describing patients with multiple injuries and evaluating emergency care[J]. J Trauma, 1974, 14(3):187–196.

[5] Kirkpatrick A W, Ball C G, D'Amours S K, et al. Acute resuscitation of the unstable adult trauma patient: bedside diagnosis and therapy[J]. Can J Surg, 2008, 51(1):57–69.

[6] Pape HC, Giannoudis P, Krettek C. The timing of fracture treatment in polytrauma patients: relevance of damage control orthopedic surgery[J]. Am J Surg, 2002, 183(6):622–629.

[7] Hoff W S, Holevar M, Nagy K K, et al. Practice management guidelines for the evaluation of blunt abdominal trauma: the East practice management guidelines work group[J]. J Trauma, 2002, 53(3):602–615.

[8] Teasdale G, Jennett B. Assessment of coma and impaired consciousness. A practical scale[J]. Lancet, 1974, 2(7872):81–84.

[9] Greenspan L, McLellan BA, Greig H. Abbreviated injury scale and injury severity score: a scoring chart[J]. J Trauma, 1985, 25(1):60–64.

[10] Schluter P J. The Trauma and injury severity score (TRISS) revised[J]. Injury, 2011, 42(1):90–96.

[11] Janzon B, Seeman T. Muscle devitalization in high-energy missile wounds, and its dependence on energy transfer[J].J Trauma, 1985, 25(2):138–144.

[12] Lynch K, Johansen K. Can Doppler pressure measurement replace "exclusion" arteriography in the diagnosis of occult extremity arterial trauma[J]. Ann Surg, 1991, 214(6):737–741.

[13] Nishiyama T, Nakamura S, Yamashita K. Comparison of the transcutaneous oxygen and carbon dioxide tension in different electrode locations during general anaesthesia[J]. Eur J Anaesthesiol, 2006, 23(12):1049–1054.

[14] Scheeren T W. Journal of clinical monitoring and computing 2015 end of year summary: tissue oxygenation and microcirculation[J]. J Clin Monit Comput, 2016, 30(2):141–146.

[15] Kamolz LP, Andel H, Auer T, et al. Evaluation of skin perfusion by use of indocyanine green video angiography: rational design and planning of trauma surgery[J]. J Trauma, 2006, 61(3):635–641.

[16] Nagata T, Masumoto K, Uchiyama Y, et al. Improved technique for evaluating oral free flaps by pinprick testing assisted by indocyanine green near-infrared fluorescence angiography[J]. J Craniomaxillofac Surg, 2014, 42(7):1112–1116.

[17] Pieroni S, Foster B R, Anderson S W, et al. Use of 64-row multidetector CT angiography in blunt and penetrating trauma of the upper and lower extremities[J]. Radiographics, 2009, 29(3):863–876.

[18] Knobloch G, Gielen M, Lauff M T, et al. ECG-gated quiescent-interval single-shot MR angiography of the lower extremities: initial experience at 3 T[J]. Clin Radiol, 2014, 69(5):485–491.

[19] Mahé G, Durand S, Humeau-Heurtier A, et al. Impact of experimental conditions on noncontact laser recordings in microvascular studies[J]. Microcirculation, 2012, 19(8):669–675.

[20] Tscherne H, Oestern H J. A new classification of soft-tissue damage in open and closed fractures[J]. Unfallheilkunde, 1982, 85(3):111–115.

[21] Gustilo R B, Anderson J T. Prevention of infection in the treatment of one thousand and twenty-five open fractures of long bones: retrospective and prospective analyses[J]. J Bone Joint Surg Am, 1976, 58(4):453–458.

[22] Gustilo R B, Mendoza R M, Williams D N. Problems in the management of type III (severe) open fractures: a new classification of type III open fractures[J]. J Trauma, 1984, 24(8):742–746.

[23] Von Keudell A G, Weaver M J, Appleton P T, et al. Diagnosis and treatment of acute extremity compartment syndrome[J]. Lancet, 2015, 386(10000):1299–1310.

[24] McQueen M M, Duckworth A D, Aitken S A, et al. The estimated sensitivity and specificity of compartment pressure monitoring for acute compartment syndrome[J]. J Bone Joint Surg Am, 2013, 95(8):673–677.

[25] Hansen S T Jr. The type–III C tibial fracture. Salvage or amputation[J]. J Bone Joint Surg Am, 1987, 69(6):799–800.

[26] Ly T V, Travison T G, Castillo R C, et al. Ability of lower-extremity injury severity scores to predict functional outcome after limb salvage[J]. J Bone Joint Surg Am, 2008, 90(8):1738–1743.

[27] Johansen K, Daines M, Howey T, et al. Objective criteria accurately predict amputation following lower extremity trauma[J]. J Trauma, 1990, 30(5):568–573.

[28] Soni A, Tzafetta K, Knight S, et al. Gustilo III C fractures in the lower limb: our 15-year experience[J]. J Bone Joint Surg Br, 2012, 94(5):698–703.

[29] Bosse M J, MacKenzie E J, Kellam J F, et al. An analysis of outcomes of reconstruction or amputation after leg-threatening injuries[J]. N Engl J Med, 2002, 347(24):1924–1931.

[30] MacKenzie E J, Bosse M J, Pollak A N, et al. Long-term persistence of disability following severe lower-limb trauma. Results of a seven-year follow-up[J]. J Bone Joint Surg Am, 2005, 87(8):1801–1809.

[31] Tintle S M, Keeling J J, Shawen S B, et al. Traumatic and trauma-related amputations: part I: general principles and lower-extremity amputations[J]. J Bone Joint Surg Am, 2010, 92(17):2852–2868.

[32] Bosse M J, McCarthy M L, Jones A L, et al. The insensate foot following severe lower extremity trauma: an indication for amputation[J]. J Bone Joint Surg Am, 2005, 87(12):2601–2608.

[33] Tintle S M, Baechler M F, Nanos G P 3rd, et al. Traumatic and trauma-related amputations: Part II: Upper extremity and future directions[J]. J Bone Joint Surg Am, 2010, 92(18):2934–2945.

[34] 蒋守银, 赵小纲. 截肢评分系统在毁损肢体治疗决策中的应用[J]. 中华急诊医学杂志, 2013, 23(5):550–553.

[35] Graham B, Adkins P, Tsai T M, et al. Major replantation versus revision amputation and prosthetic fitting in the upper extremity: a late functional outcomes study[J]. J Hand Surg Am, 1998, 23(5):783–791.

[36] 刘勇, 裴国献. 严重创伤保肢与截肢的标准指征研究进展[J]. 中华创伤骨科杂志, 2014, 16(4):345–347.

[37] Stewart D A, Coombs C J, Graham H K. Application of lower extremity injury severity scores in children[J]. J Child Orthop, 2012, 6(5):427–431.

[38] Akula M, Gella S, Shaw C J, et al. A meta-analysis of amputation versus limb salvage in mangled lower limb injuries–the patient perspective[J]. Injury, 2011, 42(11):1194–1197.

[39] MacKenzie E J, Bosse M J. Factors influencing outcome following limb-threatening lower limb trauma: lessons learned from the Lower Extremity Assessment Project (LEAP) [J]. J Am Acad Orthop Surg, 2006, 14(10 Spec No.):S205–S210.

[40] Kaufman C L, Blair B, Murphy E, et al. A new option for amputees: transplantation of the hand[J]. J Rehabil Res Dev, 2009, 46(3):395–404.

[41] 施鸿飞, 熊进. 肢体毁损伤选择保肢还是截肢的争论[J]. 国际骨科学杂志, 2012, 33(4):261–262.

第三章
创面修复的原则和基本技术

一、创面概述

创面是人体正常皮肤在外界致伤因子如低温、外力、热、电流、化学物质、手术，或机体内在因素如局部血液供应障碍等作用下所导致的组织损害或者缺损，具体表现为皮肤完整性破坏及正常功能受损。大部分创伤所导致的创面需经过彻底清创才能有效控制伤情，但清创常伴有一定程度的皮肤软组织缺损以及深部组织外露，因此，明确创面修复的原则和基本技术具有重要意义。

二、创面修复的原则

皮肤是人体重要的防御屏障，一方面可以防止体内水分、电解质等物质丢失，另一方面可使体内组织和器官免受物理、机械、化学及病原微生物等各种损伤因素的侵袭。当外伤或手术造成皮肤和皮下组织连续性破坏和缺损时，应及时予以闭合，否则可能导致创面的急性或慢性感染，影响肢体功能，严重时可致截肢。若同时伴有重要脏器或组织外露，相应器官功能可能会受到不同程度的损害，甚至威胁生命。

创面愈合的"TIME"原则

"TIME"原则是创面准备的基本法则。

T（tissue）指清除创面坏死组织：失活或缺乏

活力的创面坏死组织为细菌生长提供了良好的基床，使其快速生长并大量繁殖，加剧炎症反应，导致大量组织坏死及渗出。慢性创面内细菌蓄积，可致炎症反应持久，阻碍创面收缩及再上皮化。迁延持久的炎症反应继发引起中性粒细胞、肥大细胞、巨噬细胞聚集，促其释放蛋白酶、过氧化物阴离子等加剧炎症反应。与此同时，这些炎症产物可进一步破坏创面的生长因子及其受体、细胞外基质，产生坏死组织，为感染提供条件。因此在清除坏死组织的同时，大量的微生物、毒素以及其他削弱宿主免疫的物质也可一并清除。

I（infection/inflammation）指控制炎症、减轻感染：一般慢性伤口均含有细菌，有细菌存在并不一定有感染，但创面一旦有感染，会通过连锁反应导致伤口迁延不愈。根据创面细菌数量，感染可分为污染、菌落聚集、局部感染、感染扩散四个等级。污染指创面虽存在微生物，但没有繁殖，并不阻碍愈合。菌落聚集指有微生物繁殖，但菌落并没有引起宿主细胞的损伤，不阻碍愈合。局部感染指细菌负荷处于菌落聚集和感染之间。严重菌落聚集的创面常合并延迟愈合或不愈合，但无红、肿、热、痛、功能障碍等感染征象。当有严重菌落聚集的创面出现愈合延迟、疼痛、渗出增加、创面颜色改变、质脆、肉芽组织异常、有脓或者异常气味等表现时，则提示局部感染已发生。感染扩散指感染范围超过了创缘，需全身运用高效抗生素。慢性创面细菌负荷包括创面微生物的数量、类型、毒力以及它们的宿主情况。与数量相比，其类型和致病性更能决定感染的严重性。

M（moisture）指保持创面正常的湿度：研究发现在湿润环境下创面愈合速度比暴露在空气中快40%，且有利于上皮细胞在创面上爬行。但若创面液体过多，会导致创缘和周围皮肤浸渍而影响愈合。若创面过于干燥，则会减慢创缘表皮细胞的爬行，限制表皮再生。

E（edge of wound）指去除创缘受损的表皮：随着慢性炎症的发展，创面不易再上皮化。正常上皮细胞不足以通过移行闭合创面，同时创缘细胞高度增殖，进一步阻碍了创面细胞的移行。创面不愈合最明显的表现即创面失去了再上皮化的能力。肉眼观察因上皮生长的边缘在粉红色的创面床展开，因此正常愈合时创缘很难出现均匀一致的边缘。而在病理状态下，创缘则表现为水肿、肥厚，甚至合并感染。

1. 清创术

清创术无疑是创面修复过程中最为关键的步骤之一，能否彻底清创并准确判断去除还是保留组织决定了修复方案的制订。一般认为，清创术应该在手术室内进行，且清创的最佳时机是创伤发生后6~8小时以内。清创手术尽量在止血带协助下进行，清创的原则是通过清除失活的皮肤、筋膜、骨组织等，将创伤伤口转变为"手术伤口"。

在清创手术后，可以进行一些早期的处理，包括血管的修复、骨折的固定、神经以及肌腱的修复。这些处理需要根据创面、肢体以及患者的全身情况等实施。对于存在主要神经血管损伤的患者，需要立即给予修复，并对患肢进行制动。而对于不稳定的骨折，可以采用外固定支架、石膏绷带等方法给予临时固定。

完成早期处理后，则需要根据患者的实际情况开始制定二次手术的时机和方案。

2. 创面修复方法的分类

修复创面的目的是为了使其获得皮肤软组织的

有效覆盖，因此创面修复的方法也是围绕皮肤软组织覆盖技术的发展而演变的。从最简单的直接闭合创面，到游离植皮、局部及带蒂皮瓣及游离皮瓣等，这些创面修复的方法及技术无论是技术要求、供区损伤，还是功能外观的效果都各不相同。在临床中选择合适的修复方法也是外科医生需要面对的难题。Levin 等在 1993 年提出了创面修复的"阶梯"概念：首先是由简至繁，即能通过植皮修复缺损则不用皮瓣，能运用随意皮瓣修复缺损则不用轴型皮瓣，能使用供区非主干血管皮瓣修复则不用主干血管皮瓣，能用转位皮瓣修复则不用游离皮瓣；其次，应根据创面性质、功能要求、供区条件等进行设计，遵循"以次要组织修复重要组织，先带蒂移位，后吻合血管，先分支血管，后主干血管，先近后远，重视供区美观和功能保存"。在使用皮瓣或复合组织瓣覆盖创面时，应首先考虑运用相似组织进行替代，然后充分考虑供区损伤，确保其不会比受区创面更加严重。肢体损伤修复时，重点恢复肢体功能（表 3.1）。

表 3.1　创面修复方法的分类

创面修复的方法	类　型
直接闭合	一期 二期
游离植皮	邮票植皮（stamp skin graft） 刃厚皮植皮（split-thickness skin graft, STSG） 全层皮肤移植（full-thickness skin graft, FTSG）
局部皮瓣 （local flap）	随意皮瓣（random flap） 轴型皮瓣（axial flap）
远端带蒂皮瓣 （distal flap）	随意皮瓣（random flap） 轴型皮瓣（axial flap）
游离皮瓣 （free flap）	皮肤瓣 筋膜/筋膜皮瓣 肌肉/肌皮瓣 骨皮瓣

3. 修复时机的选择

当完成清创后，应根据受伤时间、部位、能否无张力缝合、伤口污染程度等决定是否一期闭合伤口。若失败，其引起的并发症将显著高于延期闭合引起的并发症。另外，部分伤口禁止一期闭合，如重度污染伤口、合并大面积高能量软组织缺损的伤口、高张力伤口、开放伤时间过长的伤口、动物咬伤、急性深筋膜切开减张的伤口等。随着近年显微技术的发展，对于复杂组织缺损，选择单次修复还是分期修复，功能重建与创面覆盖能否同时进行，能否运用复合组织瓣修复等问题争议较多。传统观念认为恢复组织构架及动力系统的重建手术，应在一期单纯皮瓣修复后进行。现代理念支持在条件允许的情况下，尽量使用复合组织瓣予以一期修复重建。有研究表明，即便是对于 Gustilo Ⅲ 型的开放骨折，一期闭合创面不仅不会增加感染的发生率，还缩短了住院时间，减少了手术次数，减轻了患者的痛苦和经济压力，但该类手术仅适用于有相当临床经验及显微外科技术基础的单位开展。延期闭合创面可减少游离皮瓣的运用概率，降低手术难度，减少皮瓣切取带来的并发症。术后早期积极的功能康复锻炼有助于获得满意的疗效。但也有学者认为，损伤控制是皮瓣手术中重要的评估原则，早期行简单快速有效的骨折固定，待生命体征平稳后再行二期处理，可避免单次过大损伤。对软组织损伤程度的判断与评估是正确处理的前提，对患者全身状况和局部损伤的系统检查是基本且不能忽视的步骤，另外还应重视患者是否合并血管疾病、慢性疾病如糖尿病、肝肾功能不全等。对于损伤程度的评估，应注意损伤机制与能量大小、损伤时间、损伤性质（如切割伤、挤压伤、打击伤、撕脱伤、毁损伤等）、创面污染情况等。对于清创后皮肤软组织完整性良好、损伤轻微、血供良好的患者，可考虑一期皮瓣修复。但对于清创后软组织缺损面积大、骨外露及粉碎性骨折患者，预计手术将会对患者全身情况形成过大压力负荷时，应放弃一期皮瓣修复，待情况平稳后再行二期修复，提高成功率。针对严重开放性骨折的伤口闭合，应遵循损伤控制理论，分期应用不同类型组织瓣覆盖伤口；对于肌肉床良好、可急诊原位植皮的伤口，行一期闭合；对于严重软组织缺损患者，应先予 VSD 覆盖，待全身状况及创面感染控制后择期应用不同种类的皮瓣、肌皮瓣修复，闭合伤口。

4. 软组织/骨功能单位的概念

在创面修复后的愈合过程中，不能将骨或软组织单独作为独立因素。因此，笔者提出了软组织/骨功能单位（soft tissue/bone functional unit）的概念来综合考虑其功能以及修复的目标。首先，需要将软组织分为筋膜层和肌肉层。从组织学上来看，软组织中有一部分组织起到了中间调节的作用，即骨膜层，其在功能以及力学角度将骨组织和软组织联系起来。而骨折端的血供主要由软组织/骨功能单位中局部骨膜、周围肌袖以及髓腔内血供系统来决定。软组织/骨功能单位的损伤将会导致局部血供的减少，损伤的方式主要是对骨折端骨块周围的骨膜及周围软组织过多剥离、骨组织的严重挫伤，以及骨髓腔内血供损伤所造成的。而治疗的目的则是恢复或改善损伤部位的血供，通过新生的血管网，即可恢复骨折端或者骨块的血供（图 3.1）。

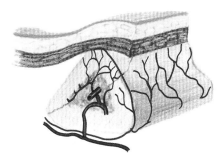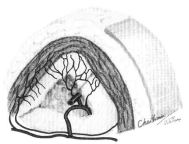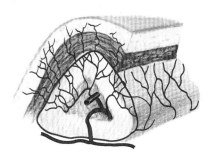

图 3.1　损伤的方式。

主要是对骨折端骨块周围的骨膜及周围软组织过多剥离、骨组织的严重挫伤，以及骨髓腔内血供损伤所造成的；通过新生的血管网，可恢复骨折端或者骨块的血供

在骨和软组织复合缺损的患者中，周围肌肉及软组织的作用是对骨折或骨缺损部位的覆盖、提供力学及生物学的保护（对创面的覆盖可以通过减少微生物的入侵从而达到抗感染的作用）、增加局部血供，以及为二次手术提供良好软组织床。软组织/骨功能单位的状态由其各个组成部分的功能状态所决定。根据 Lexer 的观点，缺损周围软组织的血供及残余功能可以根据其作为供区的情况分为三类：即①供给能力强；②供给能力弱；③无法供给。而缺损部位骨单位同样可以根据其形态及临床检查分为三类：①血供良好；②血供较差；③无血供。当缺损周围软组织供给能力强且其骨单位血供良好时，那么整个软组织/骨功能单位的评价为优。可以想象，对于骨折来说，如果骨折周围的软组织情况较好，且骨折断端的血供较好，那么骨折的愈合能力也会较强。如果周围软组织供给能力较弱而骨的血供良好，或是周围软组织的供给能力强而骨的血供较差，还是可以认为整个软组织/骨功能单位的评价为优。同样可以假设：骨折患者血供较差的骨折断端如果能从周围的软组织得到充分的血供，或是软组织供给能力较差但骨折断端自身的血供良好，这两种情况仍可以获得较理想的愈合而无须重建周围的血供。而当遇到以下情况时，即尽管骨折血供较好但周围软组织无法供给，或是即使周围软组织供给能力强而骨折断端自身无血供时，那么骨折愈合的能力将变得十分复杂。而对于除了上述情况以外的其他组合，骨折的愈合能力将会受到很大的影响（表3.2）。

表 3.2　软组织/骨功能单位的分类及其功能状况

软组织	骨（断端）	功能状况	愈合能力
血供良好	血供良好	非常好	无并发症
血供良好 血供一般	血供一般 血供良好	好	并发症概率较低
血供良好 血供较差	无血供 血供良好	一般	并发症概率较高
血供一般 血供较差	无血供 血供一般	不足	不愈合可能较大

5. 皮瓣修复创面的原则

运用皮瓣有助于修复缺损并恢复肢体功能。对于无法直接缝合，不宜采用游离植皮的创面，应考虑皮瓣移植术。例如，合并骨、关节、肌肉肌腱、血管、神经、脏器等组织外露的创面，对于外观及功能要求较高的创面，进行器官或肢体再造时的创面，合并慢性溃疡、局部缺乏营养的难愈性创面等。评价修复重建手术成功与否，不仅在于创面覆盖的完整程度、组织结构与功能的康复情况，更注重供区损伤的严重程度。皮瓣设计首要考虑缺损的部位、形状、大小、挛缩情况、缺损组织、感染情况、血供情况、周围皮肤条件等，其次寻求满意的外观。皮瓣设计时应考虑周到，避免因张力过大造成组织坏死、皮瓣血运障碍、伤口裂开等严重并发症。精细的止血是显露皮瓣蒂部及附近结构的先决条件。通常，皮瓣切取和受区覆盖应在充分止血的前提下完成，并于手术结束前仔细检查皮瓣血流充盈情况，尽量避免因皮下血肿导致的皮瓣上浮、早期微循环障碍、吻合处张力过大甚至出现血管蒂受压坏死等，增加感染率。

三、创面覆盖的基本技术

创面覆盖是细胞和间质通过增生填充或替代缺损组织的过程，自身组织的修复是创面覆盖的基础。在创面修复前，需要对创面所在部位、大小、深度及重要结构的暴露情况做全面的检查和评估，选择修复方法时一般优先考虑简单有效的手段，先易后难、先简后繁。

选择的方法主要包括四类：直接缝合术、指（肢）体截断术、皮片移植术、皮瓣覆盖术。皮瓣覆盖根据是否存在明确的主干血管分为：随意皮瓣和轴型皮瓣。随意皮瓣也称局部皮瓣，一般根据是否邻接创面分为：邻接皮瓣和非邻接皮瓣，非邻接皮瓣又可细分为邻位皮瓣和远位皮瓣。轴型皮瓣具有轴心动脉、静脉及淋巴管，部分伴行神经，在创面修复中应用更为复杂和广泛，分类与命名的方法也多种多样，有岛状皮瓣、穿支皮瓣、皮神经营养血管皮瓣、复合组织瓣等（表 3.1）。

（一）直接缝合术

妥善闭合伤口是预防开放损伤术后感染的有效措施。伤口只有在彻底清创的基础上，进行良好的深部组织结构修复、皮肤覆盖及有效的感染预防，才能得到较好的保障。伤口应尽可能行一期闭合术。对于存在严重感染、广泛皮肤软组织缺损、广泛出血且无法辨认出血点，以及软组织的存活和肢体保留存在疑问的伤口，应先行消毒包扎，稳定后二期再行闭合术。清创后，伤口边缘进行对合时，张力不宜过大，否则可能影响周围皮肤的血液循环，致使边缘坏死，严重者可发生骨筋膜室综合征。因此，缝合前可适当对双侧创缘进行游离松解，必要时进行减张，仔细评估后决定是否采用直接缝合术。

（二）指（肢）体截断术

可以理解成另一种形式的皮肤缝合。以手指外伤后的创面为例，对于远侧指间关节以远的缺损创面，一般应尽可能保留手指长度，慎用残端修整术。只有当患者主观意愿或身体条件不能支撑皮瓣修复术时，方可考虑。而对于远侧指间关节以近的缺损，患指的功能可通过正常手指来完成，不会造成过多的功能丧失和外形异常。因此，除非同时存在多个手指创伤或患者有特殊要求，

一般不考虑长度保留，而是偏向于短缩指骨直接缝合伤口。中节水平手指截肢常采用掌背侧鱼嘴形切口。条件允许时，应使掌侧切口较背侧长出少许。手术时，应将指神经向远端牵拉然后尽量贴近近端并快刀切断，使其残端回缩，避免形成痛性假性神经瘤。使用咬骨钳将指骨残端修理平滑整洁，防止引起尖锐的痛性突起，遇关节处应将关节软骨去除干净。拇指在手的功能中占据非常重要的地位，因此在外伤后拇指应尽量避免挫骨短缩。临床上更倾向于运用皮瓣、皮管等方法进行修复以保留拇指长度。

（三）皮肤移植术

于供区切取部分或全层厚度的皮肤，将其移植至受区，重新建立血液循环，并继续保持活力达到修复的目的，这种手术方法称为游离植皮或游离皮片移植术。只要受区血供足以维持皮片需要，该术式即可应用于任何部位的皮肤缺损，但需避免与以下表面直接黏附：骨皮质或软骨面、肌腱、神经、感染性创面、异物等，否则会导致皮片移植失败。皮片移植可分为：刃厚皮片、中厚皮片、全厚皮片。刃厚皮片也称表层皮片，包括表皮层和极少的真皮乳头层，是最薄的皮片，主要作用是闭合创面（图 3.2）。优点是容易成活，能较长时间依靠血浆渗透维持生存，故在血运不良的创面或有轻度感染的肉芽创面上容易成活。

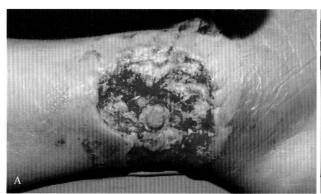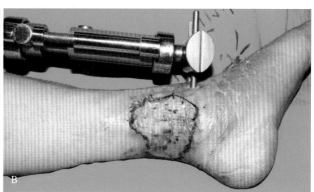

图 3.2　左踝关节开放性骨折病例（男，44 岁，骨折后 4 周）。

A. 内踝伤口不愈合；B. 刃厚皮植皮覆盖内踝创面

同时，表层皮片切取方便，供皮区不受限制，同一区域可反复切取，愈合迅速，不遗留瘢痕。但有其缺点，如质地脆弱，缺乏弹性，不耐磨，后期收缩严重，色泽深暗，外形不佳。主要用于肉芽创面、大面积烧伤及撕脱伤皮肤缺损的覆盖，在后期整形中应用价值较小。

中厚皮片包括表皮和部分真皮。其厚度介于全厚和表层皮片之间，兼有两者优点，易于成活，在收缩性、耐磨性、色泽改变等方面功能较好，在创面闭合与后期整形中均有良好效果，是最常使用的皮片。其主要缺点是在供皮区有增厚的瘢痕遗留。中厚皮片广泛运用于各类新鲜创面和肉芽创面，可根据受皮区的部位决定皮片厚薄。

全厚皮片是最厚的皮片，包括表皮和真皮全层。全厚皮片富有真皮层内的弹力纤维、腺体和毛细血管等组织结构，保留了更多正常皮肤的特征、减少愈合时产生挛缩，色泽好，柔韧坚固，耐磨，能负重。但全厚皮片应用条件有限，手术操作复杂，要求较高，供皮区部位及面积有限，其成活率相对于刃厚皮片和中厚皮片低，仅用于创面皮肤缺损较小、清洁且血运良好的伤口，主要位于颜面、手掌、足跖、关节周围等磨压和负重多的部位（图3.3）。

表3.3为刃厚皮植皮与全厚皮植皮优点与缺点的比较。

表3.3　刃厚皮与全厚皮优缺点比较

比较项	刃厚皮植皮 (split-thickness skin graft, STSG)	全层皮肤移植 (full-thickness skin graft, FTSG)
优点	有网孔 面积大 需要较少的血供 临时覆盖	伤口不挛缩 增加了感觉功能 增加了耐用性 外观佳 供区可以一期闭合
缺点	不美观 不耐用 易收缩 供区问题（疼痛、感染）	血管生成时间较长 没有网孔 受区血供要丰富
供区选择	0.38 mm (0.015 in) 厚 臀外侧 股前或外侧 下腹部 避免股内侧和前臂	根据供区决定 大面积——下腹部或腹股沟 小面积——上臂内侧或腕掌侧 足背侧跖肌皮肤

（四）皮瓣覆盖术

自1963年陈中伟完成首例断肢再植，1966年杨东岳、顾玉东等开展首例第二足趾移植再造拇指，1973年开展首例游离下腹部皮瓣移植手术等以来，我国的显微外科技术始终处于世界领先地位。皮瓣技术的发展与进步与显微外科临床解剖学研究密不可分，众多知名专家对皮瓣外科的发展和普及做出了重大贡献。

皮瓣移植又称带蒂皮肤移植，具备自身血液供给系统，是由皮肤和皮下组织构成的组织块，可从身体一处向另一处进行转移。在创面修复、功能重

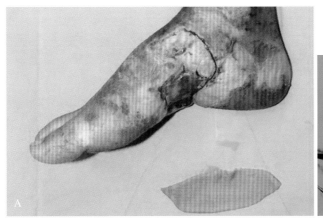
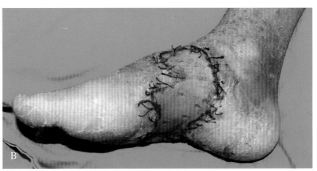

图3.3　右足底内侧开放性损伤病例（男，51岁）。
A. 局部皮肤软组织缺损；B. 全厚皮植皮覆盖足内侧区域创面

建以及外形改善方面应用广泛。在转移过程中可由一个或两个蒂部连接，也可暂不连接，移植后再进行血管吻合。早期，皮瓣的血液和营养完全依靠蒂部供应。转移后，由于皮瓣带有全层皮肤和丰富的脂肪组织，其收缩性远较游离植皮小得多，可耐受外力摩擦，并保持转移前原有色泽。在皮肤软组织缺损的修复中，由于皮瓣本身有血供，又具有一定厚度，在修复创面同时可以消灭死腔，并具备一定的抗感染能力。

1. 随意皮瓣（random flap）

随意皮瓣不以特定的血管为中心，不受主干血管分布及走向的限制，无特定血供，设计时须保留一定宽度的皮肤蒂部。此类皮瓣长度有限，根据供区皮肤与皮下血供按一定比例切取。该皮瓣血供有两种来源。蒂部：随意皮瓣蒂部血供来源于肌皮动脉的肌皮穿支，皮瓣早期仅靠蒂部的真皮下血管网供给，又称为真皮下血管网皮瓣。基部：通常在术后不久开始建立血运，包括真皮下血管网的相互吻合和新生毛细血管向皮瓣内长入。随意皮瓣由于不含轴心血管，依靠蒂部肌皮穿支供血和回流进行营养代谢，这些血管管径细小，灌注压力低，供养皮瓣组织范围有限。在供区选择时，应首选受区邻接部位，不但皮肤色泽质地相近，而且手术次数少，操作方便。切取皮瓣时，供区不能遗留较大功能障碍和形态畸形，关节部位以及神经血管肌腱等重要结构在皮瓣切取后不应外露。设计皮瓣时，应注意皮瓣方向、蒂部位置，应尽量设计蒂部位于近心端的顺行皮瓣。在选择皮瓣大小时，应考虑切取后皮瓣可能存在一定程度上的挛缩或组织水肿，切取面积应略大于缺损创面面积，防止皮瓣术后张力过大影响血运。转移过程中，应预防蒂部过度扭曲或承受过大张力，防止发生血运障碍。

2. 推进皮瓣（advancement flap）

推进皮瓣与缺损创面相邻，一部分皮瓣边缘即是缺损创面的创缘，分离掀起后以滑行推进的方式将皮瓣覆盖于受区修复创面。根据修复要求，可将皮瓣设计成各种类型，包括矩形推进皮瓣、三角形推进皮瓣（V-Y皮瓣）、舌形推进皮瓣、双蒂推进皮瓣等。矩形推进皮瓣一般适用于较小缺损创面的修复，以创面的一侧创缘作为皮瓣远侧边缘，沿着缺损区两侧创缘延伸线切开皮肤及皮下组织，在深筋膜浅层自皮瓣远端向蒂部剥离皮下组织，从而得到矩形单蒂皮瓣，将其掀起滑行推移至缺损区修复创面。三角形推进皮瓣（V-Y皮瓣）适用于瘢痕挛缩或小面积缺损的修复，以缺损创面的一侧创缘作为皮瓣远端边缘，在缺损区域两侧创缘延伸线之间设计"V"形切口，切开皮肤及皮下组织后稍做分离松解，然后将"V"形皮瓣推进覆盖创面，切口做"Y"形缝合（图3.4）。双蒂推进皮瓣适用于梭形缺损创面的修复，在缺损创面一侧正常皮肤组织部位设计皮瓣，以缺损创面的一侧作为皮瓣一侧边缘，皮瓣另一边缘与前者大致平行，蒂部略大于缺损两端，切开皮下组织，在切口和创缘之间分离松解，形成双蒂皮瓣，进而推进覆盖创面，供区植皮修复。

3. 旋转皮瓣（rotational flap）

旋转皮瓣在创面外缘邻接部设计形成，切开分离掀起后，将轴线按照顺时针或逆时针方向旋转一定角度覆盖创面。皮瓣设计时，所做的弧形切口长度大约为缺损宽度的4倍。皮瓣旋转轴点至皮瓣最远点的长度应略大于旋转轴点至创面最远点长度，避免旋转后远端不能抵达创面的最远端。旋转皮瓣较多运用于圆形或三角形的缺损创面（图3.5）；也可根据创面形状，将皮瓣设计成扇形、菱形等；也可于同一个创面使用多个旋转皮瓣进行修复。

4. 交错皮瓣（crossing flap）

交错皮瓣以轴线为共同边缘，在两侧设计一对相反方向的三角形皮瓣，切开分离掀起后皮瓣变换位置缝合，最终形成"Z"字，也称Z字成形术，又称易位皮瓣或对偶皮瓣。皮瓣易位插入后，可以改变瘢痕挛缩方向，使之与皮纹一致，延长纵轴长度可松解挛缩。小范围的虎口区的皮肤软组织缺损可以采用Z字成形术进行修复，尤其是瘢痕挛缩的

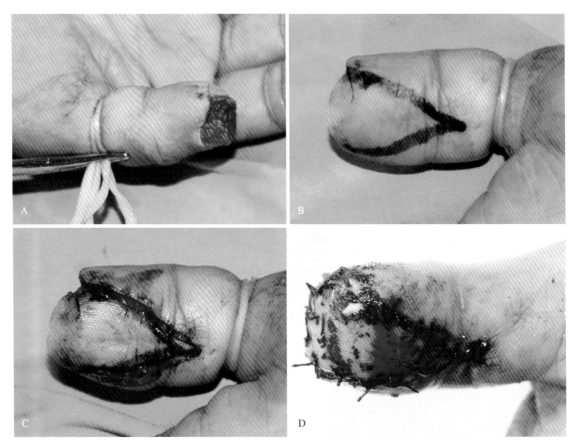

图 3.4　男，34 岁，右手外伤。
A. 右拇指末节完全离断；B. 设计 V-Y 皮瓣；C. 皮瓣切取后；D. 术后外观

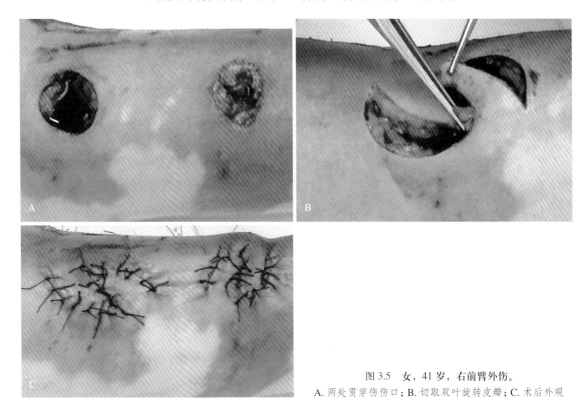

图 3.5　女，41 岁，右前臂外伤。
A. 两处贯穿伤伤口；B. 切取双叶旋转皮瓣；C. 术后外观

松解；有时还可以采用双 Z 字成形、多 Z 字成形术进行修复。交错皮瓣一般多用于条索状瘢痕挛缩畸形、蹼状挛缩畸形等皮肤瘢痕的修复。皮瓣设计时，应充分考虑三角形皮瓣的大小、形状、臂与轴的角度，挛缩轴线的长度等因素，同时还应能将连续多个三角形皮瓣、推进皮瓣等联合使用。最常见的交错皮瓣包括 Z 字成形术、五瓣成形术等。Z 字成形术是以条索状瘢痕挛缩线为中轴线，再根据延长需要确定皮瓣共同边长度，在中轴线两端各向相对方向设计一侧皮瓣边缘，形成两个对偶三角形皮瓣，两臂与轴线夹角一般为 60° 左右。考虑皮瓣切取后挛缩可能，臂的长度应略大于中轴线长度。在 Z 字成形术基础上衍生出的连续多个 Z 字成形术，适用于周围组织延展性和松动性不够充分的长条索状挛缩瘢痕，可使中轴线长度得到更大程度的延长。五瓣成形术是由一对 Z 字成形术联合一个 Y-V 皮瓣所组成，适用于质地较软、较宽、组织移动度较大的瘢痕，是多种邻接皮瓣联合使用的典型设计。

（1）改良 Z 字成形术（four-flap-Z-plasty）：该方法又称为虎口加深术，最早由 Woolf 等在 1972 年提出，用于虎口的瘢痕修整。首先，在虎口区平行于第一掌骨做切口，在远端的掌横纹处转向背侧，与虎口部位的切口保持 60°~80° 夹角；同样，在近端靠近拇指掌指关节横纹的位置转向掌侧，与虎口部位的切口保持 60°~80° 夹角。偏向掌侧及背侧的切口长度均为虎口切口长度的 1/2。如此完成了第一步 Z 字成形的切口，接着，在原来夹角区域，做角平分线切口，切口长度与偏向掌侧及背侧切口

长度一致。最后将 4 个皮瓣嵌插缝合（图 3.6）。

改良 Z 字成形术所延长的宽度比传统的 Z 字成形术更长，对虎口的加深效果也比较明显，但是需要注意的是，由于改良的 Z 字成形术皮瓣的蒂部较短，因此血运要求较高，如果切取转移后发现皮瓣最远端颜色苍白时，需要将皮瓣转回原位。一旦通过该方法将虎口进行修整后，可以获得 164% 的原来宽度。术后保持拇指外展位固定 2 周即可开始功能锻炼。

（2）蝶形成形术（butterfly flap plasty）：1973 年，Shaw 等首先设计了该方法，最早用于指蹼加深成形术。该手术包括掌侧区域两个相对的 Z 字成形皮瓣以及背侧瓦状皮瓣。切取时，首先做平行于虎口或指蹼的切口，切口需要与皮肤垂直从而获得较好的血供。切开皮肤全层后先做掌侧部位的 Z 字成形术，注意皮缘处尽量做圆形切口，避免锐角切口。掌侧部分切取后做背侧部分的瓦状皮瓣，皮瓣近掌侧区域稍宽于背侧。背侧切取后将背侧皮瓣向掌侧牵拉，掌侧皮瓣的远端沿瓦状皮瓣的两边向背侧牵拉缝合（图 3.7）。

缝合时注意皮肤的张力，如果张力过大时，可以进一步游离皮下组织，如果充分游离后张力仍过大且影响皮瓣远端血供时，则需要考虑采用游离植皮进行辅助闭合创面。术后需要在指间或虎口垫纱布并固定 10~14 天，之后开始主动功能锻炼。

（3）三叉成形术（trident flap plasty）：该术式由 Glicenstein 在 1975 年最早提出，在虎口使用较多，主要由两个不对称的 Z 字成形皮瓣和一个 V-Y

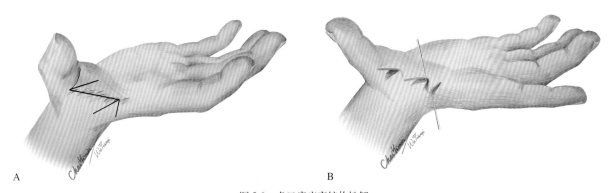

A   B

图 3.6　虎口瘢痕挛缩的松解。
A. 切口设计；B. 多 Z 字成形术修复

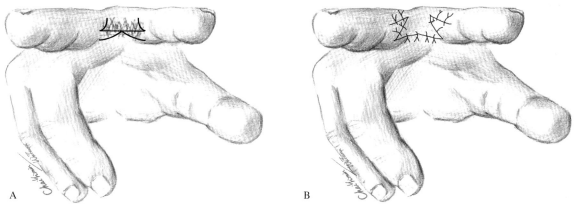

图 3.7　指蹼处瘢痕挛缩。
A.设计瓦状皮瓣；B.皮瓣转移覆盖术后

皮瓣组成。切取方法以虎口为例，首先在背侧区域做 3 条切口，切口方向与虎口的瘢痕方向垂直，3 条切口的间距尽量保持一致。随后切开瘢痕，再做掌侧部分切口，掌侧切口以虎口瘢痕为顶点做 3 条切口，切口之间的夹角为 30°~45°，且切口必须与皮肤保持垂直以获得最佳的血运。切取完成后，首先将掌侧 V-Y 皮瓣的部分向背侧推进，随后将两侧的 Z 字成形术插入（图 3.8）。先将皮瓣的尖角处临时固定，松开止血带检查皮瓣皮缘的血运，确定皮缘充盈满意再完整缝合。术后需要将虎口外展固定 10~14 天。

三叉成形术适用于虎口区以及各指蹼区由线性瘢痕挛缩造成的活动障碍，如果为广泛性瘢痕挛缩造成的活动度减小，该方法可能无法达到较理想效果。

以上为临床上较常用虎口及指蹼区域处理线性瘢痕的皮肤成形术，这些方法操作简便，临床效果

也比较理想，但在实际操作时有三点需要注意。首先，皮瓣的角度不能小于 30°，否则对皮瓣的血运将会造成明显的影响；第二，皮肤的切口必须保持垂直，斜行的切口对于一侧皮肤的表皮血供同样会造成影响；最后，缝合时需要注意张力，张力过大时可以适当松解皮下组织从而获得皮瓣活动度，如果张力依然过大则需要考虑游离植皮弥补缺损部位，否则由于张力造成皮瓣远端缺血坏死会给患者带来二次手术的创伤。

5. 邻指皮瓣（adjacent flap）

1950 年，Gurdin 和 Pangman 首次尝试采用相邻手指背侧皮肤形成皮瓣，覆盖相邻手指掌侧皮肤缺损。邻指皮瓣质地接近、外观相似、局部制动范围小，而且操作简单，被广泛应用于手外科。指端或指腹的皮肤缺损创面，伴有骨、肌腱、神

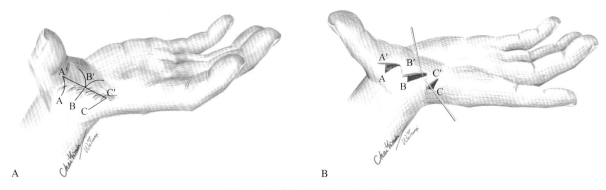

图 3.8　虎口部位瘢痕挛缩三叉成形术。
A.切口设计；B.皮瓣缝合方法

经、血管外露时，不宜行皮片移植术，恰是邻指皮瓣的适应证（图3.9）。因手指末梢血液循环良好，皮瓣蒂部可选在手指近端、远端或侧方。皮瓣长与宽比例可达2∶1。皮瓣边缘的切口线禁止垂直跨过背侧指间关节，也不能超过手指侧方中线，以免引起瘢痕挛缩。剥离皮瓣时，指背静脉应保留在皮瓣内，伸肌腱上应保留一层疏松的腱周组织，尽量保障游离植皮的成活。皮瓣移植术后2周，创缘愈合良好可拆除缝线，并且鼓励适当主动或被动活动关节，避免僵硬和肌腱粘连。一般于术后3~4周断蒂。但由于局部制动可引起手部关节僵硬、瘢痕挛缩等并发症，邻指皮瓣术后感觉功能仍然不佳。

6. 鱼际皮瓣（thenar flap）

从大鱼际切取的部分皮瓣，用以修复指端创面缺损。一般适用于示指、中指、环指末节少量

缺损的修复，对于缺损较多或伴有指间关节屈曲障碍的创面并不适用（图3.10）。鱼际皮瓣的优势包括颜色与创面匹配，质地良好，皮下组织丰富，能较好地重建指腹丰满的外形，感觉恢复满意。设计皮瓣时，可直接将患指指端缺损创面靠近大鱼际，大致标识皮瓣所需的大小和位置。大鱼际处血液循环较好，也可根据指端缺损情况和手术操作方便自由设计皮瓣方向；皮瓣切取时，考虑有挛缩可能，切口应适当大于标识范围；鱼际皮瓣供区一般采用全厚皮片移植覆盖，避免发生挛缩影响拇指功能。皮瓣术后，患指应予以制动，避免蒂部受到牵拉影响血供，致使皮瓣坏死。一般于术后3~4周断蒂。

7. 远端带蒂皮瓣（distal flap）

远端带蒂皮瓣可以分为三种：直接远端带蒂皮瓣、间接远端带蒂皮瓣以及管型皮瓣。

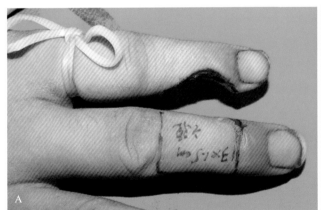

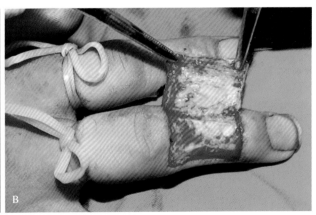

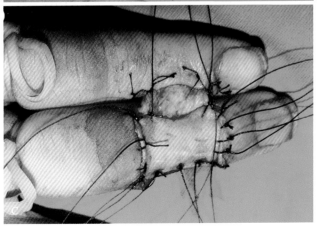

图3.9　外伤致右示指尺侧皮肤软组织缺损（女，29岁）。
A.设计中指中节背侧邻指皮瓣；B.邻指皮瓣切取后；C.皮瓣覆盖创面，供区植皮

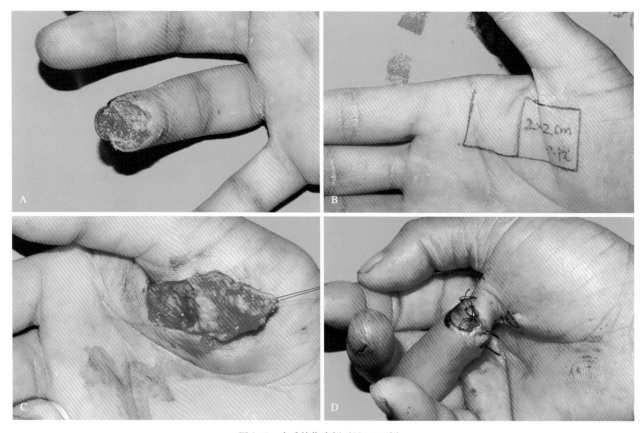

图 3.10　右手外伤病例（男，34 岁）。
A. 右环指末节完全离断；B. 设计鱼际皮瓣；C. 皮瓣切取后；D. 皮瓣覆盖后

　　直接远端带蒂皮瓣是指在远离受区按照缺损创面设计的皮肤组织瓣。皮瓣切取后，依靠蒂部血供营养，将受区与供区靠近，直接转移覆盖创面。根据修复需要，蒂部可以是单蒂，也可以是双蒂。转移过程中，需固定肢体，一般在术后 3~4 周手术断蒂。由于皮瓣与创面接触面积大，血供建立快且丰富，加之手术操作简单，因此成功率高，成为修复创面的常用皮瓣之一。直接远端带蒂皮瓣供区较多，包括锁骨下区域、腹部、对侧上臂和前臂、对侧小腿、腹股沟区域等，适用于四肢缺损创面的修复。

　　腹部皮瓣是最常用的直接远端带蒂皮瓣，该皮瓣可以腹壁浅血管或旋髂浅血管作为蒂部，多用于修复上肢软组织缺损（图 3.11）。该部位可用皮瓣面积大，切取方便，供区隐蔽，成活率及安全性高，是骨科创面修复常用皮瓣之一。设计皮瓣时先使用多普勒超声标记血管走行，从腹股沟韧带中点下方股动脉搏动最明显处分别与脐部和髂前上棘连线，

前者大致为腹壁浅动脉的体表投影，后者大致为旋髂浅动脉的体表投影，以此标记设计皮瓣。根据创面需要确定皮瓣大小，腹部皮瓣厚度一般大于髂腹股沟皮瓣，如所需皮瓣面积较大，可将两组血管均包括在皮瓣内。

　　间接远端带蒂皮瓣是指在远离受区部位设计的皮瓣。在转移过程中，需要由中间站作为过渡中转，然后携带至受区，相当于进行了多次直接远位皮瓣。间接远端带蒂皮瓣至少需要三次以上手术才能最终完成修复，每次手术前都必须通过蒂部血流阻断试验，确认皮瓣与创面之间建立了充分的血液循环。转移过程中，需对肢体进行固定。该皮瓣一般与肢体无法直接接触，但无其他皮瓣可供选择时应用，例如将腹部皮瓣转移至下肢等。因此类皮瓣操作繁琐，手术次数多，并发症多，制动时间长，故应用较少。

　　管型皮瓣是指皮瓣在切取和转移过程中，将皮瓣相对的两侧边缘进行缝合，使其形状如管状，又

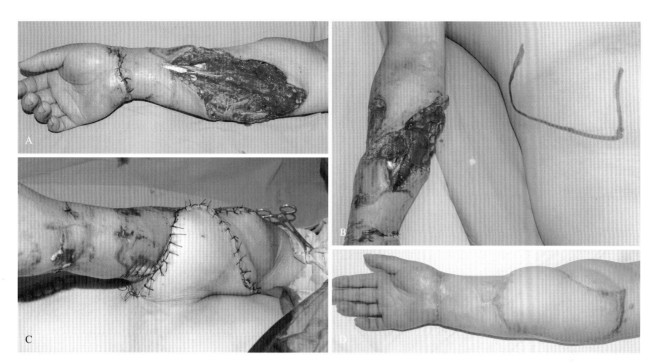

图 3.11 右前臂外伤病例。
A. 外伤致皮肤软组织缺损，肌腱外露；B. 设计腹股沟皮瓣；C. 皮瓣覆盖创面后；D. 术后 6 个月随访

称为皮管。该皮瓣来源较广，可使创面延迟覆盖，充分增加血供和成活率。修复过程中，创面没有直接暴露，减少了感染风险。另外，皮管蒂部较长，转移灵活，有利于制动和体位变化（图 3.12）。但其主要缺点包括手术次数多，制动时间长，易引起其他并发症。随着显微外科技术的发展，游离皮瓣已逐渐替代皮管技术，但游离皮瓣需要吻合血管，同样为手术带来了风险和技术难度。

8. 轴型皮瓣（axial flap）

轴型皮瓣蒂部通常包含轴心动静脉及淋巴管，部分还有伴行神经。血管束平行于皮肤表面，走行于皮下脂肪、肌肉和筋膜表面、肌肉内部。血管纵向走行便于术者在一定程度上游离并掀起其上方皮肤、皮下组织（图 3.13）。该皮瓣血供丰富，成活率高，操作简单。血管蒂的长度、管径、浅出的定位、走行、血供的面积和成活的机制是该皮瓣的研究重点。轴型皮瓣可根据是否需要吻合轴心血管分为带血管蒂皮瓣和游离皮瓣。另外，根据部位、营养皮瓣的穿支血管、是否依靠皮神经周围毛细血管

的进一步营养、是否复合骨组织、是否复合肌肉动力组织、是否复合筋膜组织等组成不同，各种类型的轴型皮瓣应运而生。

9. 岛状皮瓣（island flap）

以掌背动脉逆行岛状皮瓣为例：含掌背动脉的逆行岛状皮瓣是修复手指软组织缺损的较好方法。掌背动脉属于知名小动脉，位于手背伸肌腱深面，走行于各个骨间背侧肌浅面，共有 4 条，行至近节指骨底分成 2 条指背动脉，到达各指近节毗邻缘背侧。第 1 掌背动脉由桡动脉发出，沿第 2 掌骨桡侧缘下行。第 2、3、4 掌背动脉由掌深弓的近侧穿支，经相应掌骨间隙近端，穿骨间肌至手背，与腕背动脉网交通支吻合而成，沿途发出分支营养肌腱和掌骨。掌背动脉在指蹼处与掌侧总动脉及其分支之间有恒定的吻合支。掌背动脉在掌骨头间隙处向背侧发出一恒定逆行岛状血管，营养各自掌背皮肤。背侧支在此平面与指掌侧总动脉形成十字吻合。吻合方式有 3 种：掌侧、掌背侧动脉在指蹼处直接吻合；掌背动脉在掌骨颈水平深层吻合；掌背动脉与指动

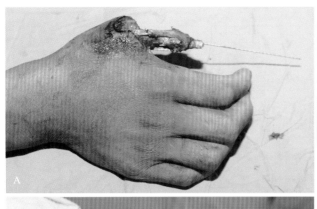
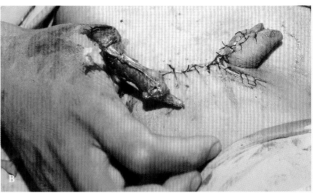
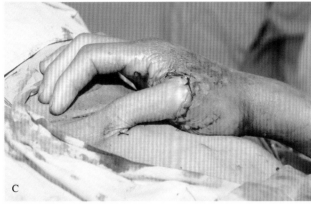

图 3.12　外伤致右拇指离断撕脱伤病例（男，29 岁）。
A. 再植术后 7 天，伤处皮肤完全坏死；B. 设计右侧腹股沟管型皮瓣；
C. 腹股沟管型皮瓣覆盖拇指

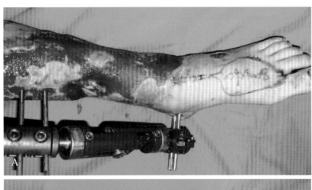
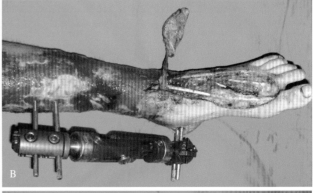
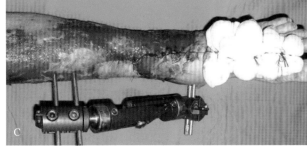
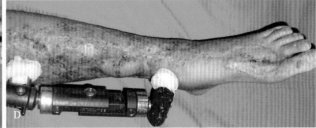

图 3.13　外伤致左下肢脱套伤病例（男，34 岁）。
外院清创后皮肤缺损合并胫骨前内侧骨外露。A. 设计足背动脉轴型皮瓣；B. 皮瓣切取后；
C. 皮瓣覆盖胫骨骨外露部位；D. 术后 6 个月随访外观

脉手指分支在掌指关节皮下浅层组织中交通吻合。带掌背动脉的岛状皮瓣逆行反转后，其营养由上述吻合网的逆流血液供给。静脉血回流靠掌背动脉伴行静脉，通过其交通支，以迷宫式逆流及直接逆流两种方式完成。临床上以掌背动脉为蒂的手背逆行岛状皮瓣一般用于修复手指软组织缺损伴重要深部组织外露的创面。皮瓣设计应根据受区创面的具体部位、大小和缺损情况，按"点、线、面、弧"的原则设计逆行岛状皮瓣。

（1）点：旋转轴点即基底部，是皮瓣血供的来源。一般以指蹼远端皮瓣以近 1.5 cm 处为旋转点，掌背动脉末端向指掌侧动脉发出交通支的部位，第2、3、4 掌背动脉末端位于各指蹼皮肤游离缘近侧1.5 cm 处。

（2）线：轴心线即掌背动脉的体表走行线，第2、3、4 掌背动脉为各指蹼缘的中点向手背的垂直线，皮瓣切取时不要偏离轴心线。

（3）面：一是切取面积，以缺损创面的大小再加上 0.5~1 cm 确定为皮瓣的面积，预防皮瓣高张力状态下坏死或动静脉危象，以及后期手指伸屈活动障碍；二是切取平面在深筋膜与伸肌腱周围组织之间，此为皮瓣掀起的"外科平面"。

（4）弧：根据旋转轴点至缺损远端的距离再加上 0.5~1 cm，在轴心线上反向画出，即为皮瓣的旋转弧，即瓣长加蒂长之和。皮瓣切取范围近端可达腕背横纹，远端可达指蹼皮肤游离缘，两侧可至血管轴心线外 2~3 cm。皮瓣切取时保护伸肌腱膜，以备不能直接缝合时植皮需要（图 3.14~3.15）。

掌背动脉细小，易发生血管痉挛，术中解剖血管蒂时应附带软组织，术后予以抗感染、抗凝、扩血管等药物应用，预防血管痉挛。

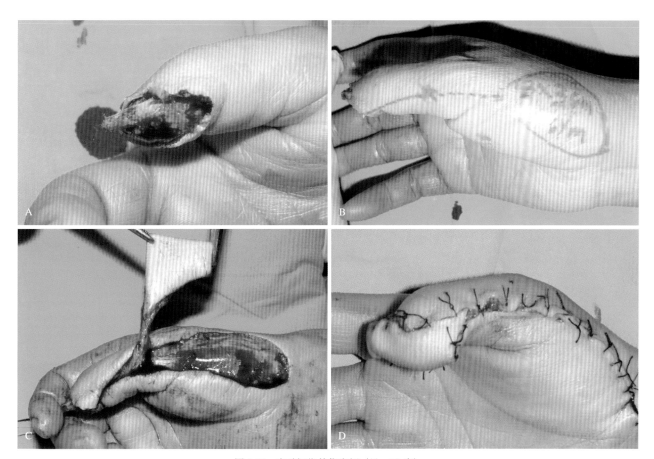

图 3.14　右手拇指外伤病例（男，24 岁）。
A. 拇指末节脱套伤；B. 设计右拇指穿支蒂岛状皮瓣；C. 皮瓣切取后；D. 术后外观

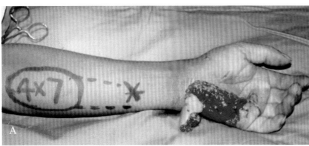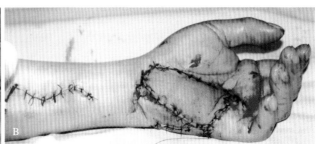

图 3.15　左手小鱼际部位外伤病例（男，33 岁）。
A. 皮肤软组织缺损；B. 设计前臂内侧皮神经营养血管岛状皮瓣覆盖创面

（孙鲁源　刘　珅）

参考文献

［1］ Kankaya Y, Sungur N, Aslan. Alternative method for the reconstruction of meningomyelocele defects: V-Y rotation and advancement flap[J].J Neurosurg Pediatr, 2015, 15(5):467–474.

［2］ Behan F, Lo C. Principles and misconceptions regarding the keystone island flap[J]. Ann Surg Oncol, 2009, 16(6):1722–1723.

［3］ Murray A, Wasiak J, Rozen W M. Stacked abdominal flap for unilateral breast reconstruction flap[J]. J Reconstr Microsurg, 2015, 31(3):179–186.

［4］ Behnam A B, Chen C M, Pusic A L. The pedicled latissimus dorsi flap for shoulder reconstruction after sarcoma resection flap[J]. Ann Surg Oncol, 2007, 14(5):1591–1595.

［5］ Xu D C, Zhong S Z, Kong J M. Applied anatomy of the anterolateral femoral flap [J]. Plast Reconstr Surg, 1988, 82(2):305–310.

［6］ Zhang F H, Chang S M, Lin S Q. Modified distally based sural neuro-veno-fasciocutaneous flap: anatomical study and clinical applications flap[J]. Microsurgery, 2005, 25(7):543–550.

［7］ Schultz G S, Sibbald R G, Falanga V, et al. Wound bed preparation: a systematic approach to wound management flap[J]. Wound Repair Regen, 2003, 11(1):1–28.

［8］ Falanga V. Wound bed preparation and the role of enzymes: a case for multiple actions of therapeutic agents[J]. Wounds, 2002, (14):47–57.

［9］ Sakai S. Free flap from the flexor aspect of the wrist for resurfacing defects of the hand and fingers[J]. Hast Reconstr Surg, 2003, 111(4):1421–1420.

［10］ Lee T P, Liao C Y, Wu L C, et al. Free flap from the superficial palrnar branch of the radial artery (SPBRA flap) for finger reconstruction[J]. J Trauma, 2009, 66(4):1173–1179.

［11］ Kim C K, Kim Y H. Supermicrosurgical reconstruction of large defects on ischemic extremities using supercharging techniques on latissimus dorsi perforator flaps[J]. Plast Reconstr Surg, 2012, 130:135–144.

［12］ Li F F, Zeng B F, Fan C Y, et al. Distally based extended peroneal artery septoeutaneous perforator cross-bridge flap without microvascular anastomoses tor reconstruction of contralateral leg and foot soft tissue defects[J]. J Reeonstr Microsurg, 2010, 26:243–249.

［13］ Tayfur V, Magden O, Edizer M, et al. Anatomy of vastus lateralis muscle flap[J]. J Craniofac Surg, 2010, 21:1951–1953.

［14］ Rotondo M F, Schwab C W, McGonigal M D, et al. "Damage control": an approach for improved survival in exsanguinating penetrating abdominal injury[J]. J Trauma, 1993, 35:375–382.

［15］ Karanas Y L, Nigriny J, Chang J. The timing of microsurgical reconstruction in lower extremity trauma[J]. Microsurgery, 2008, 28:632–634.

［16］ Akyiirek M, Safak T, Snmez E, et al. A new flap design: neural-island flap[J]. Hast Reeonstr Surg, 2004, 114:1467–1477.

［17］ Avei G, Akan M, Akoz T, et al. A pedicled muscle flap based solely on a neural pedicle[J]. Microsurgery, 2009, 29:218–225.

［18］ Heitmann C, Khan F N, Levin L S, et al. Vasculature of the peroneal artery: an anatomic study focused on the perforator vessels[J]. J Reconstru Microsurg, 2003, 19:162–175.

［19］ Cho B C, Kim S Y, Park J W, et al. Blood supply to osteocutaneous free fibula flap and peroneus longus muscle: prospective anatomic study and clinical applications[J]. Plast Reeonstr Surg, 2001, 108:1963–1971.

［20］ Wang C Y, Chai Y M, Wen G, et al. The free peroneal perforator-based sural neurofasciocutaneous flap: a novel tool for reconstruction of large soft-tissue defects in the upper limb[J]. Plast Reconstr Surg, 2011, 127(1):293–302.

［21］ Dai J Z, Chai Y M, Wang C Y, et al. Comparative study of two types of distally based sural neurocutaneous flap for reconstruction of lower leg, ankle, and heel[J]. J Reconstr Microsurg, 2013, 29(2):125–130.

第四章
负压吸引技术

一、概述

负压吸引技术又称负压封闭引流技术（vacuum assisted closure，VAC），由德国 Fleischmann 等于 1992 年首创，是一种新型的创面覆盖方法。VAC 于 1994 年被医学工作者引入国内，通过不断发展与改良，逐渐成为多学科各类创面快速封闭、感染控制、肉芽生长、软组织再生的有效手段。不仅如此，Hunter 等人对 VAC 在创面治疗中的作用进行循证医学论证，从基础研究与临床应用方面证实了 VAC 不仅有利于创面愈合，而且能降低医疗费用，提高患者生活质量。

二、组成与操作方法

负压封闭引流技术主要运用聚氨酯或多聚乙烯醇泡沫对各类创面进行填塞或覆盖，然后运用密封的生物透性薄膜对整个创面或者腔隙进行覆盖封闭，连接多侧引流管和三通管，并与中心负压吸引装置相接，调节负压大小为 $-125 \sim -450$ mmHg，并给予持续稳定负压吸引。这不仅使整个与 VAC 材料接触的创面得以全封闭负压引流，同时可通过生物透性薄膜使整个创面透氧、透湿、防水、防菌，最终获得良好肉芽生长，乃至最终愈合（图 4.1）。

操作过程中，要注意以下几点：①对创面进行彻底清创，包括所有坏死组织、异物、组织碎屑、

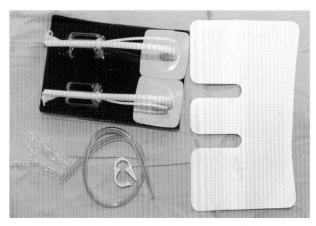

图 4.1 负压封闭引流技术主要组成部分包括：VAC 敷料、多侧孔引流管、三通管、负压源和生物透性薄膜。

细菌等。② VAC 泡沫材料大小适当，要根据创面形状进行适当修剪，并与周围正常皮肤通过间断缝合获得有效固定。③生物透性薄膜要全方位密闭。④对于合并开放性骨折时，要先进行复位和固定。⑤合并血管、神经及肌腱外露时，负压吸引前用周围软组织进行有效覆盖。⑥负压吸引 5~8 天后要根据创面局部情况予以拆除或更换，必要时进行多次清创，务必使创面获得足够的清洁。

三、基础研究及作用机制

目前，大量基础实验和临床试验证实了 VAC 技术在创面肉芽生长、创面缩小或愈合中的促进作用。国外学者通过对运用 VAC 技术后的创面进行组织学

检测，结果提示：负压引流后的创面中淋巴细胞数量较未经负压引流创面中的淋巴细胞数量明显减少，胶原合成更早，数量增加；在创面修复中，负压吸引后可见收缩纤维明显增多。国内学者对此也展开了多项研究，发现 VAC 可显著减轻或消除创面局部水肿，促进内皮细胞增生和毛细血管生成，重建创面的血管结构，恢复血流量。Greene 等通过对糖尿病患者的慢性创面运用不同处理方式进行治疗，同样发现 VAC 治疗后毛细血管密度显著增加，证实了 VAC 有助于促进微血管的生成与增殖。Morykwas 等证实运用 VAC 能够促进创面产生肉芽组织，与负压 -25 mmHg 或 -500 mmHg 相比，将负压控制为 -125 mmHg 时更有利于肉芽形成。Timmers 等通过对健康志愿者皮肤使用 VAC 进行测试，发现运用黑色 VAC 敷料（聚氨酯）能够增加 5 倍的血流量，而白色 VAC 敷料（聚乙烯醇）能增加正常皮肤 3 倍的血流量。另有学者通过对敷料下提取液的检测，发现其中存在多种免疫细胞，有助于隔离创面，避免二次污染或感染的发生。并且，负压封闭作用下创面水分丢失减少，创面能够始终保持湿润。与此同时，负压引流作用下，创面可进行自溶性清创，一方面能有效促进创面血肿、血清及坏死组织等的排出，减少表面的细菌含量；另一方面也可促进局部血运恢复，缩短创面干燥的时间。另外，负压吸引作用下，创面周围神经肽及各类生长因子表达增加，使原本低氧的局部创面含氧量增加，进一步促进创面的愈合。

简言之，VAC 技术将开放创面变为闭合创面，不仅取代了传统点状引流，使引流更为充分，而且减轻了患者的痛苦，促进了创面愈合。相关机制包括：①降低血管通透性，减轻创伤周围水肿。②清除创面坏死组织，促进毛细血管生成，改善微循环，促进肉芽组织生长。③调节慢性创面中胶原酶的活性，促进胶原及收缩纤维合成。④增加创面中细胞因子表达，促进创面愈合。

四、适应证与禁忌证

VAC 在应用时，适应证主要包括：①各类急性

或亚急性创面，常合并皮肤软组织缺损。②骨筋膜室综合征。③开放性骨折合并软组织外露、骨外露等。④慢性创面，包括压疮、糖尿病足、慢性骨髓炎、窦道长期不愈等。⑤四肢感染性创面。⑥其他创面，包括植皮后应用等。

对于以下几种情况，禁止使用 VAC：癌性创面、溃疡性创面、活动出血性创面、合并凝血功能异常、创面内血管神经或脏器外露等。

五、临床应用及创面覆盖方法

（一）急性、亚急性创面

1. 皮肤、软组织缺损

无论什么样的损伤造成皮肤软组织的缺损，VAC 技术均有利于其愈合。通过有效的负压吸引、全方位引流作用，能够去除创伤后受损组织产生的毒性分解产物，阻断相关病理反应链，使创面获得满意的清洁度和新鲜度。VAC 与传统加压包扎相比，减轻了患者痛苦，缩短了清创时间，也减少了医务人员的工作量。同时，透性薄膜阻止了外部细菌的入侵，保持创面湿润，有效避免了进一步感染；透明的材质也有利于对伤口或创面的观察，较传统加压包扎必须在术后 3~5 天打开后才清楚创面愈合情况更有优势。另外，创面微循环血流速度得到有效提高，微血管扩张，加快了新鲜健康的肉芽组织生长。当然，VAC 的应用也方便临床护理，提高了生活质量。

值得一提的是，VAC 在手足外伤的治疗中有独特优势。严重的手足外伤创面均有不同程度的污染，软组织缺损面积大，不宜立即行重建手术。传统的治疗方法则需长期换药，容易导致创面局部感染的概率升高，微小血管痉挛血栓形成，影响后续进一步再造或皮瓣覆盖等。VAC 的有效应用不仅不影响局部血供，有利于局部皮肤软组织缺损的修复，而且利于血液循环的重新建立。新鲜肉芽组织的再生为后期软组织覆盖提供了条件。

■ 病例一

患者为 46 岁男性，工人，已婚，无吸烟史。

外伤致左足开放性骨折，伴内侧皮肤软组织缺损。查体示：左足内侧皮肤软组织缺损，缺损面积约 10 cm×4 cm，骨外露，左足活动受限，血运感觉尚可（图 4.2）。

2. 骨筋膜室综合征

骨筋膜室综合征是由四肢创伤骨折后血肿或组织水肿使骨筋膜室内容物体积增加或外包扎加压过紧，局部压迫使筋膜室内容积减小，最终导致骨筋膜室内压力明显增高。临床上，一经确诊，应立即行切开筋膜减压术。但减压后局部创面渗出液较多，若不及时换药，容易导致创面感染。与传统局部换药相比，运用 VAC 技术处理骨筋膜室综合征切开减压后的创面有以下特点：①将肿胀的开放创面变为闭合创面，有效防止传统换药引起的感染或交叉感染。②负压引流，利于肢体肿胀消退，控制病情，且不受体位影响。③持续负压吸引，创面内部组织靠拢收缩，可有效缩小创面，减小植皮面积，同时

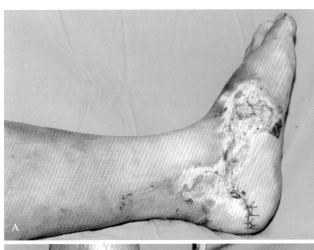
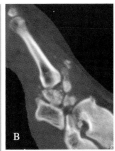
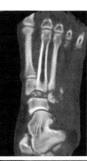
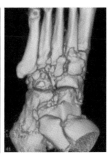
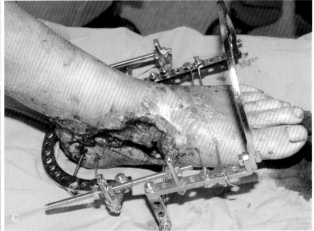
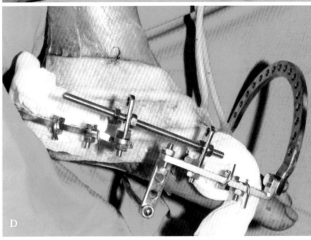
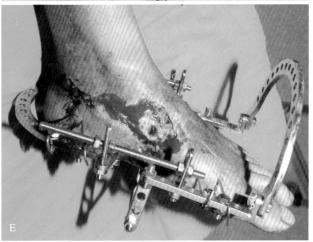

图 4.2　左足开放性骨折伴内侧皮肤软组织缺损病例。
A. 左足内侧皮肤软组织缺损；B. CT 示左足多发骨折；C. 骨折予外固定支架固定；D. 创面予 VAC 覆盖；E. 1 周后 VAC 拆除创面外观；

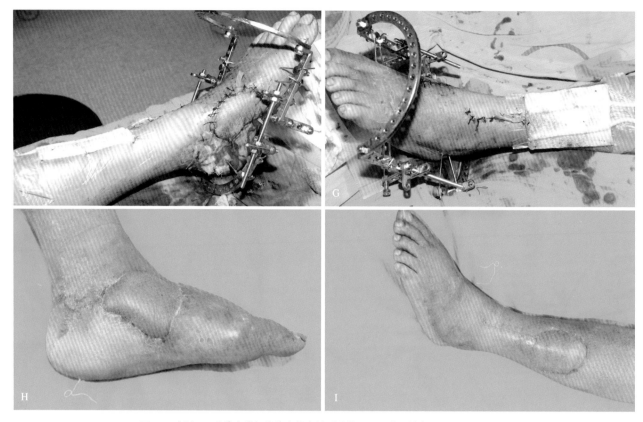

图 4.2 （续）F. 予腓浅神经营养血管皮瓣覆盖创面；G. 供区植皮 VAC 覆盖；H. 术后 7 个月皮瓣外观；I. 术后 7 个月供区外观

也有利于防止局部死腔的形成。④创面局部湿润，清洁，有利于肉芽生长，为后期植皮、创面早期愈合提供条件。⑤治疗费用较传统换药要高。

3. 开放性骨折

四肢开放性骨折常常为高能量损伤，且多伴有软组织缺损、骨外露或肌腱外露等。对于这类损伤的创面，寻找一个既能解决骨折固定，又能控制骨外露、肌腱外露、创面感染，并修复创面的方法至关重要。若急诊强行缝合容易发生骨筋膜室综合征而致缺血性肌挛缩。VAC 拥有传统换药无法比拟的优势，可以持续高负压彻底引流，迅速降低肢体骨筋膜室内压力，减轻肢体水肿，有效预防骨筋膜室综合征及缺血性肌挛缩。与此同时，开放性骨折最大的危险是创面感染和骨髓炎，当出现广泛软组织损伤时，失活坏死的组织有利于细菌的滋生。运用 VAC 技术，先对局部创

面进行彻底的清创，去除所有失活坏死的组织，随后通过透性薄膜进行局部封闭，负压引流，可以有效防止内部细菌滋生感染及外部细菌的入侵。不仅如此，局部血液循环的恢复有利于创面软组织的修复与再生。因此，临床上在治疗开放性骨折合并软组织缺损时，可应用外固定支架保持骨骼稳定，同时通过 VAC 技术控制局部感染，刺激肉芽生长，为后续创面愈合奠定基础。

■ **病例二**

患者为 38 岁男性，职员，已婚，无吸烟史。外伤致左胫腓骨开放性骨折。

查体示：左胫腓骨下段开放性骨折，广泛皮肤软组织伤，骨外露，左足活动受限，血运尚可，足底感觉可（图 4.3）。

（二）慢性创面

负压吸引技术除了在急性创面中应用外，也

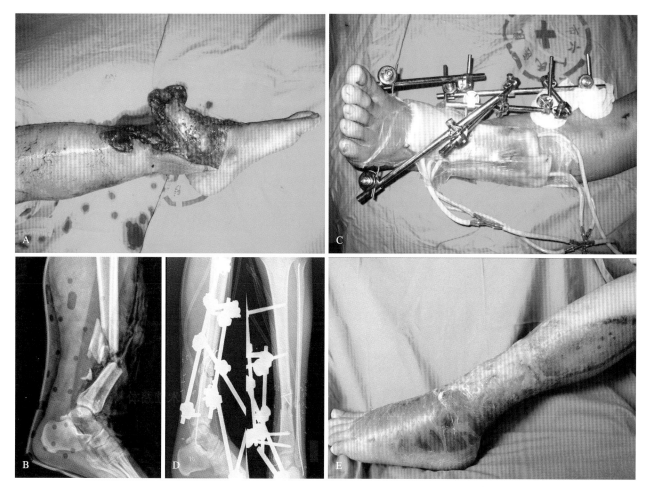

图 4.3　左胫骨下段开放性骨折病例。

A. 左小腿外观，骨折端外露，广泛皮肤软组织伤；B. X 线片示胫腓骨骨折；C. 骨折予外固定支架固定，创面予 VAC 覆盖；D. 术后 X 线片，骨折对线对位良好；E. 二期手术予腓肠神经营养血管皮瓣覆盖创面，术后 1 年外观

可用于一些慢性创面的一期覆盖，包括有以下情况。

1. 压疮

大面积、深度压疮的治疗是临床上的难题，VAC 技术的应用可大大缩短治疗时间，提高治疗效率，减轻医护人员工作量。

2. 糖尿病足

糖尿病足是糖尿病患者致残和死亡的原因之一，目前临床尚无有效的治疗方法，VAC 技术的出现为糖尿病足创面治疗提供了新的治疗方法，但该方法仍处于尝试阶段，虽有学者已取得明显效果，但在临床使用过程中仍存在一些问题，如使用

时机、持续时间等，需更多研究去探讨。

3. 慢性窦道

由慢性骨髓炎等原因引起的慢性窦道较深，或腔大，或合并其他疾病，常引流困难，出现长期不愈，这给患者带来极大的生理、心理及经济负担。运用 VAC 技术可将引流管插入窦道，窦道口以医用薄膜封闭，并连接负压，治疗效果明显。

■ 病例三

患者为 30 岁男性，工人，已婚，无吸烟史。患者全身大面积烧伤。

查体示：全身大面积瘢痕组织，右胫前皮肤软组织缺损，面积约 30 cm×7 cm，胫骨外露，左足活动受限，血运尚可，足底感觉存在（图 4.4）。

（三）感染性创面

感染性创面治疗的关键在于充分引流。传统的换药方法可在一定程度上清除局部的坏死组织和分泌产物，但并不彻底，且当创面面积较大或较深时，还需辅以引流管或引流条，容易反复感染，或出现引流管堵塞致引流不畅等。VAC 技术在治疗感染性创面时，在彻底清创的基础上，持续的负压吸引有助于创面形成清洁且相对湿润的环境，促进局部毛细血管新生，扩张或再通，减轻水肿，促进肉芽组织的形成及创面的愈合。

有学者认为不能将 VAC 作为感染性创面的独立治疗方法，运用需格外谨慎。尤其当感染持续存在或恶化时，应停止负压吸引，进行适当清创，同时运用抗生素抗感染治疗。若进一步恶化，可将 VAC 的引流管内口放至创口表面，缓慢抽吸，防止反复感染或堵塞。

■ **病例四**

患者为 31 岁男性，工人，已婚，无吸烟史。左胫骨骨髓炎。

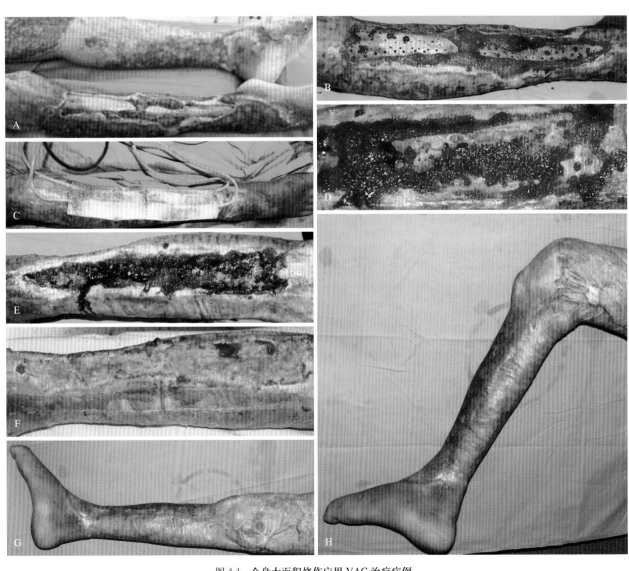

图 4.4　全身大面积烧伤应用 VAC 治疗病例。

A. 术前外观；B. 清创 VAC 术 1 次术后，胫骨外露部分以克氏针钻洞；C. 继续予 VAC 治疗；D. VAC 辅料更换 5 次后；E. VAC 敷料更换 9 次后；F. 植皮 VAC 术后 2 周后，缺损部位被完全覆盖；G. 植皮术后 6 个月外观；H. 植皮术后 6 个月膝关节功能

患者有左胫骨慢性骨髓炎病史 3 年，负重有明显疼痛感。查体示：左小腿近段内侧塌陷，窦道形成，病灶面积约 12 cm × 3 cm，左足活动、血运、感觉无明显异常（图 4.5）。

(四) 治疗其他创面

负压吸引技术应用广泛，也可在植皮后使用。通过负压吸引，可使皮片与创面局部贴合紧密，压

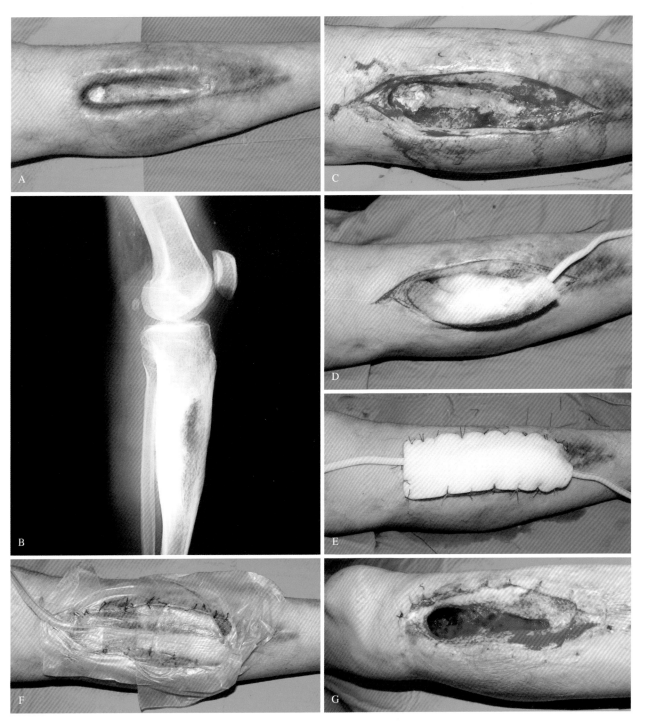

图 4.5 左胫骨骨髓炎病例。
A. 左小腿外观；B. X 线片示：胫骨近段骨质破坏；C. 骨质破坏部分以骨水泥填塞；D. VAC 海绵填塞；E. 表面予 VAC 覆盖；F. 5 天后拆除 VAC；G. VAC 拆除后创面外观；

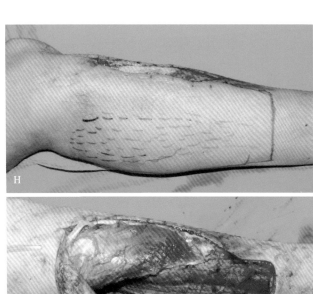

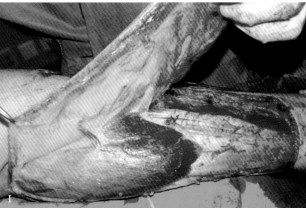

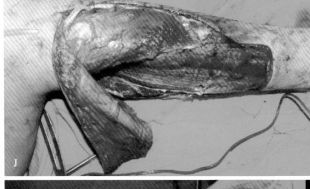

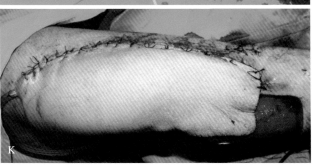

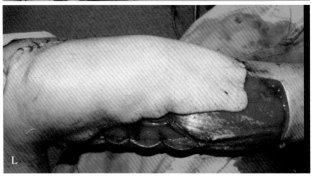

图4.5 （续）H. 设计腓肠肌肌瓣覆盖创面；I. 显露腓肠内侧皮动脉；J. 肌瓣与深筋膜剥离，肌瓣覆盖病灶；K. 皮瓣转移覆盖；L. 术后外观

力均匀，有效避免对创面局部软组织的压迫，不影响血运且有利于植皮的存活。对于急诊脱套伤的患者，负压吸引技术也是脱套回植后的适应证，通过负压吸引技术的加压以及引流作用可以大大提高脱套后回植的成活率。

■ **病例五**

患者为33岁女性，教师，已婚，无吸烟史。外伤致左胫前皮肤缺损。

查体示：左胫前皮肤缺损，缺损面积约30 cm×15 cm，左足活动、血运、感觉无明显异常（图4.6）。

■ **病例六**

患者为35岁女性，职员，已婚，无吸烟史。

车祸伤致左下肢广泛脱套伤。

查体示：左大腿全部皮肤及膝部、小腿上3/4段皮肤脱套，患者疼痛剧烈，查体不配合，左足血运尚可。

对于Gustilo-Anderson ⅢC型开放性骨折合并大面积皮肤软组织缺损的患者，需要急诊一期修复神经血管。但是，在无条件同时修复软组织缺损的情况下，负压吸引技术可以协助闭合创面，给二期软组织覆盖提供良好的软组织床准备。

对于一些复合组织缺损的患者，往往可以采取Ilizarov技术同时对骨和软组织进行搬运（详见第二十二章）。

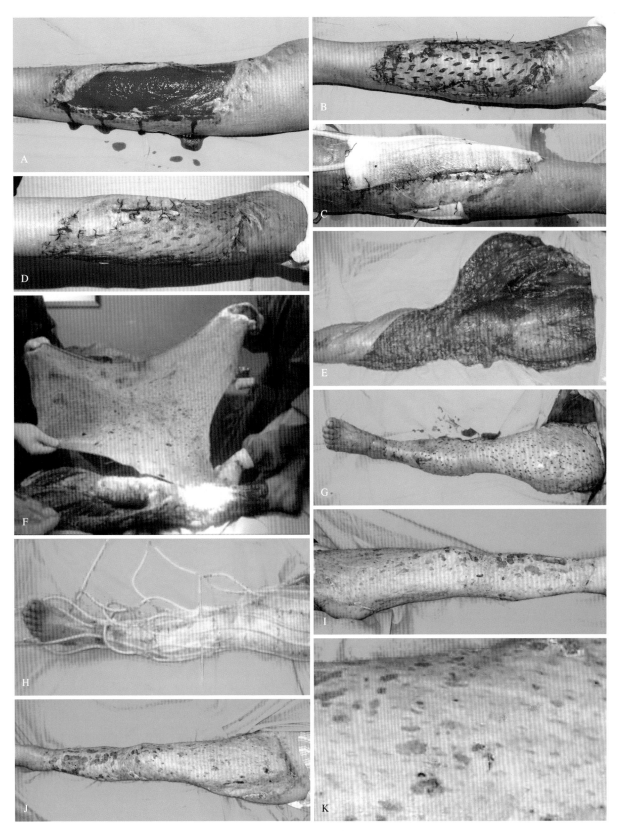

图 4.6 左下肢广泛脱套伤病例。
A. 创面外观；B. 创面以韧厚皮植皮覆盖；C. 以 VAC 加压皮片；D. 术后 2 周 VAC 拆除外观；E. 左下肢外观；F. 脱套皮肤全部打薄；G. 打薄皮肤回植；H. 回植皮肤予 VAC 覆盖；I. 回植术后 40 天外观（外侧观）；J. 回植术后 40 天外观（前面观）；K. 回植术后 40 天外观（局部细节）

■ 病例七

患者为 38 岁男性，司机，已婚，无吸烟史。外伤致右胫腓骨开放性骨折。

患者伤后于外院急诊行清创＋外固定支架固定。术后 10 天转至我院。查体示：右小腿外支架固定中，小腿中段胫前皮肤软组织缺损，缺损面积约 13 cm×6.5 cm，右足活动受限，血运感觉无明显异常（图 4.7）。

■ 病例八

患者为 44 岁男性，职员，已婚，25 年吸烟史。

车祸致左股骨胫腓骨开放性骨折。

患者伤后至我院急诊。查体示：左大腿畸形，左股骨胫腓骨开放性骨折，小腿近端后侧软组织严重挫伤，右足活动受限，无法触及足背动脉，各足趾感觉麻木（图 4.8）。

六、负压吸引技术的护理

1. 术前护理

（1）与患者进行充分沟通，告知 VAC 使用的

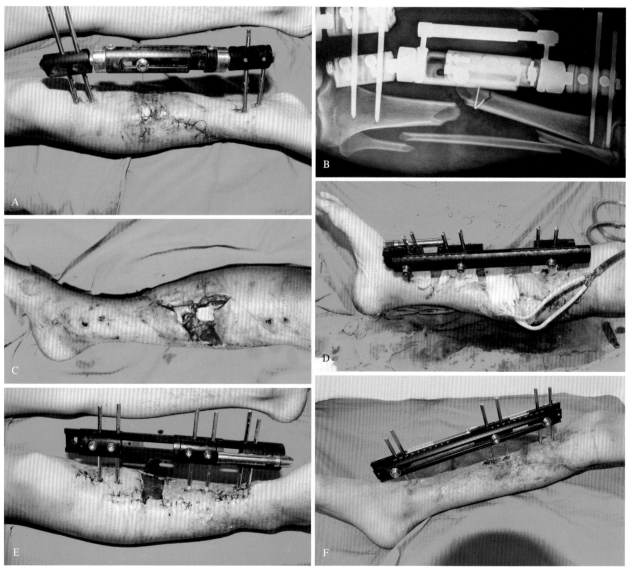

图 4.7　右胫骨开放性骨折病例。

A. 右小腿外观；B. X 线片示患者右胫腓骨骨折，外支架固定中；C. 拆除外固定支架；D. 更换骨迁移支架，清除中段坏死骨，创面予 VAC 覆盖；E. 术后 6 天拆除 VAC，见肉芽组织生长良好，予植皮覆盖；F. 术后 3 个月迁移到位，外观

必要性，获得患者积极主动的配合。

（2）备皮，有助于术中薄膜与局部软组织的紧密贴合，防止局部漏气及毛孔内细菌繁殖引起的感染。

（3）及时准备好负压吸引装置，并进行调试，确保术后最短时间内接通，避免引流管堵塞。

2. 术后护理

（1）观察患者生命体征及创面局部皮肤软组织

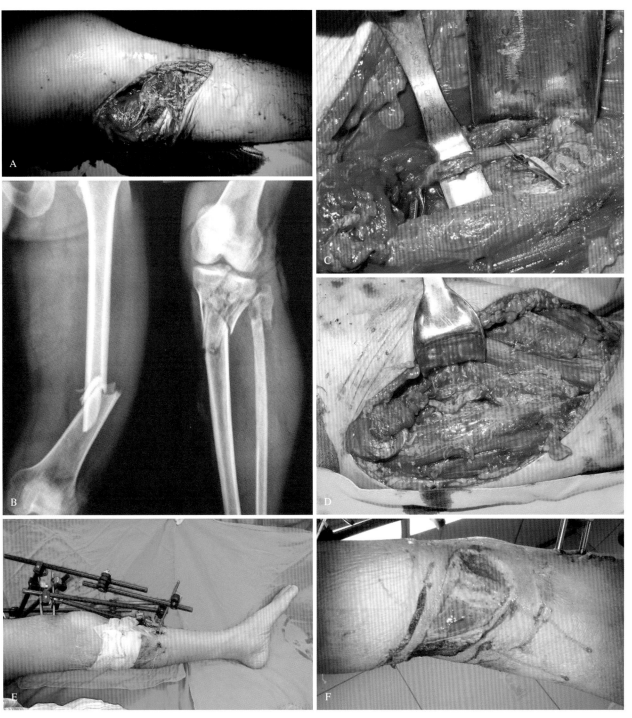

图 4.8 左股骨胫腓骨开放性骨折病例。

A.创面外观；B.X线片示股骨下段、胫骨平台、腓骨头骨折；C.术中探查腘动脉，见挫伤血栓形成；D.切除腘动脉血栓部位，取大隐静脉移植；E.软组织覆盖腘动脉后，创面予VAC覆盖；F.术后5天拆除VAC外观情况等。

（2）维持创面持续有效的负压是引流及治疗成功的关键，将负压调至 $-450 \sim -125\ mmHg$ 最为适宜。

（3）密切观察引流管的情况，若发生堵塞要及时处理，同时记录引流液体的量、颜色及性质，及时更换引流瓶。

（4）鼓励患者高热量高维生素饮食，加强营养，减少并发症的发生。

（5）鼓励患者适当进行关节活动及肌肉收缩锻炼，避免关节僵硬及废用性萎缩。

七、注意事项

应用负压封闭引流技术时，有以下几点注意事项：

（1）对于急诊创伤的创面，应尽可能早期对创面进行彻底清创和止血，合并骨折或骨外露时，要合理选择内固定或外固定，防止术后出血或凝血块堵塞引流管。

（2）VAC 使创面处于负压和相对隔离状态，及时检查泡沫材料是否处于塌陷，是否可见泡沫中管状的引流装置，若负压失效，及时查明原因并解决，防止感染的发生。

（3）鼓励患者加强营养，防止出现引流过多导致的负氮平衡。

（4）管道堵塞后，及时运用含有庆大霉素的生理盐水进行冲洗，并定期对创面周围皮肤进行消毒，更换生物透性薄膜。

（5）抗感染治疗，虽然 VAC 封闭了创面，但不应忽视抗厌氧菌感染的治疗。

需要特别指出的是，VAC 虽然在骨科创伤领域应用广泛，但有一定的局限性。VAC 只是作为一种新的临时创面覆盖方法，并不能提供血供，作为一个过渡手段，若长时间覆盖于骨、肌腱、神经等组织仍难以避免其变性坏死，故应注意 VAC 应用的适应证及禁忌证。在软组织创面存在明显感染时，可采用新型附带灌注引流装置的 VAC，以避免单独使用 VAC 时经常导致的引流管堵塞。

VAC 作为一种新的创面修复的前沿技术方法，能有效隔离创面，阻断二次污染或感染；应用过程中，通过持续负压吸引，减轻或消除水肿，刺激肉芽组织生长，创面愈合快。但也有其不足，如引流管堵塞、封闭薄膜下积液（漏气）、创面负压不够、生物半透膜破损、创面区疼痛、创面出血等。

当然，创面闭合除了 VAC 技术外，银离子敷料、纳米晶体伤口敷料、水凝胶敷料等也是目前的研究热点。其中，银离子敷料较为常用，其利用创面湿润的环境减少组织坏死，加速新生上皮形成，减轻治疗过程中患者的疼痛，强化各种生长因子对伤口内组织细胞的修复，因此具有抗感染、促进创面肉芽形成、促进上皮增生的作用，有利于创面的愈合。在这类敷料中，银离子释放的量既要尽可能减少细菌的毒性作用，形成生物膜，又要对周边细胞和组织毒性最小，因此也是研究的难点。然而，这些敷料也有其不足，包括更换频率高，增加患者疼痛，对正常细胞产生毒性作用，细菌耐药，局部溃疡等，故仍需进一步探讨。

综上所述，虽然创面一期覆盖方法较多，但负压封闭引流技术在临床上应用最为广泛，它的出现使骨科、烧伤科、普通外科、整形科等各类创面的治疗发生了革命性的变化，但其治疗机制有待进一步研究。相信随着现代技术方法和新型材料的不断研发与改进，VAC 技术的应用领域将越来越广。

（宋文奇　徐　佳）

第五章
急诊修复与二期修复

一、概述

近些年来，随着交通运输业及工农业生产的发展，高能量四肢损伤的患者越来越多。其特点为涉及组织广泛，在长骨开放性、粉碎性骨折的同时，合并严重的软组织损伤，治疗困难，处理不当容易引起皮肤软组织缺损、骨髓炎、骨外露，甚至肢体坏死，致残率高。如何修复各种创伤因素导致的肢体大面积皮肤软组织缺损，以及骨骼、血管、神经、肌腱等组织缺损，一直以来都是显微外科领域中的难题。随着显微外科的发展，自体组织游离移植已成为修复组织缺损的有效手段。游离组织组合移植、桥式交叉吻合血管游离组织移植等其他显微外科技术的发展也使得复杂组织缺损的修复成为可能，过去很多不得不截肢的患者经过显微外科治疗后不仅保存了肢体，而且恢复了功能。然而，笔者在临床工作中发现，如果使用传统的方法进行急诊清创处理，往往效果不佳，常常并发较大面积组织缺损。虽然经过长时间换药使伤口得以愈合，但是大面积的瘢痕挛缩，会影响关节活动度，甚至导致肢体的畸形，最终还是不得不进行二次手术。通过手术切除瘢痕，松解挛缩，矫正畸形，再进行组织瓣的移植覆盖创面，可能累及临近组织或是健侧肢体，给患者带来额外的创伤。因此，在面对肢体严重创伤患者时，如何选择最佳的手术时机显得尤为关键和重要。

二、急诊修复和二期修复

一般意义上，手术时机大体可以分为急诊修复和二期修复。急诊修复的概念最早是由 Lister 和 Scheker 在 1988 年提出的，他们成功实施了世界第一例急诊游离皮瓣修复上肢的手术。他们认为：急诊游离皮瓣是指"在首次清创结束时或伤后 24 小时内进行的皮瓣移植"。另一方面，Godina 阐明了高能量创伤的病理生理机制，认为急诊时应该彻底清创，并且在创伤后 72 小时内进行早期创面的软组织覆盖。目前普遍认为，急诊修复是在紧急情况下的治疗，强调入院后在最短时间内进行有效的急诊损伤修复，包括进行皮瓣移植。与急诊修复不同，二期修复是指在急诊进行创面简单处理后，等待手术各项准备充分，在创面无瘢痕愈合以及感染情况下，再次进行损伤修复的手术方案。

（一）急诊修复和二期修复的优缺点

二期修复手术时，手术准备更充分，更加可行、可靠和安全；同时有充分的时间准备，使得患者以及患者家属有着更加充分的术前身体和心理上的准备。二期修复优点：①清创等急诊处理避免了为保留挽救肢体而耽误复合伤及休克的救治，提高抢救成功率，真正赢得二期手术修复四肢损伤的宝贵时间。②正确的二期显微外科修复可取得急诊一期修复的同样效果。急诊清创时很难判断损伤组织的范围与程度，其复杂的伤情也不允许长时间的显微外科手术，同时组织失活和坏死还处于进展期，范围不明。③基层医院急症多，专科医生少，而显微外科修复要求医生素质高、体力强、手术时间长、工作强度大，成为急诊救治一大难点。④严重复合伤可二期修复，为基层医院较好地解决这一难题，并保证了手术质量。

近年来，组织缺损的二期修复已成功挽救许多严重创伤的肢体，但肢体从受伤到二期修复，经历时间漫长，组织的坏死和感染更加剧了缺损的程度和范围，给二期修复增加一定的困难，甚至影响到修复效果。这促使许多学者将目光转向组织缺损的急诊显微外科修复，并取得较大的成功。即便合并有重要血管损伤，也可以在修复血管、重建患肢血运的同时，急诊一期修复肢体皮肤软组织缺损。急诊修复可以缩短治疗时间，减少治疗费用，减轻家庭和社会的负担。对于施术者而言，急诊时可充分利用幸存组织，增加原位回植成功概率，减少修复的范围；受伤肢体的解剖结构层次清晰，便于辨认和分离，不存在组织挛缩，也没有肢体畸形需要纠正，手术设计简单明了，修复的效果自然会优于二期修复。

但是另一方面，创伤事故的发生时间和复杂程度具有随意性。外伤患者可能在任何时间到医院就诊，对于急诊医生的思想准备和技术水平有较高的要求。如果对于患者病情评估有所偏差，出现休克或者重要脏器衰竭，则有可能直接威胁到患者的生命。与二期修复相比，急诊修复是在患者遭受突然创伤，思想和体力上都缺乏准备的情况下进行的，手术风险大，技术要求高，没有一定的成功把握不能贸然实施。因此，急诊的组织缺损修复应首先从安全方面入手。另外，急诊一期修复对术者精力、体力及技术要求高；对患者而言，需延长手术时间，存在失血量大、增加患者创伤的危险，故其手术风险比二期修复更大。

（二）急诊修复和二期修复的选择适应证及禁忌证

1. 急诊修复的适应证及禁忌证

急诊修复时患者的体力和思想往往都缺乏充分的准备，手术的风险和难度较择期手术大，因此在病例的选择上更为严格。以患者全身情况良好，术者技术能够胜任为前提，急诊显微外科修复的指征是：肢体组织缺损情况复杂，创口内重要结构如神经、肌腱和骨骼等裸露，游离植皮无法覆盖；皮肤软组织缺损面积较大或者位于特殊部位，无法用局部转移或带蒂皮瓣来修复；皮肤软组织合并骨骼或肌腱缺损，如果没有正常的皮肤覆盖，就无法进行进一步修复和重建。一期显微修复能取得良好的效果，仍须严格把握禁忌证：①创伤严重，有合并伤或休克，全身情况不允许一期修复者。②局部情况复杂，污染特殊或严重，不能或不允许一期修复者。③没有技术设备条件，不能强求。

2. 二期修复的适应证

二期修复对于治疗严重复合组织缺损应掌握其适应证：①创伤严重，有合并伤或休克，全身情况不允许急诊一期修复者。②局部伤情复杂、污染严重、不易彻底清创者。③因旋转绞轧、严重压砸、挤压撕脱等高能量因素所造成的损伤者。该类损伤往往导致大面积皮肤肌肉的撕脱性损伤及缺损，创面大及组织损伤的界限不清，清创时组织损伤坏死的范围难以判断。④前臂及腕部损伤需显微外科修复，但急诊人员技术准备不充分；患者创伤性精神反应明显者。

3. 病例的选择的注意事项

急诊修复时患者的体力和思想往往都缺乏充分的准备，手术的风险和难度较择期手术大，因此在病例的选择上更为严格。符合上述急诊修复适应证的患者理论上可进行急诊显微修复. 但是，如果患者一般情况差，感染坏死界面不清楚，急诊手术会危及生命的话，还是考虑二期修复手术。

需要注意的是，在一些创伤严重、发生休克的患者，可能出现高凝状态，甚至发生弥散性血管内凝血。同时，如果伴有血液缺陷和其他相关疾病的肢体外伤患者，也有可能出现高凝状态，同样会导致修复组织的缺血坏死，甚至引起深静脉血栓、肺栓塞等严重的并发症。这时更要注意在手术中和手术后合理使用抗凝和血管扩张剂，减少凝血倾向。及时监测患者的一般情况，防止发生休克或在休克发生早期及时纠正休克状态，术中进行血管吻合操作前滴注低分子右旋糖酐，术后继续给予低分子右旋糖酐，并口服阿司匹林抗凝，口服或肌内注射血管扩张剂，能有效防止血管内血栓形成，保证吻合后的血管保持通畅。牛志勇等研究2003年1月至2008年12月期间在山西晋城煤业集团总医院住院治疗的150名男性患者，通过查阅病例将小腿远端损伤Gustilo分型中的Ⅲ B和Ⅲ C型患者根据创面修复时机随机分为两组：Ⅰ组（一期修复）、Ⅱ组（延期修复）。采用一期修复的患者，感染率低、6个月骨愈合率高、截肢率低、踝关节的Mazur等级评价结果相对较高、踝关节功能优良率高，由此说明一期修复具有优势。

4. 修复方法的选择

选择修复方法时，注意"宁简勿繁，宁少勿多"的原则。能用植皮覆盖的就不必做肌皮瓣移植；移植一块皮瓣能修复的创面就不应该移植两块；能用局部皮瓣转移解决的问题就应尽量避免吻合血管的皮瓣移植；尽可能以次要部位为供区取皮瓣移植修复主要部位的皮肤软组织缺损；不能拘泥于常规的修复方法，用现有的修复方法来套用肢（指）体创伤的修复，应针对创伤的各种不同情况来采取相应的措施，采用单一供区且损伤范围小的方法来修复，将额外损伤降到最小。

急诊修复的方法包括以下几种：急诊带蒂皮瓣、急诊游离足趾、急诊游离皮瓣、急诊复合组织移植等。小面积的皮肤缺损伴有深部组织外露时，可以采用转移皮瓣、肌瓣、肌皮瓣等简单有效易行的方法进行修复；也可以选择轴型皮瓣转移修复，常用的轴型皮瓣包括股前外侧皮瓣、背阔肌皮瓣、肩胛皮瓣、胸脐皮瓣、腓动脉皮瓣、小腿内侧皮瓣等。腹部、侧胸皮瓣包埋修复术也可以作为急诊修复的方法进行选择。修复上臂及前臂的大面积皮肤软组织缺损时可以采用侧胸、腹部皮瓣暂时对创面进行包埋覆盖，二期断蒂后进一步修复创面。上肢的大面积皮肤缺损合并上肢动力肌肉毁损时，可采用胸外侧动脉与胸背动脉嵌合（肌）皮瓣覆盖缺损，能够在修复皮肤缺损的同时，将背阔肌、胸大肌转移重建屈肘（指）或伸肘（指）功能。随着显微外科应用解剖研究的不断深入和发展，目前可供作皮瓣移植的供区已有70多处，几乎遍及全身各个部位。早期所应用的足背皮瓣、前臂皮瓣，往往需要牺牲肢体的重要血管；尽管切除一条主要动脉不会引起肢端的缺血性坏死，但是一旦遇到意外，损伤所存留的血管，就必然会造成严重的后果。所以笔者认为，在修复时尽可能选用背阔肌皮瓣、股前外侧皮瓣及胸侧皮瓣等皮瓣。这些皮瓣最大优势在于保留了肢体的主要动脉，同时皮瓣的血管走行、解剖位置恒定，手术时较容易显露血管，并能够分离出较长的血管蒂，而且血管口径较粗大，质量好，吻合血管成功率高。此外，这些皮瓣供区位置相对较隐蔽，皮瓣切取面积较大，可以修复较大的缺损创面。皮瓣切取后对局部的功能及外观影响不大。

二期修复的方法：① VAC+游离植皮；②带蒂皮瓣、游离皮瓣及复合组织移植；③骨迁移和组织牵拉等。需要注意的是，如果手术感染风险大、污染比较严重，就不能一期植骨修复骨缺损，应当先期移植软组织瓣覆盖创面，在创口愈合3个月后再行植骨手术。局部的皮肤和软组织覆盖，可改善局部情况和软组织覆盖，使骨缺损得以修复，肢体功能能得到恢复。要充分考虑患者对功能及外观的要求、医院的手术条件设施和医生的技术水平、患肢术后的舒适程度以及患者的经济承受能力等，根据从简、就近的原则，尽量一期完成。有研究表明，清创不彻底，遗留的坏死组织以及继发感染等容易使一期修复失败。我们建议观察创面3~5天后做延期修复，这样可进一步判断创面的坏死和污染情况，然后再次进行清创 / 扩创，延迟应用皮瓣修复创面。创伤导致的皮肤软组织缺损，尤其是伴有骨、关节、韧带、肌腱、血管、神经等重要组织结构外露时，除烧伤、化学、火器等特殊致伤因素所致外伤外，最好进行一期修复。

柴益民等自 2000 年 1 月至 2005 年 8 月，对 49 例手部复杂外伤组织缺损的病例，应用再植、再造、游离皮瓣或组合皮瓣技术进行急诊或亚急诊一期修复重建，效果满意。按中华医学会手外科学会上肢部分功能评定标准评定，结果为：优 25 例，良 17 例，可 5 例，差 2 例，优良率为 85.7%。

■ **病例一**

患者 20 岁，男性，因机器碾压伤致多指缺损 5 小时入院。入院诊断：手掌大面积脱套伤；指自掌指关节处皮肤脱套伤以及神经血管损毁；示指、中指自中节指骨处缺如，伴近节神经血管损毁；环指

自掌指关节处缺如；小指自末节指间关节处缺如伴近节神经血管损毁，同时游离断指缺失。当时患者基本生命体征稳定，组织活力可，为了保留更多肢体，尽早恢复功能，急诊予以一期修复。急诊行同侧蹞甲瓣，对侧脚第 2、3 指再造，以及股前外侧皮瓣修复手外伤。术后经过长期功能锻炼，10 个月后恢复了对掌以及握持功能（图 5.1）。

■ **病例二**

患者 26 岁，男性，因重物碾压导致大面积挤压伤，手掌脱套伤。外院行皮肤脱套回植。术后 3 周，手部大面积坏死发黑，来我院就诊（图 5.2 A、B），一期行痂皮切除、截指、清创 VAC 术，二期行右手拇指、2、3 指再造手术，并行股前外侧皮瓣修复掌侧缺损（图 5.2 C~J）。皮瓣存活后加强功能锻炼，12 个月后恢复了拇指对掌以及握持功能（图 5.2 K、L）。

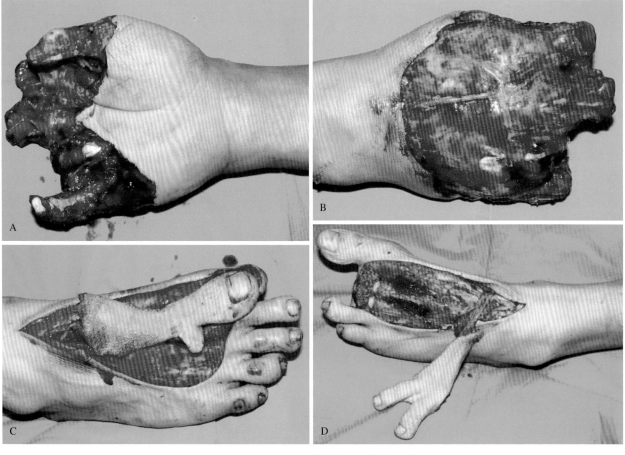

图 5.1　急诊多指再造及股前外侧皮瓣覆盖病例。
A、B. 伤后掌侧观和背侧观；C. 同侧蹞甲瓣；D. 对侧脚 2、3 指再造；

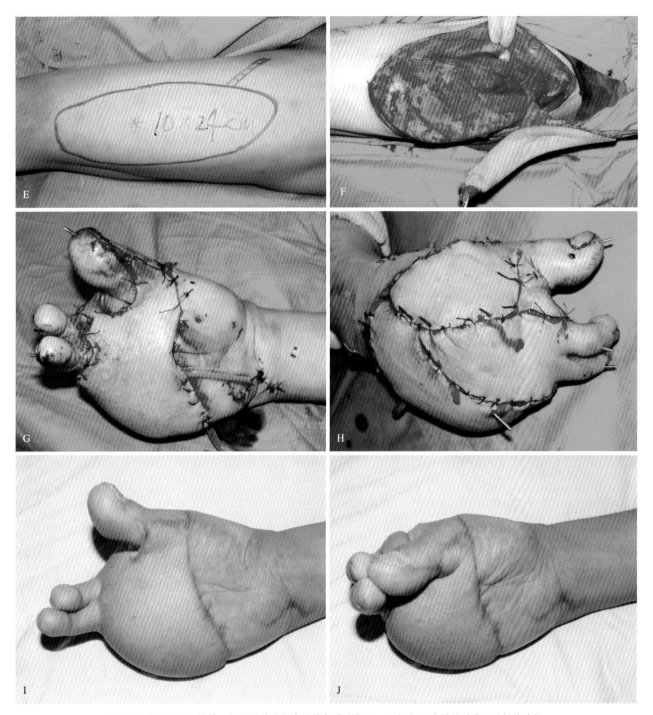

图 5.1 （续）E~H. 设计、切取股前外侧皮瓣修复手外伤；I、J. 术后 10 个月的对掌以及握持功能

三、移植物的选择

可供移植的组织有皮瓣、筋膜瓣、肌瓣、骨瓣、骨膜瓣，以及包含两种及以上不同性质组织的复合组织瓣，可根据组织缺损的大小、形态、结构特点以及功能要求灵活选择，修复肢体因感染、肿瘤切除、严重创伤等引起的组织缺损。在修复肢体组织缺损的过程中，要根据缺损组织的性质和大小来选择供移植的组织。在皮瓣的选择过程中，要注意尽量减少供区损伤，尽量选择邻近组织，减少手术的

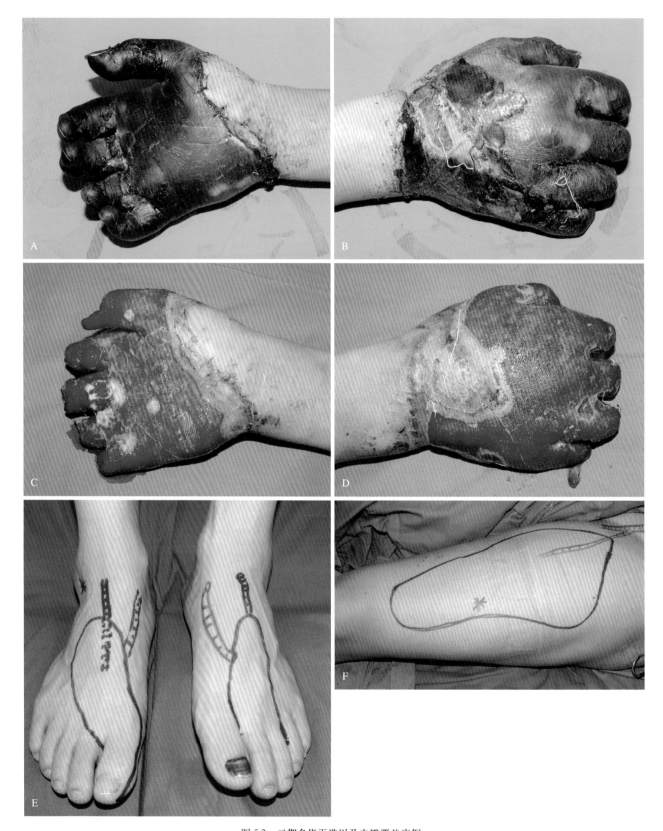

图 5.2　二期多指再造以及皮瓣覆盖病例。
A、B. 手部皮肤脱套回植术后大面积坏死发黑；C、D. 一期行痂皮切除、截指、清创 VAC 术；
E、F. 二期设计多指指再造并行股前外侧皮瓣修复掌侧缺损；

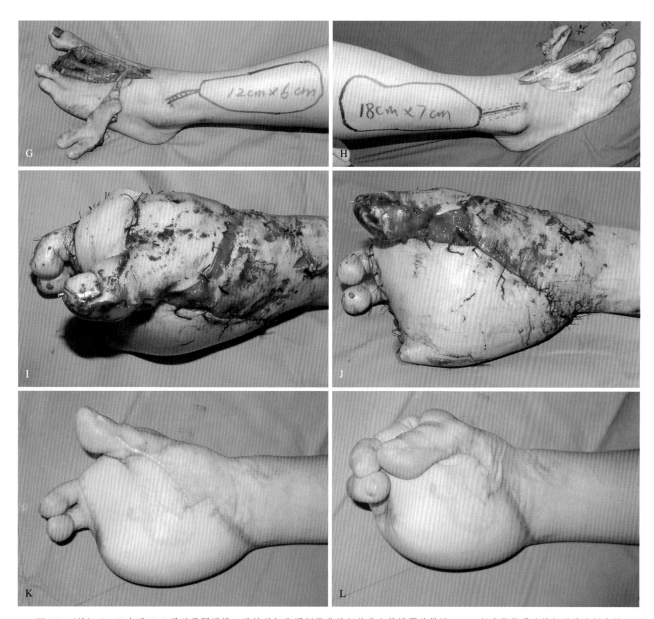

图 5.2 （续）G、H. 切取 2~3 足趾及跗甲瓣，设计并切取同侧腓浅神经营养血管瓣覆盖供区；I、J. 行多指再造并行股前外侧皮瓣修复掌侧缺损；K、L. 术后 1 年恢复了拇指对掌以及握持功能

复杂程度。例如，患肢大面积损伤，背阔肌肌皮瓣是很好的选择。一方面，这些患者患肢软组织缺损的面积比较大，只有用背阔肌肌皮瓣才能充分覆盖；另一方面，肌皮瓣的肌肉组织具有丰富的血供，对于开放性损伤可能存在的感染有较强的预防能力；此外，背阔肌肌皮瓣组织容量比较大，用于修复比较深的软组织缺损，可以较好地恢复肢体的外形。

对于皮瓣移植手术来说，如何选择好皮瓣是取得成功的关键。良好的皮瓣一般具备以下几个方面：

①血管条件良好、解剖位置恒定、血管蒂长；②皮肤色泽良好、质地厚薄适中；③供区相对较隐蔽，遗留瘢痕小，不影响供区功能及外观。皮瓣的选择主要根据软组织缺损的大小、部位、患肢局部血管损伤的程度及位置来确定，根据受区综合情况选择合适的皮瓣进行创面修复。能选用局部皮瓣转移修复者，尽量不选用交腿皮瓣或游离移植皮瓣修复；尽量避免选用主干血管为蒂的皮瓣以减少对供区的损伤。小腿上段的组织缺损选择血管蒂位于近端的

小腿后侧顺行皮瓣，如腓肠肌内、外侧头的肌皮瓣等修复。小腿中段的组织缺损宜选择蒂部位于小腿近端的肌皮瓣或蒂部位于小腿远端的逆行血供皮瓣。小腿下段创面可选择蒂部位于小腿远端的逆行皮瓣或皮神经营养血管皮瓣。如果受区血供条件欠佳，可采用交腿皮瓣或游离皮瓣修复。较大面积的创面可选择带蒂皮瓣或桥式交叉皮瓣联合修复。

冯铭生等对小腿离断伴皮肤软组织缺损的急诊修复进行了研究，对 8 例小腿离断伴组织缺损患者予急诊再植，同时行游离组织瓣修复缺损创面，效果满意。术后 8 例再植肢体及移植的组织瓣全部成活，术后随访 3~24 个月，6 例骨折 8~10 个月均能骨性愈合，肢体发生骨不连 2 例，1 年后经植骨手术后骨折愈合。移植的皮瓣有不同程度的臃肿，经二期整形，外观得到较好恢复。按陈中伟断肢再植下肢功能评定标准评定，Ⅰ级 1 例，Ⅱ级 4 例，Ⅲ级 2 例，Ⅳ级 1 例。范启申等自 1980 年 5 月采用自行设计的皮瓣、组织瓣对 657 例手部严重创伤，在急诊时采用显微外科技术修复与一期功能重建，获得较好效果。

实际应用时需注意掌握以下几个原则：①应选用术者较为熟悉且常用的皮瓣、肌皮瓣，以保证手术的成功率；②所选用皮瓣、肌皮瓣移植修复后受区应不至于过度臃肿，尽量避免二次整形手术；③不能一味地追求外形，对于深部的组织缺损尤其伴有部分骨缺损的患者，若只行皮瓣移植覆盖创面，而缺乏充足的肌组织填充死腔时，创面将无法获得良好的血供。临床上肢体创伤类型复杂且多样，其修复的方法也没有固定的模式，在遵守显微外科修复基本原则的情况下，不能过于死板拘泥于常规，用现有的常用术式来套用肢体创伤的修复，应针对各种不同创伤的具体情况采取相应措施。从创面修复后的外形及功能恢复两方面考虑，不同部位的组织缺损，有其最佳的皮瓣供区；而特定的皮瓣也有其最佳的受植区域。肢体大面积的皮肤软组织缺损，可采用随意或带蒂、游离皮瓣等进行修复。常用修复较大面积创面的皮瓣有：股前外侧皮瓣、胸脐皮瓣、腓动脉皮瓣、小腿内侧皮瓣、肩胛皮瓣、背阔肌皮瓣等。缺损面积过大者应选用跨区联合皮瓣移植或转移修复；对于两个部位皮肤软组织缺

损，可以采用双蒂双皮瓣或单蒂分叶皮瓣移植修复；复合组织缺损，如合并腋动脉、肱动脉缺损的患者可采用胫后动脉皮瓣移植桥接动脉修复。

（一）软组织缺损带蒂皮瓣修复

小面积皮肤缺损伴有深部重要组织结构外露，用局部转移皮瓣、肌瓣、肌皮瓣修复，简便有效易行。亦可选择轴型皮瓣移植或转移修复。治疗肢体组织缺损的常用皮瓣有股前外侧皮瓣、胸脐皮瓣、腓动脉皮瓣、小腿内侧皮瓣、肩胛皮瓣、背阔肌皮瓣等。修复上臂及前臂的大面积皮肤软组织缺损时可以采用侧胸、腹部皮瓣暂时对创面进行包埋覆盖，二期断蒂后进一步修复创面。上肢的大面积皮肤缺损合并上肢动力肌肉毁损时，可采用胸外侧动脉与胸背动脉嵌合（肌）皮瓣覆盖缺损，能够在修复皮肤缺损的同时，将背阔肌、胸大肌转移重建屈肘（指）或伸肘（指）功能。

上肢骨骼缺损伴血管、神经、皮肤软组织缺损，可采用骨骼短缩固定，使得血管、神经、肌肉等重要组织张力降低至可直接修复或移植修复，恢复肢体的血运及感觉。双蒂皮瓣可修复肢体两处大面积皮肤软组织缺损；同侧股前外侧上部皮支皮瓣与腹股沟皮瓣联合一期修复手掌、手背皮肤缺损；双侧胸脐皮瓣分别以顺行、逆行供血的方式带蒂转移，同时修复前臂和手部两处软组织缺损；双侧腹股沟皮瓣修复手及前臂皮肤缺损；双侧腹壁下-肋间-胸背-旋肩胛动脉联合皮瓣修复手、前臂、上臂皮肤缺损；健侧胫后动脉或皮支骨膜皮瓣转移修复患侧骨外露伴大面积皮肤缺损。

（二）选择游离皮瓣移植

在选择应用皮瓣移植时应全面考虑，对不同部位组织缺损的修复，应根据缺损的具体情况和各类皮瓣的优缺点权衡利弊选择使用。能用局部皮瓣修复的缺损，则不用远处皮瓣修复；能用非主干血管皮瓣修复的，则不使用主干血管皮瓣修复。只有在必须要用远处皮瓣修复时才考虑用吻合血管的游离皮瓣移植。随着显微外科应用解剖

研究的不断深入和发展，目前可供作皮瓣移植的供区已有 70 多处，几乎遍及全身各个部位。早先应用足背皮瓣、前臂皮瓣，这些皮瓣由于要牺牲肢体的重要血管，尽管切除一条主要动脉不致引起肢端的缺血性坏死，但是一旦遇到意外，损伤所存留的血管就必然会造成严重的后果。尽可能选用背阔肌皮瓣、股前外侧皮瓣及侧胸皮瓣等类型皮瓣，这些皮瓣最大优点是不损伤主干血管，同时皮瓣的血管走行、解剖位置恒定，手术时较容易显露血管，可以分离出较长的血管蒂。而且血管口径较粗大，质量好，吻合血管成功率高。此外，这些皮瓣供区位置相对较隐蔽，皮瓣切取面积较大，可以修复较大的缺损创面；皮瓣切取后对局部的功能及外观影响不大。

■ 病例三

患者 11 岁，男性，因外伤致左足背及踝前皮肤软组织缺损，急诊行游离背阔肌肌皮瓣移植，一期修复足背皮肤软组织缺损（图 5.3）。

■ 病例四

患者 9 岁，男性，左足背皮肤软组织缺损行二

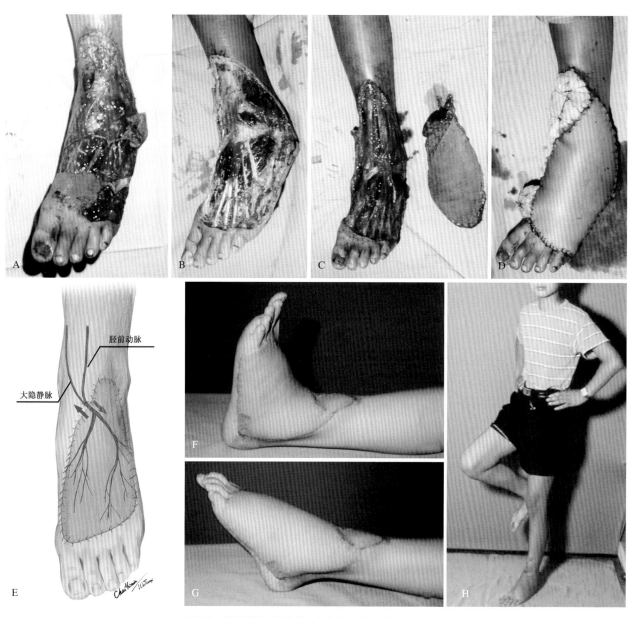

图 5.3　背阔肌肌皮瓣移植一期修复足背皮肤软组织缺损。

期修复。于清创术后 7 天，行游离背阔肌皮瓣移植（图 5.4）。

此外，还可根据患者具体情况选择应用二期修复，包括：严重创伤导致较大面积皮肤软组织缺损合并肌腱或骨组织外露；局部无邻位皮瓣可供使用，或可提供皮瓣面积有限，不足以完全覆盖创面；患肢存在广泛软组织碾挫伤，或既往有外伤史，或创面感染时间较长、周围的组织炎症浸润严重且范围广，使同侧肢体无可利用带蒂岛状皮瓣或不可靠者；原有的创面覆盖不适宜进一步施行后期修复手术（如慢性溃疡灶、贴骨瘢痕），需改善创面软组织条件者。

在创伤早期应用吻合血管皮瓣游离移植进行修复有较多优点：①能够使清创手术做到彻底，不致因担心切除组织过多无法闭合创面而仅做姑息处理；彻底清创有利于使一个污染较严重的创面变成一个相对较清洁的创面，有助于组织康复。②创伤早期，组织解剖关系较清楚，便于对神经、肌肉、骨

骼等进行修复，有利于功能尽早恢复。③吻合血管的皮瓣移植，有血液直接供应，可减少瘢痕形成或挛缩造成继发畸形。④能早期进行深层组织如骨骼、神经等组织的二期修复。

同时，对于特殊部位的修复，尽量选择近似的组织以及对于供区的损伤。例如，在手背皮肤缺损较大，又合并伸指总肌腱缺损、掌骨背侧骨皮质裸露时，可以移植带伸趾长肌肌腱的足背皮瓣，达到一期同时修复手指伸指肌腱和手背皮肤缺损的目的，尽早重建手的功能。

■ **病例五**

患者 32 岁，女性，外伤致左手背皮肤伸肌腱缺损，急诊行足背皮肤伸肌腱复合组织瓣移植，一期复合组织修复手背皮肤伸肌腱缺损（图 5.5）。

■ **病例六**

患者 43 岁，男性，外伤致左手开放性骨折，手背皮肤软组织缺损，指骨外露，急诊行克氏针固

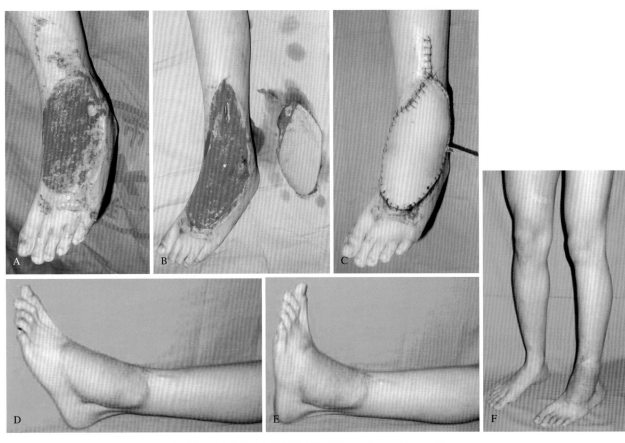

图 5.4　游离背阔肌皮瓣移植二期修复左足背皮肤软组织缺损。

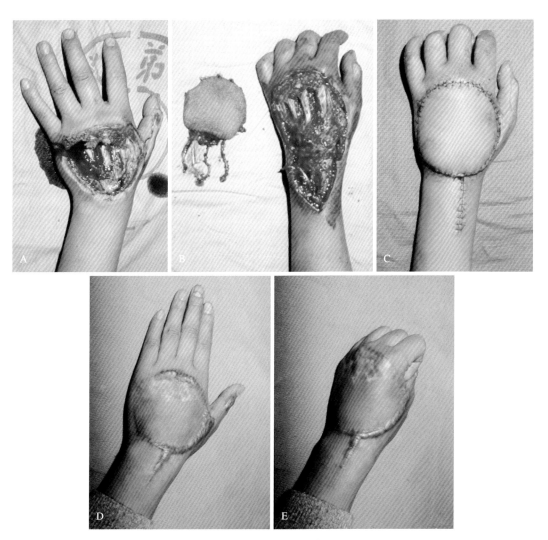

图 5.5　足背皮肤伸肌腱复合组织瓣移植一期修复手背皮肤伸肌腱缺损。

定，清创 VAC 术；1 周后行二期游离腹股沟皮瓣移植术修复手背皮肤软组织缺损（图 5.6）。

四、急诊及二期修复的具体实施流程

（一）病情评估

详细的病史应与临床体检、实验室和影像学检查密切配合，才能快速、准确地做出诊断。所以应及时准确地收集和记录病史。然而，那些与软组织损伤不直接相关的急诊检查有时可能会延误临床评估。另外，对无意识患者的评估需要实验室和影像学资料的支持。软组织损伤的严重性分级很大程度

上依赖检查者的经验，因而，应由诊室里最有经验的医生完成评估。主要包括：影响患者全身情况的因素（年龄、性别、血管疾病、糖尿病、服用药物史等）、损伤的机制和能量、致伤器物、损伤的时间、伤口的部位大小、伤口的污染或异物及周围组织结构情况（包括神经、血管、肌肉、肌腱、骨、软骨或任何这些结构的组合）等。

（二）相关检查

对创伤患者的检查，首先要注意观察患者的生命体征，其次要检查受伤部位和其他方面的改变。病情严重时常需检查与治疗同时进行，在出现患者意识障碍、病情不允许搬动或某一部位伤情重而掩

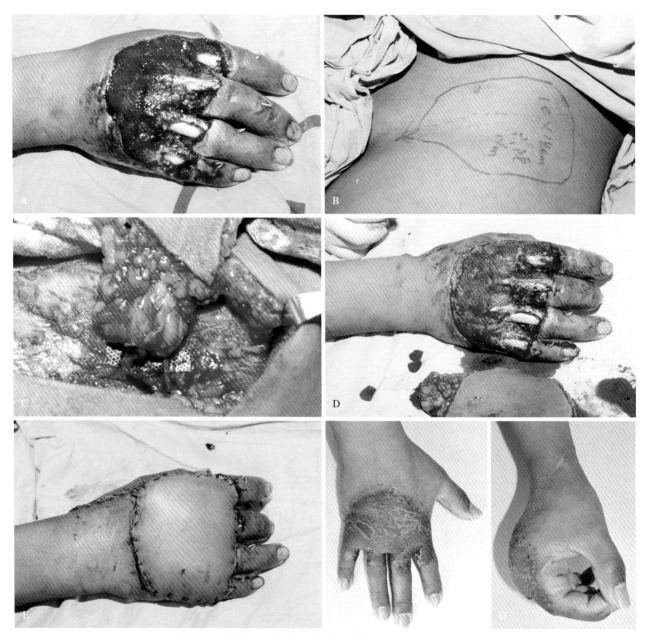

图 5.6　一期清创，二期游离腹股沟皮瓣修复手背皮肤软组织缺损。

盖其他部位征象等情况时，医生需凭借经验做出初步判断，然后再仔细检查。

伤口检查包括损伤创面的大小及坏死情况、感染情况、组织活力。临床上应从皮肤开始，由浅入深，皮肤的检查需有一定经验，通过检查肤色，毛细血管再充盈，肿胀和皮温来对皮肤灌注情况做出准确评价。建议与健侧做对比。

肌肉的血供可以通过四个 C（colour，circulation，contractibility，consistency）来做出评价：颜色、在电刺激或机械性刺激下的收缩能力、连续性、肌肉的出血能力。动脉搏动的消失提示近端动脉的严重损伤，较远端动脉搏动存在并不能证明血管的连续性，因为有侧支循环对损伤血管的逆向灌注可以使之保持搏动性存在。

伤口的检查还包括重要血管神经以及骨骼损伤的情况。

对于需要进行显微修复的患者，成功的关键在于手术中能否有效地建立、手术后能否有效地维持移植组织的血液循环。除了轻柔无创的手术操作和高质量的血管吻合之外，患者凝血系统和血液流变学的状态有着重要的作用。笔者曾对肢体开放性损伤以及需要做急诊显微外科修复的患者进行创伤条件下人体血液凝血系统和血液流变学的研究，研究结果表明：

（1）没有血液缺陷和其他相关疾病的外伤患者，只要没有发生休克，伤后基本上没有高凝状态。

（2）即使有一些检测项目出现轻度异常，也都在伤后 72 小时后恢复正常。

（3）术中和术后应用抗凝和血管扩张剂后，凝血的倾向更小。

（4）一些创伤严重、合并休克的患者，不仅有高凝状态，有时甚至发生弥散性血管内凝血。

（三）麻醉

必须根据病情、手术种类、可供使用的药物以及麻醉及检测设备来决定麻醉方式。外科医生和麻醉科医生及时、充分地交流十分重要，外科医生需要清楚手术的范围、需要的时间、患者的担心和偏爱等。比如清创与修复手术在长效臂丛阻滞或者持续硬膜外麻醉下进行，而切取背阔肌肌皮瓣则采用全身麻醉。

（四）冲洗和清创

在空气止血带控制下，首先对伤肢进行清洗。有很多冲洗溶液被提倡使用，包括水、盐水、杀菌剂、抗生素、螯合剂和肥皂水。清洗后擦干，对创面做抑菌处理。其次，消毒铺巾后按常规彻底清创，妥善保护神经、肌腱、骨骼、血管等重要结构。伤口必须彻底清创，清除伤口内外的污染物及异物等，彻底去除损伤后失活的组织，严格止血，使污染的创面转化为相对清洁的创面。所有创面二期行清创治疗，沿创面边缘扩大切除 0.5~1 cm，行扩创处理，去除创面边缘老化的瘢痕、纤维组织，以及创面内明显坏死、失活的皮肤，老化水肿的肉芽、肌腱和死骨等。对于感染性窦道及开放性骨髓腔隙，使用刮匙反复搔刮窦道壁，去除感染性肉芽，直至基底

呈点状渗血外观。最后，清创后再次对创面做抑菌处理，用生理盐水冲洗后擦干，再进行修复。

（五）负压封闭引流技术应用

负压封闭引流（VAC）是外科引流技术和创面修复技术的革新产物。严重下肢创伤很难彻底清除污染及坏死组织，传统的清创换药方法，易导致术后软组织感染坏死，进而出现骨折延迟愈合、骨不连甚至骨髓炎等严重并发症。持续负压封闭引流可以彻底吸出创面和腔隙内的渗液，避免积液的形成，保证创面的清洁，改善局部的血液循环，消除局部组织水肿，促进肉芽组织生长，加速创面的愈合，封闭创面，降低创面感染的发生率。临床实践表明：该技术疗效显著、可靠、安全、使用方便，对于各种复杂创面的治疗是一种简单而有效的治疗方法。VAC 在治疗严重损伤后皮肤或合并组织缺损时的要点：①急诊清创要将可见性出血结扎，负压在开始的第 1 及第 2 天应维持在 40 kPa 左右。不可太大，否则会导致血液、血浆丢失较多。以后的压力应保持在 50~60 kPa，才能更有效发挥其作用。② VAC 技术要点是将创面完全封闭，必须使敷料始终保持在负压的状态。有效负压的可靠标志一是泡沫敷料明显收缩变硬（可通过薄膜观察触摸到），二是在 VAC 周围及出管处仔细听有无异常漏气声。一旦出现漏气或封闭不严，要及时加以弥补，否则创面长时间处于封闭而无负压环境中，可能很快出现感染及恶化。③负压吸引能将创面内的脓液、渗液及部分坏死组织较彻底地及时引出体外，但也容易引起引流管的堵塞。预防引流管的堵塞一是要密切观察引流管通畅及引流液的情况；二是要定期用生理盐水 500 ml 加庆大霉素 24 万单位，行冲洗引流。④在 VAC 的引流液中含有大量的蛋白质，因此，对此类患者应加强营养，并注意其电解质的平衡。

（六）组织瓣的设计和切取

根据创面的大小和形状来选择供移植的组织并确定它的面积，如果移植的是背阔肌肌皮瓣，确定皮瓣面积的时候还应当考虑肌皮瓣皮下脂肪组织的多少和

背阔肌的厚度，笔者主张宁大勿小。准备移植取自废弃的离断肢体的复合组织瓣时，应在无菌条件下对断肢进行仔细解剖，使之成为具有轴型神经血管蒂的游离组织。供移植组织的创面要仔细止血，以免在移植到位重建血运后产生血肿。血管蒂应尽量游离得长，如果准备做组合移植，则至少应在一个游离组织的血管蒂上保留适当的分支，以便与另一个游离组织的血管蒂吻合，实现血管的组合。做背阔肌肌皮瓣带蒂转移时，沿连接腋部与上肢受区创口的切口潜行分离两侧的皮肤，以减少皮肤缝合张力，避免压迫在其深面通过的血管。用游离好的组织瓣覆盖伤肢的创面，分层缝合，固定在位。做背阔肌肌皮瓣带蒂转移时，重新安排血管蒂的径路，避免因急剧扭曲而阻碍血流，必要时可将血管蒂蜿蜒盘曲。做背阔肌肌皮瓣与腓骨组合移植时，应先固定腓骨，再安置背阔肌肌皮瓣。移植取自废弃肢体的含有骨骼的复合组织瓣时，整个组织块应同时安置，但亦应先固定骨骼，然后再固定软组织瓣。高能量损伤所造成的肢体大面积皮肤软组织缺损，一旦有骨骼、肌腱、神经等深部重要组织结构暴露，其修复就成为临床上的一大难题。因为皮肤软组织缺损的面积之大可能难以找到合适的组织供区，除了选用可切取面积较大的组织瓣，如股前外侧皮瓣、背阔肌肌皮瓣等用于移植之外，也有临床医生尝试使用带血管的网膜移植，其血管蒂可长达 35~40 cm，且穿支恒定，移植组织具有良好的延展性和抗感染能力，可在修复组织缺损的同时重建肢体的血液循环，在修复大而不规则的创面方面，具有独特的优势。有学者利用一些轴型组织瓣彼此相邻的特点，将它们一起解剖、设计组成联合（肌）皮瓣，例如运用一端带蒂而另一端吻合血管的肩胛-背阔肌-下腹部皮瓣、胸外侧脐旁皮瓣等联合皮瓣修复超长皮肤软组织缺损，覆盖外露的深部组织结构，在临床上取得良好效果。也有学者利用一些相邻的组织具有共同的血供来源的解剖学特点，以同一血管束为蒂，联合切取相应的（肌）皮瓣，增加移植组织的面积，满足修复的需要。例如，以肩胛下血管为蒂联合切取背阔肌肌皮瓣与肩胛皮瓣、侧胸皮瓣与肩胛皮瓣、背阔肌肌皮瓣与侧胸皮瓣等，进一步增大了本来就比较大的

背阔肌肌皮瓣的面积，扩大覆盖的范围。其原理是这些组织瓣的血管蒂——胸背血管和旋肩胛血管具有共同的来源：肩胛下血管。不过，由于血管解剖结构的原因，这些联合切取的组织瓣之间的相对位置较为固定，不能根据受区创面的形状自由放置，仅适合于一些特殊病例的修复。为了克服这一缺陷，两个或多个（肌）皮瓣的组合移植应运而生。其优点是，只要组织瓣的血管蒂能够彼此靠拢便于血管的吻合，就可以根据创面覆盖的需要，将它们自由灵活地放置，达到修复相应组织缺损的目的。

（七）血管的处理

对开放创面，特别是感染创面进行手术设计时，应将血管吻合口置于正常组织切口内进行吻合。如因血管蒂长度等原因确实不能达到目的区域时，可在移植皮瓣上设计筋膜瓣，用筋膜瓣翻转覆盖血管吻合口，将血管吻合口与感染创面隔开。术前应对供区和受区的血管口径、长度、蒂部覆盖及血管组合方式有充分估计。

开始吻合血管时，即快速静脉滴注 5% 低分子右旋糖酐。做组合移植时，用相应的常规方式重建血液循环。涉及背阔肌肌皮瓣的急诊游离组织组合移植的病例，一般都用一块背阔肌肌皮瓣的肩胛下血管作为共同血管蒂，而其旋肩胛血管则分别与另一个组织瓣，例如背阔肌肌皮瓣或腓骨的血管蒂吻合。确认移植组织的血液循环得到有效的重建之后，关闭创面，常规放置引流，根据术后引流的情况，于 72 小时内拔除。

血管危象均发生于术后 24 小时内，采取积极探查措施后，应重新吻合。术中选择好血管，高质量吻合，术后早期密切观察，发生血运不良时积极探查都是防止血管危象的关键。

（八）神经的修复

外周神经损伤后，应用传统的手术方法修复，其优良率只有 50%~70%，自从采用显微外科技术修复损伤神经，优良率便明显提高到接近 90%。1964 年 Smith 在手术显微镜下进行了精确、细致的

神经束膜缝合，保证神经束得以准确对合，减少结缔组织的入侵干扰，为再生轴突的顺利形成创造了条件，明显提高了手术疗效。1967 年 Bora 提出应用显微外科技术进行神经束膜缝合的方法，1977 年 Rollin 报道了神经束膜周围联合神经外膜缝合的方法，1978 年 William 发明了神经外膜束膜联合缝合的方法，对外周神经损伤修复的临床实践均起到了引领作用。目前，自体神经移植仍然是治疗周围神经缺损的首选方法，异种或异体神经移植尚处于实验性阶段，但自体神经移植的来源毕竟有限。而且或多或少会对供区造成伤害，所以寻找理想的自体神经替代物一直以来都是临床医生追求的目标。可喜的是，近年来对同种异体神经以及各种不同材料的人工神经导管的研究不断深入，并已有许多临床应用的报道。随着基础研究的深入和临床应用经验的积累，传统的自体神经移植方法可能在不久的将来被异体神经和人工神经移植方法所替代。

（九）术后用药和护理

术后用药和护理按显微外科术后常规处理。术后应注意观察患肢远端各指（趾）、皮瓣血运，若患肢远端出现苍白、皮温降低、毛细血管反应慢等血管危象，应立即给予对症处理，必要时及时手术探查，防止血栓形成、肢体坏死等并发症。如遇明显感染的病例，应及时引流并取创口渗出物做细菌培养和药物敏感试验，以便选用合适的抗生素，迅速有效地控制和治疗感染，保证移植组织的成活，实现急诊修复的目的。术后精心的护理，严密观察皮瓣血运变化、指导患者正确摆放体位、患肢的适当制动、维持适宜环境温度、防止血管痉挛等方面也是医生需要注意的。

笔者认为，肢体的高能量损伤，不仅会造成骨折，还会引发严重的软组织损伤，而软组织缺损是其最重要的组成部分之一。能否适时有效地修复软组织缺损，关闭创面，不仅关系到骨折的治疗，还直接影响功能的恢复甚至肢体的存活。如果创伤严重、情况复杂，早期常规清创处理可能难以奏效，其结果是皮肤坏死、伤口感染，遗留的缺损和功能障碍就只能在二期采用极其复杂的技术进行修复，治疗的过程冗长且不说，还可能给肢体带来额外损伤，要是治疗不顺利，最终可能难逃截肢的厄运。因此，对肢体软组织缺损进行正确、有效的早期处理，对保留肢体并重建功能具有十分重要的意义，临床上应当给予足够的重视。需要强调的是缺损修复的方法取决于缺损的面积、缺损的性质和创面内裸露的结构，以及医疗机构的设施和经治医生的技术和经验。

（盛加根　程鹏飞）

参考文献

[1] Peacock, K. C. Efficacy of perioperative cefamandole with postoperative cephalexin in the primary outpatient treatment of open wounds of the hand[J]. Journal of Hand Surgery, 1988, 13 (6):960–964.

[2] Godina, M. Early microsurgical reconstruction of complex trauma of the extremities[J]. Plastic & Reconstructive Surgery, 1986, 78 (3):285–292.

[3] 杨晓东、鲍丰、黄洪斌，等. 亚急诊拇手指再造手术 [J]. 实用医学杂志, 2004, 20 (9):1014–1014.

[4] Stannard J P, Singanamala N, Da V. Fix and flap in the era of vacuum suction devices: what do we know in terms of evidence based medicine? [J]. Injury-international Journal of the Care of the Injured, 2010, 41 (8):780–786.

[5] Liu D S, Sofiadellis F, Ashton M, et al. Early soft tissue coverage and negative pressure wound therapy optimises patient outcomes in lower limb trauma[J]. Injury-international Journal of the Care of the Injured, 2012, 43 (6):772–778.

[6] 曾炳芳. 努力提高急诊显微外科修复的技术水平 [J]. 中华显微外科杂志, 2006, 29 (5):321–321.

[7] Maloney CT Jr, Wages D. Free omental tissue trabsfer for extremity coverage and revascularization[J]. Plast Reconstr Surg. 2003, 111:1899–1904

[8] 庞水发、于国中、刘均墀，等. 皮瓣移植修复组织缺损临床分析 [J]. 中华显微外科杂志, 1999, 22:104–106.

[9] 林阳、陈安民、李锋. 负压封闭引流技术在四肢皮肤软组织缺损中的应用 [J]. 生物骨科材料与临床研究, 2007(4).

[10] 刘会仁、李瑞国、曹磊，等. 多种组织移植修复组织缺损与功能重建 [J]. Chinese J Reconstructive Surgery, 2006, 20[1].

[11] 冯铭生、刘晓春、黄东，等. 小腿离断伴皮肤软组织缺损的急诊修复 [J]. 广东医学. 2015(15).

[12] 柴益民、曾炳芳、康庆林，等. 手部复杂组织缺损的急诊显微外科修复 [J]. 中华显微外科杂志. 2006(5).

[13] 范启申、周祥吉、高学建. 手部严重组织缺损急诊显微外科修复与一期功能重建 [J]. 中国矫形外科杂志. 2008(2).

[14] 牛志勇. 一期和延期治疗小腿下端 Gustilo ⅢB、ⅢC 型损伤临床疗效评价 [J]. 2010, 9, 19.

第六章
术后管理及相关并发症

一、概述

自从 20 世纪初显微外科发展以来，断肢再植以及游离组织移植的技术已得到飞速的发展和普及，但是这些复杂手术的术后管理及监护却始终未得到应有的重视。随着对皮瓣的解剖学及生理学研究的深入和显微外科技术的进步，使得无论是带蒂组织移植还是游离组织移植均可以达到良好的功能及外观效果。显微外科手术器械以及外科显微镜的不断革新，大大提高了显微外科手术的成功率。尽管皮瓣坏死及其他并发症发生率较低，但是一旦发生势必会给患者带来巨大的生理和心理伤害。因此，降低术后并发症的发生率，或早期发现并处理术后并发症是显微外科医生不能忽视的课题。笔者在临床工作中发现，患者的年龄、系统性疾病、吸烟史，以及医生的手术技术都与术后并发症有着密切的联系。本章节将会深入探讨有关降低术后危险因素、皮瓣监护、并发症管理、出院管理等内容。

二、降低手术相关危险因素

患者的年龄、潜在性疾病、心血管功能都与术后并发症有着密切的关系。例如，老年患者的并发症以及住院时间较年轻患者都会有所增高。此外，吸烟，尤其是烟龄较长的患者其相关并发症的发生率也会显著高于无吸烟史的患者。尽管组织移植手术的术后并发症无法完全避免，但是通过系统详尽的术前评估、围手术期预防措施、对手术技术和方案的准确把握，以及术后全面的监护措施，就可以在很大程度上避免并发症的发生。

（一）心肌缺血的预防

在非心脏手术患者术后 1 周内出现心肌缺血的症状是造成不良预后的重要危险因素，其在术后 2 年内发生重大心血管事件的概率要比无心肌缺血症状的患者高 20%。如果发现处理及时的话，术后心肌缺血对于术后长期重大心血管事件是可逆的危险因素。

对于有冠心病病史或存在相关危险因素的患者，在住院期间给予服用 β 受体阻滞剂可以有效地降低 2 年内的心血管并发症发生率。该类患者如果在术前 30 分钟及术后即刻给予 5 mg 阿替洛尔（atenolol），并在术后住院期间每天规律用药的话，能够降低 50% 术后长期心血管不良事件的发生率。住院期间，患者既可以采用静脉（5 mg/12 h）也可以采用口服（50~100 mg/d）阿替洛尔，使患者心率保持在 55~65 次 / 分。因此，对于患有冠心病或存在高危患者需要进行组织移植手术时，需要常规给予 β 受体阻滞剂来降低术后心血管疾病的发生率。

（二）深静脉血栓 / 肺栓塞的预防

深静脉血栓（deep vein thrombosis，DVT）是

显微外科医生一直以来长期斗争的一大难题，因为显微外科医生需要不断衡量深静脉血栓的发生率及其所带来的后果，使用抗凝药物后出血及血肿形成的发生率及其所带来的相关问题。血栓可能在全身任何一处静脉发生，但是最常发生于下肢的深静脉。血栓后综合征（post-thrombotic syndrome）将会带来一系列相关并发症，其中最为致命的就是肺栓塞。但是如果得到充分重视的话，那么深静脉血栓及其相关并发症均可以得到系统有效的预防。

血栓预防的第一步措施是降低有症状或无症状围手术期患者深静脉血栓的发生率。预防的措施包括物理方法（术后早期功能锻炼、下肢弹力袜、间歇性充气加压装置）或者抗凝药物的使用（普通肝素、低分子肝素）。患者术后深静脉血栓的发生率主要和一些危险因素以及手术相关，患者根据其危险因素可分为四个等级（表6.1）。

表 6.1　DVT/PE 危险因素以及推荐的预防措施

等级	分组依据	DVT 发生率（%）		PE 发生率（%）		预防措施
		中远端	近端	临床症状	致命性	
低危	患者年龄 < 40 岁，无相关危险因素，简单手术	2	0.4	0.2	0.01	无特定预防措施；早期积极功能锻炼
中危	患者年龄 40~60 岁，无相关危险因素；或简单手术合并一个危险因素	10~20	2~4	1~2	0.1~0.4	LDUH（q12 h） LMWH（3 400 U qd），GCS 或 IPC
高危	患者年龄 > 60 岁；或患者年龄 40~60 岁合并相关危险因素（例如血栓病史、肿瘤、血栓形成倾向）	20~40	4~8	2~4	0.4~1.0	LDUH（q8 h） LMWH（> 3 400 U qd）或 IPC
极高危	患者合并多个危险因素（年龄 > 40 岁、肿瘤、血栓病史、膝或髋关节置换、髋部手术、严重创伤、脊髓损伤）	40~80	10~20	4~10	0.2~5	LMWH（> 3 400 U qd），X 因子抑制剂、口服 VKAs（INR 2~3）或 IPC/GCS+LDUH/LMWH

注：DVT：深静脉血栓；PE：肺动脉栓塞；LMWH：低分子肝素；LDUH：低剂量普通肝素；GCS：弹力袜；IPC：间歇性充气加压装置；VKAs：维生素 K 拮抗剂；INR：国际标准化比率；q12h：12 小时 1 次；q8h：8 小时 1 次；qd：1 天 1 次。

所有需要手术的患者一般都需要进行有关深静脉血栓的物理治疗，对于中危到高危还需要通过服用抗凝药物辅助物理治疗预防深静脉血栓。如果遇到患者对抗凝药物存在禁忌证时，则需要考虑围手术期安装可取出的下腔静脉滤网来预防术后肺栓塞的发生，滤网的取出时机一般在术后较长一段时间、患者检查评估无栓塞危险因素后。普通肝素的使用无论对于患者还是医生来说都是不太方便的，主要原因是其注射以及凝血功能复查的频率均较高。因此，低分子肝素目前已经成为术前预防深静脉血栓的主要药物。尽管目前研究低分子肝素预防剂量下显微手术后血肿发生情况的文献相对较少，但是有关普通肝素的预防使用研究发现，低剂量预防使用时不会增加游离皮瓣术中出血量以及术后血肿形成的概率。当怀疑患者存在 DVT 时，下肢动静脉的超声检查是最有效的检查手段。超声检查对

于下肢近端的 DVT 诊断敏感性高达 97%~100%，特异性也达到了 98%~99%。超声检查阴性的患者在术后 6 个月发生静脉血栓的概率为 0.7%，提示对于即便超声检查为阴性的患者也应该预防性使用抗凝药物来预防远期血栓的发生。

怀疑肺动脉栓塞（pulmonary embolism，PE）时，胸部螺旋 CT 检查合并下肢血管超声是最有效的初步检查手段。通过 CT 造影检查排除肺栓塞的临床实用价值和肺动脉造影类似。而对于 CT 检查阴性的患者术后 3 个月内发生静脉栓塞事件的概率为 1.4%，发生致命性 PE 的概率为 0.51%。因此，即便 CT 检查和下肢超声检查都为阴性，笔者还是建议常规使用抗凝药物进行预防。

皮下注射低分子肝素与静脉大剂量使用普通肝素持续滴注可将活化部分凝血活酶时间（activated partial thromboplastin time，APTT）维持在参考值

的 1.5 倍，两种方法同样安全有效。与普通肝素相比，低分子肝素的剂量-反应关系可预知性更强，因此也不需要持续的实验室检查来检测其凝血功能。此外，低分子肝素的半衰期要长于普通肝素，因此每天的注射剂量可减少至 1 次（150~200 U/kg 抗 Xa 因子）至 2 次（100 U/kg 抗 Xa 因子），并且其发生免疫介导的血小板减少和骨质疏松的风险也较低。对于严重肥胖和肾功能不全的患者，需要在注射后 4 小时检测体内 Xa 因子抗体的水平。采用低分子肝素作为静脉血栓的预防治疗方法不仅性价比高，且可以安全地作为出院以及门诊患者的治疗用药，而不需要频繁的实验室检测凝血功能。

（三）肺炎的预防

显微外科术后患者，尤其是高龄以及合并慢性阻塞性肺病的患者，由于术后长时间仰卧位或疼痛等因素影响吸气功能，容易引起急性肺部并发症。肺不张以及肺部浸润等状态在老年术后患者会迅速发展为肺炎。继发性肺活量计（incentive spirometer）常用来检测肺部的吸气量，由此可以为患者提供直观的反映术后肺功能情况的测量值，来设定每天的康复目标并鼓励患者进行深吸气功能的训练。继发性肺活量计还可以改善术后肺部的扩张程度从而降低术后并发症的发生率。

改善术后肺功能的另一个重要措施是术后镇痛，不仅可以减少由于疼痛造成的吸气暂停，还可以帮助进行早期功能锻炼。术后镇痛的方式有很多，如口服、静脉或局部注射镇痛药物。静脉或局部用药可以通过患者自控的方式（patient-controlled anesthesia，PCA）进行，但是镇痛的效果主要受主观因素影响，且每个个体不尽相同，需要对患者术后进行持续反复的评估并调整镇痛药物的使用。一般情况下，静脉或口服止痛药是术后镇痛的首选方法。然而，这些药物有显著的副作用（嗜睡、便秘、尿潴留、呼吸抑制、胃肠道反应等），尤其在高龄患者中，这些副作用不仅发生的概率增加，且会比年轻患者更为明显。最近几年临床上已经逐步开始对显微手术患者使用局部术后镇痛方法（镇痛泵，

神经阻滞，硬膜下置管），并且在临床应用中发现对显微外科手术患者使用硬膜下置管镇痛方法可以显著降低患者术后因肺膨胀不全引起发热的发生率。此外，自控式镇痛泵可将 0.25% 布比卡因以 2.08 ml/h 的滴注速度在术后 48~72 小时内持续地灌注到手术部位，患者使用该镇痛方法后可降低总疼痛等级的 50%。

如果怀疑患者发生肺炎，需要立即行胸部 X 线检查、痰培养并立即给予经验性抗生素治疗，经验性的抗生素治疗应该针对医源性肺炎的细菌种类，包括铜绿假单胞菌以及其他革兰阴性杆菌，例如肠杆菌及嗜血杆菌等。某些对抗生素耐药的细菌如铜绿假单胞菌和耐甲氧西林金黄色葡萄球菌（methicillin-resistant strains of staphylococcus aureus，MRSA）在某些已经应用抗生素治疗的病例中更容易发生，且这些患者通常愈合过程较长，有些甚至需要机械通气辅助。等 48~72 小时后，可以根据痰培养的报告来调整抗生素的使用，选择敏感性更好的抗生素进行治疗。正确的经验性抗生素使用是非常重要的，早期抗生素使用不当会带来不良的后果。据报道，患者经过合理的经验性抗生素治疗后其 ICU 死亡率为 7%，而早期抗生素使用不当的话死亡率将会上升至 37%。同样，合理的经验性抗生素治疗患者平均住院并发症发生率为 15%，而使用不当时发生率上升至 44%。一般情况下，术后并发医源性肺炎的治疗周期为 1~2 周。

（四）高血糖的控制

据报道，长期血糖升高合并胰岛素抵抗将会直接或间接增加手术患者术后并发症的发生率。并且由高血糖引发的相关并发症的患病率和病死率在 ICU 治疗患者中显著升高。许多需要进行组织修复重建的患者当合并长期血糖升高或糖尿病时，常常出现严重的合并症或者手术相关并发症。文献研究发现，对于这些患者，使用强化胰岛素疗法（intensive insulin therapy）将其血糖稳定控制在 4.48~6.16 mmol/L（80~110 mg/dl）情况下，将会使相关并发症患病率以及病死率分别下降 8% 和 4.6%，并且使其总住院并发症发生率下

降 34%，血源性感染发生率下降 46%，急性肾功能衰竭发生率下降 41%，红细胞输血率下降 50%。此外，血糖稳定控制后患者需要长期机械通气的发生率会显著改善。强化胰岛素疗法不仅可以有效减少患者 ICU 治疗需要，还可以使这些患者发生并发症的危险因素显著降低。

（五）创面的管理

为了有效预防手术切口或创面的感染，需要合理使用抗生素并使之在血清、组织以及创面内达到有效的浓度，才能在切口或创面暴露的阶段有效预防细菌的侵入。使用的抗生素需要对特定手术的易感细菌敏感，且选择的预防性抗生素及其使用时间需要尽可能对患者正常菌群影响最小化。β-内酰胺类抗生素 [例如头孢唑林（cefazolin）] 是目前比较常用的围手术期预防用抗生素。尽管研究表明在麻醉诱导期使用预防性抗生素即可在切皮时达到有效的血药浓度，但是 β-内酰胺类抗生素的标准预防性使用方案是在划皮前 30 分钟开始使用。如果使用氟喹诺酮（fluoroquinolone）或万古霉素（vancomycin）作为预防性抗生素使用时，则建议在划皮前 120 分钟使用，以避免抗生素相关反应的发生。对于 β-内酰胺类抗生素过敏的患者，则建议使用万古霉素或克林霉素作为预防性抗生素使用。

有很大一部分文献建议在术中切口关闭后无须使用预防性抗生素，此外，对于单一和二联预防性抗生素的比较发现两者效果无明显差异。最近研究发现，通过避免术中低体温、围手术期辅助氧疗、充分的液体复苏以及使用氯己定（chlorhexidine）等措施可以有效降低术中感染的风险。

（六）围手术期控烟

大量文献已证实吸烟会增加显微手术术后一系列并发症的发生率。例如，有报道发现有吸烟史的患者在行带蒂腹横肌肌瓣（transverse rectus abdominis musculocutaneous，TRAM）移植后其皮瓣、腹部的皮肤组织及脐部组织的术后坏死率显著增加，而长期的吸烟史已经被认为是带蒂腹横肌肌瓣移植重建

乳房手术的禁忌证。然而，对于将腹横肌肌瓣进行游离移植的情况下，吸烟史对蒂部栓塞、皮瓣坏死及脂肪坏死的影响并不那么显著，但却会增加乳房切除后周围皮肤的坏死率、腹部皮肤的坏死率及切口疝的发生率。通过延迟重建手术的时机以及术前戒烟 4 周，将会显著降低这一系列围手术期并发症的发生率。延迟重建手术时机可以通过增加乳房切除术后切口周围皮肤血运重建的时间来降低皮肤坏死的发生率。此外，延迟手术的窗口期可以给予患者充分的时间来进行戒烟，从而减少由吸烟直接造成的相关并发症。

三、皮瓣的监护

如何快速准确地评估带蒂或游离皮瓣的血流灌注情况，一直以来都是困扰临床医生的一大难题。由于目前对于微循环的循环机制及血流动力学研究有限，因此目前的皮瓣监护手段很难准确地测定皮瓣的循环状况。组织移植术后大多数并发症主要是由于血管栓塞引起的，常常发生在术后 3 天以内。然而，局部的感染或者外力的压迫也有一定可能在术后 3 天以后造成血管的栓塞。因此，笔者建议设立专门的显微手术的护理团队，以及特定的 ICU 部分或显微手术部门来对显微外科手术后的患者进行专业的全面监护。通常，监护的时间为术后第一个 24 小时，术后第 2~3 天每 2 小时 1 次，以及在这之后每 4~8 小时 1 次，需要对皮瓣或再植部分进行全面的检测。

目前临床使用的检测方法有很多，主要分为临床的观测以及通过多普勒对蒂部血管进行检测。

（一）临床评估

移植组织的检测内容主要包括皮肤温度、毛细血管的充盈、组织的肿胀程度、皮肤的颜色及皮缘的出血情况（表 6.2）。目前来说，这些检测的内容可以较准确地评估移植组织的血流灌注情况，不仅可以发现动脉血供不足，还可以发现静脉回流障碍的状况。动脉血供不足主要表现为组织颜色苍白、皮温降低、针刺不见活动性出血；静脉回流障碍则

主要表现为皮下血肿、颜色淤紫等，在静脉回流障碍早期，针刺后可见大量深红色的淤血涌出。当移植组织为肌瓣、骨瓣或者筋膜瓣时，常常建议携带部分皮肤组织，以便于术后的检测。用于检测的皮肤面积应不小于 1 cm×2 cm，这样可以保证主要组织有充分的穿支血管到达用于检测的皮肤组织。据文献报道，通过临床方法评估移植组织发生血管危象的敏感性为100%，但是存在 36% 的假阳性率。然而，血管危象的早期表现有时比较细微，需要经验丰富的临床医生做出判断。

表6.2 动脉危象和静脉危象的鉴别

检测内容	动脉危象	静脉危象
皮肤颜色	苍白、紫斑或蓝紫色	发绀、淤紫、暗淡
毛细血管充盈	迟钝（> 2 秒）	快速充盈
局部肿胀	扁平、肿胀程度降低	隆起、肿胀程度增加
皮肤温度	降低（低于对侧正常部位 3℃以上）	降低（低于对侧正常部位 1~3℃）
针刺试验	极少量淤血涌出	大量暗红色淤血涌出
多普勒信号	无搏动性血流信号	缺乏持续性静脉信号

注：皮肤颜色、毛细血管充盈、局部肿胀、皮肤温度、多普勒一般可由监护室护士检查；针刺试验需要由参与手术的医生完成。

（二）体外多普勒检测

目前来说，临床上还没有公认的作为组织移植术后监护的首选辅助设备，但是手提式的多普勒超声是应用最为广泛的设备。笔者比较偏爱 Koven 公司生产的 ES-100 X 迷你超声多普勒联合 8 MHz 的探头。而多普勒最大的弊端在于识别范围有限，无法判断阻塞的血管是受区血管还是蒂部周围的其他血管。在实际的临床检测中，应该更倾向于依赖多普勒的检测，而不是临床观测，以避免对血管危象诊断发生遗漏。另一方面，在进行游离组织移植时，笔者常常会在血管吻合的部位进行体表标记，以便为多普勒超声进行准确定位（图 6.1）。

多普勒超声对动脉危象和静脉危象均有诊断价值。有经验的临床医生可以通过多普勒超声的变化来判断究竟是动脉发生危象还是静脉发生危象：当原来正常的血管三相的声音节律变为单相的节律时，常常提示皮瓣的血供状态发生变化，进一步提示发生了静脉的阻塞。近年来，更多的产品，如植入式多普勒、激光多普勒流量计（laser Doppler flowmeter）、氧分压探针（PO$_2$ probe）、热扩散探头（thermal diffusion probe）、双工多普勒超声（duplex ultrasound）、微量透析仪（microdialysis）、近红外线血管造影（near infrared angiography）或吲哚菁绿荧光造影仪（indocyanine green fluorenscense angiography）等被广泛开发用于围手术期移植组织的监护。

（三）植入式多普勒（internal Doppler）

植入式多普勒可以检测血管吻合口的血流情况，是一种有效的检测皮瓣灌注的方法，可以一定限度地提高游离组织移植的成活率，尤其对于肌瓣、骨瓣等无法进行临床评估的组织进行检测。然而，最初的研究发现，植入式多普勒存在 3% 的假阳性率，

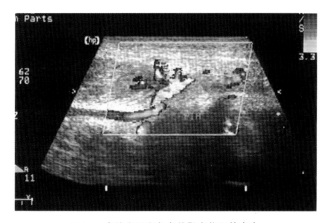

图 6.1 术前应用彩色多普勒定位血管穿支。

进而导致不必要的二次探查手术，此外还有因错误将其放置在动脉端所导致的5%的假阴性率。另外，研究还发现从静脉延迟到动脉信号消失存在多达5小时的警报延迟，这同样也是手持式多普勒的缺点。最近有学者发现，如果将植入式多普勒放置在静脉部位能更快速有效地发现血管的栓塞。

该方法的另一个优点是实时24小时监测，不仅减少了人力监测的支出，还能够及时早期发现静脉危象，帮助临床医生做出早期处理。但是目前植入式多普勒费用较高，且容易出现故障，在早期的检测过程中容易发生移位的问题，此时需要其他的方法来辅助检测。

（四）激光多普勒流量计（laser Doppler flowmeter）

激光多普勒流量计可以提供有关皮瓣灌注情况的客观数据，但是观察者不能完全依赖测量数据，因为该数据可因组织不同、个体不同而存在一定差异。此外，激光多普勒在读数时会因为微循环状况变化而出现波动。因此，观察者应该根据数据的波动来判断皮瓣的血流灌注情况，而不是决定数值，尤其是鉴别动脉危象和静脉危象时，当数值出现下降的趋势时应该警惕静脉危象的存在，而当数值趋势出现陡坡或台阶状时则应警惕动脉危象的存在（图6.2）。

Yuen等使用激光多普勒在患者术后1小时每

15分钟记录一次数值，在随后2小时每30分钟记录一次数值，术后4~5天每30分钟记录一次数值。当血管危象出现时，数值下降超过50%或超过20分钟持续下降；如果将此作为判断血管危象的标准时，他们所观察的病例中未出现假阳性的报道，也未出现假阴性的报道。激光多普勒和植入式多普勒等检测手段都适用于临床观测较困难的病例，或临床评估经验不足的监护病房中。然而，激光多普勒和植入式多普勒一样费用较高，且有文献报道由于探头因素造成测量值不准确。但总的来说，激光多普勒具有早期发现皮瓣血管危象的能力，可以一定限度地改善皮瓣的存活率。

（五）组织氧分压计[Licox catheter oxygen partial pressure (PO₂) microprobe]

Licox公司设计发明的导管式组织氧分压微探针可以持续监测组织内的氧分压。该方法可以敏感、准确地监测组织内微循环状态的变化并及时发现缺血的情况，该方法几乎没有假阳性和假阴性病例的报道。组织氧分压计与激光多普勒的检测方式类似，当读数出现急剧下降时提示动脉危象的存在，而缓慢下降时则提示静脉危象的发生。其下降的标准是：30分钟内持续下降10 mmHg，或连续下降至10 mmHg以下。组织氧分压计的局限是其仅能测量探针周围的组织氧供，如果超过该范围则无法检测，因此每次检测耗时较长。

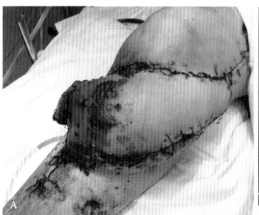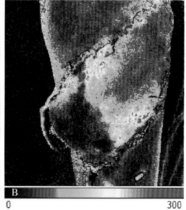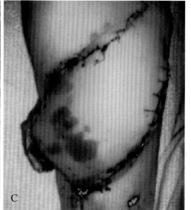

图6.2　局部带蒂皮瓣术后2天。
A. 皮瓣区出现远端淤血及张力性水疱；B、C. 激光多普勒发现皮瓣远端血流数值下降明显

（六）热扩散探头（thermal diffusion probe）

热扩散探头通过将探头加热至超过皮瓣基础皮温 2℃ 来持续检测皮瓣的血供状况，其原理是测量需要维持该温度的能量来实现的，而该能量主要来自于周围组织的血流灌注情况。在动物实验中，该方法可以快速有效地检测到周围和深部组织的动脉和静脉危象的发生，但目前还没有相关的临床研究。

（七）双工多普勒超声（duplex ultrasound）

双工多普勒超声是一种安全、快速、无创的组织血供检测手段，主要用于检测深部组织和蒂部的血供情况。其检测数据快速而准确，且操作简便。但与之前的检测方法不同，双工多普勒超声是一种静态的检测手段而不是动态读数。此外，高分辨率的多普勒超声需要持专业执照的技术人员使用，在一定程度限制了该检测方法的使用范围。双工多普勒是一种较可靠的组织血供检测方法，可以在床旁方便地检测皮瓣是否存在动脉或静脉危象，并决定是否需要进行探查。

（八）微量透析仪（microdialysis）

微量透析仪是近年来用于组织血运检测的新方法，系根据正常生理循环状态，将一个双腔的可透析的导管放置在组织内，透析液缓慢地被泵到周围的组织中并逐步与细胞外基质达到动态及渗透压平衡状态，随后透析液被导管的另一端逐步收集并测定其中的葡萄糖、甘油及乳酸的含量，当皮瓣发生缺血情况时，葡萄糖的含量会降低，而甘油和乳酸的含量则会升高。当血管栓塞发生时，局部葡萄糖的含量将会降至无法测定，而乳酸的含量将会不断升高，直到葡萄糖消耗殆尽。然而，该方法和组织氧分压计的缺点相似，只能测定特定范围内的组织缺血情况。

（九）吲哚菁绿荧光造影仪（indocyanine green fluorenscense angiography）

吲哚菁绿在 1957 年被发现，最初应用于眼科的脉络膜血管造影检查。它在显微外科投入应用的时间很短，常被用来监测游离皮瓣、带蒂皮瓣的血运，评估血管吻合情况，定位穿支血管的位置以及估算烧伤的深度。

吲哚菁绿通过外周静脉注射，与血浆白蛋白结合，结合率达 98%，注射完毕后通过激光探头照射需观察的区域，在相应波长的激光照射下吲哚菁绿被激发，发出荧光（最大波长 835 nm），荧光和该区域在显示器上可以实时成像。成像的深度达到皮下 2 cm。

吲哚菁绿和血浆白蛋白结合，所以在血管外的显像极少，并且吲哚菁绿的组织残留时间极少，在人类血浆内的半衰期为 3~5 分钟，因此在一段时间内可以多次注射，注射累计最大剂量为 5 mg/kg。在吲哚菁绿注射 10~20 秒后，可以通过显示器成像，最大波长持续时间可达 30 秒。因为吲哚菁绿有十分快的肝脏代谢速度，造影可以每 10 分钟进行一次。成像的原始图像为灰色，可以通过计算机测定荧光强度。

1. 穿支定位

在显微外科中常会涉及穿支皮瓣的使用，定位穿支的位置对于皮瓣的切取有很重要的实际意义，比如带蒂隐神经营养血管皮瓣的局部转移中需要明确皮瓣远端穿支的位置等。吲哚菁绿荧光造影仪可以在术前帮助明确穿支的位置，通过标记可以帮助术者直观地了解血管位置，减少手术风险。目前已有很多学者报道了该仪器定位穿支的案例，这种穿支定位的方法与传统的多普勒超声定位相比更加快捷、直观、方便，但是定位的准确性还需更多的案例积累。

2. 监测血运

吲哚菁绿荧光造影仪最早应用于眼科中脉络膜的血运检测，观察血运是它最基本也是最重要的功能。根据它的成像原理，只要存在血管的部位均可以成像，成像范围可达皮下 2 cm，镜头拍摄范围内均可成像（图 6.3）。这种监测血运的方法更加直观、便捷，对医生的经验要求较低，适合年轻医生在学习的初期明确皮瓣的血运。

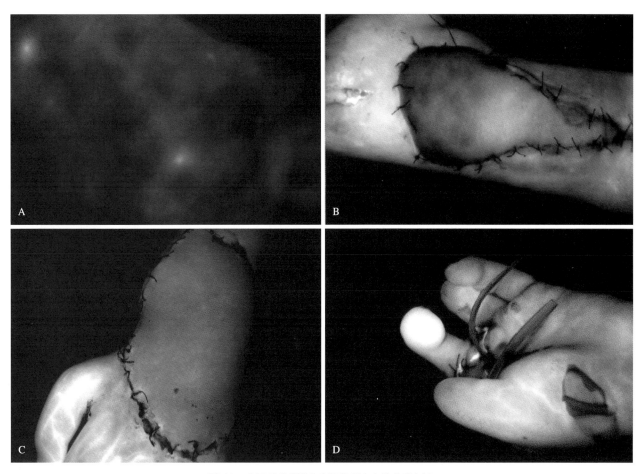

图 6.3 应用吲哚菁绿荧光造影观察皮瓣术后血运。

3. 评估慢性软组织损伤范围

糖尿病足等慢性疾病长期以来都是修复重建医生面对的难题，这类疾病的诊治存在很多难点，其中一点就是评估坏死软组织的范围。吲哚菁绿造影仪可以较为直观、准确地判断坏死软组织范围，术前或术中使用可以为医生的下一步处理提供依据。

四、手术并发症的管理

（一）手术探查

无论在显微外科术后选择何种监护方法，当皮瓣的血供发生问题时，迅速的手术探查是必不可少的。大多数血供障碍是由于血管蒂栓塞引起的。近年来研究表明，游离组织移植血管蒂栓塞的发生率约为 4%，而近 80% 的栓塞发生在术后 48 小时内。在所有血管危象中，由于静脉血流较缓慢、血管内血流压力较低等因素，静脉较动脉更容易发生栓塞。但是动脉危象发生的速度明显快于静脉危象，静脉危象通常可以有数小时的缓慢过程。特别是在游离皮瓣或者穿支皮瓣手术后，由于游离皮瓣及穿支皮瓣均依靠低灌注状态存活，因此当蒂部静脉由于任何原因造成回流障碍时，均会发生静脉危象甚至静脉栓塞，其发展过程也较动脉危象缓慢许多。图 6.4 为一下肢完全脱套伤的年轻女性患者，经过急诊清创 VAC 治疗后肉芽组织生长良好，二期设计游离穿支蒂腓肠神经营养皮瓣覆盖足底部分，术后逐渐出现静脉危象表现，最终皮瓣坏死，探查见蒂部静脉内长段血栓。

早期及时的血管探查可以有效地降低皮瓣坏死的发生率。图 6.5 为另一开放性骨折后胫骨节段性坏死的患者，施行游离腓骨复合组织瓣移植，术后

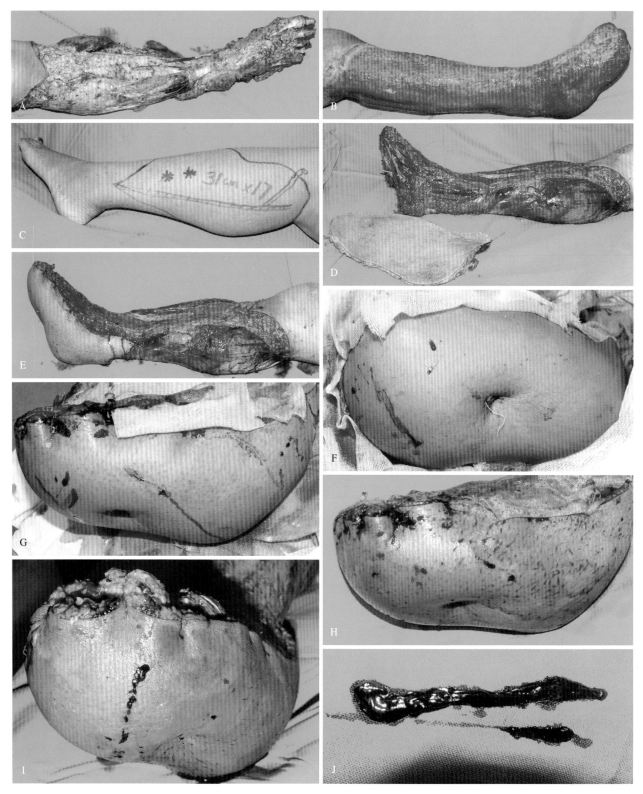

图 6.4 下肢完全脱套伤病例（女性，35 岁）。

A. 右小腿完全脱套伤；B. 急诊清创 VAC 治疗后肉芽组织生长良好；C. 设计游离腓动脉穿支蒂腓肠神经营养皮瓣；D. 切取游离腓动脉穿支蒂腓肠神经营养皮瓣并转移至受区；E. 皮瓣覆盖足底后；F. 术后第 1 天；G. 术后第 3 天；H. 术后第 5 天；I. 术后 10 天皮瓣坏死；J. 术中探查见蒂部静脉内长段血栓

第 2 天发生静脉危象，立即予以手术探查，取出静脉血栓，术后皮瓣完全存活。探查手术应尽可能简化术前准备的过程，尤其是怀疑动脉危象的情况下，但不幸的是，研究报道动脉危象发生后皮瓣的存活率仅为 15%，而静脉危象发生后皮瓣的存活率可达 60%。笔者认为造成这个结果的主要原因在于常规的监护方法更容易发现静脉危象，且静脉危象出现后处理方法较为简单，可以通过皮瓣边缘放血

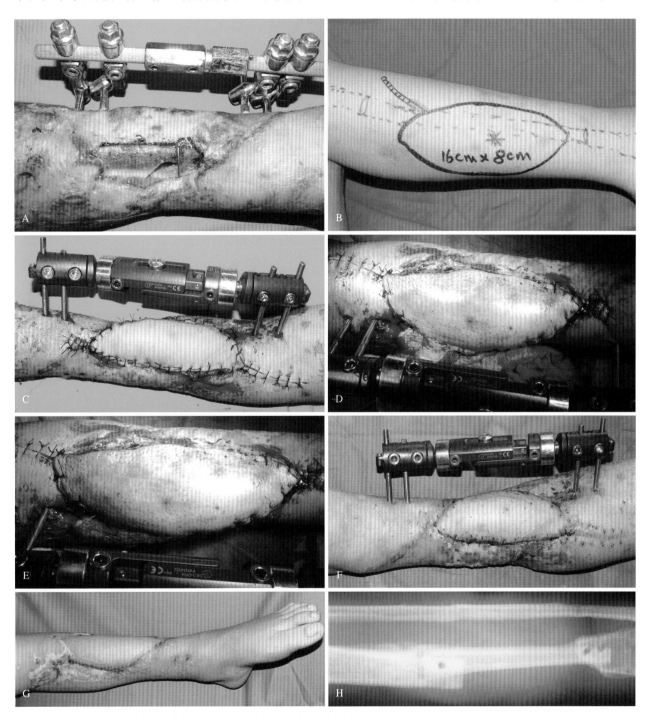

图 6.5　左胫骨开放性骨折后胫骨节段性骨坏死合并皮肤软组织缺损病例（女性，32 岁）。
A. 清创后骨缺损 14 cm，创面 15 cm×7 cm；B. 设计对侧腓骨复合组织瓣；C. 皮瓣覆盖后；D. 术后 2 天发现静脉危象，立即手术探查；E. 取出静脉血栓后重新吻合静脉，皮瓣回流障碍改善；F. 术后 15 天皮瓣完全存活；G. 术后 1 年随访，创面愈合良好；H. 移植腓骨与胫骨断端愈合良好，患者开始完全负重

等床旁措施进行初步缓解。

血肿、积液、皮瓣部分坏死等其他并发症同样需要适当的处理措施。血肿和积液一般形成较快，会造成较大体积的空腔，常常继发于肿瘤切除或创伤术后。有些情况下，血肿积液会造成局部组织张力增高，压迫蒂部造成静脉回流障碍甚至动脉阻塞。通过术中在合适的位置放置引流，可以有效改善术后血肿和积液的形成。如果术后早期发现血肿和积液，可以在超声的引导下进行引流。对于皮瓣部分坏死，常常需要多次清创手术来去除坏死组织并预防继发感染。

（二）抗血栓治疗

术中损伤血管内膜会引起血小板在吻合口周围聚集，继而引起凝血的级联式过程，最终导致血管栓塞。因此，在这里需要强调细致的显微操作以及术后合理的预防性抗血栓治疗的重要性。目前抗血栓治疗仍存在较大的争议。

目前临床上常用的抗凝药物包括肝素（heparin）、右旋糖酐（dextran），阿司匹林（aspirin），血小板膜糖蛋白Ⅱb/Ⅲa阻滞剂（platelet glycoprotein Ⅱb/Ⅲa inhibitors）、低分子肝素（low molecular weight heparin）等，其中低分子肝素由于存在造成术后血肿的危险性而不作为预防性抗血栓药物，常常用于血管危象发生后抗血栓治疗的主要药物。但低剂量的普通肝素还未发现增加术后血肿形成的概率。此外，在动物实验中发现低分子肝素可以增加微血管的通畅率。右旋糖酐未发现可以明显改善微循环的通畅性，但却增加过敏反应、呼吸窘迫综合征、心脏超负荷、出血、肾脏损伤的危险性。还有研究发现低剂量的阿司匹林可以在一定程度上预防吻合口静脉栓塞的发生，同时改善微循环灌注。血小板膜糖蛋白Ⅱb/Ⅲa阻滞剂可以改善缺血再灌注损伤。还有研究报道其他的一些抗血栓药物可以有效预防血管栓塞的发生，但是关于其适应证目前还未达成共识。

（三）溶栓治疗

溶栓的药物包括尿激酶（urokinase）、链激酶（streptokinase）和重组纤溶酶原激活剂（recombinant tissue plasminogen activator，rt-PA），当手术探查未能改善血管栓塞的问题时，可以考虑这些溶栓药物来辅助建立血液循环。在术中将10万~25万IU的尿激酶/链激酶或者15 mg重组纤溶酶原激活剂，通过吻合口附近的血管分支缓慢滴入吻合口处，就可以达到溶栓治疗的目的。为了预防溶栓治疗造成的全身性副作用，在进行静脉溶栓时需要将吻合口切开，使静脉血引流到体循环外。为了进一步降低溶栓治疗造成的全身副作用，临床上近年来多使用局部动脉或静脉内灌注或局部组织注射的方法。对于动脉栓塞，可以采用局部动脉内灌注溶栓药物，并在吻合口近端放置导管，而对于静脉栓塞，可以在局部扩张的静脉内灌注溶栓药物。对于再植的肢体，常常无法使用直接静脉药物灌注法，可以通过局部组织注射溶栓药物来起到挽救再植肢体的目的。

五、出院后管理

出院后的管理主要包括功能锻炼和药物辅助两部分。功能锻炼的指导需要制订统一的锻炼计划，并且最好得到患者的回馈。功能锻炼计划可以根据不同患者以及受伤情况的不同稍做改动。药物辅助主要包括镇痛药物和通便药物。对于存在慢性创面的患者，还需要对患者指导创面的护理工作，包括换药的方法和局部药物的使用。

对于下肢外伤经过显微外科软组织重建的患者，笔者会指导患者在术后1周进行持续的床上抬腿训练，随后5天指导患者进行床旁的股四头肌训练，5天后根据患者不同的恢复情况开始逐步恢复部分负重训练。

六、总结

尽管无法完全避免显微外科手术术中及术后相关并发症，但是通过术前详细的评估、术后有效全面的预防措施、细致的手术操作以及全面的术后监护，可以有效减少这些并发症的发生。

（郑宪友 陆晟迪）

参考文献

[1] Mangano D T, Browner W S, Hollenberg M, et al. Long-term cardiac prognosis following noncardiac surgery[J]. JAMA, 1992, 268:233–239.

[2] Mangano D T, Layug E L, Wallace A, et al. Effect of atenolol on mortality and cardiovascular morbidity after noncardiac surgery[J]. N Engl J Med, 1996, 335(23):1713–1720.

[3] Kroll S S, Miller M J, Reece G P, et al. Anticoagulants and hematomas in free flap surgery[J]. Plast Reconstr Surg, 1995, 96(3):643–647.

[4] Lensing AW, Prandoni P, Brandjes D, et al. Detection of deep-vein thrombosis by real-time B-mode ultrasonography[J]. N Engl J Med, 1989, 320:342–345.

[5] Quintavalla R, Larini P, Miselli A, et al. Duplex ultrasound diagnosis of symptomatic proximal deep vein thrombosis of lower limbs[J]. Eur J Radiol, 1992, 15:32–36.

[6] Moores L K, Jackson W L Jr, Shorr A F, et al. Meta-analysis: outcomes in patients with suspected pulmonary embolism managed with computed tomographic pulmonary angiography[J]. Ann Intern Med, 2004, 141(11):866–874.

[7] Gould M K, Dembitzer A D, Doyle R L, et al.Low-molecular-weight heparins compared with unfractionated heparin for treatment of acute deep venous thrombosis[J]. Ann Intern Med, 1999, 130:800–809.

[8] Warkentin T E, Greinacher A. Heparin-induced thrombocytopenia: recognition, treatment, and prevention[J]. Chest, 2004, 126:311S–337S.

[9] Monreal M, Lafoz E, Olive A, et al. Comparison of subcutaneous unfractionated heparin with a low molecular weight heparin (Fragmin) in patients with venous thromboembolism and contraindications to coumarin[J]. Thromb Haemost, 1994, 7:7–11.

[10] Van Dongen C J, MacGillavry M R, Prins M H. Once versus twice daily LMWH for the initial treatment of venous thromboembolism (Cochrane Review) [J]. Cochrane Database Syst Rev, 2003, 1: CD003074.

[11] Bellet P S, Kalinyak K A, Shukla R, et al. Incentive spirometry to prevent acute pulmonary complications in sickle cell diseases[J]. N Engl J Med, 1995, 333(11):699–703.

[12] Scott G R, Rothkopf D M, Walton R L. Efficacy of epidural anesthesia in free flaps to the lower extremity[J]. Plast Reconstr Surg, 1993, 91(4):673–677.

[13] Baroody M, Tameo M N, Dabb R W. Efficacy of the pain pump catheter in immediate autologous breast reconstruction[J]. Plast Reconstr Surg, 2004, 114(4):895–898.

[14] Clec'h C, Timsit J F, De Lassence A, et al. Efficacy of adequate early antibiotic therapy in ventilator associated pneumonia: influence of disease severity[J]. Intensive Care Med, 2004, 30(7):1327–1333.

[15] Fietsam R Jr, Bassett J, Glover J L. Complications of coronary artery surgery in diabetic patients[J]. Am Surg, 1991, 57:551–557.

[16] Van den Berghe G, Wouters P, Weekers F, et al. Intensive insulin therapy in critically ill patients[J]. N Engl J Med, 2001, 345(19):1359–1366.

[17] Bratzler D W, Houck P M, et al. Antimicrobial prophylaxis for surgery: an advisory statement from the National Surgical Infection Prevention Project[J]. Am J Surg, 2005, 189(4):395–404.

[18] American Society of Health-System Pharmacists. ASHP therapeutic guidelines on antimicrobial prophylaxis in surgery[J]. Am J Health Syst Pharm, 1999, 56:1839–1888.

[19] Eberlein T J, Crespo L D, Smith B L. Prospective evaluation of immediate reconstruction after mastectomy[J]. Ann Surg, 1993, 218:29.

[20] Chang D W, Reece G P, Wang B, et al. Effect of smoking on complications in patients undergoing free TRAM flap breast reconstruction[J]. Plast Reconstr Surg, 2000, 105(7):2374–2380.

[21] Genden E M, Rinaldo A, Suárez C, et al. Complications of free flap transfers for head and neck reconstruction following cancer resection[J]. Oral Oncol, 2004, 40(10):979–984.

[22] Cho B C, Shin D P, Byun J S, et al. Monitoring flap for buried free tissue transfer: its importance and reliability[J]. Plast Reconstr Surg, 2002, 110(5):1249–1258.

[23] Torre J, Hedden W H, Grant P M, et al. Retrospective review of the internal Doppler probe for intra and postoperative microvascular surveillance[J]. J Reconstr Microsurg, 2003, 19:287–290.

[24] Swartz W M, Izquierdo R, Miller M J. Implantable venous Doppler microvascular monitoring[J]. Plast Reconstr Surg, 1994, 93:152–163.

[25] Swartz W M, Jones N F, Cherup L, et al. Direct monitoring of microvascular anastomoses with the 20 MHz ultrasonic Doppler probe: an experimental and clinical study[J]. Plast Reconstr Surg, 1988, 81:149–158.

[26] Yuen J C, Feng Z. Monitoring free flaps using the laser Doppler flowmeter: five-year experience[J]. Plast Reconstr Surg, 2000, 105(1):55–61.

[27] Kamolz L P, Giovanoli P, Haslik W, et al. Continuous free flap monitoring with tissue-oxygen measurements: three-year experience[J]. J Reconstr Microsurg, 2002, 18(6):487–491.

[28] Khot M B, Maitz P K, Phillips B R, et al. Thermal diffusion probe analysis of perfusion changes in vascular occlusions of rabbit pedicle flaps[J]. Plast Reconstr Surg, 2005, 115(4):1103–1109.

[29] Udesen A, Lentoft E, Kristensen S R. Monitoring of free TRAM flaps with microdialysis[J]. J Reconstr Microsurg, 2000, 16(2):101–106.

[30] Krishnan K G, Schackert G, Steinmeier R. The role of near-infrared angiography in the assessment of post-operative venous congestion in random pattern, pedicled island and free flaps[J]. Br J Plast Surg, 2005, 58(3):330–338.

[31] Nakatsuka T, Harii K, Asato H, et al. Analytic review of 2372 free flap transfers for head and neck reconstruction following cancer resection[J]. J Reconstr Microsurg, 2003, 19:363–368.

[32] Kroll S S, Schusterman M A, Reece G P, et al. Timing of pedicle thrombosis and flap loss after free-tissue transfer[J]. Plast Reconstr Surg, 1996, 98:1230–1233.

[33] Ritter E F, Cronan J C, Rudner A M, et al. Improved microsurgical anastomotic patency with low molecular weight heparin[J]. J Reconstr Microsurg, 1998, 14(5):331–336.

[34] Sun T B, Chien S H, Lee JT, et al. Is dextran infusion as an antithrombotic agent necessary in microvascular reconstruction of the upper aerodigestive tract? [J]. J Reconstr Microsurg, 2003, 19(7):463–466.

[35] Peter F W, Franken R J, Wang W Z. Effect of low dose aspirin on thrombus formation at arterial and venous microanastomoses and on the tissue microcirculation[J]. Plast Reconstr Surg, 1997, 99(4):1112–1121.

[36] Kuo Y R, Jeng S F, Wang F S. Platelet glycoprotein Ⅱ b/ Ⅲ a receptor antagonist (abciximab) inhibited platelet activation and promoted skin flap survival after ischemia/reperfusion injury[J]. J Surg Res, 2002, 107(1):50–55.

[37] Yii N W, Evans G R, Miller M J, et al. Thrombolytic therapy: what is its role in free flap salvage? [J]. Ann Plast Surg, 2001, 46(6):601–604.

[38] Atiyeh B S, Hashim H A, Hamdan A M, et al. Local recombinant tissue plasminogen activator rt-PA thrombolytic therapy in microvascular surgery[J]. Microsurgery, 1999, 19:261–265.

第二篇

新技术进展

第七章
穿 支 皮 瓣

一、历史及背景

在外科皮瓣技术发展的进程中,外科医生逐步意识到在皮瓣切取中,有许多多余的组织结构,这些组织结构不但无法增加皮瓣的血液供应以及静脉回流,反而会给皮瓣带来臃肿的外观,甚至有时影响静脉的回流。另一方面,随着对解剖的不断深入研究,学者们发现皮瓣的血供可以通过一条特定的血管蒂获得。基于对皮瓣稳定血供的要求以及外观要求的满足,穿支皮瓣的概念在20世纪80年代初应运而生。

Taylor 和 Palmer 在 1987 年提出了关于“血管体区(angiosomes/vascular territories)”以及“微血管吻合支(choke vessels)”的概念,为穿支皮瓣的血供奠定了重要的解剖学基础。在这之后,Taylor 更进一步提出了通过主要血管提供皮肤软组织血供的解剖理论,并指出由主干血管发出的分支,无论是经过肌肉(intermuscular)还是肌肉间隙(intramuscular),其最终的目的地都将是皮肤及皮下组织。在 20 世纪 90 年代,Hallock、Koshima、Kroll、Blondeel 等对穿支血管(perforator)以及穿支皮瓣(perforator flap)进行了深入系统的研究,系统地定义穿支的概念并根据解剖学研究对其进行了分类:穿支血管(perforator)是指由知名血管发出并穿过深筋膜到达皮肤及皮下组织的营养血管。Nakajima 最早将穿支分为以下 6 类:①直接皮穿支(direct cutaneous perforator);

②直接肌间隙穿支(direct septocutaneous perforator);③肌营养血管发出的皮肤分支(direct cutaneous branch of muscular vessel);④肌营养血管发出的皮穿支(perforating cutaneous branch of muscular vessel);⑤肌间隔穿支(septocutaneous perforator);⑥ musculocutaneous perforator(肌皮穿支)。以后逐渐简化为直接穿支(direct perforator)和间接穿支(indirect perforator)两大类,间接穿支又可进一步分为肌皮穿支(musculocutaneous perforator)和肌间隔穿支(septocutaneous perforator)(图 7.1)。

基于对穿支血管的研究,Kroll 和 Rosenfield 在 1988 年首次使用了穿支蒂皮瓣(perforator-based flap)的名称,报道了以臀大肌脊柱骶旁穿支血管为蒂的皮瓣转移修复骶尾部皮肤缺损。1989 年,

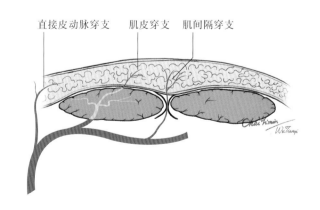

直接皮动脉穿支　　肌皮穿支　　肌间隔穿支

图 7.1　血管穿支分类示意图。

Koshima 和 Soeda 报道了以腹壁下深动脉（deep inferior epigastric artery，DIEP）穿支为蒂的皮瓣切取方式，避免了原来切取腹直肌带来的供区损伤。1994 年，Allen 和 Treece 将 DIEP 穿支皮瓣应用于乳房重建，Blondeel 等随后对该皮瓣进行了改良。Taylor 等首次报道了胫后动脉穿支（posterior tibial artery perforator，PTAP）皮瓣的应用。胸背动脉穿支皮瓣（thoracic dorsal artery perforator，TDAP）最早由 Angrigiani 等提出，对原来的背阔肌皮瓣进行改良，无须切取背阔肌而通过肌皮穿支来供养皮瓣，目前该皮瓣已成为腋窝及乳房重建的常用方法。由韩国学者 Song 等报道的股前外侧皮瓣（anterolateral thigh flap，ALT flap）更是成为目前最为常用的穿支皮瓣供区，可以同时切取皮肤、筋膜、肌肉等组织进行任意组合。

二、穿支皮瓣的命名

Koshima 和 Soeda 在 1989 年首次提出了穿支皮瓣的命名。而 Allen 和 Treece 在之后采用该皮瓣重建乳房时却使用了不同的命名。因此在穿支皮瓣提出的最初几年，穿支皮瓣的命名争议不断：不同报道对于同一皮瓣采取了不同的命名方法，例如以腹壁下深动脉穿支为蒂的皮瓣，有些学者将其称为脐周穿支皮瓣（paraumbilical perforator flap）、超薄脐旁穿支蒂岛状皮瓣（ultrathin paraumbilical perforator-based cutaneous island flap）或腹壁下深动脉穿支皮瓣（deep inferior epigastric perforator flap）。对于胸背动脉穿支为蒂的皮瓣，有些报道将其命名为胸背动脉穿支皮瓣（thoracodorsal artery perforator flap）、背阔肌穿支皮瓣（latissimus dorsi perforator flap）或胸背动脉穿支蒂岛状皮瓣（thoracodorsal artery perforator-based island flap）等。可见在当时迫切需要统一穿支皮瓣的命名。

在 2001 年比利时举行的第五届穿支皮瓣国际会议上，来自各个国家的学者开始着手统一穿支皮瓣的命名方法。欧洲国家学者在当时会议上对 5 种穿支血管类型以及穿支皮瓣达成了初步的共识，之

后将穿支血管类型简化为三类。加拿大学者的观点在 Geddes 等的报道中进行了总结，且与欧洲学者的观点类似，不同之处在于切取组织在命名中的词缀部分。我国由于缺乏国际论著因此在当时未能参与穿支皮瓣国际统一命名的制定。

对于穿支皮瓣的准确定义需要包括对穿支血管清晰准确的描述。Hallock 在其发表的文献中就包含了对直接穿支和间接穿支的全面描述。其中直接穿支是指由主要知名血管发出，在其到达皮肤及皮下组织的过程中只穿过深筋膜，而间接穿支是指主干血管发出分支后经过一些其他的组织结构，包括肌肉、肌间隔、肌腱、骨膜等组织。在间接穿支中，还包括了一些常见的穿支血管类型，其中，肌穿支或肌皮穿支是指主干血管分支穿过肌肉组织后供养皮肤，肌间隔穿支是指主干血管分支在穿过深筋膜后仅穿过肌间隔组织到达皮下。这两种最为常见的间接穿支类型通过穿支血管走行进行命名。

对于穿支皮瓣的命名方面，目前国际上较为统一的命名方法是以其主干血管的简写来命名，例如 DIEAP = deep inferior epigastric artery perforator flap，而对于那些来自同一个主干血管不同部位分支的穿支皮瓣来说，则在其后面添加穿支来源的肌肉以相互区分（图 7.2），比如 LCFAP-*vl* = lateral circumflex femoral artery perforator-vastus lateralis muscle，以及 LCFAP-*tfl* = lateral circumflex femoral artery perforator-tensor fascia lata muscle。如果已知主干血管的穿支具有阶段性，则按照穿支阶段的顺序进行命名，例如 PIAP-8 = 以 posterior intercostal artery 第 8 个穿支为蒂的皮瓣。

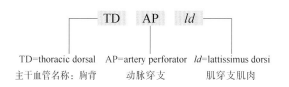

TD	AP	*ld*
TD=thoracic dorsal	AP=artery perforator	*ld*=lattissimus dorsi
主干血管名称：胸背	动脉穿支	肌穿支肌肉

图 7.2　国际上较为统一的命名方法是以其主干血管的简写来命名，后缀为肌穿支的肌肉来源。

三、穿支皮瓣的解剖学研究

皮瓣的血供来源于深部的动脉干，起始后穿过深筋膜至皮下组织，沿途发出穿支。分支间彼此吻合交织，形成不同层次的血管网，包括：真皮下血管网、真皮血管网、乳头血管网及深筋膜血管网。其中，前四种为传统皮瓣的血供基础，而由深筋膜血管网为血供基础的筋膜皮瓣概念最早由 Ponten 在1981 年提出。Ponten 认为深筋膜及其血管对维持筋膜皮瓣的血供有重要的作用。此后国内外许多学者的解剖学研究和动物实验都证明：肌间隔皮动脉、肌间隙皮动脉和肌皮动脉穿支在穿过深筋膜浅层和深层时均发出细小的分支，在深筋膜浅层和深层的动脉支相互吻合形成深筋膜血管网。笔者采用氧化铅 - 明胶灌注造影技术，研究小腿三条主要动脉在小腿的穿支，发现各个穿支与其体表对应的筋膜血管网存在广泛的交通支吻合（图 7.3）。该研究结果符合 Taylor 所提出的血管体区理论，也是穿支皮瓣的解剖学基础。

四、目前常用的穿支皮瓣

在 Taylor 和 Palmer 提出人体血管体区的概念后，许多学者投身于对人体穿支血管的研究，Geddes、Hallock、Morris 以及我国的杨大平、唐茂林进行了大量系统的解剖学研究，通过对全身皮肤血管区域定性和定量的分析，确定了全身皮肤血管的位置、数量、口径、穿支蒂的长度、类型、主干血管以及皮肤供养范围等信息，为临床的实际应用提供了完善的解剖学依据。表 7.1 列举了目前在临床上较为常用的穿支皮瓣，这些常用的穿支皮瓣穿支蒂位置、管径及长度较为恒定，且穿支的供养范围较大，可以修复大部分躯干和肢体的软组织缺损。

表 7.1 临床常用的穿支皮瓣

部位	皮瓣名称	主干动脉	英文缩写	穿支类型
躯干	胸背动脉穿支皮瓣	胸背动脉	TDAP	肌皮穿支
	腹壁下动脉穿支皮瓣	腹壁下动脉	DIEAP	肌皮穿支 / 肌间隔穿支
	臀上动脉穿支皮瓣	臀上动脉	SGAP	肌皮穿支
	臀下动脉穿支皮瓣	臀下动脉	IGAP	肌皮穿支
	肋间动脉穿支皮瓣	肋间动脉	ICAP	肌皮穿支
	腰动脉穿支皮瓣	腰动脉	LAP	肌皮穿支
	旋髂深动脉穿支皮瓣	旋髂深动脉	DCIAP	肌皮穿支
上肢	桡动脉穿支皮瓣	桡动脉	RAP	肌间隔穿支
	尺动脉穿支皮瓣	尺动脉	UAP	肌间隔穿支
	骨间后动脉穿支皮瓣	骨间后动脉	PIOAP	肌间隔穿支
	肱深动脉穿支皮瓣	肱深动脉	PBAP	肌皮穿支 / 肌间隔穿支
下肢	旋股外侧动脉穿支皮瓣	旋股外侧	LCFAP	肌间隔穿支
	旋股内侧动脉穿支皮瓣	旋股内侧	MCFAP	肌皮穿支 / 肌间隔穿支
	膝降动脉穿支皮瓣	膝降动脉	DGAP	肌皮穿支 / 肌间隔穿支
	腓肠内侧动脉穿支皮瓣	腓肠内侧动脉	MSAP	肌皮穿支
	腓动脉穿支皮瓣	腓动脉	PNAP	肌间隔穿支
	胫后动脉穿支皮瓣	胫后动脉	PTAP	肌皮穿支 / 肌间隔穿支
	胫前动脉穿支皮瓣	胫前动脉	ATAP	肌间隔穿支
	足底内侧动脉穿支皮瓣	足底内侧动脉	MPAP	肌皮穿支 / 肌间隔穿支
	足底外侧动脉穿支皮瓣	足底外侧动脉	LPAP	肌皮穿支

■病例一

患者 29 岁，男性，工人，已婚，吸烟史 5 年。因机器伤致左手外伤，伤后于外院诊治，予以清创截指术。术后手掌残端皮肤坏死，转入我院进一步诊治。查体发现：左手掌残端皮肤坏死，面积约

8 cm×4 cm，远端血运可。根据患者具体情况设计骨间背穿支皮瓣修复创面（图 7.4）。

■病例二

患者 35 岁，男性，建筑工人，已婚，吸烟史 15 年。因车祸伤致左侧外踝前皮肤软组织缺损，伤

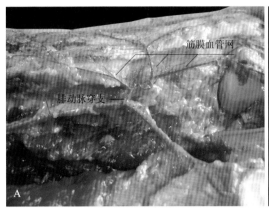
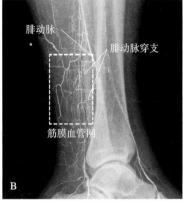
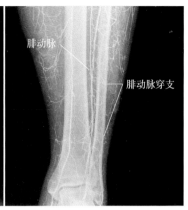

图 7.3 腓动脉穿支和小腿深筋膜血管网存在广泛交通支吻合。

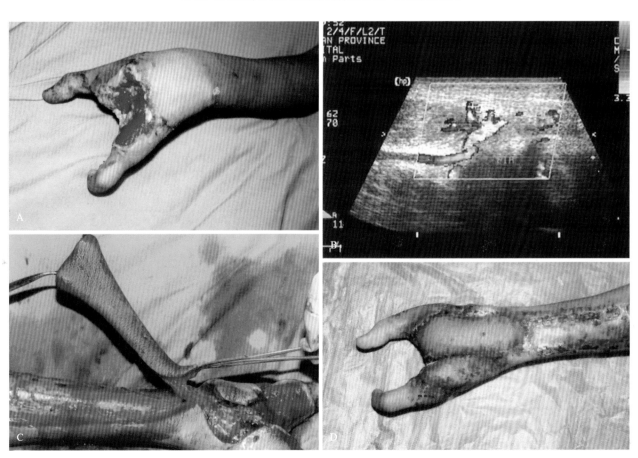

图 7.4 机器伤致左手外伤。

A.左手截指术后背侧皮肤坏死，掌骨外露，皮肤缺损面积约为 8 cm×4 cm；B.术前应用彩色多普勒超声探查穿支；C.根据创面大小设计骨间背动脉穿支皮瓣，皮瓣面积约 10 cm×5 cm，切取皮瓣；D.皮瓣覆盖创面术后 14 天外观

后于外院诊治，予以清创 VSD 覆盖及外固定术。术后 7 天转入我院进一步诊治。查体发现：左侧外踝皮肤软组织缺损，面积约 12 cm×6 cm，踝关节外露，远端血运可。设计腓动脉穿支螺旋桨皮瓣修复外踝区缺损（图 7.5）。

■ 病例三

患者 45 岁，男性，工人，已婚，吸烟史 20 年。因车祸伤致左足背皮肤软组织撕脱伤，伤后 6 小时来我院急诊就诊，予以清创削薄回植术。术后 14 天皮肤坏死边界清楚，予以清创术，清创术后左足背皮肤软组织缺损，面积约 13 cm×5 cm，足趾伸肌腱外露，远端血运可。设计游离股前外侧穿支皮瓣修复缺损，供区直接缝合，术后皮瓣完全成活，术后 3 个月随访皮瓣受区及供区外观满意（图 7.6）。

■ 病例四

患者 14 岁，女性，学生。因烧伤致左足畸形 14 年。为矫正畸形，入我院诊治。入院查体：左足背外侧与小腿前方以瘢痕粘连，左足底瘢痕挛缩外翻畸形，左足背内侧胼胝形成（负重区）。瘢痕及挛缩组织切除后设计游离股前外侧穿支皮瓣修复继

发缺损（图 7.7）。

五、穿支皮瓣的特殊形式

（一）穿支螺旋桨皮瓣

Hyakusoku 等在 1991 年最早提出了"螺旋桨皮瓣（propeller flap）"的概念，螺旋桨皮瓣通过筋膜蒂部连接两个岛状皮瓣，旋转 90°后将螺旋桨的大叶覆盖受区，小叶覆盖大叶的供区，小叶部分直接一期缝合，因皮瓣的外形类似于螺旋桨，故以此命名。2005 年，Hallock 将螺旋桨皮瓣技术和穿支技术相结合，切取股内收肌穿支蒂螺旋桨皮瓣，皮瓣在旋转 180°后完全存活，取得了成功。2007 年，Hyakusoku 将 Hallock 提出的特殊的穿支皮瓣重新定义为"穿支螺旋桨皮瓣（perforator propeller flap）"，该皮瓣是一种以单一穿支血管为蒂的局部筋膜皮瓣，通过充分游离一定长度的穿支，可以将皮瓣旋转 180°，将一部分穿支与创面之间的皮肤软组织作为螺旋桨的小叶一同切取覆盖供区，

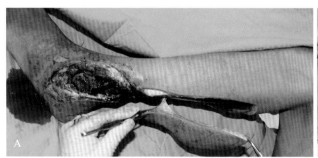
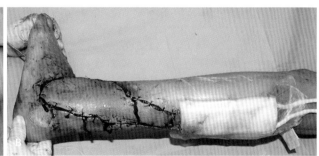
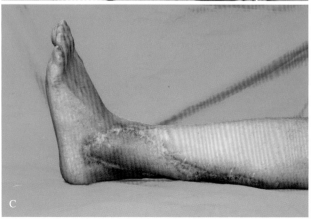

图 7.5 车祸伤致左侧外踝前皮肤软组织缺损。

A.创面清创后设计面积 14 cm×7 cm 的腓动脉穿支螺旋桨皮瓣，切取皮瓣，分离皮瓣蒂部束带，防止皮瓣旋转后卡压蒂部；B.皮瓣旋转 180°覆盖创面，供区植皮后 VSD 覆盖，术后即刻外观；C.术后 6 个月复查，皮瓣外观

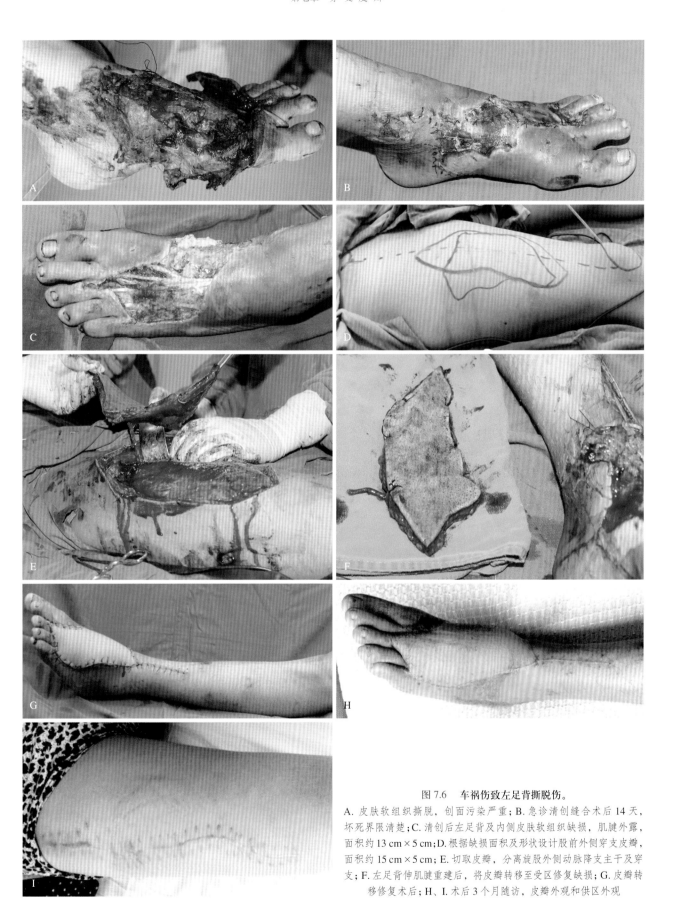

图7.6 车祸伤致左足背撕脱伤。

A.皮肤软组织撕脱，创面污染严重；B.急诊清创缝合术后14天，坏死界限清楚；C.清创后左足背及内侧皮肤软组织缺损，肌腱外露，面积约13 cm×5 cm；D.根据缺损面积及形状设计股前外侧穿支皮瓣，面积约15 cm×5 cm；E.切取皮瓣，分离旋股外侧动脉降支主干及穿支；F.左足背伸肌腱重建后，将皮瓣转移至受区修复缺损；G.皮瓣转移修复术后；H、I.术后3个月随访，皮瓣外观和供区外观

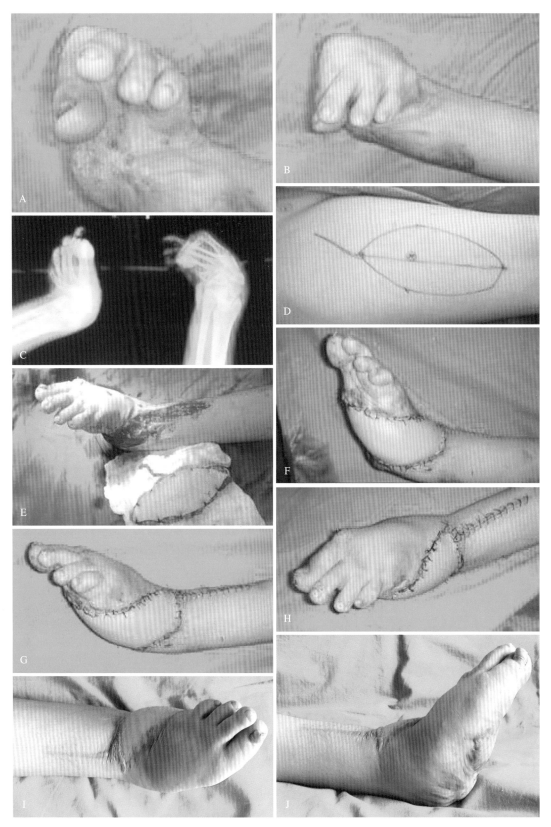

图 7.7　烧伤后瘢痕挛缩致左足畸形。

A. 足底观；B. 外侧观；C. 术前 X 线片；D. 设计游离股前外侧穿支皮瓣，面积 20 cm×8 cm；E. 瘢痕切除后畸形矫正，皮瓣切取后转移至受区；
F~H. 皮瓣移植术后左足外观（足底、外侧和足背观）；I、J. 术后 3 个月随访（足背和内侧观）

具有供区损伤小和外观优良的优点（图7.8）。而Teo等又对这一特殊穿支皮瓣进行了深入广泛的临床应用。

在关于螺旋桨皮瓣的"东京共识"上，将螺旋

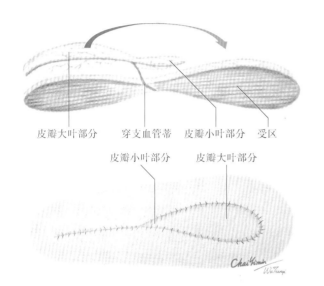

图7.8 穿支螺旋桨皮瓣是一种以单一穿支血管为蒂的局部筋膜皮瓣。通过充分游离一定长度的穿支，可以将皮瓣旋转180°，将一部分穿支与创面之间的皮肤软组织作为螺旋桨的小叶一同切取覆盖供区。

桨皮瓣定义为沿着其血管蒂的螺旋桨型的岛状皮瓣，并且根据血管蒂的类型分为筋膜蒂螺旋桨皮瓣（subcutaneous pedicled propeller flap）、穿支蒂螺旋桨皮瓣（perforator pedicled propeller flap）、肌肉蒂螺旋桨皮瓣（muscle pedicled propeller flap）以及血管蒂螺旋桨皮瓣（vascular pedicled propeller flap）。其中，穿支蒂螺旋桨皮瓣（PPP）是目前用途最为广泛的螺旋桨皮瓣，不仅皮瓣外观满意，且各种并发症发生率较低。当覆盖面积较大时，可以选择离创面较远的另一个穿支，将其游离切取后与受区相应的血管吻合，可以保证较大面积的螺旋桨皮瓣存活。

■ 病例五

患者42岁，男性，工人，已婚，有吸烟史。因车祸伤致左小腿开放性骨折，胫前区域皮肤软组织缺损，胫骨外露。伤后至我院急诊就诊。查体发现：患者生命体征平稳，左小腿远端前方可见软组织缺损，面积约9 cm×5 cm，远端血运感觉可。设计胫后动脉穿支螺旋桨皮瓣修复（图7.9）。

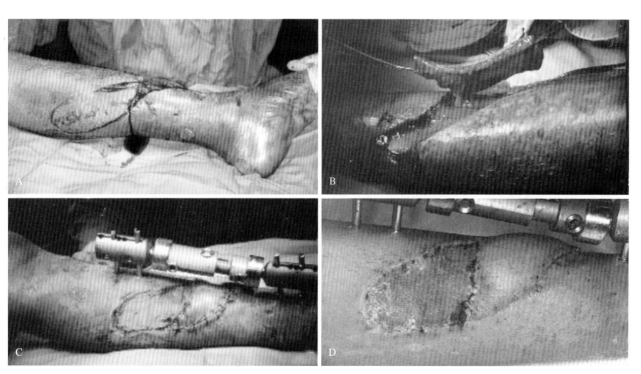

图7.9 左小腿开放性骨折，胫前软组织缺损，面积约9 cm×5 cm。
A.设计胫后动脉穿支螺旋桨皮瓣；B.切取皮瓣，注意分离蒂部筋膜，避免皮瓣旋转后蒂部卡压；C.皮瓣转移覆盖创面，供区植皮，外固定支架固定骨折；D.术后2周拆线，皮瓣及供区植皮完全成活

（二）穿支加强蒂皮瓣

传统的穿支皮瓣仅通过穿支血管和主干相连接，如果保留皮瓣蒂部部分筋膜组织的话，可以增加皮瓣的血供、静脉回流以及感觉通路。该类型的混合蒂皮瓣最早由 Mehrotra 报道，以岛状皮瓣的形式，通过穿支蒂和筋膜蒂一同提供动脉供血及静脉回流，Mehrotra 将其称为穿支加强蒂皮瓣（perforator-plus flap）。穿支加强蒂皮瓣可以用旋转、推进等形式转移覆盖受区。如果在转移过程中遇到蒂部卡压造成供血不足或静脉回流障碍时，需要充分游离穿支血管，有时甚至不可避免牺牲部分筋膜蒂组织。

■ 病例六

患者 24 岁，男性，工人，未婚，无吸烟史。因车祸致左小腿开放性骨折，外踝局部皮肤软组织缺损。查体：神志尚清楚，生命体征平稳，左外踝及足背处可见一大小约为 16 cm×5 cm 的皮肤软组织缺损，骨、肌腱软组织外露。急诊予以清创外固定支架固定骨折，创面清创换药。急诊术后 14 天

创面情况良好，炎症控制；设计腓动脉穿支血管皮瓣覆盖创面（图 7.10）。

（三）穿支蒂随意皮瓣

Wei、Mardini 及 Wallace 等最早提出穿支蒂随意皮瓣（free-style free flaps）的概念。他们认为，人体各个部位创面的周围只要存在一条多普勒信号合适的穿支便可以切取穿支皮瓣；该穿支局部转移皮瓣设计灵活，且无论从皮瓣颜色、质地等都与受区相近。

依据 Taylor 早期的血管体区的研究报道，人体有超过 350 支以上口径 > 0.5 mm 的穿支血管，其中前臂约 37 支，小腿约 25 支。按照 Geddes 的观点，当术前可以通过影像学检查技术检查穿支的管径 > 0.5 mm，且具有足够的血管蒂长度时，便可以作为穿支皮瓣的供区进行切取。由此看来，在四肢存在超过 30 个穿支皮瓣的供区。而事实上，很多位置较为恒定的穿支血管蒂已经成为临床上较为常用的供区，包括腹壁下动脉穿支皮瓣、胸背动脉穿支皮瓣、臀上动脉穿支皮瓣、股前外侧穿支皮

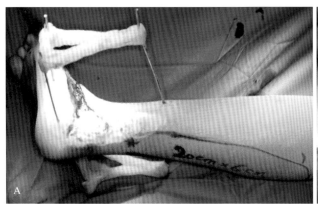
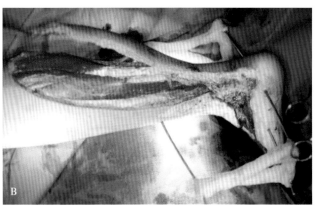
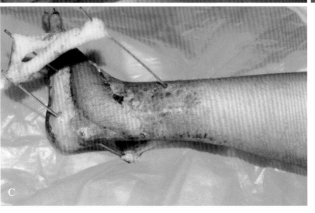

图 7.10 车祸致左侧外踝约 18 cm×5 cm 皮肤软组织缺损。

A. 设计同侧腓动脉穿支血管皮瓣，面积 20 cm×6 cm；B. 皮瓣切取，为加强皮瓣血供，保留血管蒂部筋膜组织；C. 术后 2 周，皮瓣完全成活

瓣、腓肠动脉穿支皮瓣等。除此之外，还有许多在术前通过多普勒发现的受区周围较为合适的穿支皮瓣供区，这些穿支皮瓣就是穿支蒂随意皮瓣。

（四）血管桥接穿支皮瓣

血管桥接穿支皮瓣（flow-through perforator flap）是指通过穿支血管的上一级血管桥接受区血管的手术方式，即通过穿支血管的上一级血管桥接修复受区的血管缺损，同时利用穿支皮瓣覆盖受区。这种重建方式更接近于生理循环，与通过端侧吻合修复受区相比

较，其吻合口并发症发生率要低得多。目前最为常用的供区是旋股外侧动脉降支及其发出的穿支。

■ 病例七

患者 38 岁，男性，建筑工人，已婚，有吸烟史。因工作时机器绞伤右手，致右手皮肤脱套，桡骨远端及腕骨骨折，伤后 6 小时来我院就诊。急诊查体：右腕掌侧皮肤软组织缺损，面积约 12 cm×4 cm，右手背侧皮肤软组织缺损，面积约 17 cm×12 cm，肌腱及骨组织暴露，右手远端血运障碍。急诊拟游离股前外侧和腹股沟皮瓣修复缺损并重建血运（图 7.11）。

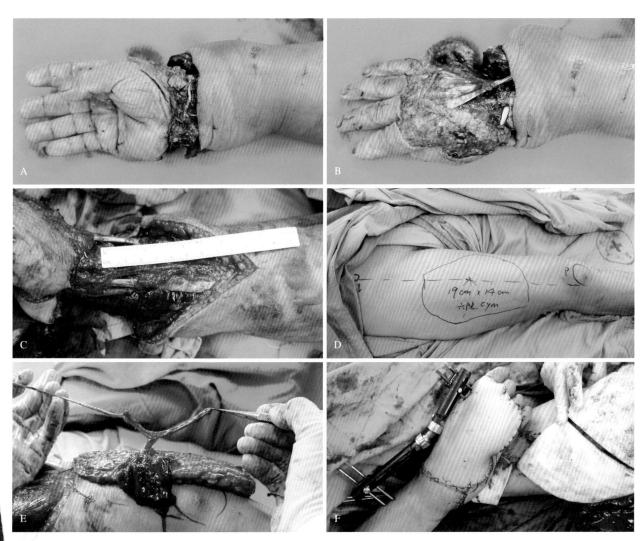

图 7.11 机器绞伤致右手腕皮肤脱套伤，桡骨远端及腕骨骨折。
术前掌侧观，掌侧近端皮肤脱套，屈肌腱外露；B. 术前背侧观，皮肤软组织缺损，可见拇长伸肌肌腱断端，指伸肌腱外露，尺侧腕伸肌指固有伸肌腱切断；C. 首先行清创术，扩创探查腕部血管神经肌腱，见血管挫伤严重，尺动脉断裂，桡动脉见 5 cm 血栓形成；D. 根据大小设计 19 cm×14 cm 的游离股前外侧皮瓣，穿支血管位于髂前上棘与髌骨外缘连线的中点处；E. 切取皮瓣，以旋股外侧动脉降支皮肤穿支为营养血管穿支，同时切取一段旋股外侧动脉降支主干作为桥接血管；F. 予以外固定支架固定腕关节，维持腕关节关节间以旋股外侧动脉降支主干作为桥接血管替换栓塞桡动脉，游离股前外侧皮瓣覆盖手背侧创面，同时切取腹股沟皮瓣覆盖掌侧创面

（五）穿支组合皮瓣

穿支组合皮瓣包括了穿支联体皮瓣（perforator-based conjoined flap）和穿支嵌合皮瓣（perforator-based chimeric flap）两种。前者是指由一个以上穿支所供养的较大的血管体区，且大多数情况下，这些穿支来源于同一个主干血管。常用的供区包括股前外侧、背部和侧胸，甚至可以将这三个供区一同切取，设计成超长皮瓣修复整个上肢的皮肤软组织缺损。

嵌合皮瓣是在同一个血管体区切取的包含多个血供相互独立的皮肤筋膜瓣且又共同由同一主干血管发出。2002 年，Huang 等首先报道了以旋股外侧动脉降支为血管蒂，切取了其所发出的两条穿支所供养的嵌合双叶皮瓣，用于修复口角和面部缺损，

获得了良好效果。嵌合皮瓣还可以包含不同的组织成分，即各个穿支所携带的组织瓣可以不仅是筋膜皮瓣，还可以是肌瓣、骨瓣等。嵌合皮瓣在临床上多用于修复面积较大或者合并复合组织缺损的创面。常用的供区包括旋股外侧血管系统、肩胛下血管系统、旋髂深血管系统及腓动脉血管系统等。

■ **病例八**

患者 22 岁，男性，工地工人，未婚。驾驶非机动车与货车发生事故，右上肢遭车轮碾压致大面积皮肤软组织缺损，肱骨干骨折，伤后 3 小时来我院急诊就诊。入院查体：患者神志清醒，口唇无苍白；右上臂至手背皮肤、前臂碾挫伤严重，范围约 55 cm×12 cm，前臂肌腱软组织外露，合并肱骨干骨折；肢体远端血运存在，感觉存在（图 7.12）。

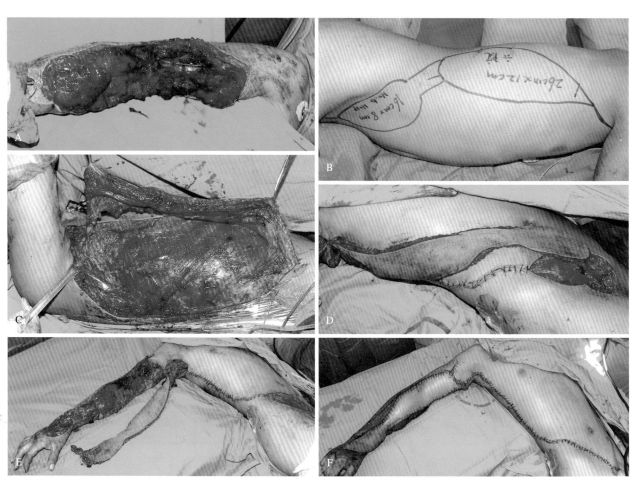

图 7.12 车祸碾挫伤。

A. 右上臂至手背大面积皮肤软组织缺损，右臂肱骨及肌腱软组织外露，一期行肱骨切复钢板内固定术；B. 根据创面的大小设计背阔肌 - 腹股沟联合皮瓣，背阔肌皮瓣大小为 26 cm×12 cm，腹股沟皮瓣大小为 16 cm×8 cm；C. 以胸背动脉为蒂切取背阔肌皮瓣；D. 切取游离腹股沟皮瓣，游离旋髂浅动脉；E. 背阔肌皮瓣供区一期缝合；F. 背阔肌 - 腹股沟联合皮瓣覆盖创面，供区一期缝合；

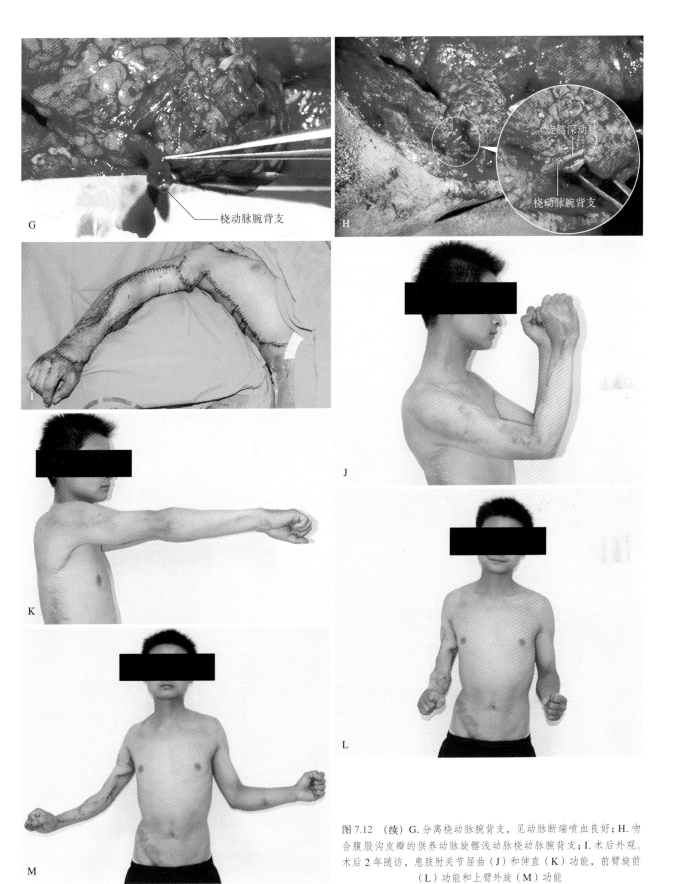

图 7.12 （续）G. 分离桡动脉腕背支，见动脉断端喷血良好；H. 吻合腹股沟皮瓣的供养动脉旋髂浅动脉桡动脉腕背支；I. 术后外观。术后 2 年随访，患肢肘关节屈曲（J）和伸直（K）功能，前臂旋前（L）功能和上臂外旋（M）功能

■病例九

患者 32 岁，男性，建筑工人，已婚，吸烟史 10 年。1 个月前因车祸导致左踝后侧皮肤及肌腱缺损，于当地医院急诊行清创 VSD 术。为进一步诊治来我院就诊，门诊查体示：左踝后侧皮肤软组织缺损，面积约 9 cm × 6 cm，跟腱缺损约 6 cm，创面可见渗出物，远端血运可，足底感觉存在。患者一般情况可，无高血压病、糖尿病史。采用带阔筋膜股前外侧双叶皮瓣重建跟腱并修复缺损（图 7.13）。

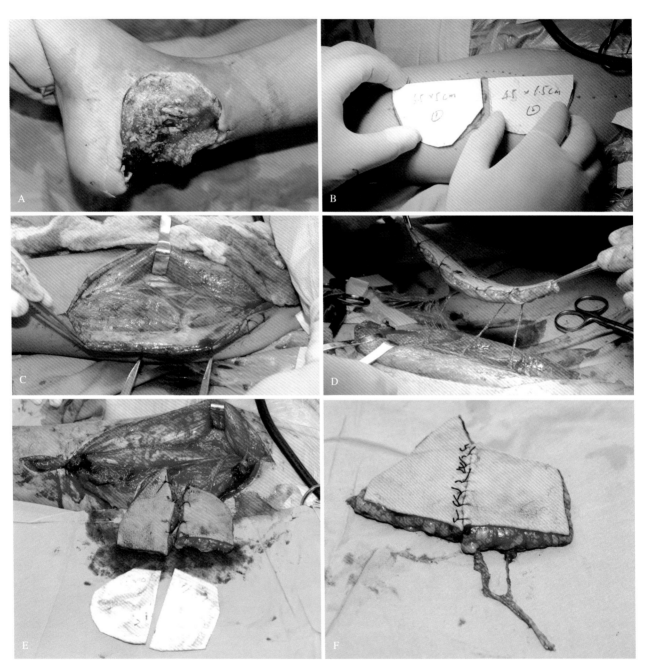

图 7.13　车祸致左踝后侧皮肤肌腱复合缺损。

A. 左踝后侧皮肤缺损面积约 9 cm × 6 cm，跟腱缺损约 6 cm；B. 连接髂前上棘外缘和髌骨外上缘，以两点间连线中点为中心，根据受区皮肤缺损，设计股前外侧双叶皮瓣，面积分别约为 6.5 cm × 5 cm 和 6.5 cm × 4.5 cm；C. 切开皮瓣内侧缘，由内向外分离皮瓣穿支；D. 分离旋股外侧动脉降支的穿支；E. 切取股前外侧双叶皮瓣，重新组合；F. 皮瓣切取后，根据创面形状重新组合并缝合皮瓣，形成大小为 9.5 cm × 6.5 cm 皮瓣；

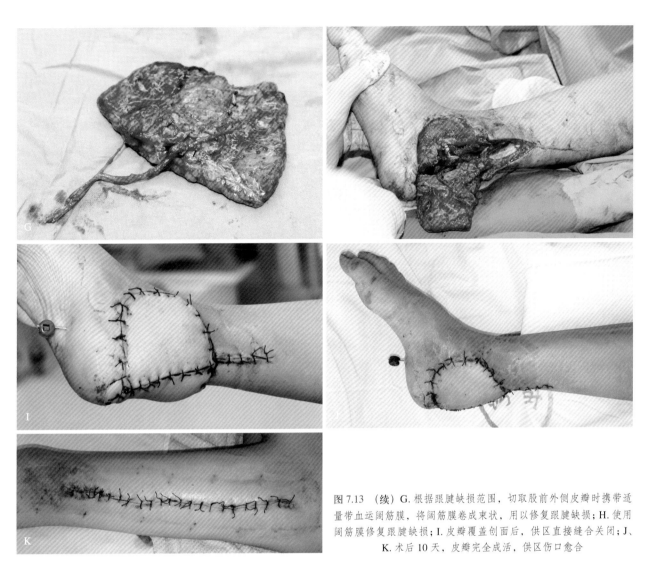

图 7.13 （续）G. 根据跟腱缺损范围，切取股前外侧皮瓣时携带适量带血运阔筋膜，将阔筋膜卷成束状，用以修复跟腱缺损；H. 使用阔筋膜修复跟腱缺损；I. 皮瓣覆盖创面后，供区直接缝合关闭；J、K. 术后 10 天，皮瓣完全成活，供区伤口愈合

（姜佩珠　文　根）

参考文献

［1］ Taylor G I, Palmer J H, McManamny D. The vascular territories of the body (angiosomes) and their clinical applications[M]//McCarthy J G. Plastic Surgery:vol.1. Philadelphia:WB Saunders, 1990.

［2］ Nakajima H, Fujino T, Adachi S. A new concept of vascular supply to the skin and classification of skin flaps according to their vascularization[J]. Ann Plast Surg, 1986, 16:1.

［3］ Kroll S S, Rosenfield L. Perforator-based flaps for low posterior midline defects[J]. Plast Reconstr Surg, 1988, 81:561.

［4］ Koshima I, Inagawa K, Urushibara K, et al. Paraumbilical perforator flap without deep inferior epigastric vessels[J]. Plast Reconstr Surg, 1998, 102:1052.

［5］ Allen R J, Treece P. Deep inferior epigastric perforator flap for breast reconstruction[J]. Ann Plast Surg, 1994, 32:32–38.

［6］ Blondeel P N, van Landuyt K H, Monstrey S J, et al. The "Gent" consensus on perforator flap terminology: preliminary definitions[J]. Plast Reconstr Surg, 2003, 112:1378–1383.

［7］ Angrigiani C, Grilli D, Siebert J. Latissimus dorsi musculocutaneous flap without muscle[J].Plast Reconstr Surg, 1995, 96:1608.

［8］ Song Y G, Chen G Z, Song Y L. The free thigh flap: a new free flap concept based on the septocutaneous artery[J]. Br J Plast Surg, 1984, 37:149.

［9］ Hallock G G. Direct and indirect perforator flaps: the history and the controversy[J]. Plast Reconstr Surg, 2003, 111:855–865；quiz 111:866.

［10］ Morris S F, Tang M, Almutairi K, et al. The anatomic basis of perforator flaps. Ann Plast Surg, 2010, 37:553–570.

［11］ Tang M, Ding M, Almutairi K, et al. Three-dimensional angiography of the submental artery perforator flap[J]. J Plast Reconstr Aesthet Surg, 2011, 64:608.

［12］ Hyakusoku H, Yamamoto T, Fumiiri M. The propeller flap method[J]. Br J Plast Surg, 1991, 44:53.

［13］ Hallock G G. The propeller flap version of the adductor muscle perforator flap for coverage of ischial or trochanteric pressure sores[J]. Ann Plast Surg, 56:540, 2006.

［14］ Mehrotra S. Reply to Wong C H, Tan B K. Perforator-plus flaps or perforator-sparing flaps: different names, same concept[J]. Plast Reconstr Surg, 2007, 120:1748.

[15] Wei F C, Mardini S. Free-style free flaps[J]. Plast Reconstr Surg, 2004, 114:910.

[16] Mardini S, Tsai F C, Wei F C. The thigh as a model for free style free flaps[J]. Clin Plast Surg, 2003, 30:473.

[17] Wallace C G, Kao H K, Jeng S F, et al. Free-style flaps: a further step forward for perforator flap surgery[J]. Plast Reconstr Surg, 2009, 124:e419.

[18] Geddes C R, Morris S F, Neligan P C. Perforator flaps: evolution, classification, and applications[J]. Ann Plast Surg, 2003, 50:90.

[19] Huang W C, Chen H C, Wei F C, et al. Chimeric flap in clinical use[J]. Clin Plast Surg, 2003, 30:457–467.

[20] Teo T C. The propeller flap concept[J]. Clin Plast Surg, 2010,37:615.

第八章
皮神经营养血管皮瓣

一、历史及背景

法国学者 Quenu 和 Lejars 在 19 世纪末期最早提出了皮肤的血供部分来源于皮神经周围营养血管（concomitant vasa nervorum）的观点。在他们之后，同样是法国的解剖学家 Michel Salmon 于 1936 年在其著作《皮肤的动脉》(Le Artère de Cutané) 中也指出了皮神经营养血管作为皮肤血供来源的理论。但在 19 世纪初中期，皮瓣外科的发展还未深入到皮瓣的血供解剖学研究，因此皮神经营养血管的理论发现自然也未能引起外科学界的重视。

20 世纪 90 年代，由于皮瓣外科学相关解剖研究的开展，法国学者 Masquelet 以及巴西学者 Bertelli 重新研究了皮神经营养血管与皮肤血供的相互关系，发现了皮神经周围的营养血管对皮肤血供的重要作用，并由此提出神经皮瓣（neurocutaneous flap）的概念，打破了传统筋膜皮瓣长宽比的限制，增加了皮瓣的切取范围以及修复范围。

Masquelet 主要研究了小腿的 3 条主要皮神经（隐神经、腓肠神经、腓浅神经），发现隐神经和腓肠神经在近端部分是由主要动脉供血的，而在其行程的远端部分则为延续的交织血管丛供血。腓浅神经的全程均由节段性的皮肤穿支血管所构成的纵向血管丛供血。Masquelet 认为，尽管这些穿支小动脉本身的供血范围有限，仅营养神经的一段，犹如接力赛中的一程，而许多穿支小动脉通过分支的相互吻合，形成纵向的交织血管网（interlacing network），即显著扩大了供血范围和距离，能完成对皮神经进行全程供血。

Bertelli 在其发表的论文中阐述了神经旁血管（paraneural vessels）的特征：神经旁血管口径 0.2~0.5 mm，多在皮神经周围 5 mm 范围内伴随并沿纵向走行，连接营养皮肤神经的穿支血管（neurocutaneous perforators），形成丰富的神经旁血管网（paraneural network），神经旁血管网亦发出分支与深筋膜、皮下组织及皮肤血管网相交通。

澳大利亚学者 Taylor 对人体及脊椎动物体被组织（in-tegument）的动脉血供及静脉回流进行系列解剖研究，发现每一皮神经均有一动脉和静脉血管相伴随。Taylor 在报道中将皮神经的血供分为两类：①主要动脉型，为一口径较大的动脉与皮神经共同穿出深筋膜，动脉伴随神经行程较长，如肋间神经的血管外侧穿支和下肢隐神经的动脉。②血管网型，为搭乘于皮神经的节段性横向小动脉之间的链式吻合（chain-linked system）形成的纵向血管网。

国内学者钟世镇同样在当时对皮神经营养血管皮瓣的解剖基础进行了深入研究，发现除了 Masquelet 和 Bertelli 报道了神经旁血管外，皮神经还具有皮神经干内血管网，皮神经营养动脉上行支吻合构成的外膜动脉沿皮神经干呈链状排列。神经旁血管和神经干内血管网这两个皮神经主要的血供形式都有无数侧支与邻近皮下结构的血管网相沟通，构成沿皮神经干两旁较大面积皮瓣能够成活的血供形态学基础。

二、皮神经营养血管皮瓣的命名

Bertelli 和 Masquelet 使用的名称有：神经静脉皮瓣（neuro-venous flap）、神经皮瓣（neurocutaneous island flap）、神经皮肤岛状瓣（neurocutaneous island flaps supplied by the vascular axis of the sensivive superficial nerves）、浅感觉神经血管轴供养的岛状皮瓣（skin island flapsupplied by the vascular axis of the sensivive superficial nerves）。Nakajima 同时兼顾瓣部和蒂部的组织构成，提出新命名：①神经筋膜疏松组织蒂筋膜皮瓣（veno-neuroadipofascial pedicled fasciocutaneous flap，NEF flap）；②静脉筋膜疏松组织蒂筋膜皮瓣（venoadipofasical pedicled fasciocutaneous flap，VAF flap）；③静脉神经筋膜疏松组织蒂筋膜皮瓣（veno-neuroadipofascial pedicled fasciocutaneous flap，VNAF flap）。钟世镇则认为伴随皮神经穿出深筋膜的伴行动脉（第一节段动脉）并未伴随皮神经的全长，因此，如果组织瓣携带的皮神经血管并未证实为伴行血管（尤其做远端蒂移位时），可笼统地称之为皮神经营养血管。

笔者认为带皮神经和 / 或浅静脉营养血管的组织瓣，仅是传统组织瓣（筋膜皮瓣、筋膜皮下瓣、皮下组织皮瓣）的特殊类型，不同之处是多了一套皮神经和 / 或浅静脉链式吻合营养血管丛（chain-linked cutaneous neuro-and/or veno-vascular plexus）。命名时应指明其基本构成、特殊成分、蒂部方向、是否岛状等 4 项，如带皮神经营养血管的远端蒂岛状筋膜皮瓣（distally based neurovascular island fasciocutaneous flap）、带浅静脉营养血管的近端蒂筋膜皮下瓣（proximally based venovascular adipofascial flap）等。

三、解剖学基础

皮神经营养血管皮瓣的血供起自深部主干动脉

的血管神经皮穿支，通过交通支、吻合支和神经旁血管网与神经内血管互相连接吻合，形成一丰富的、广泛沟通的纵向血管系统至皮神经营养血管丛（cutaneous neurovascular plexus）。血管丛与深筋膜血管网、皮下组织血管网、浅静脉干血管网及皮肤血管网存在丰富的吻合，从而加强了这些血管网的作用，构成该皮瓣的解剖学基础。由于皮神经血管丛仅在皮神经位于深筋膜浅层的行程中存在，作用类似于轴型皮瓣，供血范围大、流程远，为开发长皮瓣提供了可能。

Nakajima 通过血管造影研究了四肢不同部位皮神经血供形式，将皮神经血供归纳为三类：

（1）由粗大的轴心动脉伴随营养（图 8.1A），如臂后皮神经、股后皮神经、腓肠内侧皮神经、腓肠外侧皮神经。

（2）由细小的节段性穿支动脉营养（图 8.1B），如臂外侧上皮神经、臂外侧下皮神经、臂内侧皮神经、前臂背侧皮神经、股外侧皮神经和腓浅神经。

（3）皮神经与浅静脉伴行且从穿支动脉共同获得营养（图 8.1C），如前臂外侧皮神经（头静脉）、前壁内侧皮神经（贵要静脉）、股前内侧皮神经和隐神经（大隐静脉）、腓肠神经（小隐静脉）、掌指背皮神经（手背浅静脉）和足背皮神经（足背静脉）。

关于皮神经营养血管皮瓣的静脉回流方面，目前仍存在较大争议，其中皮瓣浅静脉存在静脉瓣膜，分布不恒定，规律性不强，皮瓣逆行移转时，静脉回流呈逆向。故以这种方式移转的皮瓣属非生理性的，临床上有出现静脉危象的可能，有待深入研究。而皮神经一般无紧密伴行的静脉，即使存在也为节段性的，且非主要回流途径。故临床上常携带皮神经周围较粗大的浅静脉干，如取腓肠神经带小隐静脉，取前臂桡侧皮神经带头静脉。与以知名动脉为蒂的逆行岛状皮瓣有区别，后者动脉有 2 条明确的伴行静脉，且长段伴行（如第 2 掌背动脉逆行岛状皮瓣、前臂桡动脉逆行岛状皮瓣）。在临床研究中发现逆行皮瓣面积过大、蒂部过长时常出现静脉回流障碍现象，采用吻合浅静脉法及结扎远端静脉干法均可解决，并证明浅静脉对皮瓣存在不良

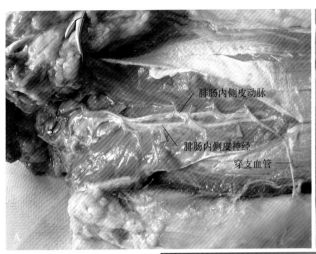
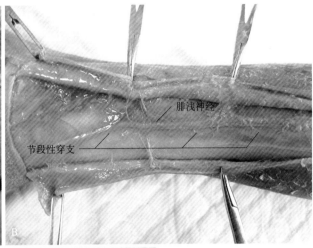
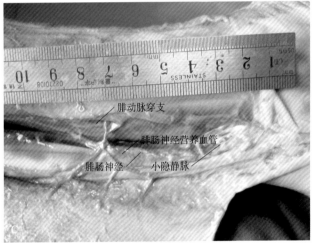

图 8.1　皮神经血供形式。

A. 由粗大的轴心动脉伴随营养；B. 由细小的节段性穿支动脉营养；C. 与浅静脉伴行且从穿支动脉共同获得营养

影响，经穿支伴行静脉回流是逆行皮瓣的主要回流方式。

四、皮瓣的设计和切取

Masquelet 初步提出该新型皮瓣的设计切取原则：①皮瓣沿浅皮神经行程设计；②包含或不包含深筋膜；③蒂部由皮下及筋膜组织组成（包含神经、动脉、浅筋膜静脉）；④浅筋膜静脉是皮神经行程的标志；⑤可以切取顺行及逆行皮瓣（图 8.2）。

因此在设计皮神经皮瓣时，首先按照创面的位置和大小选择合适的供区，随后在体表画出皮神经的体表投影，例如腓肠神经的体表投影为腘窝中点与跟腱外踝中点的连线，隐神经的体表投影为胫骨后缘等。然后选择皮瓣的旋转点，一般将皮瓣的切取部位放在软组织较为丰富的区域，再根据皮瓣切取部位和创面连线中点作为皮瓣的旋转点，但需要注意的是筋膜蒂不宜过长，以免发生静脉回流障碍。皮神经皮瓣既可以作为顺行皮瓣切取，也可以作为逆行皮瓣进行切取。

在切取皮神经皮瓣时，按照设计的皮瓣进行切取，切取后在蒂部切开皮肤，在浅筋膜的浅层分离蒂部，保留 3~4 cm 宽的筋膜蒂，确保皮神经在蒂部内，同时在皮瓣的远端切断皮神经，将其保留在皮瓣内。皮瓣完全切取后通过皮下隧道或者直接转移至受区与周围皮肤缝合。

■ **病例一**

患者 24 岁，男性，学生，未婚。因车祸致左

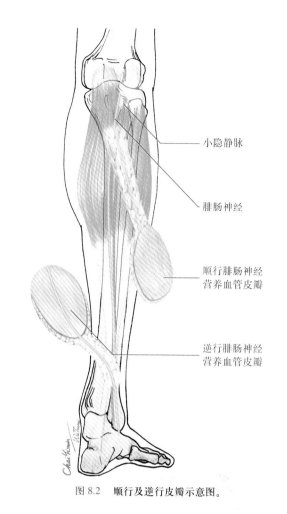

图 8.2 顺行及逆行皮瓣示意图。

小隐静脉

腓肠神经

顺行腓肠神经
营养血管皮瓣

逆行腓肠神经
营养血管皮瓣

侧跟腱区皮肤软组织缺损，伤后 2 小时入我院急诊就诊。查体发现：患者生命体征平稳。左侧跟腱区皮肤软组织缺损，面积约 5 cm×4 cm，局部肌腱外露，远端血运尚可。设计腓肠神经营养血管皮瓣修复缺损（图 8.3）。

皮神经营养血管皮瓣的血供基础是通过皮神经周围链式血管网实现的，尽管皮神经周围的链式血管网可以大大增加皮瓣的切取面积，但是链式血管网的血供范围仍然有限，因此笔者建议如果切取的皮神经皮瓣面积较小时（< 15 cm×10 cm），可以保留深筋膜切取皮神经皮瓣，如果需要修复的创面面积较大时，或者需要足够的血供覆盖外露的骨组织或内植物时，应该将深筋膜一同切取移植。

■ 病例二

患者 42 岁，女性，职员，已婚。因车祸致右足挫裂伤，伤后 6 小时入我院急诊就诊。查体发现：患者生命体征平稳。右足背皮肤软组织缺损，急诊清创后软组织缺损约 24 cm×10 cm，局部骨及肌腱外露，远端血运尚可。设计带深筋膜腓肠神经营养血管皮瓣修复足背创面（图 8.4）。

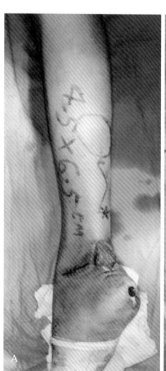
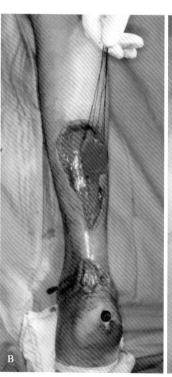
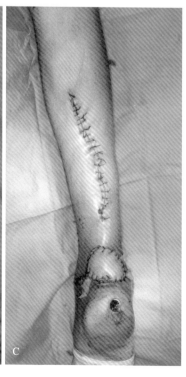

A

B

C

图 8.3 腓肠神经营养血管皮瓣修复跟腱区皮肤软组织缺损。

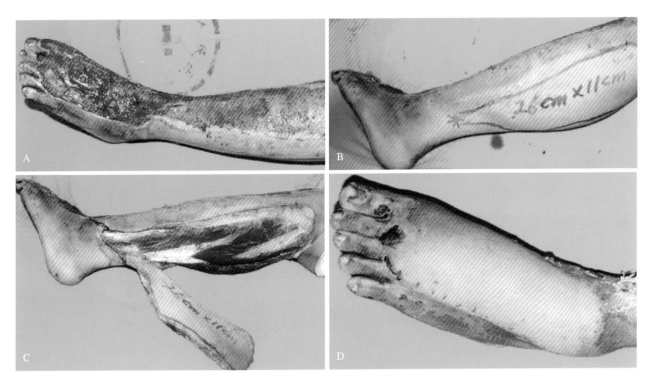

图 8.4 带深筋膜腓肠神经营养血管皮瓣修复足背创面。

■ **病例三**

患者 36 岁，女性，职员，已婚。因车祸致右下肢开放性骨折，伤后 8 小时入我院急诊就诊。查体发现：患者生命体征平稳。右内踝皮肤软组织缺损，伤口污染严重，急诊行清创克氏针固定术，术后软组织缺损约 18 cm×10 cm，局部骨及肌腱外露，远端血运尚可。清创后 VAC 覆盖，二期设计隐神经营养血管皮瓣修复创面（图 8.5）。

在前臂和小腿，组织瓣和蒂部的解剖平面均应在深筋膜下进行。对手背、足背而言，因深筋膜位于伸肌腱深面，可不带深筋膜。手术解剖在深筋膜上的皮下组织中进行，不仅摒弃了丰富的深筋膜上血管网，而且容易损伤皮神经营养血管。切取时将深筋膜包含在组织瓣和蒂部之内，有以下优点：①完整地包含了深筋膜上血管网，此血管网非常丰富，必能加强组织瓣的血供。②深筋膜是浅、深层组织的分界线，容易辨认，在深筋膜下间隙解剖，快捷方便，耗时短，是掀起组织瓣的外科平面。③深筋膜结构致密，有一定韧性，便于术中操作，而皮下组织松软易碎，经不起手术器械的提拉，容易撕裂，影响

血运。

在实际临床工作中，笔者发现不必过于强调组织瓣的血供类型。采用包含深筋膜、皮下组织、皮神经和/或浅静脉的"复合蒂"，不仅增加动脉供血与静脉回流通道，有利于成活，而且免去术中过多的显微分离，操作简单安全，缩短手术时间。

■ **病例四**

患者 35 岁，男性，工人，已婚，吸烟史 10 年。因机器伤致右腕部外伤，伤后于外院诊治，术后右腕掌侧瘢痕挛缩，腕骨外露，转入我院进一步诊治。查体发现：患者生命体征平稳，右腕横纹处皮肤软组织缺损，腕骨外露，腕横纹处瘢痕挛缩，右虎口挛缩，右拇指外展活动受限，屈指肌腱粘连，手指屈曲畸形，远端血运感觉可。行局部清创，瘢痕切除，虎口开大，屈肌腱松解术，术后采用前臂内侧皮神经皮瓣覆盖腕掌侧皮肤缺损（图 8.6）。

关于蒂部宽度方面的解剖研究发现，皮神经营养血管丛多存在于其周围 0.5 cm 的范围内，浅静脉营养血管丛多存在于其周围 1 cm 的范围内，但为了完全包含皮神经和/或浅静脉的营养血管，临床手

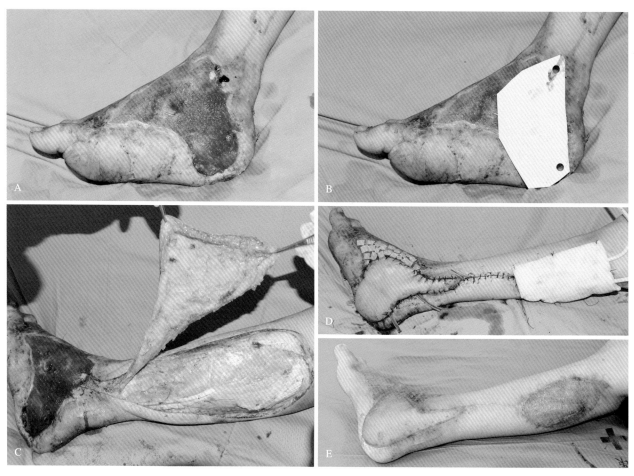

图 8.5　隐神经营养血管皮瓣修复右内踝皮肤软组织缺损。

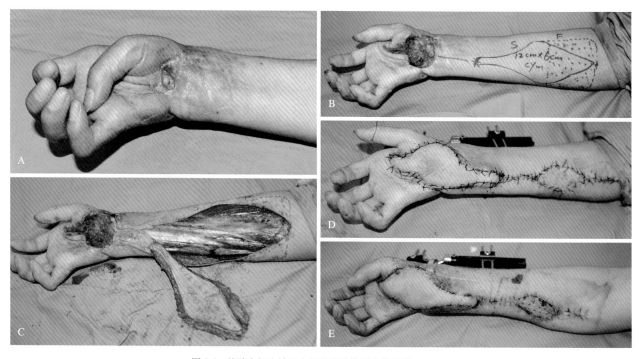

图 8.6　前臂内侧皮神经皮瓣修复腕掌侧皮肤缺损。

术时保留的蒂部宽度应超过上述数字。一般在前臂和小腿要求 3~4 cm，手背、足背 1.5~2.0 cm，指背 0.8~1 cm。再增加宽度，也不见得能为组织瓣增加血供，反而增加转移难度，导致蒂部隆起明显。在切取岛状筋膜皮瓣时，可在蒂部携带一条宽 1~2 cm 的皮桥，或将皮瓣延伸至蒂部使其成为梨状，如此在旋转移位后，皮桥正好架于受区与旋转轴点之间，缝合后能避免对筋膜蒂的压迫，保证皮瓣血供。

在对于皮神经的处理方面，皮神经营养血管多集中在神经周围 0.5 cm 的范围内，将皮神经从组织瓣中分出，即使在显微镜下进行，也必将对皮神经的营养血管（丛）带来损害，有可能影响组织瓣的血运，这在组织瓣切取较长时尤其危险。既想包含皮神经丰富的营养血管为组织瓣增加血运，又想保留皮神经于原位而不损伤供区感觉，两者很难兼顾。临床应多选择不重要的皮神经作供区，而将重要的皮神经予以保留。如在前臂桡、尺侧设计带皮养神经营养血管的皮瓣时，应尽量向掌面偏斜一些，避免将桡神经浅支和尺神经手背支包含在内。

在关于浅静脉的处理方面，链式吻合血管丛具有双向供血的特点，血液顺沿血管丛的方向，既可顺流，又可逆流。因此，该血管丛对近端蒂和远端蒂组织瓣的营养作用没有差别。肢体重要的皮神经常与浅静脉干伴行。浅静脉干因有静脉瓣膜，对不同方向组织瓣的作用并不相同。在近端蒂组织瓣中包含浅静脉干，顺瓣膜方向，静脉引流最好，组织瓣成活质量高，在远端蒂组织瓣中包含浅静脉干，则必须鉴别是否存在浅静脉干的不良作用。组织瓣掀起后，放松止血带，观察浅静脉干的充盈情况。如浅静脉干怒张，扪摸呈一坚韧条索，则必须在远端基底部将其分出结扎。否则由于瓣膜的阻挡，浅静脉干不仅不能帮助静脉回流，反而将肢体远侧的静脉血导入组织瓣，加重由浅入深的回流负荷，导致淤血、肿胀，影响成活。结扎时应紧贴静脉干将其分离出，避免损伤周围的营养血管。如浅静脉干无怒张，常是远侧创面已将其损伤，浅静脉干的不良作用已不复存在，即不必再在蒂部对其结扎。

五、常用的皮神经营养血管皮瓣

皮神经营养血管皮瓣主要应用在肢体。目前应用的供区，上肢包括：臂内侧皮神经、前臂外侧皮神经、前臂内侧皮神经、前臂背侧皮神经、桡神经浅支、尺神经手背支、掌背皮神经、指背皮神经；下肢包括：股后皮神经、腓肠神经、腓浅神经、隐神经、足背皮神经。

（一）上肢常用的皮神经营养血管皮瓣

1. 上臂背侧皮神经营养皮瓣（dorsal upper-arm neurovascular fasciocutaneous flap）

■ 病例五

患者 25 岁，男性，工地工人，未婚。因外伤致右尺骨开放性骨折，皮肤大面积挫伤，伤后于外院就诊，予以清创，尺骨骨折复位内固定术，术后钢板外露。转入我院进一步诊治。入院查体：患者神志清醒。右上肢大面积皮肤缺损，右肘部尺骨钢板外露，肢体远端血运存在。设计上臂后侧皮神经皮瓣修复创面（图 8.7）。

2. 前臂外侧皮神经营养皮瓣（lateral foreaem neurovascular fasciocutaneous flap）

■ 病例六

患者 26 岁，男性，工人，未婚，无吸烟史。因机器伤致右拇指掌侧皮肤缺损，伤后 2 小时来我院急诊就诊。查体发现：右拇指掌侧皮肤缺损，面积约 5 cm×3 cm。设计前臂桡侧皮神经营养血管皮瓣修复创面（图 8.8）。

3. 前臂内侧皮神经营养皮瓣（medial foreaem neurovascular fasciocutaneous flap）

■ 病例七

患者 27 岁，女性，工人，未婚。因外伤后左腕掌侧贴骨瘢痕，为进一步诊治，来我院门诊就诊。门诊查体：左腕掌侧贴骨瘢痕，面积约 5 cm×3 cm，骨外露，左手远端血运感觉正常。设计前臂尺侧皮神经营养血管皮瓣修复创面（图 8.9）。

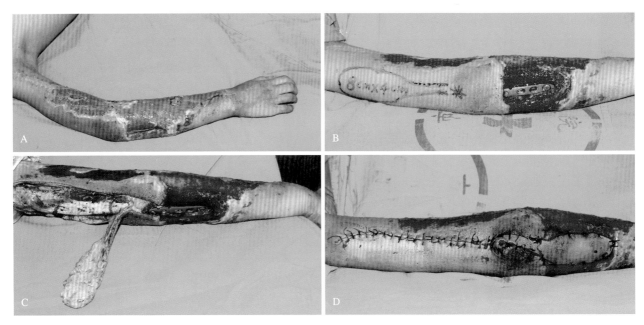

图 8.7　上臂后侧皮神经皮瓣修复右上肢大面积皮肤缺损。

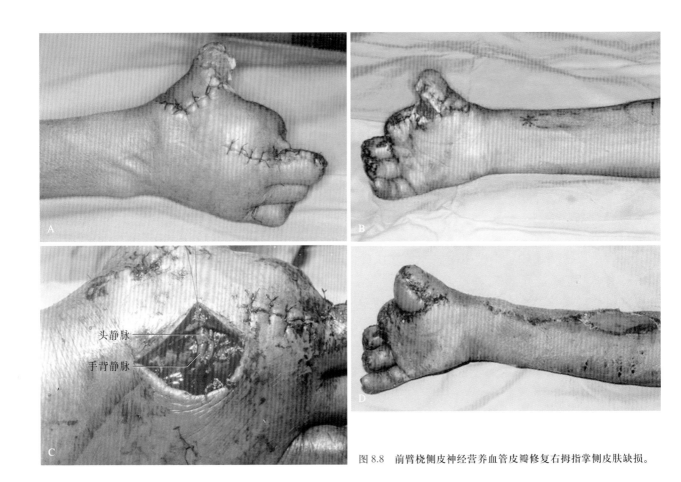

头静脉

手背静脉

图 8.8　前臂桡侧皮神经营养血管皮瓣修复右拇指掌侧皮肤缺损。

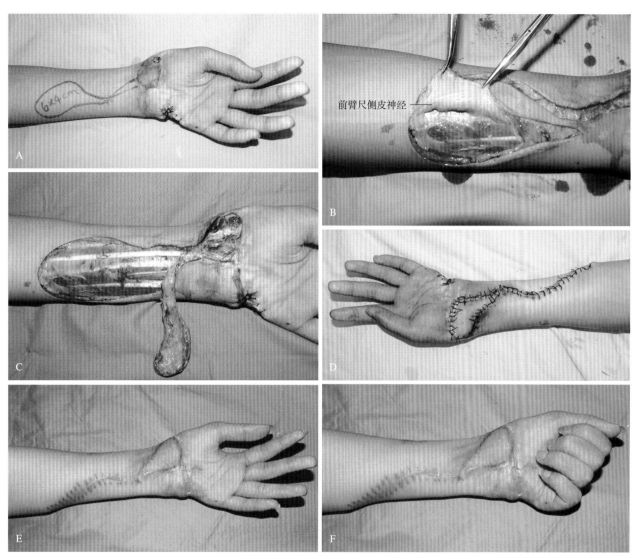

前臂尺侧皮神经

图 8.9　前臂尺侧皮神经营养血管皮瓣修复左腕掌侧贴骨瘢痕。

4. 前臂背侧皮神经营养皮瓣（posterior foreaem neurovascular fasciocutaneous flap）

■ **病例八**

患者 38 岁，女性，工人，已婚。因右手外伤行清创内固定术，术后右手背创面迁延不愈合，为进一步诊治，来我院门诊就诊。门诊查体：右手背慢性创面，面积约 4 cm×3 cm，肌腱外露坏死，左手远端血运正常。设计前臂背侧皮神经营养血管皮瓣修复创面（图 8.10）。

■ **病例九**

患者 35 岁，男性，工人，已婚。因左手背皮肤软组织碾挫伤 3 天入院。门诊查体：左手背软组

织缺损，面积约 8 cm×6 cm，肌腱外露，左手远端血运正常。设计骨间前动脉腕背支为蒂的前臂背侧皮神经营养血管皮瓣修复创面（图 8.11）。

5. 掌背皮神经营养皮瓣（dorsal metacarpal neurovascular fasciocutaneous flap）

■ **病例十**

患者 55 岁，男性，工人，已婚，吸烟史 30 年。因电击伤致左侧中指近侧指间关节背侧皮肤软组织缺损。患者伤后 5 小时来我院急诊就诊。急诊查体：左侧中指近侧指间关节背侧皮肤软组织缺损，面积约 3 cm×2 cm，骨关节及肌腱外露，左中指远端血运、感

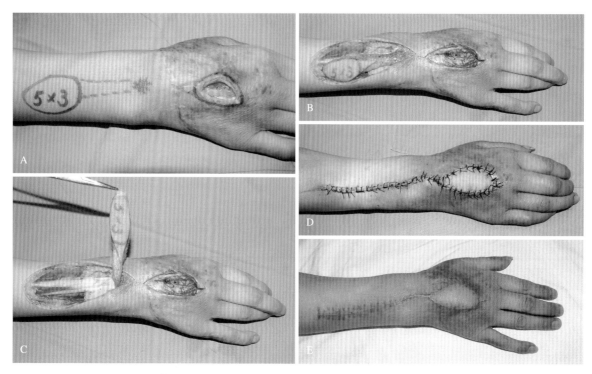

图 8.10　前臂背侧皮神经营养血管皮瓣修复右手背慢性创面。

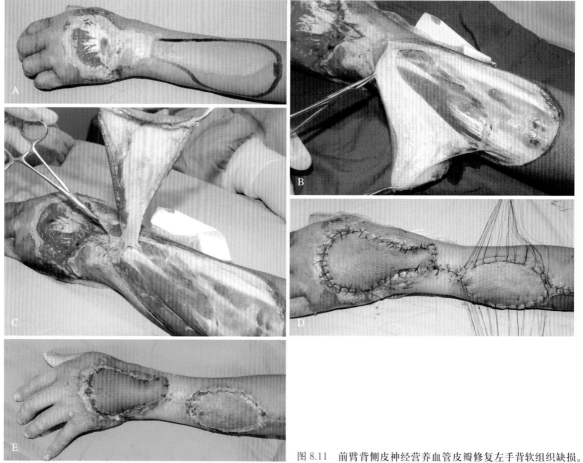

图 8.11　前臂背侧皮神经营养血管皮瓣修复左手背软组织缺损。

觉基本正常。设计掌背皮神经皮瓣修复损伤（图8.12）。

（二）下肢常用的皮神经营养血管皮瓣

1. **腓肠神经营养血管皮瓣**（sural neurovascular fasciocutaneous flap）

■ **病例十一**

患者36岁，女性，工人，已婚。车祸伤致右跟骨外侧软组织缺损，伤后至外院就诊，清创缝合后伤口皮肤坏死。转入我院进一步诊治。查体发现：患者生命体征平稳，右跟骨外侧软组织缺损，面积约5 cm×3 cm，远端血运、感觉可。设计腓肠神经营养血管皮瓣修复创面（图8.13）。

2. **隐神经营养血管皮瓣**（saphenous neurovascular fasciocutaneous flap）

■ **病例十二**

患者53岁，男性，工人，已婚，吸烟史30年。

因车祸伤致右胫骨骨折，于外院行内固定术。术后切口不愈合，右胫骨软组织缺损，内植物外露。为进一步诊治，来我院门诊就诊。门诊查体：右小腿前部可见手术瘢痕，小腿中段软组织缺损，面积约8 cm×5 cm，内植物外露，右足远端血运、感觉基本正常。设计隐神经营养血管皮瓣修复创面（图8.14）。

3. **腓浅神经营养血管皮瓣**（superficial sural neurovascular fasciocutaneous flap）

■ **病例十三**

患者38岁，男性，建筑工人，已婚，吸烟史15年。因重物砸伤致左足背皮肤软组织损伤，外院行急诊清创VSD术，术后2周转入我院。二期手术术中可见：重物砸伤致左足背皮肤软组织损伤，面积约12 cm×8 cm，肌腱及骨组织外露，左足4~5指缺如，余足趾远端血运存在，皮肤缺损处肉芽组

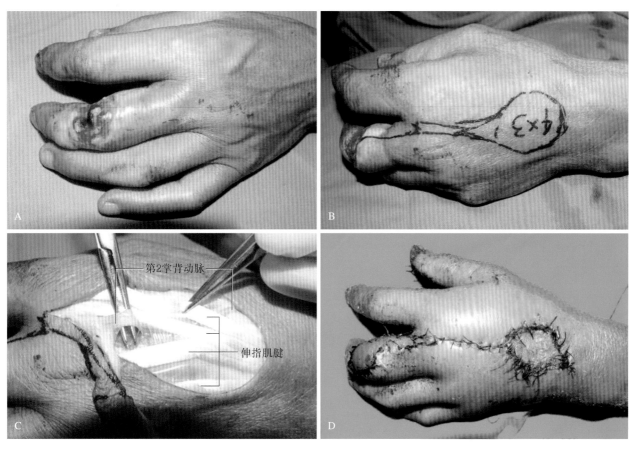

图8.12　**掌背皮神经皮瓣修复左侧中指近侧指间关节背侧皮肤软组织缺损。**

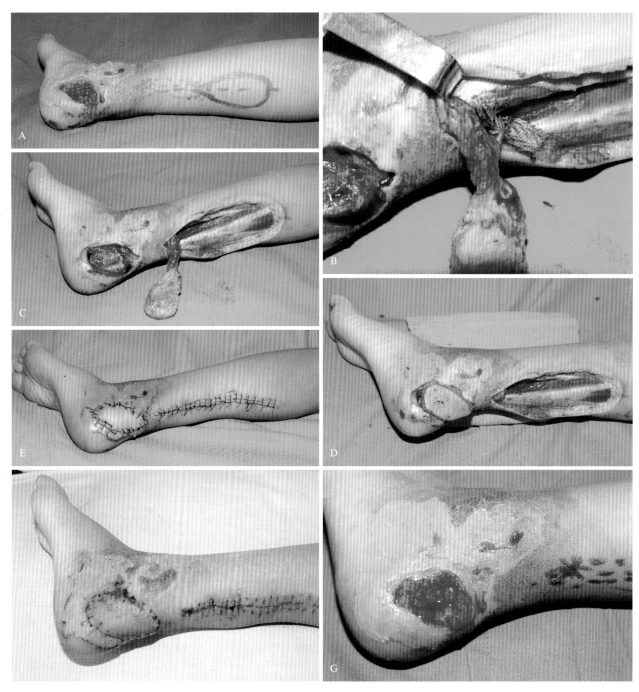

图 8.13　腓肠神经营养血管皮瓣修复右跟骨外侧软组织缺损。

织新鲜，血运丰富。术中设计腓浅神经营养血管皮瓣修复创面（图 8.15）。

六、皮神经营养血管皮瓣的应用

皮神经营养血管皮瓣由于其具有切取方便、血

供可靠、设计灵活等优点，因此在临床各个方面都可以将其作为软组织重建的有效手段。以下列举了笔者在畸形矫正、感染创面修复、再植供区修复等临床实际工作中应用皮神经营养血管皮瓣的病例。

■ 病例十四
患儿为 5 岁男孩，因烧伤致左下肢广泛瘢痕挛

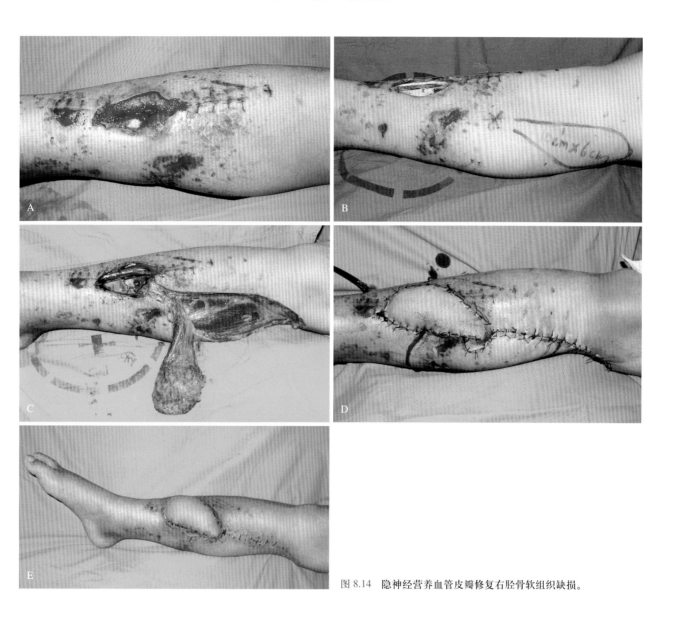

图 8.14　隐神经营养血管皮瓣修复右胫骨软组织缺损。

缩，膝关节屈曲畸形，为进一步诊治，来我院门诊就诊。门诊查体：左下肢广泛瘢痕挛缩，膝关节屈曲，左足远端血运感觉正常。瘢痕松解后伸直膝关节，设计远端蒂股内侧皮神经营养血管皮瓣修复腘窝创面（图 8.16）。

■ 病例十五

患者 38 岁，女性，工人，已婚。因外伤致右足瘢痕挛缩，右足畸形，为进一步诊治，来我院门诊就诊。门诊查体：右足瘢痕挛缩，右足多维畸形，右足远端血运感觉正常。瘢痕松解后设计腓肠神经营养血管皮瓣修复创面（图 8.17）。

■ 病例十六

患者 26 岁，男性，工人，未婚。因切割伤致左腕完全离断，伤后 4 小时来我院急诊就诊。急诊查体：左腕关节完全离断，创面污染轻，急诊行再植术，再植后左腕掌侧软组织缺损，设计前臂尺侧皮神经营养血管皮瓣修复（图 8.18）。

■ 病例十七

患者 34 岁，男性，工人，未婚。外伤后出现右跟骨骨髓炎，局部慢性创面。为进一步诊治，来我院门诊就诊。门诊查体：左足跟内侧慢性创面，面积 3 cm × 2 cm。术前 X 线及 MRI 均提示右跟骨

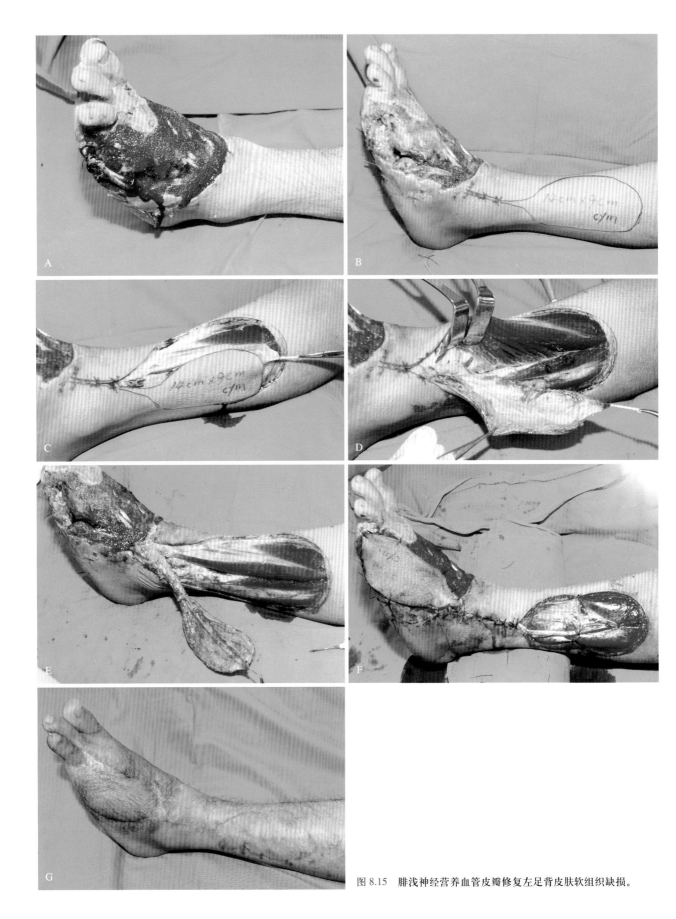

图 8.15　腓浅神经营养血管皮瓣修复左足背皮肤软组织缺损。

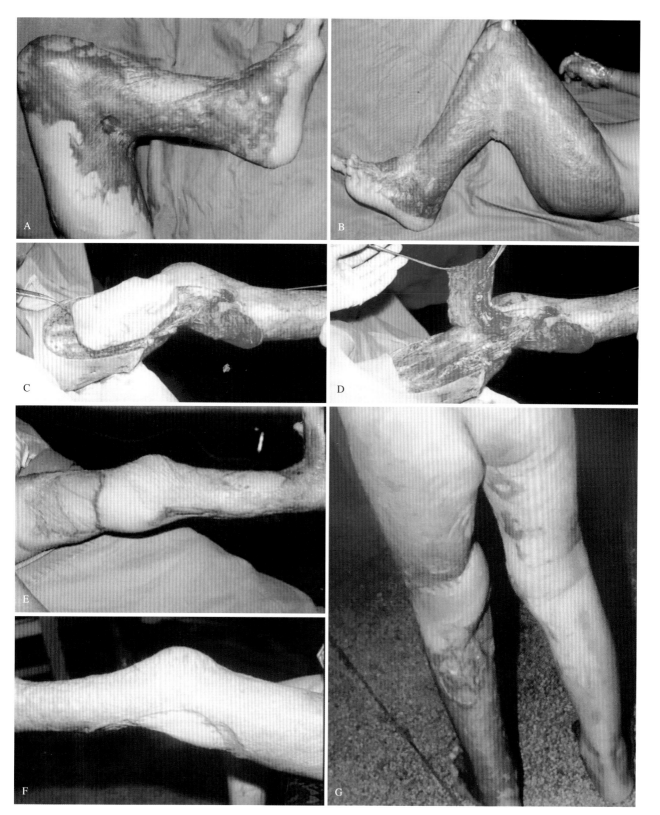

图 8.16 远端蒂股内侧皮神经营养血管皮瓣修复瘢痕松解后腘窝创面。

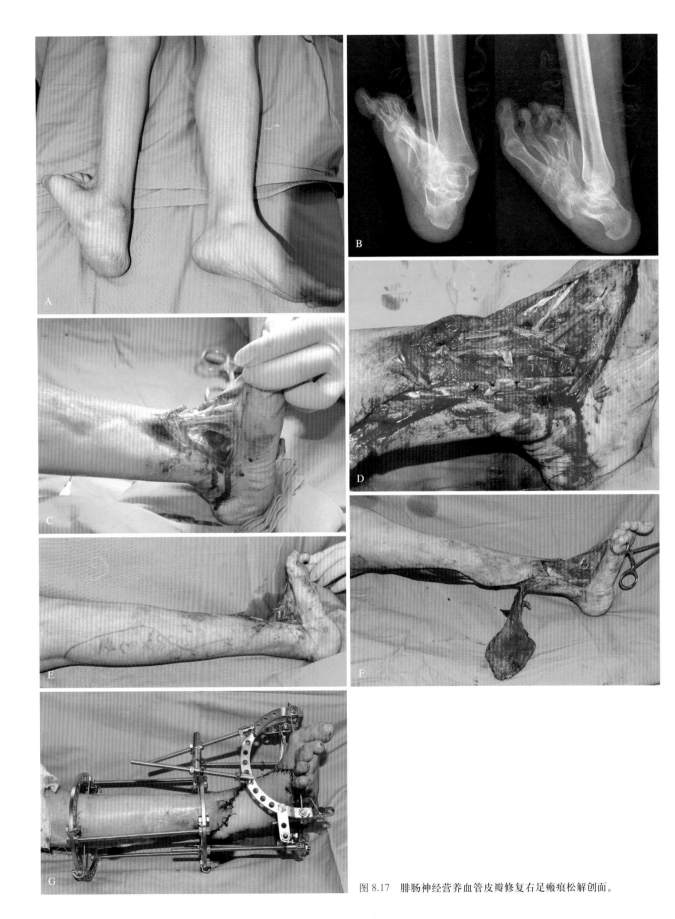

图 8.17　腓肠神经营养血管皮瓣修复右足瘢痕松解创面。

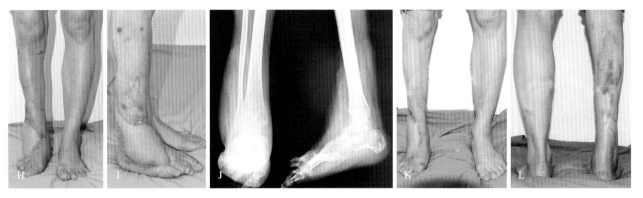

图 8.17 （续）

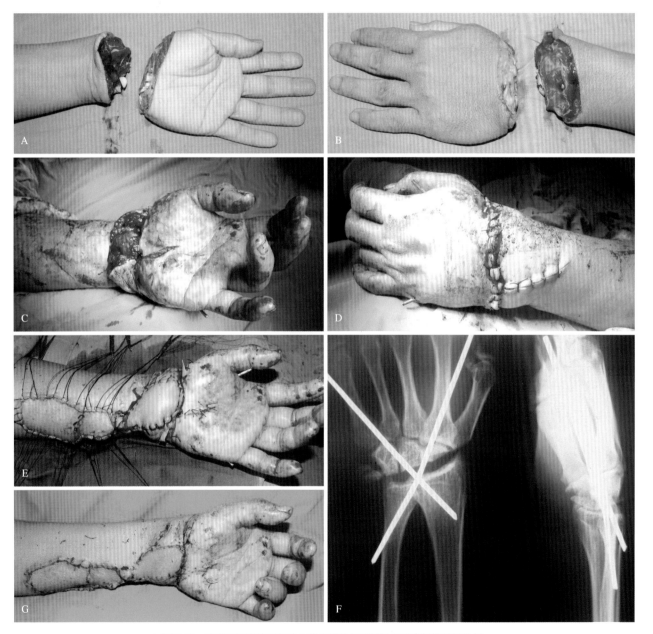

图 8.18　前臂尺侧皮神经营养血管皮瓣修复再植后左腕掌侧软组织缺损。

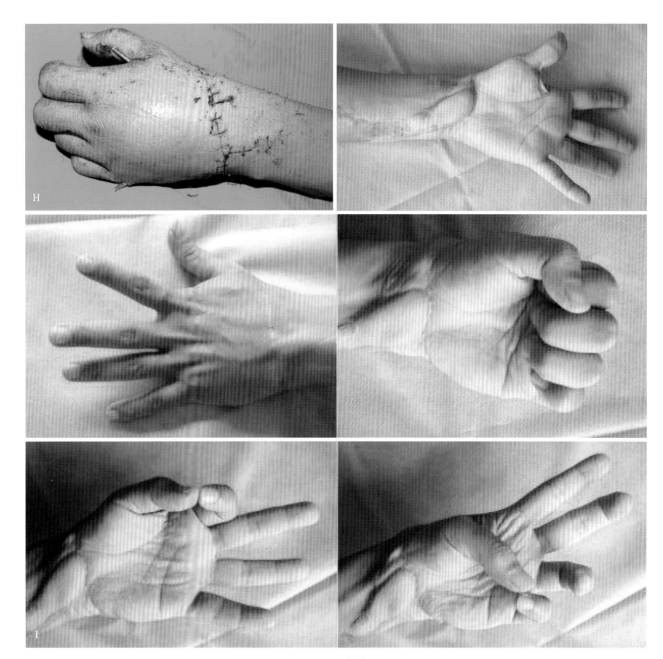

图 8.18　(续)

骨髓炎。设计带筋膜腓浅神经营养血管筋膜皮瓣填塞创面，同时一期修复皮肤缺损（图 8.19）。

■ **病例十八**

患者 54 岁，男性，工人，已婚，吸烟史 30 年。因左胫骨骨折于外院行内固定术，术后切口感染不愈合，来我院门诊就诊。门诊查体：左侧踝前全组织缺损，面积约 7 cm×4 cm，钢板外露，左足感觉、血运

可。设计隐神经营养血管皮瓣覆盖创面（图 8.20）。

■ **病例十九**

患者 32 岁，女性，工人，未婚。因再造术切取左足拇甲瓣及足背皮瓣，致左足软组织缺损，面积 16 cm×8 cm。设计腓浅神经营养血管皮瓣修复供区（图 8.21）。

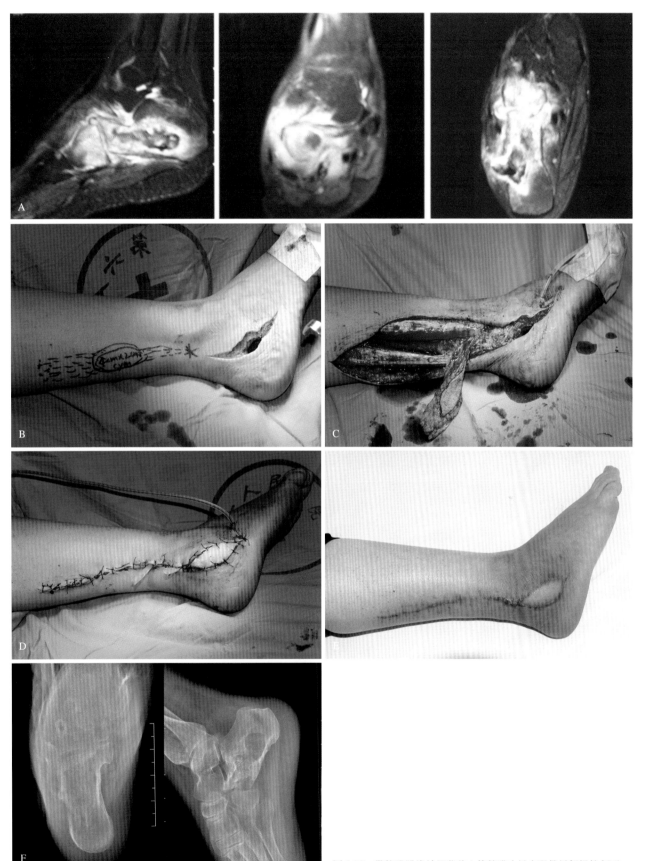

图 8.19　带筋膜腓浅神经营养血管筋膜皮瓣右跟骨局部慢性创面。

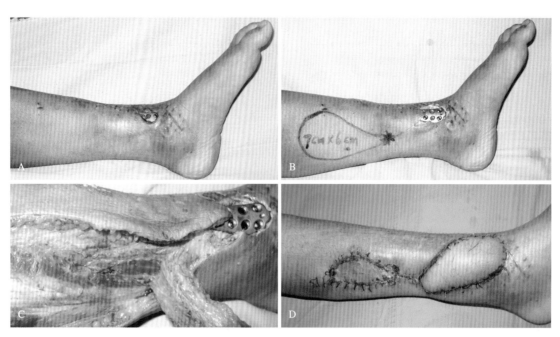

图 8.20 隐神经营养血管皮瓣修复左侧踝前全组织缺损。

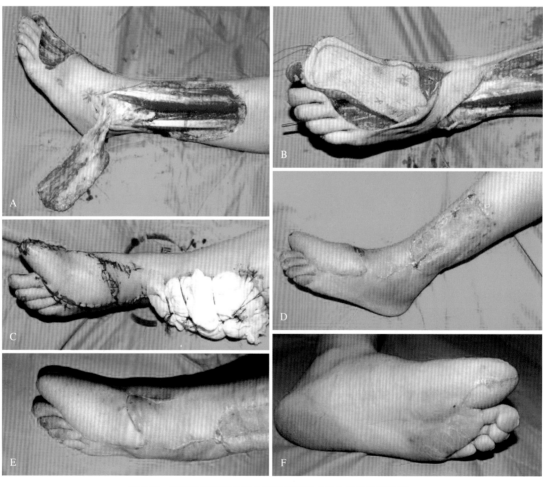

图 8.21 腓浅神经营养血管皮瓣修复再造术后左足软组织缺损。

（柴益民 汪春阳）

参考文献

［1］ Masquelet A C, Romana M C, Wolf G. Skin island flaps supplied by the vascular axis of the sensitive superficial nerves: anatomic study and clinical experience in the leg[J]. Plast Reconstr Surg, 1992, 89:1115–1121.

［2］ Bertelli JA, Catarina S. Neurocutaneous island flaps in upper limb coverage: experience with 44 clinical cases[J]. J Hand Surg Am, 1997, 22:515–526.

［3］ Taylor G. The Blood Supply of the Skin[M].5th ed. Philadelphia: Lippincott-Raven, 1997.

［4］ 钟世镇，徐永清，周长满. 皮神经营养血管皮瓣解剖基础及命名 [J]. 中华显微外科杂志, 1999.

［5］ Nakajima H, Minabe T, Imanishi N. Three-dimensional analysis and classification of arteries in the skin and subcutaneous adipofascial tissue by computer graphics imaging[J]. Plast Reconstr Surg, 1998, 102:748–760.

第九章
穿支蒂皮神经营养血管皮瓣

一、概述

穿支蒂皮神经营养皮瓣是在皮神经营养血管皮瓣和穿支皮瓣共同解剖学研究基础上提出的。在第八章中曾提到Nakajima通过血管造影研究了四肢不同部位皮神经血供形式，将皮神经血供归纳为三类：①由粗大的轴心动脉伴随营养，如臂后皮神经。②由细小的节段性穿支动脉营养，如前臂背侧皮神经。③皮神经与浅静脉伴行且从穿支动脉共同获得营养，如腓肠神经（小隐静脉）。传统的皮神经皮瓣以携带皮神经的筋膜为蒂，外观较为臃肿，且静脉回流机制不明，容易发生静脉回流障碍。如果将Nakajima所提到的第二和第三种营养皮神经的穿支动脉作为皮瓣血管蒂的话，可以有效避免上述传统皮神经营养皮瓣的缺点，又可进一步增加皮瓣的血供。

皮神经营养血管皮瓣是在传统组织瓣的基础上，通过携带皮神经和/或浅静脉链式吻合营养血管丛，从而增加了传统组织瓣的切取面积。但其静脉回流方式仍然以非生理性的静脉逆向回流为主，且皮神经一般无紧密伴行的静脉，即使存在也为节段性的且非主要回流途径，因此皮神经营养血管皮瓣仍然存在静脉回流障碍的缺陷。对于穿支皮瓣来说，其穿支血管蒂往往包含1条穿支动脉和2条回流静脉，静脉回流可以通过其穿支血管蒂的伴行静脉形成生理性的回流途径。由此看来，如果皮神经营养血管皮瓣以其营养血管的穿支血管作为皮瓣血管蒂时，可以有效避免静脉回流障碍的问题，大大提高皮瓣的切取面积和存活率。

二、解剖学研究

笔者率先在国内开展了关于小腿的穿支蒂皮神经营养血管皮瓣的解剖学研究，通过乳胶灌注尸解研究发现：①腓动脉在小腿后外侧穿支与腓肠外侧皮神经的链式营养血管存在广泛的交通支吻合，其中外踝尖上7cm的穿支较为恒定，蒂部长度可达7cm。②胫后动脉在小腿内侧的肌穿支与隐神经的链式营养血管存在广泛的交通支吻合。③腓动脉在小腿远端前外侧发出穿支，与腓浅神经的链式营养血管存在广泛的交通支吻合。以上述知名血管发出的神经血管皮穿支作为皮瓣血管蒂，可以切取大面积长距离皮瓣，增加传统皮神经营养血管皮瓣的修复面积（图9.1）。

根据解剖学研究基础，笔者在临床上开展了大量穿支蒂皮神经营养血管皮瓣的手术，效果满意（表9.1）。

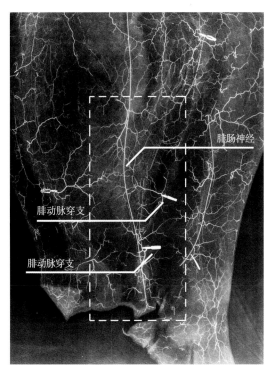

图 9.1　腓动脉在小腿后外侧穿支与腓肠外侧皮神经的链式营养血管存在广泛的交通支吻合。

表 9.1　几种穿支蒂皮神经营养血管皮瓣的最大切取面积和修复范围

皮瓣	最大面积 (cm×cm)	修复范围
腓动脉穿支蒂腓肠神经营养血管皮瓣	31×16	前足部，全足底
腓动脉穿支蒂腓浅神经营养血管皮瓣	20×10	前足部
胫后动脉穿支蒂隐神经营养血管皮瓣	15×8	外踝及足底
骨间动脉穿支蒂前臂背皮神经营养血管皮瓣	16×6	虎口及手掌

三、穿支蒂皮神经营养血管皮瓣的设计和切取

（一）带蒂皮神经营养皮瓣的基础及应用

笔者通过小腿的解剖，对腓肠神经，腓肠神经营养血管及腓动脉穿支进行了深入的研究，解剖发现常用的腓动脉穿支多分布在小腿中、下 1/3 交界处和外踝上 5~10 cm 处；穿支在穿出肌间隔或肌肉后即在深筋膜内分为前、后、升降支，各穿支之间相互吻合；远端肌间隔穿支的分支有向腓肠神经聚集的趋势，并与腓肠神经近端的营养血管相互吻合，形成腓肠神经远段营养血管丛（图 9.2）。在此基础上，可以切取以腓动脉穿支为蒂的穿支蒂腓肠神经营养血管皮瓣。

穿支蒂皮神经营养血管皮瓣的设计同样遵循皮瓣的点、线、面原则，即旋转点、皮瓣设计轴线及皮瓣切取层次的设计原则。因此在设计时，首先要根据创面的位置寻找最近的穿支点，以该点作为皮瓣的旋转点，随后以皮神经的体表投影作为皮瓣的轴线。最后确定皮瓣的切取层次，对于面积较小的皮瓣可以保留深筋膜，而对于面积较大的皮瓣，需要切取深筋膜一同转移。笔者以下述病例作为范例对皮瓣的设计及切取过程进行讲解。该病例系一 7 岁儿童患者，由于车祸碾挫伤导致左足背皮肤广泛坏死，来我院急诊后立即给予行清创 VAC 治疗，术后 6 天拆除负压后见足背肉芽组织生长良好（图 9.3），拟给予行软组织重建术。

根据创面的位置和大小，决定设计切取腓动脉

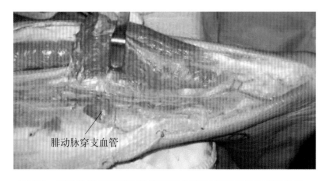

图 9.2　腓动脉穿支与腓肠神经营养血管存在广泛的交通支吻合。

腓动脉穿支血管

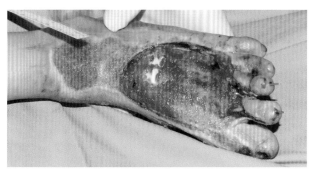

图 9.3　拆除 VAC 后见足背 14 cm×6 cm 创面，合并骨与软组织外露，肉芽组织生长良好。

穿支逆行腓肠神经营养血管皮瓣修复创面。首先确定腓动脉的穿支点，在该病例中以腓动脉外踝上5~7 cm的恒定穿支点作为皮瓣的旋转点，随后根据腓肠神经的体表投影画出皮瓣的轴线（腘窝中点至外踝跟腱中点的连线），根据创面到旋转点的距离设计皮瓣位置（图9.4）。

设计完成后开始切取皮瓣，首先切开蒂部一侧皮肤，暴露并分离穿支（图9.5A）；对于旋转范围较大的穿支皮瓣，蒂部需要分离3 cm以上长度，并切断血管蒂周围的束带组织，以免旋转后造成蒂部卡压（图9.5B）。蒂部处理完成后，开始切取皮瓣，沿一侧切开皮肤直到深筋膜深层，皮瓣同样可以在肌膜的深层进行切取，在近端注意切断腓肠内外侧皮神经以及小隐静脉将其保留在皮瓣内（图9.6A）。皮瓣在深筋膜深层切取时，可以保证浅筋膜层内的小隐静脉及腓肠外侧皮神经保留在皮瓣内（图9.6B）。完整切取皮瓣，将皮瓣转移至受区，供区植皮关闭后VSD覆盖（图9.6C~E）。

术后需要转入显微监护病房观察皮瓣血运，常规使用扩容、抗凝、解痉、抗炎药物。术后7天即可确定皮瓣是否完全存活。该患者术后6周开始功能锻炼，术后2年随访功能满意（图9.7），皮瓣外观略臃肿，二期行伸肌腱重建皮瓣修薄术（图9.8）。

（二）游离皮神经营养皮瓣的基础及应用

在上述基础上，笔者进一步考虑穿支蒂神经营养血管皮瓣是否可通过吻合血管的技术进行游离移植。

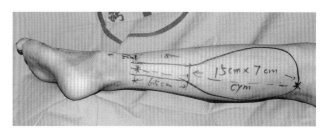

图9.4　设计腓动脉穿支逆行腓肠神经营养血管皮瓣。

皮神经营养血管皮瓣通常能够包括1~2个较为稳定的穿支血管，这为手术术前设计及手术切取提供了可能。并且这种设计及切取方式能够在不影响主干血运的同时，按照神经营养血管的分布原则切取较大面积的皮瓣覆盖远端受区，进一步扩展皮神经营养血管皮瓣的应用范围。更为重要的是，由于皮瓣中包含的皮神经系感觉神经，通过神经的吻合能够为受区皮肤感觉的恢复提供可能，最大限度地修复缺损部位的功能。

通过解剖学研究，笔者发现皮神经营养血管皮瓣的穿支蒂具备游离吻合的基础。以腓肠神经营养血管穿支蒂（腓动脉穿支蒂）为例，笔者发现穿支血管与腓动脉成44°±3°斜向外下走行，穿支发出处血管外径0.98 mm±0.12 mm，穿支血管长度4.6 cm±1.2 cm（图9.9），可以用于游离移植。

笔者以下述病例作为范例，对游离穿支蒂皮神经营养血管皮瓣的设计及切取过程进行讲解。该病例系一32岁男性患者，因机器绞伤致左前臂、左手背侧软组织缺损，开放性骨折，伤后4小时来我院急诊就诊。入院查体：患者神志清醒，口唇无苍白。左前臂、左手背侧软组织缺损，范围约32 cm×

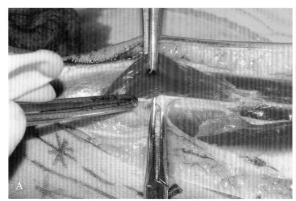
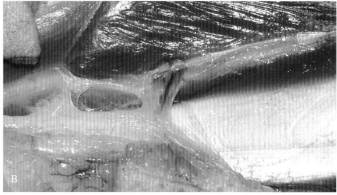

图9.5　腓动脉穿支腓肠神经营养血管皮瓣血管蒂的暴露及处理

A. 切开蒂部一侧皮肤，彻底切断穿支血管蒂周围的纤维束带；B. 充分游离穿支血管蒂

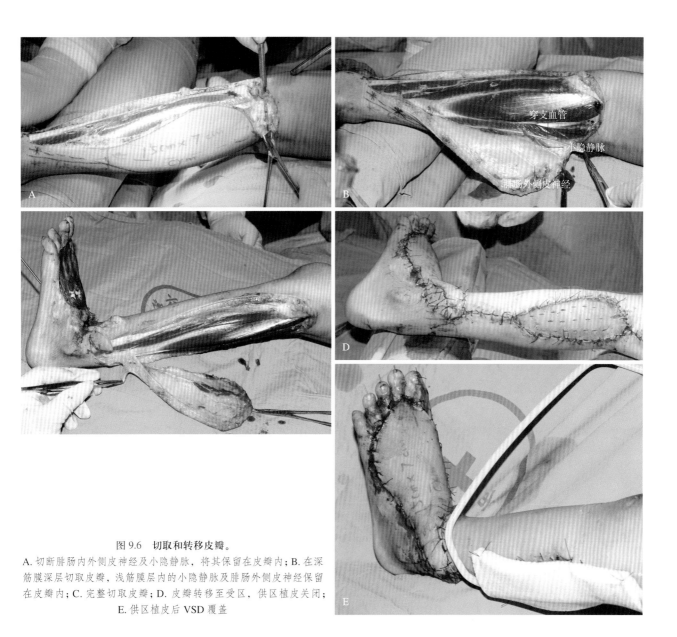

图 9.6　切取和转移皮瓣。
A. 切断腓肠内外侧皮神经及小隐静脉，将其保留在皮瓣内；B. 在深筋膜深层切取皮瓣，浅筋膜层内的小隐静脉及腓肠外侧皮神经保留在皮瓣内；C. 完整切取皮瓣；D. 皮瓣转移至受区，供区植皮关闭；E. 供区植皮后 VSD 覆盖

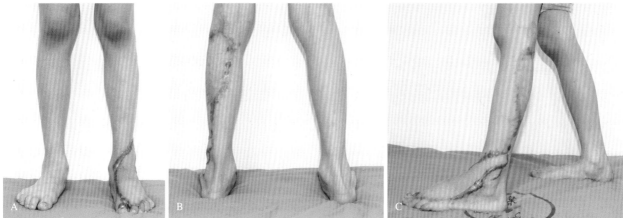

图 9.7　术后 2 年随访。
A. 前面观；B. 后面观；C. 外侧观

15 cm，骨及肌腱外露。肢体远端血运存在。急诊予清创 VAC、外固定支架固定治疗，术后 6 天拆除负

压后见左前臂创面清洁，炎症控制良好。设计游离穿支蒂腓肠神经营养血管皮瓣修复创面（图 9.10）。

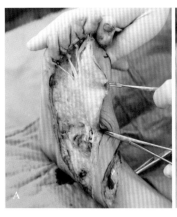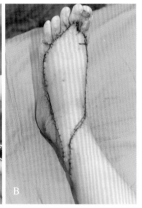

图 9.8　二期手术。
A. 伸肌腱重建皮瓣修薄术；B. 术后外观

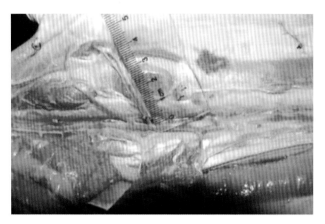

图 9.9　皮神经营养血管皮瓣的穿支蒂解剖图。

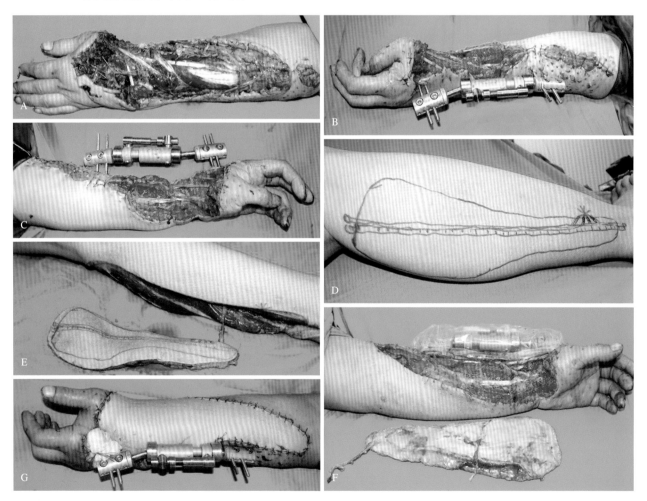

图 9.10　左前臂机器绞伤。

A. 左手背侧软组织缺损，范围约 32 cm×15 cm，骨及肌腱外露；B. 急诊行清创外固定术，前臂脱套皮肤削薄拉拢缝合；C. 急诊清创 VSD、外固定术后 1 周，拆除负压装置后创面情况；D. 设计游离腓动脉穿支蒂腓肠神经营养血管皮瓣；E. 切取皮瓣，分离血管蒂；F. 皮瓣切取后转移至受区；G. 皮瓣转移修复术后

四、常用的穿支蒂皮神经营养血管皮瓣

下面结合具体病例介绍小腿常用的穿支蒂皮神经营养血管皮瓣的解剖，以及修复踝部及足背软组织缺损的临床应用。

（一）腓动脉穿支蒂腓肠神经营养皮瓣（peroneal artery perforator pedicled sural neurocutaneous flap）

1. 优点

（1）该皮瓣供区损伤小，可以保留下肢主要血管，且血供可靠。

（2）切取面积大，皮瓣修复范围大。

（3）设计灵活，通过穿支蒂可以将皮瓣旋转任意角度。

2. 缺点

（1）筋膜蒂容易造成蒂部卡压，影响静脉回流。

（2）皮瓣供区位置不够隐蔽，植皮后容易对外观造成影响。

3. 解剖特点

1983 年，Donski 等最先提出了腓动脉远端蒂肌间隔穿支皮瓣。该皮瓣以腓动脉中部的肌间隔穿支血管为蒂切取小腿外侧筋膜皮瓣，皮瓣不带腓肠神经。1992 年，Masquelet 报道了腓肠神经皮瓣（sural neurocutaneous flap）后，对腓动脉穿支血管的解剖学研究也益发增多。

根据 Masquelet 的解剖学研究，神经营养皮瓣的血供主要来自腓肠神经及小隐静脉周围的链式血管网，这些血管网主要来源于腓肠浅动脉以及腓动脉的肌间隔穿支。腓肠浅动脉由腘动脉或腓肠动脉发出，随后分为内侧支、中间支、外侧支。腓肠内侧浅动脉与腓肠内侧皮神经和小隐静脉一起下行，而腓肠外侧浅动脉则与腓肠外侧皮神经一起下行，共同构成皮瓣的主要血供基础。在腓肠浅动脉下行的过程中，其内侧支与外侧支与腓动脉的肌间隔穿支形成大量交通支。这些交通支在筋膜上层向纵向及横向广泛延伸，形成了丰富的血管网。

因此在理论上，无论是以神经营养血管所在的筋膜组织为蒂，还是以腓动脉穿支为蒂，都可以切取该皮瓣。而以穿支为蒂，可以减少蒂部臃肿、卡压造成静脉回流障碍的危险因素，还可以增加皮瓣的覆盖范围。

4. 手术技巧

笔者在术前常规使用超声多普勒、彩色多普勒或 CT 血管造影来定位离创面最近的穿支的位置。这样不仅节省了手术时间，也可以通过检查了解穿支的管径和血流等条件。

皮瓣的设计由多种因素决定，包括创面的位置、大小及穿支的位置等。传统的穿支蒂神经营养血管皮瓣有两种设计方式，一种为带蒂皮瓣，另一种为螺旋桨皮瓣（propeller flap）。带蒂皮瓣的设计比较简单，是以定位的穿支点作为皮瓣的旋转中心，用模板绘制创面的外形及大小，随后沿旋转中心旋转，直至所设计的皮瓣轴线和腘窝中点与跟腱外踝中点连线重叠，并适当向近端延长 0.5~1 cm，最后在蒂部设计 3 cm 左右宽度的皮蒂来进行旋转。切取时首先切开蒂部前侧的皮肤至深筋膜层，向后侧分离至外侧肌间隔，通常在距离外侧肌间隔 3 cm 处切开肌间隔筋膜，并在肌间隔筋膜的深面探查穿支血管。如果探及 2 条以上穿支，则可以保留较粗较长的一条穿支作为皮瓣的血管蒂。并沿着该穿支逆行向腓动脉方向游离该穿支。在完全暴露穿支后可以完整地切取皮瓣，切取时在深筋膜下和肌膜层之间切取，将腓肠神经和小隐静脉近端与远端分别结扎切断，保留在皮瓣内。

螺旋桨皮瓣的设计要求则相对较高，且并非所有的创面都可以使用螺旋桨皮瓣来修复，必须要满足创面的位置在皮瓣轴线或靠近皮瓣轴线才行，且穿支的位置距离创面不能太远。在设计螺旋桨皮瓣时，将创面的模板根据穿支点旋转后，沿着两侧边界延伸至创面，以此将皮瓣分为两个部分，即穿支点到皮瓣近端边缘为螺旋桨的大桨，而穿支到创面边缘的部分则为螺旋桨的小桨。皮瓣切取的方式和筋膜皮瓣相似，不同之处在于对蒂部的处理，应尽

量游离足够长度的穿支，至少5~7 cm以上，将皮瓣完整切取后沿着穿支旋转后将大桨覆盖创面，小桨覆盖供区。

5. 注意事项

（1）螺旋桨皮瓣的血管蒂一定要在完善术前影像学检查的前提下才能切取，且要游离足够的长度才能旋转皮瓣，否则将会对蒂部造成扭转卡压，影响静脉回流，甚至影响动脉血供。

（2）如果切取的皮瓣面积较大，可以将小隐静脉和受区皮下静脉吻合来增加静脉回流。

（3）大多数术后静脉回流障碍都是由于蒂部卡压造成的，如果遇到此类状况，可以将蒂部缝线松开来改善卡压问题。

■ 病例一

患者28岁男性，工人，已婚。因高压电伤致右足外侧区皮肤软组织坏死，伤后3天转入我院。入院查体：右足外侧自跟腱外侧至第5跖趾关节，包括足背外侧及部分足底外侧软组织Ⅲ度坏死，范围约22 cm×9 cm。肢体远端血运存在。设计腓动脉终末穿支蒂腓肠神经营养血管皮瓣修复创面（图9.11）。

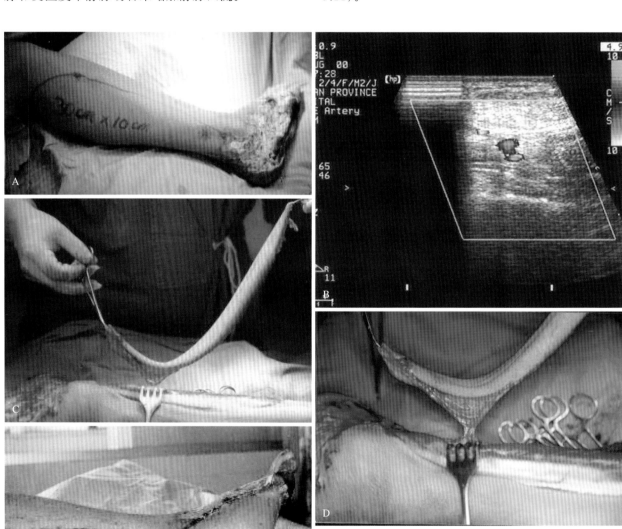

图9.11　高压电伤致右足外侧区皮肤软组织坏死。

A.设计腓动脉终末穿支蒂腓肠神经营养血管皮瓣；B.术前定位穿支位置；C.切取皮瓣；D.暴露并分离穿支蒂；E.术后2周，皮瓣受区及供区外观

■ 病例二

患者 31 岁，男性，职员，未婚。右足遭车轮碾压致右足踝外侧区及足背皮肤软组织缺损，伤后 12 天转入我院诊治。入院查体：右足踝外侧区及足背皮肤软组织缺损，面积约 21 cm×10 cm，踝关节外露。肢体远端血运存在。设计腓动脉穿支腓肠神经营养血管皮瓣修复创面（图 9.12）。

■ 病例三

患儿 5 岁女孩，因车祸伤致左足踝皮肤缺损，伤后 10 天转入我院。入院查体：左踝关节前内侧、足内侧、足背皮肤软组织缺损，面积约 23 cm×

16 cm，内踝、舟骨及第 1 跖骨外露。设计腓动脉终末穿支蒂腓肠神经营养血管皮瓣修复创面（图 9.13）。

■ 病例四

患者 72 岁，男性，退休工人，已婚。车祸伤致右前臂大面积软组织缺损，伤后外院行清创术，术后皮肤坏死转入我院就诊。入院查体：患者一般情况可。右前臂皮肤软组织缺损，范围约 22 cm×13 cm。肢体远端血运存在。设计游离腓动脉穿支腓肠神经营养血管皮瓣修复创面（图 9.14）。

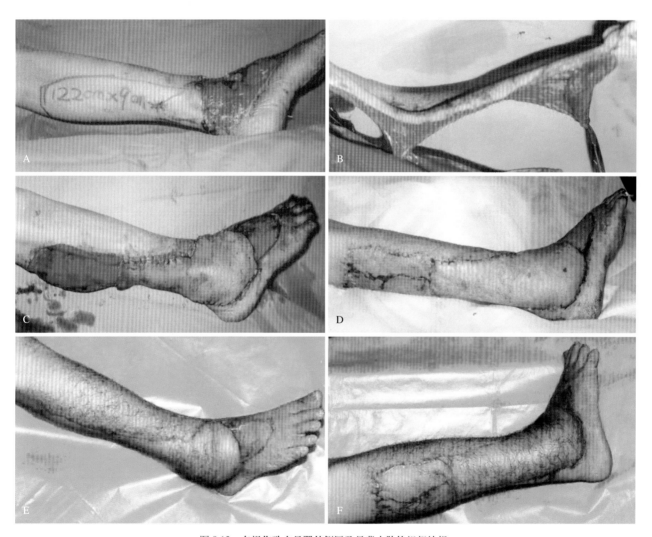

图 9.12　车祸伤致右足踝外侧区及足背皮肤软组织缺损。
A. 设计腓动脉穿支蒂腓肠神经营养血管皮瓣；B. 仅保留穿支切取皮瓣；C. 皮瓣转位覆盖创面后；D. 术后 4 周外观；
E、F. 术后 2 年随访，受区和供区外观

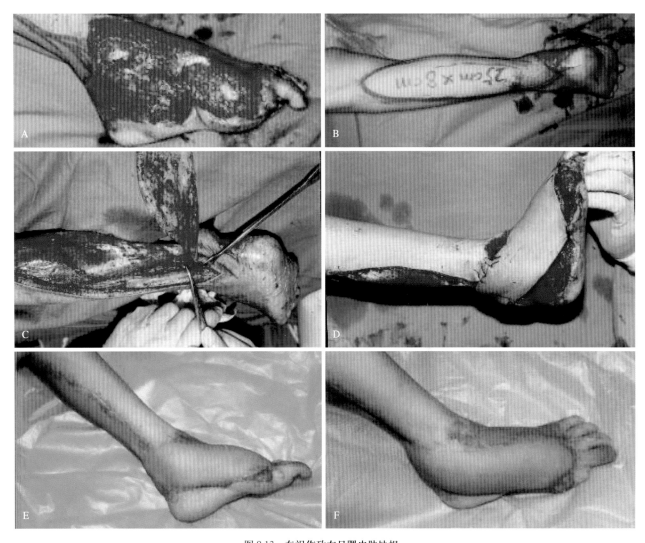

图 9.13　车祸伤致左足踝皮肤缺损。

A. 左足外侧观；B. 设计腓动脉终末穿支蒂腓肠神经营养血管皮瓣，面积 25 cm×8 cm；C. 切取皮瓣，分离腓动脉终末穿支；D. 皮瓣转位修复创面；E、F. 术后 1 年随访，供区和受区外观，足外侧观及足背侧观

（二）胫后动脉穿支蒂隐神经营养皮瓣（posterior tibial artery perforator pedicled saphenous neuro-cutaneous flap）

1. 优点

（1）皮瓣质地较好，修复后外观满意。

（2）胫后动脉穿支血管管径较粗，血供可靠。

（3）皮瓣切取面积大，修复范围广。

2. 缺点

（1）胫后动脉穿支解剖变异较多，需要常规术前定位。

（2）供区位置不够隐蔽，植皮后对外观影响较大。

3. 解剖特点

胫后动脉的穿支解剖将在第十四章做详尽的介绍，其穿支与隐神经及大隐静脉营养血管的交通支已被大量文献所证实。笔者的解剖学研究结果也清楚显示了胫后动脉穿支和隐神经之间的交通支吻合（图 9.15）。根据 Schaverien 和 Saint-Cyr 的解剖学研究发现，胫后动脉的穿支主要集中在三个区域，

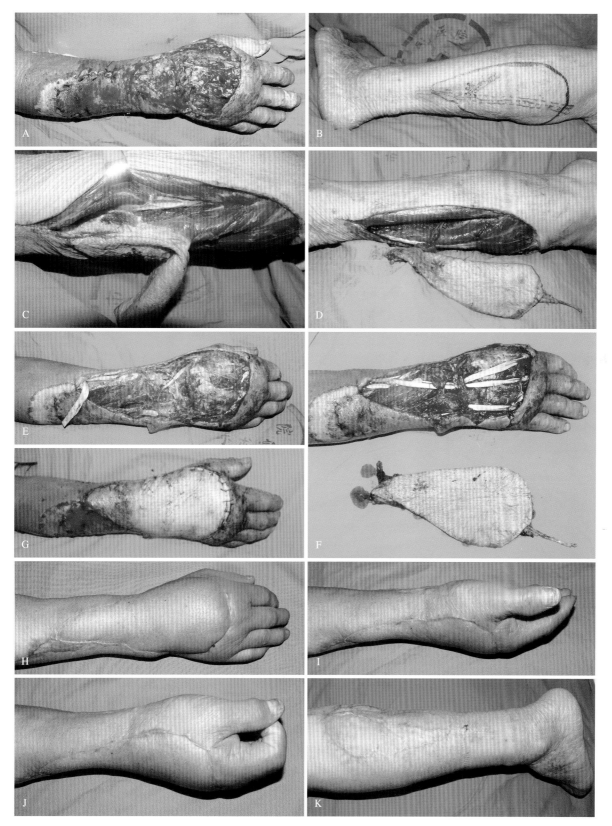

图 9.14　车祸伤致右前臂皮肤软组织缺损。

A. 前臂及手背侧缺损范围约 22 cm×13 cm；B. 设计腓动脉穿支腓肠神经营养血管皮瓣；C. 切取皮瓣；D. 切取皮瓣，分离血管蒂部；E. 受区清创；F. 重建指伸肌腱后将皮瓣转移至受区；G. 皮瓣修复术后；H~K. 术后 1 年随访，右手背侧、桡侧外观，以及右手指屈曲功能和供区外观

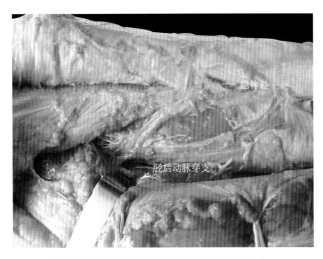

图 9.15　胫后动脉穿支和隐神经之间交通支吻合。

根据穿支点至内踝的距离将穿支分为三个区
① 4~9 cm；② 13~18 cm；③ 21~26 cm。但是其解
剖变异性较大，因此在术前应常规使用彩色多普勒
或 CTA 等影像学检查方法定位穿支。大隐静脉和
隐神经在小腿的上段及中段在浅筋膜层内相互伴
行，其体表投影在胫骨后缘；在远端部分，大隐静
脉绕过内踝前方向足背走行，而隐神经则在内踝后
方下行。

4. 手术技巧

所有患者在术前均采用彩色多普勒或 CTA 等
影像学检查方法定位胫后动脉穿支。

皮瓣设计按照创面的位置、大小、穿支的位
置以及大隐静脉及隐神经所在的体表投影来决定。
首先绘制创面的模板，将其绕穿支旋转至皮瓣轴
线上，沿轴线向近端推移 1 cm 后在皮肤绘制皮瓣
轮廓。

切取皮瓣时首先切开蒂部前侧的皮肤，在筋膜
下层和肌膜层之间向后侧分离穿支，在分离时将比
目鱼肌向后方牵拉可以充分暴露外侧肌间隔。在探
查见穿支后继续向深部分离直至其在胫后动脉起始
部位。仔细分离穿支全长后即可完整切取皮瓣，切
取近端和远端皮瓣时，注意在浅筋膜层分离结扎隐
神经和大隐静脉并将其包含在皮瓣内。可以在受区
远端皮缘寻找合适的浅静脉与皮瓣内的小隐静脉近

端吻合，从而增加皮瓣的静脉回流。

5. 注意事项

（1）静脉回流障碍是最为常见的术后并发症，
主要原因是蒂部扭转卡压造成的。在术中应尽可能
游离穿支的长度，并去除蒂部周围的软组织，避免
其对蒂部静脉造成卡压。

（2）皮神经及浅静脉周围血管网是增加皮瓣血
供的有效途径，如果皮瓣穿支管径较粗且皮瓣设计
面积不大时，可以不必牺牲皮神经以及浅静脉。

（3）小腿内侧皮肤的张力较高，切取皮瓣宽度
＞ 5 cm 很难直接缝合，应设计宽度＜ 5 cm 的皮瓣。
如果无法直接缝合则需要果断采取游离植皮关闭创
面，而不应过度牵拉皮肤造成皮肤坏死。

■ **病例五**

患者 32 岁，女性，工人，已婚。因车祸伤致
右小腿下段后内侧皮肤软组织缺损，伤后 4 小时
来我院急诊就诊。急诊查体：右跟腱区皮肤软组
织损伤，面积约 6 cm×4 cm，跟腱及胫后血管神
经外露，右足远端血运存在。设计胫后动脉穿支
蒂隐神经神经营养血管皮瓣修复创面（图 9.16）。

■ **病例六**

患者 16 岁，女性，学生，未婚。因车祸伤致
右足跟后区皮肤软组织缺损，伤后 4 小时来我院急
诊就诊。急诊查体：右足跟后区皮肤软组织缺损，
面积约 12 cm×8 cm，伴跟腱及胫后血管缺损，右
足远端血运存在。设计胫后动脉穿支隐神经 - 大隐
静脉营养血管皮瓣修复创面（图 9.17）。

（三）腓动脉穿支蒂腓浅神经营养皮瓣（peroneal artery perforator pedicled superficial peroneal neurocutaneous flap）

1. 优点

（1）皮瓣质地较好，不臃肿，可以用于修复足
背及踝部的软组织缺损。

（2）腓动脉前外侧肌间隔穿支位置较为恒定，
血供可靠。

（3）供区损伤小，不用切取腓动脉主干。

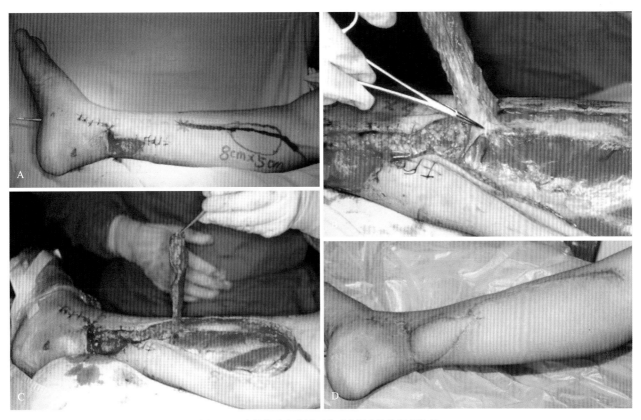

图 9.16　车祸伤致右小腿下段后内侧皮肤软组织缺损。

A. 设计胫后动脉穿支蒂隐神经神经营养血管皮瓣；B. 切取皮瓣，分离胫后动脉肌间隔穿支；C. 皮瓣切取后；D. 术后 6 个月随访

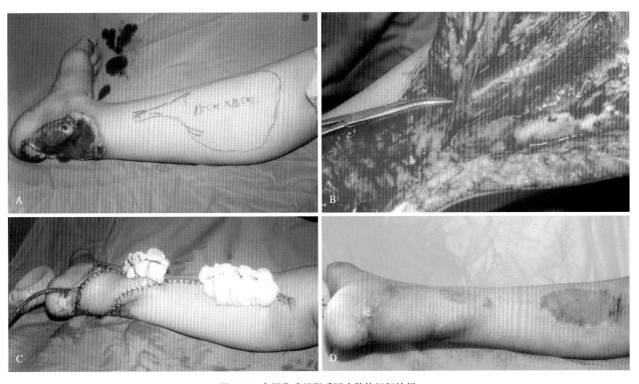

图 9.17　车祸伤致足跟后区皮肤软组织缺损。

A. 设计胫后动脉穿支隐神经 - 大隐静脉营养血管皮瓣；B. 切取皮瓣，分离胫后动脉穿支；C. 皮瓣覆盖创面后；D. 术后 6 个月复查

2. 缺点

（1）供区位置较为明显，通常需要植皮覆盖供区，影响小腿外观。

（2）切取腓浅神经后，足背外侧区域感觉将受到影响。

3. 解剖特点

腓浅神经由腓总神经在腓骨胫平面发出，在小腿外侧间室内下行，并在小腿中远段交界部位穿出深筋膜在浅筋膜内走行，腓浅神经在远端伸肌支持带表面分为内侧支和中间支。腓浅神经由胫前动脉发出的轴型血管链所营养，且血管链又在小腿远端1/3发出诸多分支分布在小腿下1/3外侧皮肤，这些穿支和外踝动脉发出的皮支相互吻合。除此之外，腓浅神经周围血管网与腓动脉前外侧肌间隔发出的肌间隔穿支也有大量交通支吻合。

腓动脉的远端穿支解剖位置较为恒定，一般在外踝上5 cm水平发出，穿支在浅筋膜内进一步分为1~3条升支以及1条深部的降支，其中升支供养了较大面积的小腿外侧皮肤，而降支则汇入外踝上动脉（由胫前动脉在踝穴水平发出）（图9.18）。

4. 手术技巧

设计皮瓣时，皮瓣两侧尽量不要超过胫骨嵴以及腓骨外侧缘，而皮瓣的上界则尽量保持在中下

1/3以下。皮瓣的旋转点即腓动脉在外踝上5 cm的穿支，但如果创面的位置较远时，笔者将皮瓣点下移至外踝上动脉和腓动脉穿支二者交通支的水平（一般在踝穴平面），并将腓动脉穿支结扎切断，使其通过交通支逆行供血，如果需要覆盖更远端的创面，则需要将交通支结扎切断，使其通过外踝上动脉逆行供血（图9.19）。

手术一般在仰卧位下进行，首先切开设计皮瓣的前缘和上缘至深筋膜下层，在深筋膜下层和肌膜层之间向外侧远端分离蒂部，一般在前外侧肌间隔可探及腓动脉的外踝上穿支。将穿支仔细分离保护后，可以切取皮瓣的其他边缘，在近端将腓浅神经结扎切断包含在皮瓣内，将皮瓣完全掀起后转移至受区。根据创

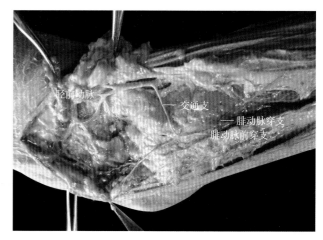

图9.18 腓动脉的远端穿支解剖。

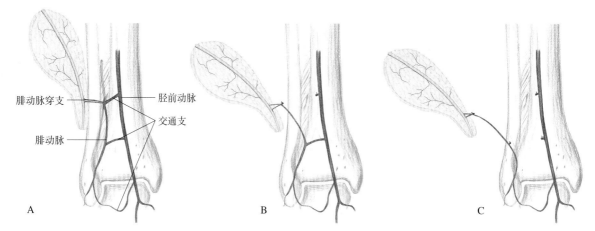

图9.19 **腓动脉穿支蒂腓浅神经营养血管皮瓣设计。**

A.皮瓣的旋转点即外踝上5 cm的腓动脉穿支；B.创面位置较远时可将皮瓣点下移至外踝上动脉和腓动脉穿支二者交通支的水平，并结扎切断腓动脉穿支；C.如需覆盖更远端的创面，则将交通支结扎切断，使其通过外踝上动脉逆行供血

面位置的需要选择蒂部血管的处理方法。

小腿外侧皮肤的张力较高，很难直接关闭创面，通常需要游离植皮。

5. 注意事项

（1）腓浅神经在小腿中下 1/3 段穿出深筋膜在浅筋膜层内走行，皮瓣设计时尽量不要超过该平面。

（2）腓动脉外踝上穿支的长度较短，可以保留一定的筋膜蒂长度来增加皮瓣的修复范围。

（3）踝部前侧的皮肤张力较高，以皮下隧道方式转移皮瓣易对蒂部造成卡压，可以切开皮肤采用明道转移的方式。

▪ 病例七

患者 35 岁，女性，工人，已婚。因碾压伤致右足第 2~4 趾及前足背皮肤坏死，转入我院治疗。予以清创截趾术，残留 7 cm×5 cm 创面伴跖骨外露，设计腓动脉穿支蒂腓浅神经营养血管皮瓣修复前足软组织缺损（图 9.20）。

▪ 病例八

患者 36 岁，女性，工人，已婚。因切取右足

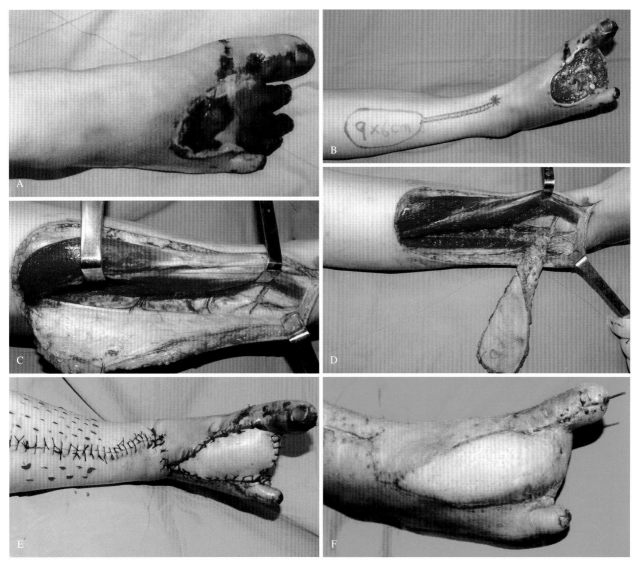

图 9.20　碾压伤致右足皮肤坏死。

A. 右足第 2~4 趾及前足背皮肤坏死；B. 清创截趾术后设计皮瓣；C. 分离腓动脉穿支；D. 切取腓动脉穿支蒂腓浅神经营养血管皮瓣；
E. 皮瓣覆盖创面后，供区直接拉拢缝合；F. 术后 2 个月随访

蹈甲瓣及左足第2~3趾行移植再造术，继发双足背软组织缺损，缺损面积分别为16cm×5cm及10cm×6cm。设计双侧腓浅神经营养血管皮瓣修复足蹈甲瓣及左足第2~3趾切取术后创面（图9.21）。

■ 病例九

患者27岁，男性，工人，已婚。因外伤致右前臂、右腕掌侧瘢痕挛缩，右腕关节屈曲畸形，为进一步诊治来我院就诊。查体发现：前臂腕掌侧瘢痕挛缩，腕关节屈曲畸形，活动受限，远端血运、感觉可。瘢痕切除后设计游离腓浅神经营养血管皮瓣修复前臂皮肤软组织缺损（图9.22）。

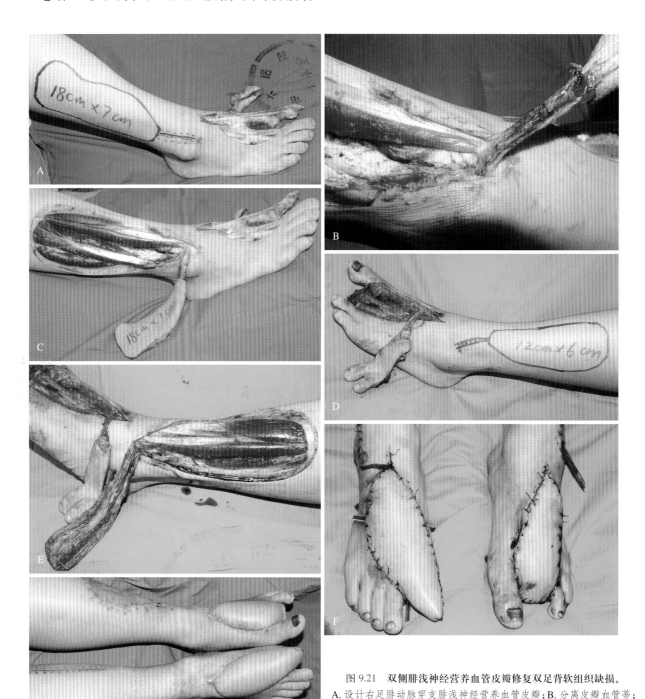

图9.21 双侧腓浅神经营养血管皮瓣修复双足背软组织缺损。
A.设计右足腓动脉穿支腓浅神经营养血管皮瓣；B.分离皮瓣血管蒂；C.皮瓣切取后；D.设计左足腓动脉穿支腓浅神经营养血管皮瓣；E.切取皮瓣；F.皮瓣修复受区后；G.术后4周皮瓣外观

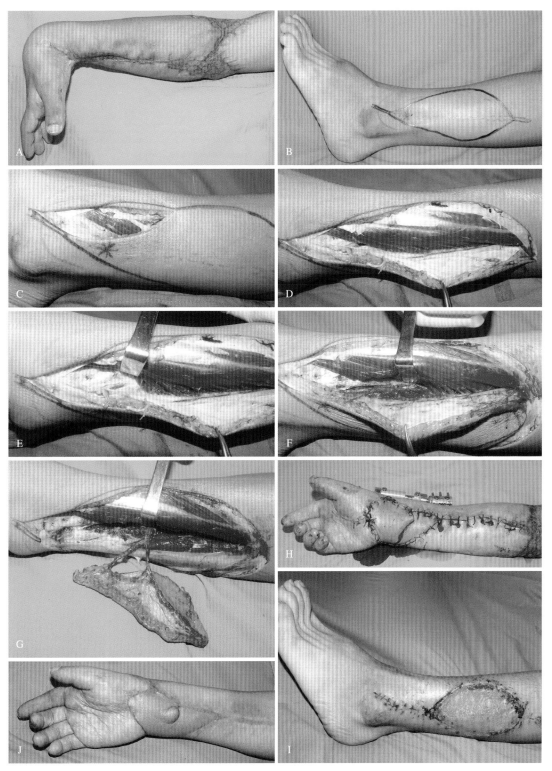

图 9.22　外伤致瘢痕挛缩，关节屈曲畸形。

A. 右前臂腕掌侧瘢痕挛缩，腕关节屈曲畸形；B. 设计腓肠神经血管营养皮瓣，血管穿支（腓动脉终末支降支）位置位于外踝上方约 10 cm 处；
C. 切开至深筋膜；D. 皮瓣由深筋膜深层开始分离，暴露腓肠神经及其营养血管；E. 暴露穿支血管；F. 暴露腓动脉主干；G. 切取皮瓣；
H. 皮瓣转移至手腕掌侧供区；I. 皮瓣供区植皮覆盖；J. 术后 4 个月，皮瓣存活

（柴益民　汪春阳）

参考文献

［1］ Nakajima H, Minabe T, Imanishi N. Three-dimensional analysis and classification of arteries in the skin and subcutaneous adipofascial tissue by computer graphics imaging[J]. Plast Reconstr Surg, 1998, 102:748–760.

［2］ Mathes S J, Nahai F. Reconstructive Surgery: Principles, Anatomy, and Technique: vol.3 [M]. London: Quality Medical Publishing, Churchill-Livingstone, 2012, 1193–1206.

［3］ Yazar S, Lin C H, Lin Y T, et al. Outcome comparison between free muscle and free fasciocutaneous flaps for reconstruction of distal third and ankle traumatic open tibial fractures[J]. Plast Reconstr Surg, 2001, 17:2468–24756.

［4］ Mir Y, Mir L. Functional graft of the heel[J]. Plast Reconstr Surg, 1954, 14:444–450.

［5］ Shanahan R E, Gingrass R P. Medial plantar sensory flap for coverage of heel defects[J]. Plast Reconstr Surg, 1979, 64:295–298.

［6］ Koshima I, Urushibara K, Inagawa K, et al. Free medial plantar perforator flaps for the resurfacing of finger and foot defects[J]. Plast Reconstr Surg, 2001 107:1753–1758.

［7］ Miyamato Y, Ikuta Y, Shegeki S, et al. Current concepts of instep island flap[J]. Ann Plast Surg, 1987, 19:97–102.

［8］ Schwarz R J, Negrini J F. Medial plantar artery island flap for heel reconstruction[J]. Ann Plast Surg, 2006, 57:658–661.

［9］ Gravem P E, Heel ulcer in leprosy treated with fasciocutaneous island flap from the instep of the sole[J]. Scand J Plast Reconstr Surg Hand Surg, 1991, 25:155–160.

［10］ Amarante J, Schoofs M, Costa H, et al. International dermatosurgery: use of medial plantar based skin island flaps for correction of foot defects[J]. J Dermatol Surg Oncol, 1986, 12:693:695.

［11］ Martin D, Baudet J, Gorowitz B, et al. Medial planter flap[M]// Strauch B, Vasconez L O, Hall Findlay E J, et al. Grabb's Encyclopedia of Flaps: Torso, Pelvis, and Lower Extremities:vol.Ⅲ.3rd ed. Philadelphia: Lippincott Williams & Wilkins, 2008.

［12］ Baker G L, Newton E D, Franklin J D. Fasciocutaneous island flap based on the medial plantar artery: clinical applications for leg, ankle, and forefoot[J]. Plast Reconstr Surg, 1990, 85:47–58.

［13］ Uygur F, Duman H, Ulkur E, et al. Reconstruction of distal forefoot burn defect with retrograde medial plantar flap[J]. Burns, 2008, 34:262–267.

［14］ Oh S J, Moon M, Cha J, et al. Weight-bearing plantar reconstruction using versatile medial plantar sensate flap[J]. J Plast Reconstr Aesthet Surg, 2010, 64:248–254.

［15］ Acikel C, Celikoz B, Yuksel F, et al. Various applications of the medial plantar flap to cover the defects of the plantar foot, posterior heel, and ankle[J]. Ann Plast Surg, 2003, 50:498–503.

［16］ Katseros J, Schusterman M, Beppu M. The lateral upper arm flap: anatomy and clinical applications[J]. Ann Plast Surg, 1984, 12:489–500.

［17］ Weinzweig N, Davis B W. Foot and ankle reconstruction using the radial forearm flap: a review of 25 cases[J]. Plast Reconstr Surg, 1998, 102:1999–2005.

［18］ Ponten B. The fasciocutaneous flap: its use in soft tissue defects of the lower leg[J]. Br J Plast Surg, 1981, 342:218–220.

［19］ Lin S D, Chou C K, Lin T M, et al. The distally based lateral adipofascial flap[J]. Br J Plast Surg, 1998, 51:96–102.

［20］ Touam C, Rostoucher P, Bhatia A, et al. Comparative study of two series of distally based fasciocutaneous flaps for coverage of the lower one-fourth of the leg, the ankle, and the foot[J]. Plast Reconstr Surg, 2001, 107:383–392.

［21］ Hamdi M F, Khlifi A. Lateral supramalleolar flap for coverage of ankle and foot defects in children[J]. J Foot Ankle Surg, 2012, 51:106–109.

［22］ Kim M B, Lee Y H, Kim J H, et al. Distally based adipofascial flaps covering soft-tissue defects of the dorsal foot and ankle in children[J]. Ann Plast Surg, 73(5):568–577, 2014.

［23］ Namder T, Stollwerck P L, Stang F H, et al. Latissimus dorsi muscle flap for lower extremity reconstruction in children[J]. Microsurgery, 2010,30(7):537–540.

第十章
复合组织瓣

一、概述

临床上在某些特殊的情况下，可以从一个供区切取包含多种组织的组合瓣（combined flap），并以此一期同时修复受区的复合组织缺损。在组合瓣技术发展中，对其切取方式改进的报道较为零散，且在这些报道中对于其命名未能统一，因此对组合瓣的分类一直处于争议的状态。尽管如此，组合瓣基本的组织构成以及其组合方式始终被学界所认可。

根据组合瓣各个组织瓣之间的连接方式可以将其分为两大类：①联体皮瓣（conjoined flap）。②嵌合皮瓣（chimeric flap）。两种复合组织瓣在组织结构成分上无区别，其主要的不同之处在于其血管蒂的构成方式。

二、联体皮瓣

Harii 等最早通过描述"肌肉瓣联合微血管游离皮瓣"的切取方式最早提出了复合组织瓣的概念，他主要介绍了切取背阔肌肌瓣及其表面皮肤筋膜组织联合腹股沟皮瓣的切取方式，两者通过筋膜组织相互连接，并同时保留了背阔肌肌瓣的胸背动脉血管蒂以及腹股沟皮瓣的旋髂浅动脉血管蒂，成为一个特殊的双蒂皮瓣（bipedicled flap）。这种联体皮瓣（conjoined flap）或者暹罗皮瓣（Siamese flap，以暹罗联体婴儿名字 Chang 和 Eng 命名）包含了多个皮瓣的供区，并且通过皮肤或筋膜等结构相互关联，但是每个皮瓣的供区成分都有着各自独立的血供基础（图 10.1）。

任何形式的穿支皮瓣，如果包含 2 个或 2 个以上穿支的话都可以认为是联体组织瓣，其中每个穿支所供养的组织区域则可以认为是联体组织瓣成分中的一个组织瓣结构。基于联体皮瓣各个亚结构具有独立的血供，Tsai 等在主干穿支保留的基础上将联体组织瓣进行分离，切取了以穿支为蒂的联合组织瓣（perforator-based conjoined flap）。不同于 Harii

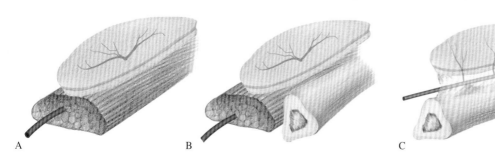

图 10.1　联体皮瓣的组成方式。

等提出的保留各个组织结构的供养动脉概念，这种穿支为蒂的联合组织瓣是以一条供养血管的分支作为皮瓣各个组织结构的供养动脉，就像 Nassif 等以共同血管蒂切取肩胛皮瓣和背阔肌皮瓣提出的联合组织瓣概念一样。这种联合组织瓣的各个组织供养血管有一条共同的主干供养血管，因此也可以称为共同分支蒂联合组织瓣（common branch-based conjoined flap）；与此相对的，Harii 等的独立供养血管的联合组织瓣则可称为独立分支蒂联合组织瓣

（independent branch-based conjoined flap）。

■ 病例一

患者 52 岁，男性，工人，已婚，有吸烟史。因车祸导致右足开放性骨折，患者术后 2 个月转至我院。门诊查体：左足足背大面积软组织缺损，面积约 9 cm × 5 cm，伴第一跖骨、部分楔骨缺损，创面炎性肉芽组织生长，足底感觉存在，1~5 足趾血运可。X 线摄片提示：左足第一跖骨、内侧楔骨缺损。设计腓骨骨皮瓣修复缺损（图 10.2）。

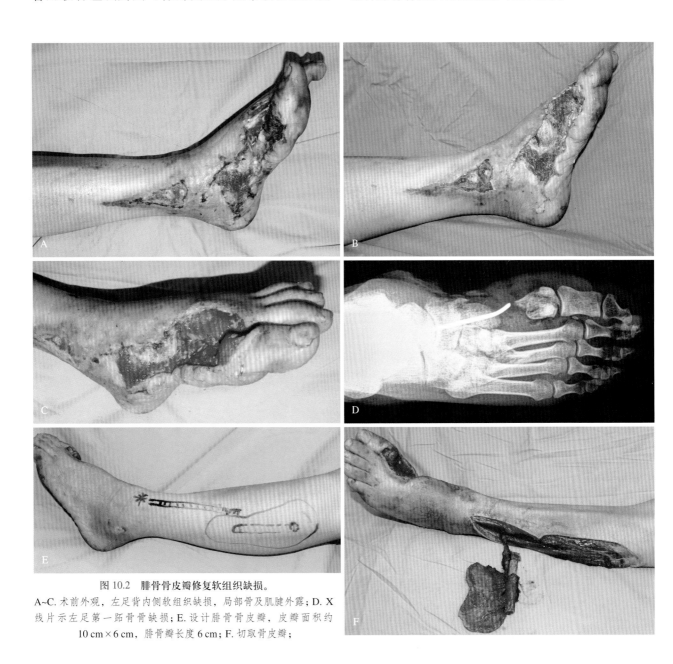

图 10.2　腓骨骨皮瓣修复软组织缺损。

A~C. 术前外观，左足背内侧软组织缺损，局部骨及肌腱外露；D. X 线片示左足第一跖骨骨缺损；E. 设计腓骨骨皮瓣，皮瓣面积约 10 cm × 6 cm，腓骨瓣长度 6 cm；F. 切取骨皮瓣；

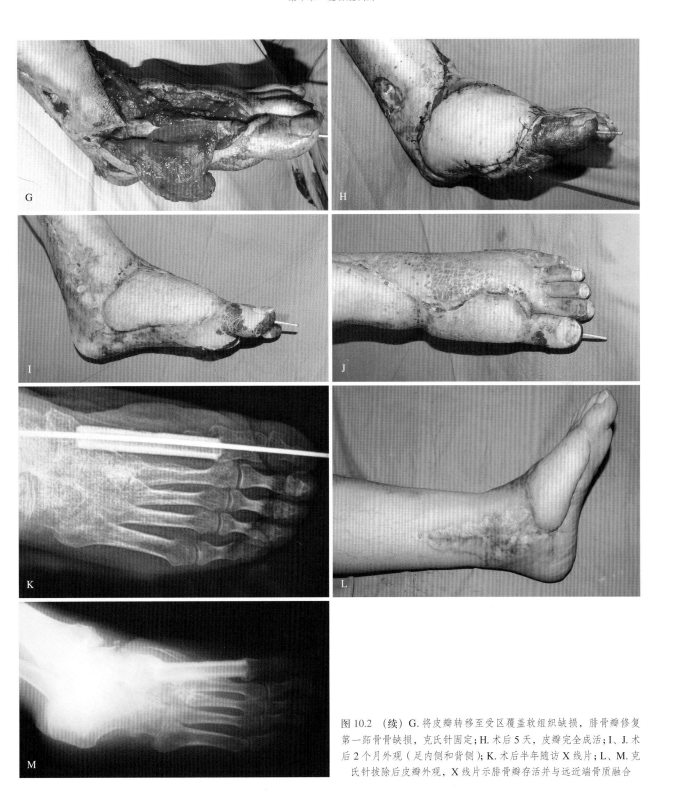

图 10.2 （续）G.将皮瓣转移至受区覆盖软组织缺损，腓骨瓣修复第一跖骨骨缺损，克氏针固定；H.术后 5 天，皮瓣完全成活；I、J.术后 2 个月外观（足内侧和背侧）；K.术后半年随访 X 线片；L、M.克氏针拔除后皮瓣外观，X 线片示腓骨瓣存活并与远近端骨质融合

三、嵌合皮瓣

嵌合组织瓣的概念最初是由股前外侧区域不同局部组织瓣的组合方式而被提出，现在嵌合组织瓣的概念已更新数次，最新的概念认为嵌合皮瓣具有多个独立的组织瓣供区，各自拥有独立的供养血管，这些组织瓣供区之间没有任何的皮肤或筋膜组织相互关联，但是其各自的供养血管却由一条主干

的血管发出。Huang 等根据主要的血供方式进一步将嵌合组织瓣分为三个亚型（图 10.3），并发现几个传统的组织瓣供区都拥有比较可靠且恒定的分支体系。例如肩胛下供区系统（subscrapular system）包含了皮肤浅筋膜组织（胸背区域），肌肉组织（前锯肌、背阔肌），骨组织（肋骨、肩胛骨）；这些组织结构通过共同的胸背动脉或旋肩胛动脉供养，不同的组成方式可以构成多达 60 余种组织瓣，且其中每种亚结构都可以成为独立的组织瓣进行移植。

笔者在实际临床研究中对腓骨骨皮瓣进行了更为深入的研究，切取的新型腓动脉嵌合骨皮瓣能够在原有皮瓣的基础上进一步扩大皮瓣的覆盖面积。如图 10.4 所示：新型的腓骨骨皮瓣由腓肠神经营养血管皮瓣和腓骨组成，两者以腓动脉相连。切取游离后，皮瓣及骨瓣能够通过两者之间相连的腓肠神经营养血管穿支作为旋转轴进行旋转，能够有效扩大单穿支皮瓣的营养范围，从而在不影响骨瓣旋转的情况下扩大皮瓣的修复范围。

■ **病例二**

患者 38 岁，男性，工人，已婚，吸烟史 15 年。

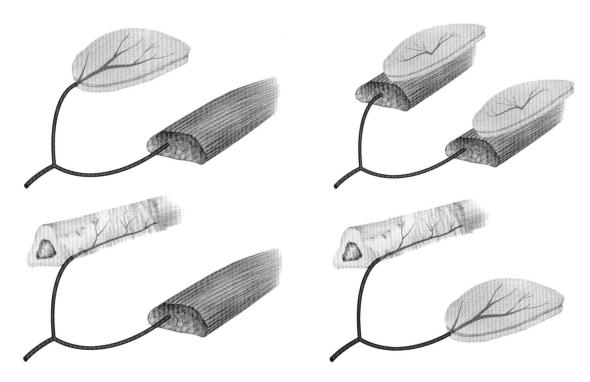

图 10.3　嵌合皮瓣的组成形式。

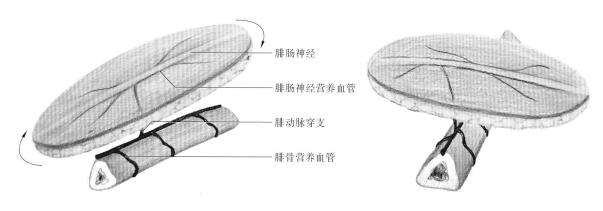

腓肠神经
腓肠神经营养血管
腓动脉穿支
腓骨营养血管

图 10.4　腓动脉嵌合骨皮瓣的扩大应用。

因左小腿开放性骨折于外院就诊，予以内固定术。术后伤口感染、骨髓炎，骨髓炎反复发作，导致局部软组织感染坏死，遂来我院进一步诊治。门诊查体：左胫骨下段前内侧软组织感染坏死，缺损面积达 5 cm×3 cm。设计隐神经营养血管肌皮瓣填塞并修复创面（图 10.5）。

■ **病例三**

患者 49 岁，男性，工人，已婚，有吸烟史。因车祸伤致左胫腓骨开放性骨折，患者术后 4 个月转至我院。门诊查体：左小腿中段前内侧陈旧性瘢痕，

局部窦道形成，足部感觉血运可。X 线摄片提示：左胫骨骨缺损，腓骨钢板固定中。设计腓骨皮瓣修复骨及软组织缺损（图 10.6）。

如果将穿支蒂联合组织瓣（perforator-based conjoined flap）的定义进一步划分，其中每个亚组织瓣结构都有其特定的供养穿支血管，且所有的亚组织瓣的穿支血管都由同一条上级血管发出，那么此时这种联合组织瓣就成为穿支蒂嵌合皮瓣（perforator-based chimeric flap）。而最早提出的股前外侧皮瓣就是这种类型嵌合皮瓣的原型：将旋股外侧动脉降

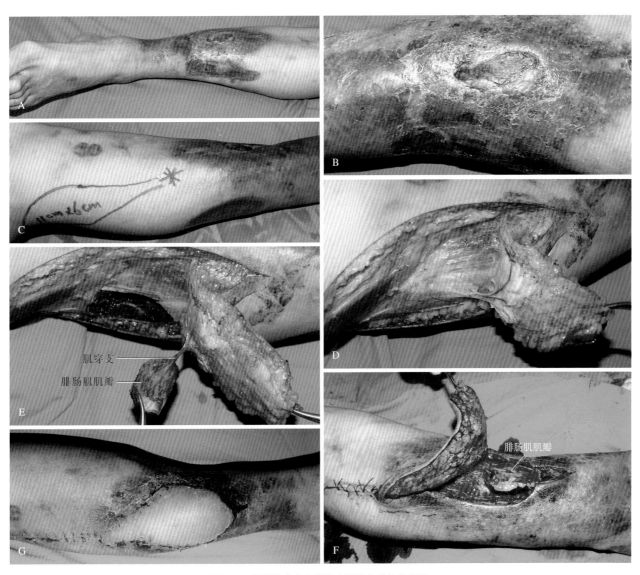

图 10.5　隐神经营养血管肌皮瓣填塞并修复创面。

A、B. 左胫骨下段前内侧软组织感染坏死；C. 设计皮瓣，面积约 11 cm×6 cm；D. 分离皮瓣穿支；E. 分离皮瓣；
F. 皮瓣转移至受区，肌瓣填塞骨感染部位，皮瓣覆盖创面；G. 术后 3 周，皮瓣完全成活

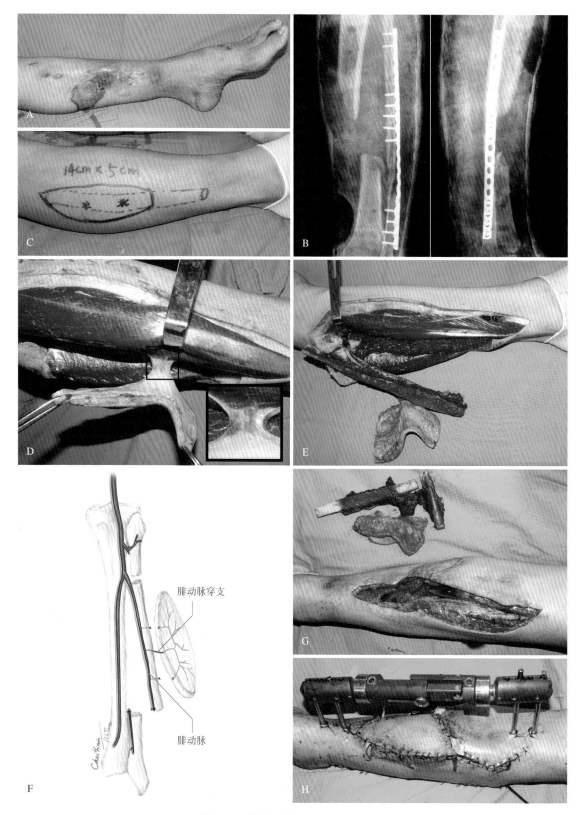

图 10.6　腓骨皮瓣修复骨及软组织缺损。

A、B. 术前左小腿中段前内侧陈旧性瘢痕，局部窦道形成，X 线片示左胫骨骨缺损，腓骨钢板固定中；C. 设计腓骨骨皮瓣；D. 分离皮瓣血管蒂；E. 切取腓骨瓣，分离血管蒂；F. 腓骨骨皮瓣血供示意图；G. 根据骨缺损情况截断腓骨；H. 腓骨瓣转移修复受区复合组织缺损，胫骨外固定支架固定；

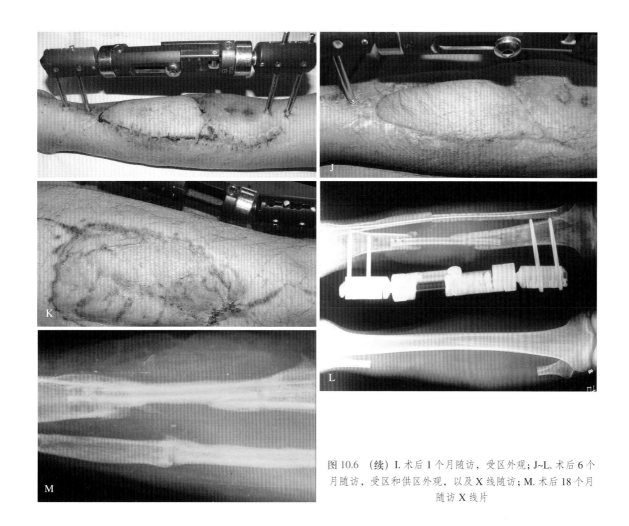

图 10.6　（续）I. 术后 1 个月随访，受区外观；J~L. 术后 6 个月随访，受区和供区外观，以及 X 线随访；M. 术后 18 个月随访 X 线片

支的各个穿支作为供养血管，可将其设计成数个小的筋膜皮瓣，用于一期修复口腔及颊部的软组织缺损。Koshima 在介绍嵌合组织瓣的原则时提到，如果人为地将两个独立血供的组织瓣通过吻合血管的方式进行串联，那么也可以成为嵌合皮瓣的一个种类。如果 Koshima 所提到的这种通过人为吻合血管方式构造的嵌合皮瓣，其最后一个亚皮瓣单位以端-端吻合的方式串联在主干动脉的远端时，那么整个嵌合皮瓣血供结构就可以达到桥接血管（flow-

through）的效果；当亚皮瓣单位吻合在主干血管的分支上时，则整个嵌合皮瓣血供结构将形成一个内部的分流结构而不是桥接结构（图 10.7）。

目前临床上用于修复四肢复合组织缺损的复合组织瓣有 3 种，分别为：前锯肌-肋骨复合组织瓣（serratus anterior-rib composite flap）、腹股沟-髂骨复合组织瓣（groin-iliac compound flap），以及小腿外侧-腓骨复合组织瓣（fibular osteocutaneous composite flap）。这些复合组织瓣都具有切取简便、解剖位置

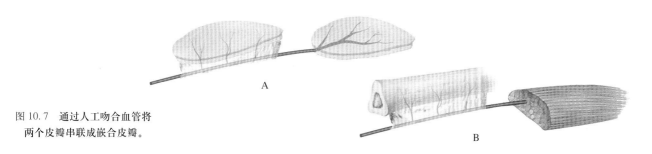

图 10.7　通过人工吻合血管将两个皮瓣串联成嵌合皮瓣。

恒定及血供可靠的优点，可以一期同时修复骨与软组织的复合组织缺损，但却各自具有其特点。

四、临床上常用复合组织瓣

（一）前锯肌－肋骨复合组织瓣（serratus anterior-rib composite flap）

前锯肌-肋骨复合组织瓣是一种用途非常广泛的复合组织瓣，在临床应用中，很多临床医生发现其拥有较长的血管蒂（胸背动脉），其管径也较粗，解剖位置十分恒定，因此分离血管蒂十分容易。此外，前锯肌具有血供良好、不臃肿的特点，其供区位置也比较隐蔽。

1. 适应证

前锯肌-肋骨复合组织瓣以胸背动脉作为血管蒂，同时以前锯肌作为肋骨的供养血管结构。如此可以很好地避免将乳内动脉或肋间后动脉作为血管蒂而造成血管蒂长度较短的缺点。此外，基于肋骨横截面积范围以及其弯曲的结构，使它成为面部带血运的骨瓣重建骨性结构的理想供区，尤其是在下颌骨的重建中，其外形可完美重建下颌骨特殊的骨结构，增加重建的外观效果。由此，前锯肌-肋骨复合组织瓣主要适用于下颌骨合并软组织缺损的病例，包括口腔壁、颊部或者颈部的软组织缺损。此外，肋骨的直径及其外观与掌骨和跖骨比较相近，因此同样可以作为掌骨或跖骨合并软组织缺损的主要重建方法。对于下肢节段性骨缺损的患者来说，带血运的游离腓骨凭借其优点常常是首选的供区，但是当遇到腓骨移植无法使用或者缺损＞10 cm时，前锯肌-肋骨便成为较理想的替代方案。然而由于肋骨呈弯曲的特殊结构，因此其作为承重骨重建的范围也有所限制，只有当双侧腓骨缺损，或者合并腓动脉损伤等腓骨移植禁忌证时才考虑使用肋骨移植进行承重骨的重建。且在切取时往往需要切取2~3根肋骨来增加其轴向力量的承载能力。

2. 解剖特点

前锯肌群位于胸壁的外侧，其纤维方向由9~10肋的外侧向前外走行，并止于肩胛骨的内侧缘。前锯肌同时接受来自胸外侧动脉（位于肩胛下-胸背动脉的前侧，从前锯肌外侧面进入肌肉并向前走行，同时发出分支营养前锯肌前侧肌群）以及胸背动脉分支的血供。解剖学研究发现超过99%的病例中，胸背动脉发出多于1条分支到达前锯肌。在极少数情况下，前锯肌的营养动脉由腋动脉直接发出。

肋骨同样具有来自肋间后动脉和前锯肌骨膜供养的双重血供。血管造影研究发现，胸背动脉的前锯肌分支以及肋间动脉之间通过肋骨的骨膜血管存在广泛的交通支吻合。通过胸背动脉远端进行血管造影发现，第6~9肋间动脉通过前锯肌的穿支得到了充盈。这些发现证实了胸背动脉的前锯肌分支和肋间动脉之间通过骨膜血管形成了良好的交通支。

切取前锯肌-肋骨复合组织瓣通常在侧卧位下进行，皮瓣的前界为腋前线，以第6肋走行为皮瓣的轴线，第5肋和第7肋作为皮瓣的上界和下界。当取下方的肋骨瓣时，相应的血管蒂长度也会增加。前锯肌-肋骨复合组织瓣的最大皮肤筋膜切取面积可达6 cm×12 cm。如果用于下肢承重骨（胫骨、股骨）重建时，单根肋骨移植通常无法满足强度要求，往往需要2~3根肋骨同时切取进行移植。

3. 手术技巧

切取时沿皮瓣前缘先切开皮瓣一侧，辨认背阔肌前缘后将其向后侧牵拉。胸背动脉血管束可以在背阔肌后侧与前锯肌之间进行解剖，沿着胸背动脉至前锯肌的分支向远端进行游离，直至需要切取的肌肉组织。随后将前锯肌从肩胛骨上进行锐性剥离。通常情况下，将前锯肌的四个起点部位保留在肩胛骨上，而将其止点部位连同肌腹共同切取作为肌瓣组织。

在需要切取的肋骨-前锯肌部分，可以明显辨认肋间的神经血管组织（图10.8），需要将足够的肋间肌组织保留在切取的肋骨瓣周围以保证肋骨的血供，但是在分离肋骨下方肋间肌肉时需要保护肋间血管神经，将其保留。肋骨切取时将其从外侧向肋软骨关节处掀起。在掀起时需要仔细剥离肋骨和壁层胸膜，有时两者之间相互粘连情况比较严重，需要牺牲部分紧贴肋骨后侧的壁层胸膜来保留部分肋骨的骨膜组织。此时需要通过上下邻近的肋骨协助闭合壁层胸膜，必要时放置胸管引流观察。当需要取 2 条以上肋骨时，在关闭供区时，需要借助合成的聚乙烯纤维网或者冻干同种异体硬脑膜等材料，辅助关闭创面并同时加强胸壁。

当肋骨瓣完整掀起后，前锯肌-肋骨复合组织瓣仅通过胸背动脉的血管蒂和机体相连，在靠近腋动脉处结扎血管蒂即可将其游离移植到受区进行血管吻合。

（二）腹股沟－髂骨复合组织瓣（groin-iliac compound flap）

旋髂深动脉不仅供养髂翼的大部分骨组织，还同时供养大面积的皮肤软组织，因此是比较理想、可靠的嵌合组织瓣的供区。髂翼的骨瓣血供丰富，其结构形态也是下颌骨理想的供区，同时供区损伤程度也较小。除了皮肤软组织外，该区域的其他软组织结构同样可以在同一个血管蒂条件下一并切取同时移植，可以增加修复的适应证以及修复范围。目前，腹股沟－髂骨复合组织瓣主要适用于头颈部位以及上肢部位骨缺损长度较小的复合组织缺损。

1. 适应证

在过去的 20 年时间里，对于上颌骨及其周围软组织的修复取得了重大突破。前额及胸大肌 - 三角肌皮瓣是较早期提出的修复上颌骨及周围软组织的主要修复方法，它们可以为不带血运的骨瓣提供较好的软组织覆盖，而早期的骨瓣来源主要是髂骨和肋骨。但是早期修复的可靠性一直存在较大的争议。此外，在早期还有学者提出使用肌肉筋膜皮瓣对面积较大伴有放射性损伤的创面进行修复，可以提供更可靠的局部血液供应从而促进创面愈合，但是骨瓣移植的成活率却一直悬而未决。

尽管在这之后相继有很多学者尝试使用其他供区对上颌骨区域进行修复，但是以旋髂深动脉为蒂

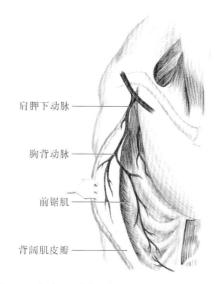

图 10.8　在需要切取的肋骨－前锯肌部分，可明显辨认肋间的神经血管组织。

肩胛下动脉
胸背动脉
前锯肌
背阔肌皮瓣

的髂骨瓣始终凭借其突出的优点被公认为比较理想的供区。尤其是对于骨缺损较大的患者，可以同时切取两侧的髂骨瓣联合腹股沟皮瓣进行一期修复，不仅供区损伤较小，修复后外观也比较满意。此外，旋髂深动脉不仅管径较粗，通常可以达到 1.5~3.0 mm，吻合后血供可靠，而且其蒂部长度也比较长，达 5.0~9.0 cm。旋髂深动脉解剖位置比较恒定，分离较为简单。在切取髂骨瓣后还可以对其进行修整，使其更接近受区的解剖形态。

2. 解剖特点

旋髂深动脉在腹股沟韧带水平沿着后外侧面向上走行，与其伴行静脉一同在腹股沟韧带后方的筋膜鞘内向上走行到达髂翼的前上区（图 10.9）。其伴随静脉在髂外侧动脉外侧 2~3 cm 处汇聚为一条静脉，随后与旋髂深动脉分离上行后汇入髂外侧静脉，并且在分离部位，大部分情况下会有一条伴行静脉与旋髂浅动脉的伴行静脉存在交通支。

大约在髂前上棘内侧 1 cm 处，旋髂深动脉发出一条管径较粗的肌支，该肌支穿过腹横肌和腹内斜肌，并可以在髂前上棘上外侧 1 cm 处进行解剖分离辨认。在少数情况下，旋髂深动脉会在较浅的软组织平面走行，当这种情况出现时，会合并出现变异的闭孔动脉。

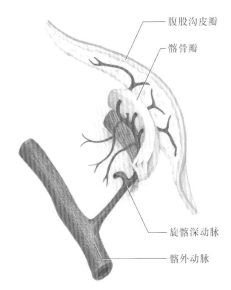

图 10.9　旋髂深动脉的走行。

　　旋髂深动脉的肌皮穿支通常在髂翼内侧面发出，它们在髂前上棘上方 1 cm 处沿腹外斜肌方向排成一列穿过肌肉层，到达皮肤和浅筋膜组织。旋髂深动脉的末段部分在髂前上棘的后上方 8~10 cm 处转变为其最大的穿支血管。旋髂深动脉的直径为 1.0~1.5 mm，血管吻合较为容易。在解剖时，先分离腹壁的三层结构，随后便可以在突出的腹横肌和髂肌之间分离得到旋髂深动脉。

3. 手术技巧

　　在术前笔者会常规对受区和供区进行血管造影检查，不仅可以发现供区血管变异的可能，同时还可以发现之前手术、肿瘤、放疗等其他因素对受区血管解剖造成的影响。例如在术前造影检查发现变异的闭孔动脉，则强烈提示旋髂深动脉的走行会比通常情况下更靠近浅层平面。此外，如果发现受区没有良好的血管结构，则应该可以使术者提前准备静脉移植等备选方案。

　　在设计骨瓣时，如果用于作为下肢节段骨缺损的重建时应考虑采用双侧髂骨瓣，并尽量切取骨皮质较丰富的区域。而在设计皮瓣时，应该首先用模板复制受区的缺损外形，并将其放置到髂翼外侧，根据穿支的位置和骨瓣的位置合理安排皮瓣的设计方向。如果要保留尽可能多的穿支时，软组织旋转

的范围则将受到很大限制，此时需要注意，软组织轴线和骨瓣的轴线方向调整不能差异过大，以免造成移植后血管蒂形成扭转卡压。皮瓣的位置一般以髂翼为轴线，皮瓣上 2/3 放置在轴线上方，下 1/3 放置在轴线的下方。皮瓣设计越靠近其内侧股动脉，成活的概率越大，但是旋髂深动脉主要的穿支位于髂前上棘后外侧 2~8 cm 区域，因此设计时尽可能将皮瓣放置在穿支的周围。

　　切取腹股沟-髂骨复合组织瓣的手术主要分为四个步骤：①在内侧部分游离血管蒂；②沿上外侧切口分离肌肉以及前侧胸壁；③沿下外侧分离大腿上半部分肌肉；④在深层次剥离髂骨瓣。

　　在分离血管蒂时，沿腹股沟韧带上方切开皮肤，探查见腹股沟韧带的外环。腹外斜肌腱膜在此沿腹股沟韧带外侧游离部分走行，可以在腹股沟管的后壁触及髂外动脉。向外侧逐渐分离血管蒂，剥离腹内斜肌的弓形肌肉纤维和腹股沟韧带上方的腹横肌肌纤维。为了辨认旋髂深动脉，可以先探查寻找旋髂深动脉较粗的肌支（大约在髂前上棘内侧 1 cm 处），并沿此肌支向下分离至主干的旋髂深动脉。

　　在外上方切口分离时，为了保留到达皮肤浅筋膜的肌皮穿支，通常需要保留 1.5~2 cm 厚度的肌袖组织，在沿旋髂深动脉向外分离时，可以沿途发现其向上发出的分支。在切开腹壁的三层结构后，可以在凸起的腹横肌肌肉以及髂肌之间找到旋髂深动脉。然后在该部位的内下方 1 cm 处分离髂肌，髂骨瓣周围的肌肉应该予以保留，从而保护骨膜至骨瓣的营养血管。

　　随后沿皮瓣的下外侧切口切开，由于旋髂深动脉营养髂骨的血管主要分布在髂骨内侧面，因此在该部分可以快速地将骨膜进行剥离。当需要同时移植筋膜层或肌腱时，可以在髂骨外侧缘保留部分的阔筋膜组织一并进行移植。另外，股直肌的腱膜同样可以通过保留髂前下棘的股直肌止点进行一期移植。

　　如果需要切取的骨瓣或皮瓣长度较长时，可以适当向后侧延伸切口，在分离时尽量保留旋髂深动脉末端的最大穿支。最后将腹股沟韧带从髂前上棘上切断，同时切开在旋髂深动脉下方走行的髂肌。在切开腹股沟韧带时需要辨认在髂前上棘内侧下行

的股外侧皮神经。

■ **病例四**

患者 22 岁，男性，工厂工人，未婚。因在工作时不慎被冲床压砸致右腕尺侧毁损伤，伤后 6 小时来我院急诊就诊。急诊查体：右前臂背侧及腕部尺侧大部分软组织缺损，缺损面积达 15 cm×7 cm，可见腕关节外露，1~5 指主动活动肌力减退，尺侧区域感觉缺失，夹纸试验阳性。X 线提示右尺桡骨远端粉碎骨折合并 2~5 掌骨基底骨折脱位。设计髂骨皮瓣修复骨及软组织缺损（图 10.10）。

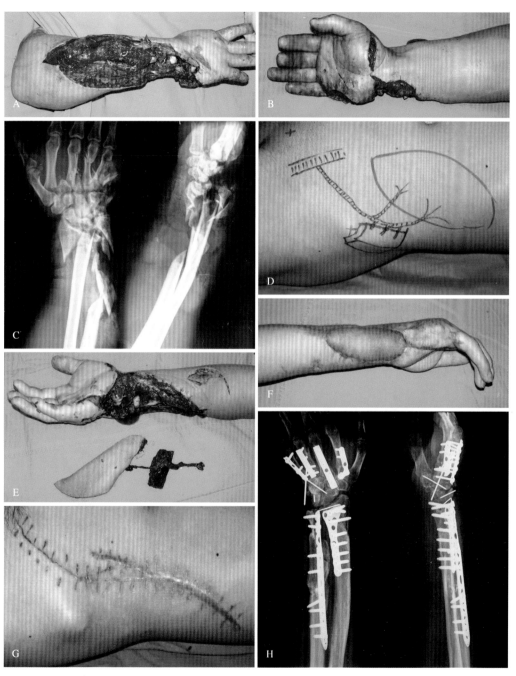

图 10.10　**髂骨皮瓣修复骨及软组织缺损。**
A.清创后右前臂背侧及腕部尺侧大部分软组织缺损，腕关节外露；B.前臂掌侧外观；C.X 线片提示右尺桡骨远端粉碎性骨折合并 2~5 掌骨基底骨折脱位；D.设计左侧腹股沟–髂骨复合组织瓣；E.切取髂骨皮瓣并转移至受区；F~H.术后 6 个月受区和供区外观，X 线片示髂骨瓣及骨折愈合良好

（三）小腿外侧－腓骨复合组织瓣（fibular osteocutaneous composite flap）

腓骨骨皮瓣是目前适应证最广的复合组织瓣，可以应用于各个部位的节段性骨缺损，不仅可以作为长骨甚至承重骨缺损的重建，还可以将其二次塑性后进行不规则骨缺损的重建；其皮瓣的切取范围较大，通过保留腓动脉的穿支血管可以切取超过25 cm×16 cm的皮瓣面积，修复适应证和范围均十分理想。

1. 适应证

腓骨骨皮瓣不仅适用于所有上下肢长骨节段性骨缺损，还适用于下颌骨等不规则骨的重建，还有报道将腓骨骨皮瓣用于掌骨以及跖骨复合组织缺损的修复，以及跟骨的重建。随着对于腓动脉穿支解剖的不断深入研究，在切取腓骨骨皮瓣时，可以保留腓动脉达到小腿后外侧的穿支，从而增加皮瓣的切取面积，同时增加皮瓣的旋转灵活性，扩大其修复范围及修复适应证。

2. 解剖特点

腓动脉是供应小腿外侧皮肤的主要动脉，起自胫后动脉，沿腓骨的内后方下行，大部分被踇长屈肌覆盖，沿途发出3~8支穿支血管。共有3种类型的穿支血管。①肌间隔穿支：完全从小腿的后外侧肌间隔中穿出，解剖容易。②肌皮穿支：多数为穿经比目鱼肌的肌皮穿支，在肌肉内的距离长，分支多，解剖费力。③肌肉-肌间隔穿支：这类穿支大多经过踇长屈肌，穿支先经过一小段距离的肌肉，很少发出肌间隔穿支，再沿肌肉-肌间隔边缘进入小腿后外侧肌间隔，最后穿出肌间隔到达深筋膜表面，解剖亦较容易。穿支血管的长度在2~7 cm。穿支血管蒂的长度与其发出部位和走行方向有关，与类型无关。近侧的穿支血管位置深，多斜向远侧走向表面，血管蒂相应较长；而远侧的腓动脉较浅，穿支血管多垂直走向表面，血管蒂相应较短。

穿支血管分布多集中在距外踝5~10 cm及21~27 cm这两个区域内，分别包含穿支总数的1/3左右。以外踝尖为0点，腓动脉在其上方的10 cm、5 cm和1 cm左右，均存在皮肤穿支血管。每条穿支动脉均有1~2条穿支静脉伴随。动脉外径一般在1 mm左右，静脉外径略粗于动脉。穿支血管在穿过肌间隔或肌肉后，即在深筋膜表面分为左右横支和上下支、降支，各穿支之间相互吻合；随着小腿向下管径逐渐变细，远段肌间隔穿支血管的分支有向腓肠神经聚集的趋势，并与腓肠神经近端的营养血管相互吻合，形成腓肠神经远端营养血管丛。

3. 手术技巧

传统的腓骨骨皮瓣设计时通常将皮瓣放置在小腿的外侧，即腓骨的表面，通过外侧的筋膜组织使骨瓣和皮瓣相连，并通过筋膜将腓动脉的血供送达皮肤筋膜组织。这种切取方法下不仅皮瓣的切取范围较小，且皮瓣的旋转范围也较小。随着近几年穿支皮瓣概念及相关手术技术的发展，目前临床上使用的腓骨复合组织瓣均是以腓动脉穿支作为连接腓动脉和皮瓣的桥梁，属于典型的穿支蒂的嵌合组织瓣。在设计穿支蒂的腓骨骨皮瓣时，建议术前进行彩色多普勒定位腓动脉穿支，设计皮瓣时可以将其放置在穿支周围。切取时切开皮瓣前缘，在腓骨长短肌后缘外侧肌间隔分离腓动脉至皮肤浅筋膜的穿支血管，予以保护，按照上述方法切取骨瓣后再分离穿支并切取皮瓣。

腓骨的解剖位置及切取方法已经相对成熟，通过沿腓骨体表投影的切口，将腓骨长短肌向前侧牵拉即可暴露腓骨，首先在需要取腓骨的两端截断腓骨（上截骨端位于腓骨头下5~7 cm，下截骨端位于外踝上5~8 cm）。将腓骨外旋，逐层分离胫后肌和踇长屈肌至骨间膜，小心切开后即可暴露腓动脉静脉血管束，在靠近截骨两端分别结扎，将剩余肌袖游离后即可进行吻合血管移植修复受区。

在切取腓骨复合组织瓣时，首先沿皮瓣前缘切开皮肤，暴露腓骨肌和比目鱼肌，并从两者之间的外侧肌间隔向深层分离，在切开时需要保护浅筋膜内的腓浅神经。腓动脉的穿支在外侧肌间隔内走行（图 10.11），因此在分离时可以完整保留穿支表面的肌间隔组织。当肌间隔内未探及穿支时，则需要考虑腓动脉穿支以肌穿支形式达到皮肤和筋膜组织，需要进行肌肉解剖分离穿支。沿着穿支向主干腓动脉分离，穿支一般走行于腓骨的下方，因此需要切开皮瓣的后缘才能完整保留穿支的全长。完整分离穿支后，在腓动脉两端结扎切断，将复合组织瓣完整取下后即可进行吻合血管移植修复受区。

■病例五

患者 26 岁，男性，工人，未婚，无吸烟史。因车祸伤致左前臂远端开放性骨折，伤后外院就诊，予以清创外固定术，术后 1 个月转入我院进一步诊治。入院查体：患者神志清醒，生命体征平稳。右前臂可见瘢痕组织，范围约 8 cm×6 cm。肢体远

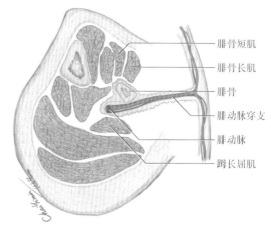

图 10.11　切取腓骨复合组织瓣示意图。

端血运存在，感觉存在。X 线示尺桡骨远端粉碎性骨折，尺桡骨远端关节面完整。设计腓骨皮瓣修复缺损（图 10.12）。

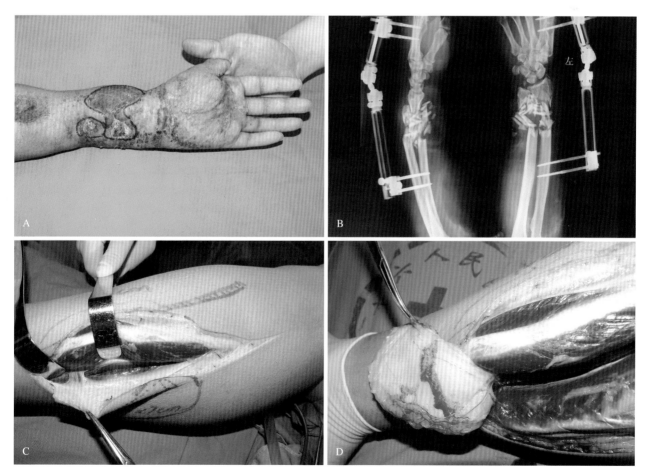

图 10.12　腓骨皮瓣修复右前臂缺损。

A. 术前外观，右前臂远端掌侧可见大量瘢痕组织；B. 骨折外固定术后 X 线片；C. 设计腓骨骨皮瓣，皮瓣面积约为 10 cm×7 cm，腓骨瓣长度约 10 cm，分离皮瓣穿支；D. 分离皮瓣；

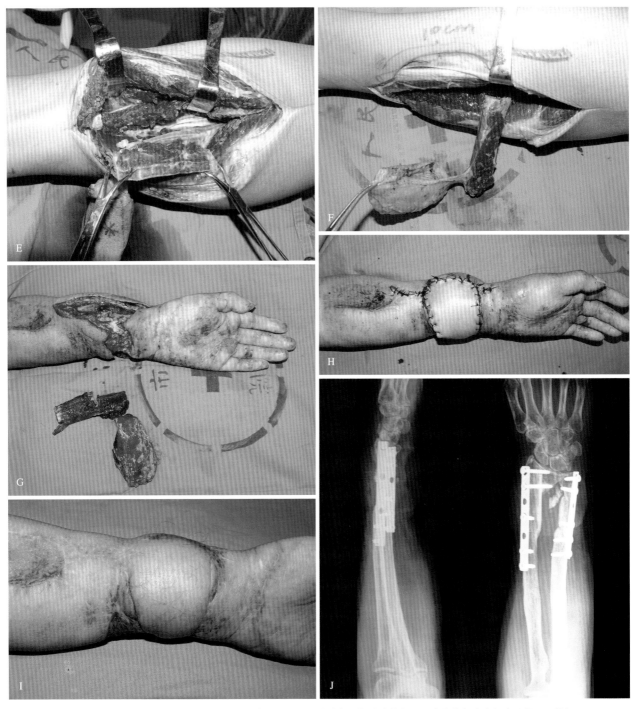

图 10.12　（续）E.分离腓骨骨瓣；F.切取腓骨皮瓣；G.腓骨瓣修复尺桡骨骨缺损；H.皮瓣修复瘢痕切除后软组织缺损；
I、J.术后 6 个月，皮瓣外观，X 线示腓骨瓣愈合良好

■ 病例六

患者 45 岁，女性，工人，已婚，无吸烟史。因车祸伤致右小腿开放性骨折，伤后至我院急诊就诊。查体发现：患者生命体征稳定。右小腿中下段大面积软组织缺损，骨外露；X 线片示右胫骨粉碎性骨折，远端血运尚可。设计游离腓骨皮瓣修复（图 10.13）。

■ 病例七

患者 32 岁，男性，工人，已婚，无吸烟史。

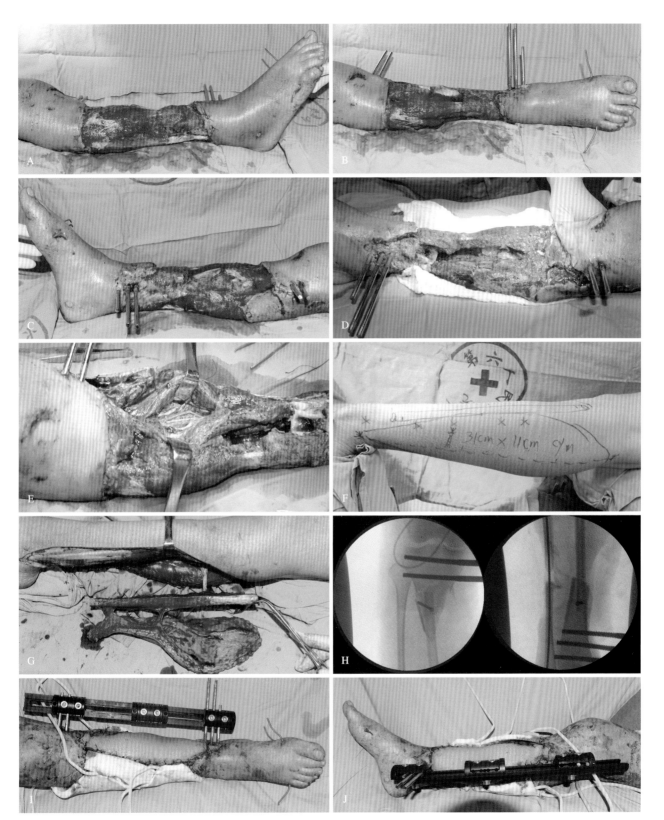

图 10.13　腓骨皮瓣修复右小腿开放性骨折。
A~C. 清创术后，右小腿中下段大面积皮肤软组织缺损，骨、肌腱外露；D. 清除坏死骨组织；E. 受区准备；F. 设计腓骨皮瓣，皮瓣面积约
31 cm×11 cm；G. 切取腓骨皮瓣；H. 腓骨瓣修复胫骨缺损后术中透视；I. 皮瓣修复小腿前部软组织缺损，
其余部分 VAD 覆盖，外固定支架固定；J. 术后外观

因车祸伤致左前臂瘢痕挛缩，左桡骨骨缺损，转入我院进一步诊治。入院查体：患者神志清醒，生命体征平稳。左前臂可见瘢痕组织，范围约 22 cm ×

10 cm。肢体远端血运存在，感觉存在。X 线示桡骨骨缺损。设计腓骨皮瓣修复（图 10.14）。

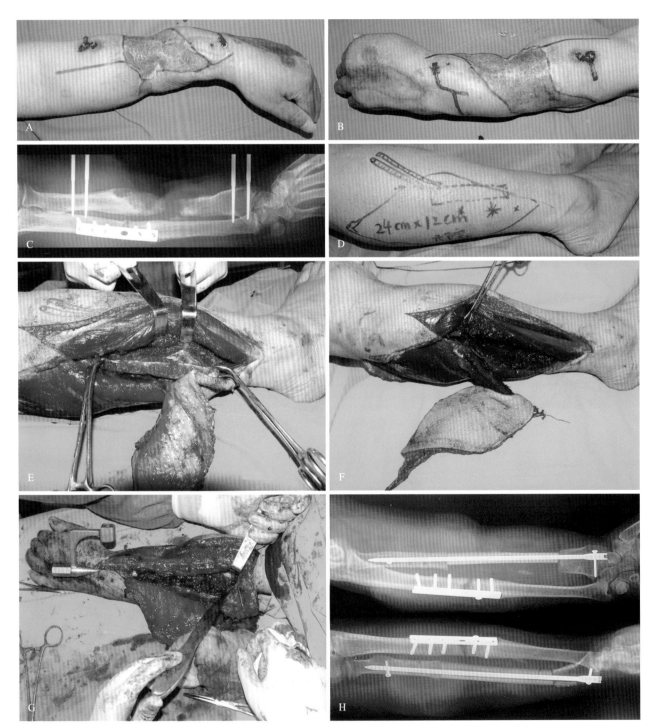

图 10.14　腓骨皮瓣修复左前臂瘢痕挛缩、左桡骨骨缺损。

A、B. 左前臂瘢痕组织，范围约 22 cm×10 cm；C. 术前 X 线示桡骨干骨缺损；D. 设计 24 cm×12 cm 的腓骨骨皮瓣；E. 切取腓骨骨皮瓣，截取腓骨瓣并暴露腓动脉主干；F. 以腓动脉主干为蒂切取腓骨骨皮瓣；G. 使用髓内固定方式固定腓骨瓣至前臂桡骨缺损处；H. 术后 X 线；

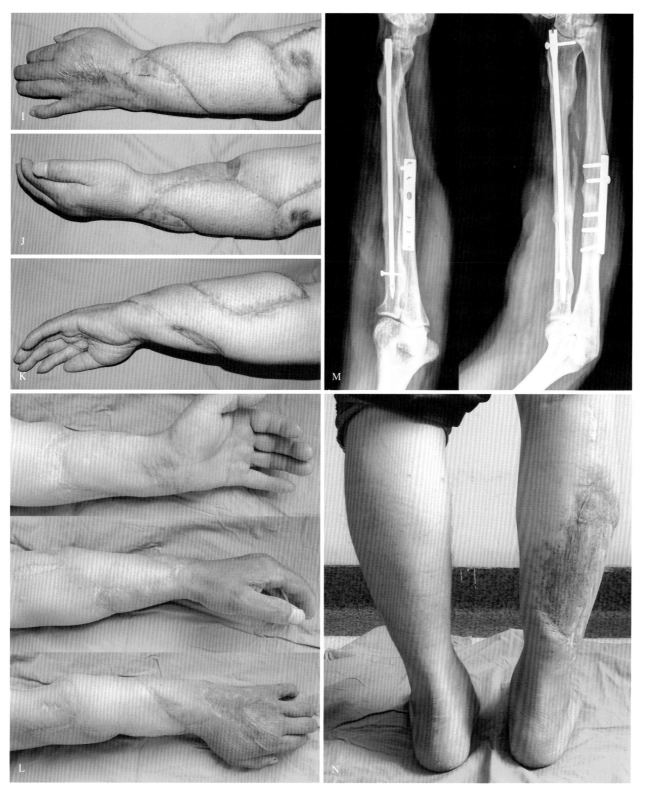

图 10.14 （续）I~K. 术后 3 个月背侧观、桡侧观和尺侧观；L~N. 术后 45 个月受区外观、X 线片和供区外观

■ 病例八

患者 36 岁，女性，工人，已婚，无吸烟史。因机器伤致右前臂开放性骨折，伤后至我院急诊就诊。查体发现：患者生命体征平稳。右前臂开放性骨折，软组织缺损，X 线片示右侧桡骨粉碎性

骨折。清创后外固定支架固定，VAD 覆盖创面。术后 7 天拆除 VAD，右前臂掌侧软组织缺损面积约 23 cm×8 cm，肌腱外露，远端血运尚可。设计腓骨皮瓣修复（图 10.15）。

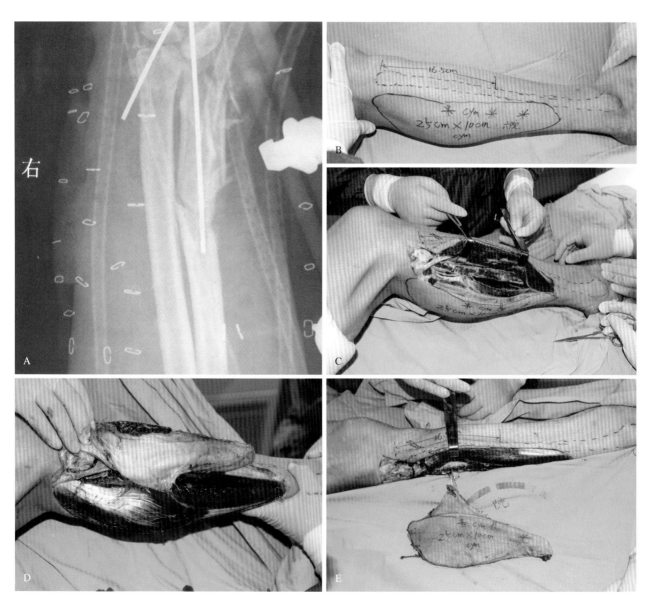

图 10.15　腓骨皮瓣修复右前臂开放性骨折。

A. X 线片示桡骨远端粉碎性骨折，桡骨远端关节面毁损缺如；B. 根据缺损特征设计腓骨皮瓣，皮瓣面积 25 cm×10 cm，腓骨瓣长度 16.5 cm；C. 暴露腓骨及腓动脉穿支；D. 由深筋膜深面切取皮瓣；E. 切取皮瓣，显露腓动脉穿支血管；

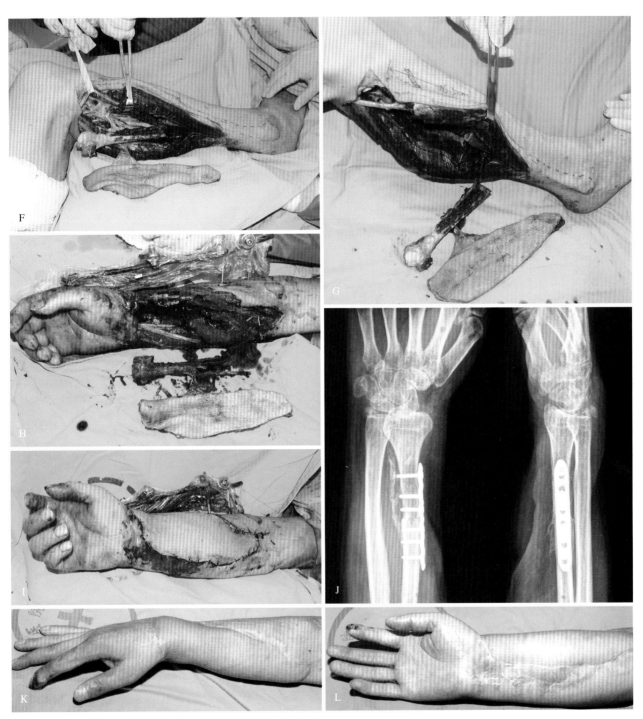

图10.15 （续）F.分离腓骨瓣，暴露腓骨动脉主干；G.游离腓动脉主干作为血管蒂，保留腓骨头截取腓骨骨瓣；H.腓骨骨皮瓣转移至受区；
I.腓骨瓣重建桡骨远端，钢板内固定，皮瓣覆盖软组织缺损；J.术后1年X线片；K、L.术后1年半右前臂外观

（柴益民 康庆林）

参考文献

［1］ Harii K. Microvascular free flaps for skin coverage, indications and selections of donor sites[J]. Clin Plast Surg, 1983, 10:37–54.

［2］ Harii K, Iwaya T, Kawaguchi N. Combination myocutaneous flap and microvascular free flap[J] . Plast Reconstr Surg, 1981, 68:700–710.

［3］ Hallock G G. Direct and indirect perforator flaps: the history and the controversy[J]. Plast Reconstr Surg, 2003, 111:855–866.

［4］ Nassif T M, Vidal L, Bovet J L, et al. The parascapular flap: a new cutaneous microsurgical free flap[J]. Plast Reconstr Surg, 1982, 69:591–600.

［5］ Hallock G G. Simultaneous transposition of anterior thigh muscle and fascia flaps: an introduction to the chimera flap principle[J]. Ann Plast Surg, 1991, 27:126–131.

［6］ Huang W C, Chen H C, Wei F C, et al. Chimeric flap in clinical use[J]. Clin Plast Surg, 2003, 30:457–467.

［7］ Tsai F C, Yang J Y, Mardini S, et al. Free split-cutaneous perforator flaps procured using a three-dimensional harvest technique for the reconstruction of postburn contracture defects[J]. Plast Reconstr Surg, 2004, 113:185–193.

［8］ Huang W C, Chen H C, Jain V, et al. Reconstruction of through-and-through cheek defects involving the oral commissure, using chimeric flaps from the thigh lateral femoral circumflex system[J]. Plast Reconstr Surg, 2002, 109:433–441.

［9］ Koshima I, Yamamoto H, Hosoda M, et al. Free combined composite flaps using the lateral circumflex femoral system for repair of massive defects of the head and neck regions: an introduction to the chimeric flap principle[J]. Plast Reconstr Surg, 1993, 92:411–427.

［10］ Richards M A, Poole M D, Godfrey A M. The serratus anterior/rib composite flap for mandibular reconstruction[J]. Br J Plast Surg, 1985, 38:464–470.

［11］ Moscona R A, Ulhmann Y, Hirshowitz B. Free composite serratus anterior muscle-rib flap for reconstruction of the severely damaged foot[J]. Ann Plast Surg, 1988, 20:165–171.

［12］ Hui K C, Zhang F, Lineaweaver W C, et al. Serratus anterior-rib composite flap: anatomic studies and clinical application to hand reconstruction[J]. Ann Plast Surg, 1999, 42:130–136.

［13］ Malizos K N, Nunley J A, Goldner R D, et al. Free vascularized fibula in traumatic long bone defects and in limb salvaging following tumor resection: comparative study[J]. Microsurgery, 1991, 14:368–375.

［14］ Yazar S, Lin C H, Wei F C. One-stage reconstruction of composite bone and soft tissue defects in traumatic lower extremities[J]. Plast Reconstr Surg, 2004, 114:1455–1466.

［15］ Lin C H, Wei P C, Levin S, et al. Free composite serratus anterior and rib flaps for tibial composite bone and soft-tissue defect[J]. Plast Reconstr Surg, 1997, 99:1654–1658.

［16］ Rowsell A R, Davies D M, Eisenberg N, et al. The anatomy of the subscapular thoracodorsal arterial system: study of 100 cadaver dissections[J]. Br J Plast Surg, 1984, 37:572–581.

［17］ Goldberg J A, Lineaweaver W C, Buncke H J. An aberrant independent origin of the serratus anterior pedicle[J]. Ann Plast Surg, 1990, 25:485–492.

［18］ Bruck J C, Bier J, Kistler D. The serratus anterior osteocutaneous free flap[J]. J Reconstr Microsurg, 1990, 6:206–213.

［19］ Taylor G I, Townsend P, Corlett R J. Superiority of the deep circumflex iliac vessels as the supply for free groin flaps: experimental work[J]. Plast Reconstr Surg, 1979, 64:593–562.

［20］ Taylor G I, Townsend P, Corlett R J. Superiority of the deep circumflex iliac vessels as the supply for free groin flaps: clinical work[J]. Plast Reconstr Surg, 1979, 64:742–754.

［21］ Manchester W M. Some technical improvements in the reconstruction of the mandible and temporomandibular joint[J]. Plast Reconstr Surg, 1972, 50:245–255.

［22］ Baek S, Lawson W, Biller H F. An analysis of 133 pectoralis major myocutaneous flaps[J]. Plast Reconstr Surg, 1982, 69:456–462.

［23］ Soutar D S, Scheker L R, Tanner N S B, et al. The radial forearm flap: a versatile method for intraoral reconstruction[J]. Br J Plast Surg, 1983, 36:1–11.

［24］ Lee HB, Tark K C, Kang S Y, et al. Reconstruction of composite metacarpal defects using a fibula free flap[J]. Plast Reconstr Surg, 2000, 104:1444–1455.

［25］ Lin C H, Wei F C, Rodriguez E D, et al. Functional reconstruction of traumatic composite metacarpal defects with fibular osteoseptocutaneous free flap[J]. Plast Reconstr Surg, 2005, 116:602–616.

［26］ Wang C Y, Chai Y M, Wen G, et al. One-stage reconstruction of composite extremity defects with a sural neurocutaneous flap and a vascularized fibular flap: a novel chimeric flap based on the peroneal artery[J]. Plast Reconstr Surg. 2013, 132(3):428e–437e.

第十一章
功能性肌瓣

一、概述

20 世纪 60 年代后，功能性肌瓣游离移植重建肢体运动功能。随着显微外科技术的迅速发展逐渐得到应用与普及。而在此之前，许多晚期周围神经损伤、缺血性肌挛缩、创伤、肿瘤切除以及遗传性缺失等疾病所导致的患肢肢体功能性肌肉丧失，是无法医治的，遗留的肢体残疾给患者带来巨大的伤害。1970 年 Tamai 等报道了首例游离功能性肌瓣的动物模型，引领显微游离皮瓣进入新纪元。1976 年 Harii 等首先应用吻合血管神经的股薄肌移植修复面瘫，游离肌瓣首次在临床得到应用。随后，应用游离功能性肌瓣修复面部、上肢、下肢功能等报道逐渐增加，可使用的功能性肌瓣也逐渐被开发。

二、功能性肌瓣的适应证

常见的可以进行功能性肌瓣移植的损伤包括严重创伤、晚期周围神经损伤、缺血性肌挛缩、肿瘤切除以及遗传性缺失等疾病所导致的患肢肢体功能性肌肉丧失。

对于需要进行肌瓣移植的受区，需要满足以下条件：①完全的或者接近完全的关节活动度；②合适的软组织床，可以为肌腱移动提供充分的保障；③具有拮抗移植肌群的肌肉。

对于不同的损伤，采取游离功能性肌瓣进行治疗的时机也不同。对于非创伤性的缺血性肌挛缩以及恶性肿瘤的肌肉切除患者，可以立即进行肌瓣的移植，而对于创伤性的肌肉功能损失，肌肉功能重建需分期进行。在后者的某些情况下，常常伴随感染或者肌肉、神经功能界限需要明确，所以后续的治疗分为保肢和处理感染等情况的急性期，进行骨和神经修复以及尝试肌腱转位等代替治疗的亚急性期和最终进行游离肌瓣移植的晚期治疗。

三、游离移植功能性肌瓣成功的影响因素

1. 主观意愿

对于游离功能性肌瓣的成功应用，患者能具有较强的主观意愿是一个重要因素。对于手术的最终结果，他们要有合理的期望；对于治疗的过程，他们要有良好的依从性。在手术前需要让患者明确功能重建的治疗是一个复杂并且耗时很长的过程。

2. 年龄

年龄是影响手术成功率的另一个重要因素，功能性肌瓣需要通过神经功能的恢复达到最终的功能恢复，运动功能的恢复在儿童患者身上往往取得更好的结果，但是随着儿童身体逐渐发育，移植肌肉的生长往往跟不上骨骼的生长，最终可能造成关节的挛缩，这种现象可能会持续到儿童骨骼发育成熟

之后。Stevanovic 等认为年龄在 45 岁以下的患者，游离功能性肌瓣术后取得的功能恢复效果最佳；也有部分学者认为 65 岁乃至 70 岁是进行重建手术的年龄上限。

3. 基础疾病

患者的基础疾病，如糖尿病、自身免疫疾病、严重的慢性病毒感染、心血管疾病和长期吸烟史，会对微循环系统和肌瓣的再神经化过程造成影响，对于手术的成功产生负面作用。此外，肥胖也是游离功能性肌瓣的负面影响因素，当肢体重量过大时，移植的肌瓣很难恢复足够的力量对肢体进行全面的活动，特别是肩关节的外展功能和肘关节的屈曲功能。

四、常用的功能性肌瓣

游离功能性肌瓣的供区肌肉包括股薄肌、背阔肌、阔筋膜张肌、股直肌和股外侧肌等。Kobayashi 等指出选择供肌的标准：要有与受区动脉、静脉管径相当的血管蒂以及一根运动神经，而且其解剖位置要恒定，变异小，切取后对供区肢体影响小，同时其要有足够的力量、尺寸和可以接受的外形。基于以上考虑，目前最常用的功能性肌瓣为股薄肌和背阔肌。

股薄肌是修复上肢功能的理想肌肉，其单一的血管供应及神经支配，薄而窄的外形及远端细长的肌腱都十分适合于上肢肌肉功能的重建和软组织覆盖。而当有皮肤缺损时，可以直接进行股薄肌皮瓣的移植，这样既可以避免缝合时皮肤张力过紧，又便于术后血运动监测。特别是在修复前臂指深屈肌（FDP）和指伸肌（EDC）时，远端腱性部分的皮肤缺损不适合游离制品时，肌皮瓣可以防止术后粘连的发生。股薄肌血管蒂长 6~7 cm，可以同闭孔神经的分支一同切下来进行游离移植，切取后供区的影响很小，术后瘢痕也很容易被掩蔽。

背阔肌同样是广泛应用于移植的肌肉，其可靠的血管蒂及足够的面积可以用来修复创伤后大面积的软组织缺损，以及臂丛神经完全损伤后的上肢功能的重建。但是由于其体积大，术后外形臃肿，有时需要二期行整形手术。

相比于股薄肌薄而窄的外形提供的较大活动度，股直肌的优势在于力量更加充足，在需要重建行走和站立功能时，为了支撑整个身体的重量，需要具有强大力量功能的肌肉进行相关的重建，因此常常在这一类肌肉功能的重建中采用股直肌肌瓣，以起到在足跟着地和足跟离地时的支撑。而在踝关节的屈伸过程中所需要的肌肉则常常用股薄肌移植代替。

（一）股薄肌肌瓣（gracilis flap）

1. 优点

（1）神经血管蒂解剖位置恒定，蒂部较长。

（2）作为功能性肌瓣转移其腱性部分较长，使用范围较广。

（3）可切取复合组织瓣移植，皮瓣既可覆盖创面又可监测肌瓣血供。

（4）供区损伤小，可一期闭合。

2. 缺点

（1）作为肌瓣覆盖创面，其体积较小。

（2）肌瓣伸展范围较大，但力量不够。

（3）皮瓣远端血供不稳定，容易坏死。

3. 解剖特点

股薄肌是一扁平的条索状肌肉，位于大腿内侧面的浅层。当患者仰卧位外展外旋髋关节时，可触及股薄肌在耻骨长收肌起点前侧的起点。在大腿近端部位，股薄肌位于长收肌的内后侧，其起始段形态较为扁平，包括其外侧位于耻骨支较薄的腱膜部分以及内侧较厚的位于耻骨联合处的肌肉部分。在大腿下段，股薄肌沿缝匠肌的后侧走行并与缝匠肌一期跨过股骨内髁，分别止于胫骨内髁及其下方缝匠肌与半腱肌之间（图 11.1）。

根据 Mathes 和 Nahai 分型方法，股薄肌的供养血管属于 II 型血管（图 11.2），包括主要血管蒂

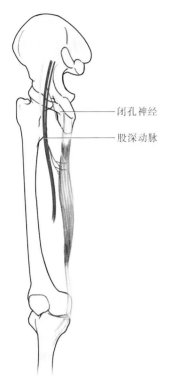

图 11.1 股薄肌走行示意图。

闭孔神经

股深动脉

及内侧，所以长度也较短。次要血管蒂一般有 2 条，靠近端的一支来自股深动脉的分支，但与主要血管蒂往往存在解剖变异。靠远端的一支则是股浅动脉的分支，在主要血管蒂远端 10~15 cm 处进入股薄肌。少数情况下，股薄肌由 2 条血管蒂供养，而这两条血管蒂往往在近端汇入一支，成为共同主干（Ⅲ型）（图 11.2）。

旋股内侧动脉及股深动脉的穿支在其数量及分布上存在一定变异。但大多数集中在大腿近端 2/3 部分。并且其供养皮肤的面积不超过肌肉长度的 2/3，其中有 1~2 条较为主要的穿支从股薄肌的内侧后外侧直接穿出。肌间隔穿支则直接从股薄肌的血管蒂发出，在长收肌和股薄肌之间到达皮下。这些肌穿支以及肌间隔穿支是切取嵌合皮瓣（chimeric flap）以及复合组织瓣（compound flap）的解剖基础，可以将股薄肌肌皮复合组织瓣修复复合组织缺损。

股薄肌由单一的运动神经支配，即闭孔神经的前支（L2~4），平均由三束神经束构成（L2~4），该神经从股薄肌血管蒂上方 1~2 cm 平面进入肌肉。如果要求肌瓣的神经蒂较长时，则需要逆行分离神经至闭孔神经前支和后支的分叉处，分离时需要牵

及次要血管蒂。股薄肌的主要供养血管是旋股内侧动脉的终末支，或由股深动脉直接发出，位于耻骨结节下方 6~12 cm，沿长收肌外侧缘深面以及大收肌表面。静脉蒂由于其分叉部位要比动脉更靠浅层

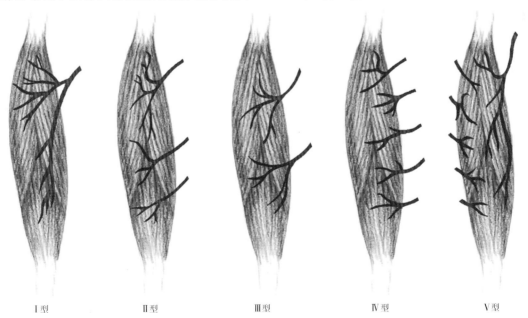

Ⅰ型　　　Ⅱ型　　　Ⅲ型　　　Ⅳ型　　　Ⅴ型

图 11.2 Mathes 和 Nahai 对肌肉血供的分型方法。
Ⅰ型：单一血管蒂；Ⅱ型：单一主要血管蒂＋次级血管蒂；Ⅲ型：两条主要血管蒂；Ⅳ型：节段性血管蒂；
Ⅴ型：单一主要血管蒂＋节段性血管蒂

开长收肌暴露闭孔神经的近端及其分叉部位，通过逆向分离可以使神经蒂获得额外 2~4 cm 的长度。

4. 手术技巧

早在 1991 年，Doi 就报道了使用该肌瓣同时重建完全臂丛神经撕脱的伸指及屈肘功能，并使用脊髓副神经使其再神经化，接着他使用了第二个游离功能性肌瓣重建了该患者的屈指及屈肘功能。在重建上肢或下肢肌肉功能时，常常需要切取整个股薄肌肌瓣作为功能性肌瓣进行转移。切取时一般做上下两个切口，上方的切口首先从皮瓣的前缘切开皮肤及皮下组织至长收肌的筋膜，接着纵向切开长收肌表面的筋膜并将其向后侧牵拉，此时即可显露股薄肌的主要血管蒂及闭孔神经的前支。由于肌间隔内包含供养皮瓣的穿支血管，因此在切取时，往往将肌间隔一同切取在皮瓣内。血管神经蒂分离后即可切开皮瓣的后缘至股薄肌，分离股薄肌后缘后即可将皮瓣的近端部分提起，随后切开下方的切口。可以将近端的股薄肌轻轻牵拉后观察远端大腿内侧腱性隆起部分，沿该隆起部分做第二个切口，选取合适的长度切断远端腱性部分，即可将肌瓣从近端切口抽出。

长收肌和股薄肌肌间隔内包含旋股内侧动脉的肌间隔穿支，是股薄肌皮瓣的主要血供来源，在切取时注意保护。

5. 注意事项

切取皮瓣时应该从皮瓣的前缘开始切取，切开至长收肌的深筋膜层，可以从远端先辨认股薄肌的解剖位置，然后再向近端分离。

深筋膜层应沿纵向切开，并向后牵拉，而长收肌总是向前牵拉，如此能更好地暴露下方的旋股外侧动脉分支及闭孔神经前支。

在结扎切断肌瓣的血管蒂前，应先检查受区的血管管径是否与之匹配，如果受区管径较粗时，可以将血管蒂进一步向近端分离直到其分支起始部位，以此可以获得较粗的血管蒂直径。

■ **病例一**

患者 29 岁，女性，工人，未婚，无吸烟史。因机器伤致右前臂掌侧皮肤软组织缺损，伤后入我院急诊。查体发现：患者生命体征平稳。右前臂掌侧皮肤软组织缺损，软组织缺损面积约 20 cm × 12 cm，局部肌肉坏死，肢体远端血运尚可。设计股薄肌肌皮瓣重建屈指功能修复创面（图 11.3）。

■ **病例二**

患者 52 岁，男性，工厂工人，已婚，有吸烟史。1 年前因机器伤至右前臂离断，于我院行再植术。术后再植肢体成活，切口部位瘢痕组织形成。为进一步改善肢体功能，遂来我院门诊就诊。查体：右肘部及前臂瘢痕挛缩，手部功能完全丧失，肢体远端血运可。设计双侧股薄肌肌皮瓣重建伸指、屈指功能并修复创面（图 11.4）。

■ **病例三**

患者 38 岁，男性，工厂工人，已婚，有吸烟史。6 个月前因车祸伤导致右小腿开放性骨折，于外院行清创内固定术，术后发生骨筋膜室综合征，予以筋膜室切开减压术。术后随访期间右胫前内侧伤口感染，予以清创后伤口愈合。术后 4 个月，患者骨折愈合，右踝关节背伸无力，遂来我院门诊就诊。查体：右小腿前侧见大量瘢痕组织，右小腿缺血性肌挛缩，踝关节背伸受限，末端血运、感觉正常。设计股薄肌肌皮瓣重建踝关节背伸功能（图 11.5）。

（二）背阔肌肌瓣（latissimus dorsi flap）

1. 优点

（1）神经血管蒂解剖位置恒定，蒂部较长。

（2）作为功能性肌瓣转移其腱性部分较长，使用范围较广。

（3）供区位置较为隐秘，日常生活不受影响。

（4）供区损伤小，可一期闭合。

2. 缺点

（1）背阔肌肌瓣外观较为臃肿，不够美观。

（2）皮瓣远端血供不稳定，容易坏死。

3. 解剖特点

背阔肌皮瓣的切取范围在肩胛下角、髂后上

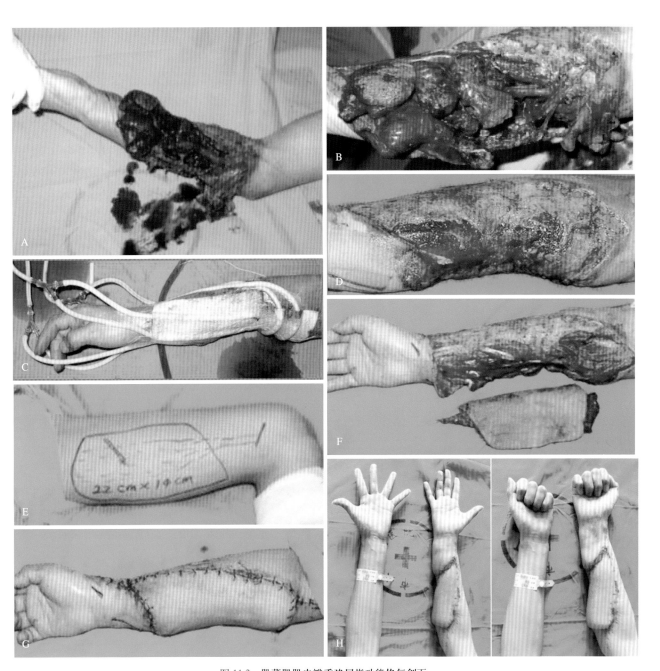

图 11.3　股薄肌肌皮瓣重建屈指功能修复创面。

A. 术前伤臂外观；B. 局部肌肉坏死污染严重；C. 清创后使用 VAD 覆盖创面；D. 4 天后拆除 VAD，创面肉芽组织生长良好；E. 设计左侧股薄肌肌皮瓣；F. 切取皮瓣，转移至受区；G. 肌皮瓣修复受区后外观；H. 术后 1 年受区外观及手指伸屈功能

棘、腋后线以及后正中线之间。背阔肌起自 T7~12、L1~5、髂嵴后部，并止于肱骨近端的结节间沟。根据 Mathes 和 Nahai 对于肌肉供血形式的分型，背阔肌属于 V 型，其主要血供来自胸背动脉，也接受来自背内侧及外侧肋间动脉的血供以及腰动脉背内侧及外侧分支的血供。

胸背动脉在背阔肌与前锯肌之间发出 1~3 条穿支（直径 1.5~2 mm）营养浅筋膜组织，这些穿支可以作为血管蒂切取穿支皮瓣。胸背动脉的前锯肌支在胸长神经中点附近穿过前锯肌并营养该肌肉。胸背动脉还在肩胛角的远端发出肩胛角支（42%），该分支长 4~5 cm，在背阔肌和大圆肌之间沿前锯肌

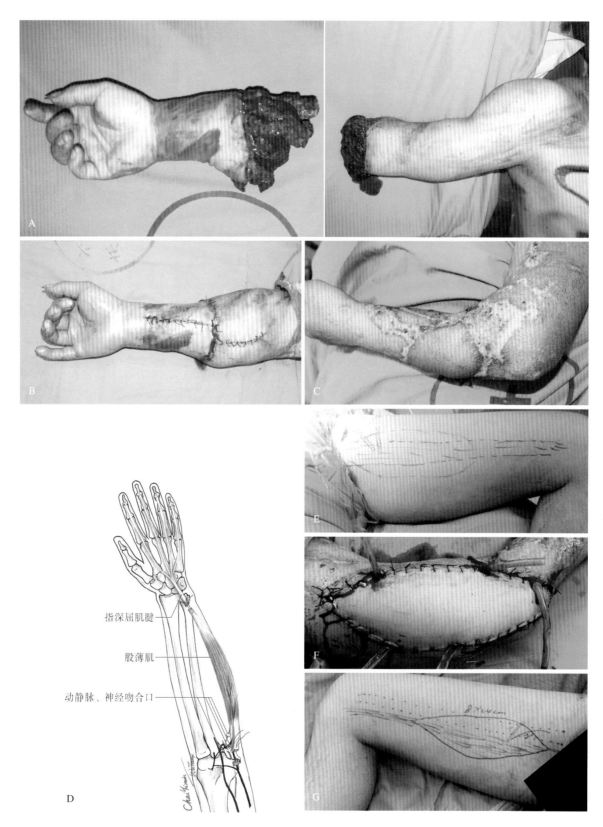

图 11.4 双侧股薄肌肌皮瓣重建伸指、屈指功能并修复创面。

A. 右前臂离断；B. 右前臂再植术后；C. 术后 1 年，局部见大量瘢痕组织，右肘关节屈曲畸形；D. 游离股薄肌肌腱重建屈指功能

手术示意图；E. 设计对侧股薄肌肌皮瓣；F. 肌皮瓣修复术后，使用肌瓣重建屈腕屈指功能；G. 设计同侧股薄肌肌皮瓣；

指深屈肌腱

股薄肌

动静脉、神经吻合口

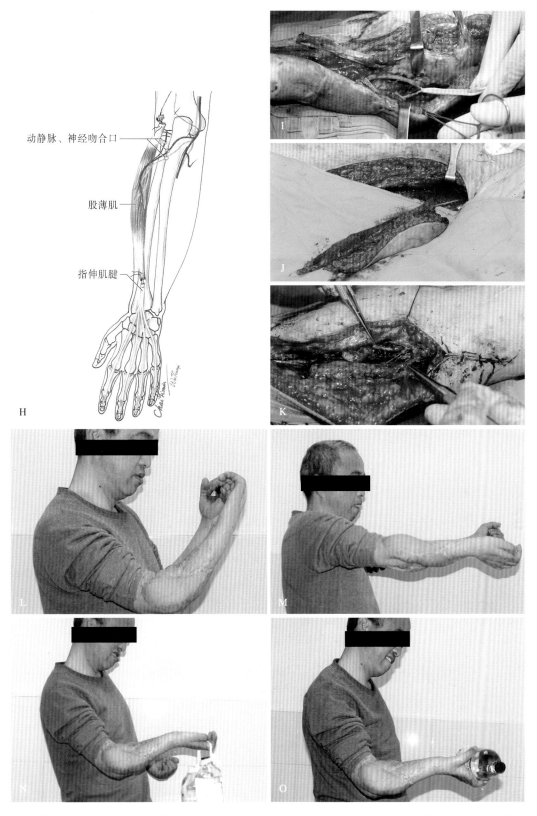

动静脉、神经吻合口

股薄肌

指伸肌腱

图 11.4 （续）H. 游离股薄肌肌腱重建伸指功能手术示意图；I. 受区血管准备；J. 切取肌皮瓣；K. 肌皮瓣蒂部血管神经与受区血管神经吻合；
L、M. 术后 2 年随访，患肢外观及屈肘和伸肘伸腕功能；N、O. 术后 2 年随访，患肢提重物，抓持功能

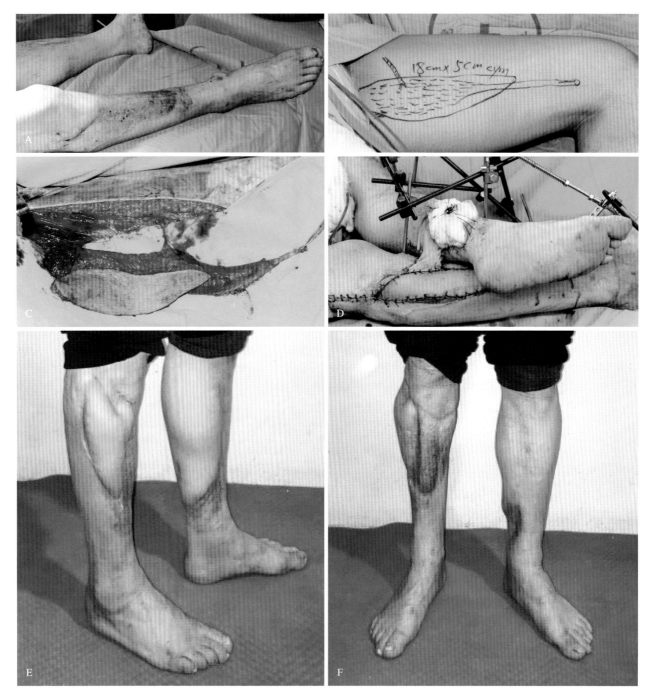

图 11.5 股薄肌肌皮瓣重建踝关节背伸功能。

A. 右小腿前侧见大量瘢痕组织；B. 设计对侧股薄肌肌皮瓣，皮瓣面积约 18 cm×5 cm；C. 分离股薄肌肌皮瓣；D. 皮瓣转移修复后，
由于受区血管条件差，皮瓣蒂部与对侧胫后血管吻合；E、F. 术后 2 年随访，受区侧面观与正面观

走行。该分支在肩胛骨外缘 1~2 cm，进一步发出细小分支营养肩胛骨。

胸背动脉的起始点位于肩胛下动脉起点 8.5 cm（6~11.5 cm）、背阔肌外侧缘向内侧 2.5 cm（1~4 cm）

处，胸背动脉在其起始点不远处立即分为内侧支和外侧支 2 支（86%）。外侧支内径较粗，沿背阔肌的外侧缘下行，在背阔肌的远端部分，外侧支发出分支营养该部位肌肉。内侧支沿背阔肌上缘向内侧

斜下行，距上缘约 3.5 cm，并与外侧支成 45°角（图 11.6）。在肌肉内，内侧支和外侧支分别向内侧发出细小分支与肋间动脉和腰动脉形成交通支，这些交通支的管径较粗。另外，也有约 14% 的人群内侧支缺失，而在这些人群中，外侧支向内侧发出大量分支。

胸背动脉除了发出内侧支以及外侧支营养背阔肌外，还发出分支营养前锯肌，临床上可以这些分支为蒂设计前锯肌肌瓣以及胸背动脉的穿支皮瓣，除了胸背动脉以外，肩胛下动脉还分出旋肩胛动脉，并进一步分出降支及横支，分别营养肩胛部位的软组织以及肩胛骨，也是肩胛皮瓣以及肩胛骨骨瓣的血管蒂。

胸长神经起自臂丛后束，沿腋动静脉的下外侧，在肩胛下动脉起始处内侧 3 cm 可以探及该神经。然后进入神经血管束，并行 3~4 cm 后发出了内侧支和外侧支，分别和胸背动脉的内外侧支伴行。

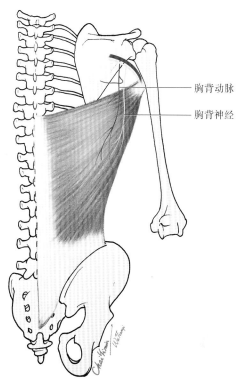

图 11.6　胸背动脉及胸背神经示意图。

胸背动脉
胸背神经

4. 手术技巧

如果将胸背神经和受区的运动神经残端吻合并将背阔肌的肌束方向沿受区缺损肌肉的运动方向放置，同时保持一定的肌肉张力，就可以对患肢的特定功能进行重建。以重建肘关节屈曲功能为例，在设计肌瓣时同样需要携带部分皮肤组织，可以防止由于术后肌肉萎缩后产生的皮肤皱缩而影响功能，同时可以术后检测肌瓣的血运。切取时，先从皮瓣的前缘开始切取，并从背阔肌前缘开始对其分离，为了防止肌肉和浅筋膜层发生分离，可以在切取过程中采用丝线做肌肉层和浅筋膜层的临时固定。其余切取方式与肌瓣相同，在分离蒂部时需要将胸背神经和血管蒂一同切取。为了增加肌瓣和周围组织的固定效果，可以将肌筋膜和胸腰筋膜一同切取，编制成束状结构，与腱性组织交叠缝合。最后进行神经的吻合。肌瓣转移后，将患肢关节采用支具固定 4 周，固定结束后开始功能锻炼。

5. 注意事项

（1）根据肌肉的长度-张力关系分析，只有在肌肉维持初始长度，或经过牵拉，增加其长度的情况下，才能达到最大张力，因此在进行背阔肌肌瓣移植时，需要注意给予预负荷使其达到初始长度后转移。

（2）在正常解剖下，关节活动的主动肌其作用力线是最符合生理条件的，肌肉收缩能达到最佳力学效果。因此在移植背阔肌时，需要注意将肌纤维与关节活动力线一致。

■ 病例四

患者 42 岁，男性，工厂工人，已婚，无吸烟史。因车祸致右小腿开放性骨折，伤后来我院急诊科就诊。急诊查体：患者神志尚清楚，生命体征平稳。左小腿前外侧及足背后外侧软组织缺损，面积约 33 cm×7 cm，局部骨及肌腱外露，远端血运、感觉可。设计背阔肌肌皮瓣修复创面，皮瓣面积 35 cm×8 cm，重建踝关节背伸功能（图 11.7）。

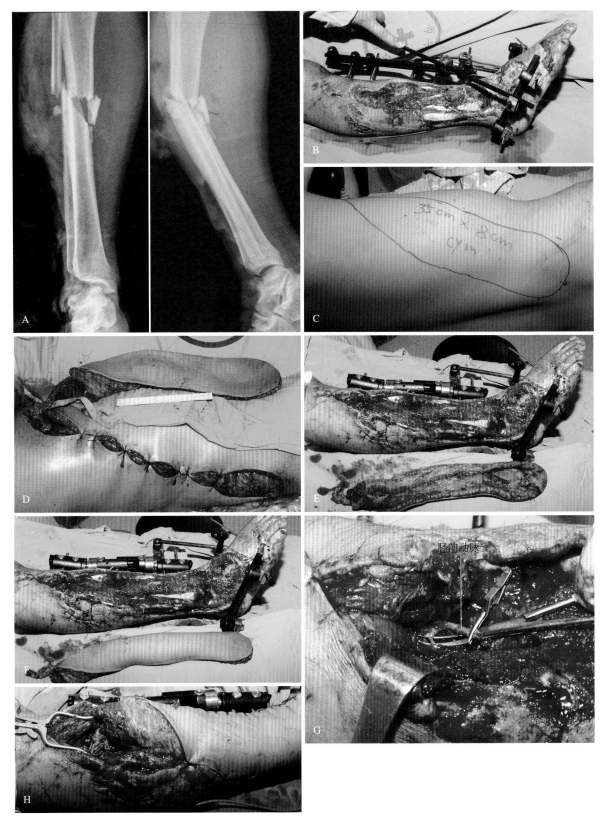

图 11.7　背阔肌肌皮瓣修复创面，重建踝关节背伸功能。

A. 术前 X 线片示右胫腓骨骨折；B. 清创后；C. 设计背阔肌肌皮瓣；D. 切取背阔肌肌皮瓣；E. 更换外固定支架，背阔肌肌皮瓣转移至受区；F. 背阔肌肌皮瓣转移至受区；G. 准备受区血管；H. 吻合血管、神经及肌腱，重建足背伸功能；

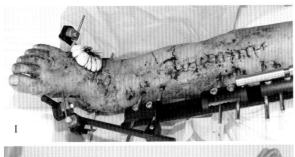
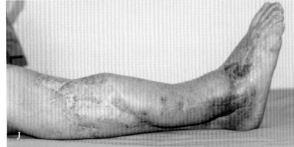
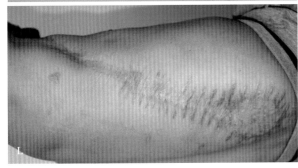
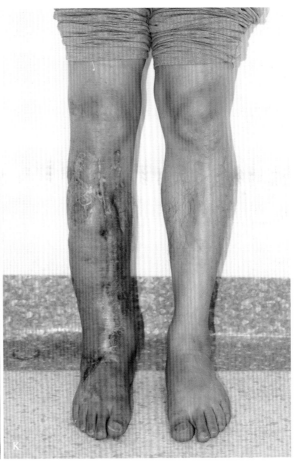

图 11.7　（续）I. 术后 2 周皮瓣完全成活；J~L. 术后 2 年随访，踝关节背伸功能及受区和供区外观

（三）腓肠肌肌瓣（gastrocnemius flap）

1. 优点
（1）切取方便，肌瓣血供可靠，存活率高。
（2）血管蒂位置较恒定，极少出现变异。
（3）肌瓣长度较大（切取部分跟腱），肌肉收缩活动度较大。
（4）供区位置较为隐蔽，供区损伤较小。

2. 缺点
（1）切取需要侧卧位或者俯卧位进行，术中可能需要改变体位。
（2）血管神经蒂较短。

3. 解剖特点
腓肠肌肌瓣的血供主要来自于近端的腓肠内

侧及外侧动脉，而其静脉回流则是通过腓肠动脉的伴行静脉完成的，最后回流至腘静脉。腓肠内侧动脉的长度一般为 6 cm，管径为 2 mm，腘动脉一般在腘肌上缘下 2 cm 平面发出腓肠内外侧动脉，其静脉回流主要通过腓肠内外侧动脉的伴行静脉实现。

腓肠肌肌瓣的运动神经分支由胫神经发出（内侧支较外侧支发出平面高 1~2 cm），内侧分支和外侧分支均与腓肠内外侧动脉伴行。

整个腓肠肌肌瓣的切取面积约为 20 cm×8 cm，腓肠肌内侧头的起点为股骨内侧髁，向远端延伸为跟腱至跟骨，而外侧头的起点为股骨外侧髁，同样向远端和内侧头一同延伸为肌腱（图 11.8）。

4. 注意事项
（1）腓肠肌肌瓣的血管神经蒂较短，因此在受

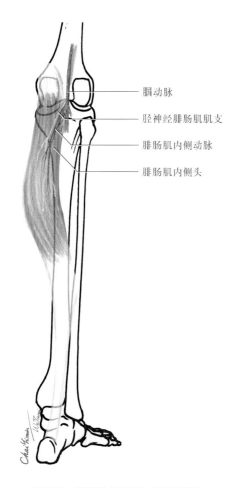

胭动脉

胫神经腓肠肌肌支

腓肠肌内侧动脉

腓肠肌内侧头

图 11.8　腓肠肌（内侧头）解剖示意图。

区准备时一定要考虑血管蒂长度的问题，如果无法获得较长的血管蒂则需要做静脉移植，而神经蒂不够时则需要考虑采用神经导管等方法。

（2）腓肠肌肌瓣的收缩范围较大，因此可以用于重建屈指肌腱等同样收缩范围较大的受区。

（3）由于腓肠肌肌瓣的血管蒂管径较细，因此在切取时常常需要切取部分表面皮肤一同移植观察血运。

■ 病例五

患者 47 岁女性，工厂工人，已婚，左前臂机器伤 6 个月。6 个月前工作时因机器绞伤致左前臂内侧大面积皮肤肌肉软组织缺损，急诊予以清创，坏死组织去除，缝合术。术后 6 个月入我院门诊就诊。查体：左前臂掌侧瘢痕，屈肌近端缺损，前臂肌萎缩，左手五指伸直位无屈指活动，右拇指无外展对指功能，肌电图检查，桡神经、

正中神经损害。

入院行右侧腓肠肌内侧头肌皮瓣移植，代左手屈指肌腱。设计腓肠肌内侧头肌皮瓣，术中取腓肠肌内侧头长约 23 cm，皮瓣面积 5 cm × 20 cm，呈梭形。肌皮瓣上的腓肠内侧动脉与肱动脉做端侧吻合，腓肠内侧静脉与贵要静脉做端端吻合，皮瓣上的小隐静脉与肱动脉伴行静脉吻合。腓肠内侧神经与正中神经肌支吻合，肌皮瓣上的腓肠肌内侧头近端缝合于肱骨内髁，远端与左手五指指屈肌远端在张力位缝合，术中输血 400 ml。

术后肌皮瓣存活，应用神经营养药，4 个月后，左手五指逐渐恢复屈指活动，6 个月后屈指肌力在三级与四级（图 11.9）。

五、术后康复

在术后早期的 6~8 周内，移植的肌肉需要进行有效的保护，在此期间要进行相对制动。关节和肌腱应该进行被动锻炼，防止关节僵硬和肌腱粘连，同时保护肌腱吻合口。随后安装夹板预防肌肉再神经化之前发生意外过度拉伸。在制动过程结束后，开始电刺激治疗。开始出现自发性收缩的时间和神经吻合的位置相关，但是通常在术后 3~6 个月开始出现。这个时间点康复的关键在于治疗者指导患者进行肌肉的收缩锻炼，让患者尝试根据从前肌肉收缩的方式进行现有肌肉的锻炼。这种锻炼所需时间较长，最长可达 2 年。

六、并发症

并发症可分为急性期和长期并发症。急性期并发症包括肌瓣坏死、血肿和感染，在背阔肌的供区常常出现血肿。长期并发症包括受区的瘢痕增生和肌腱粘连；肌腱吻合区的肌腱稀薄，导致肌肉休息位短缩，活动度和肌力降低；肌力无法满足功能需要；肌肉起点骨折等。在供区则可能出现不美观的瘢痕、局部钝痛以及部分功能缺失。

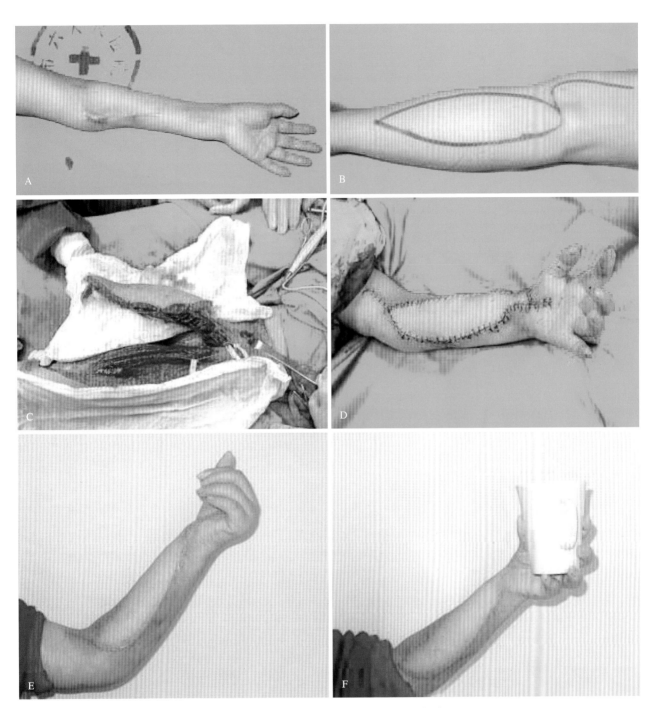

图 11.9 腓肠肌内侧头肌皮瓣移植代左手屈指肌腱。
A. 左前臂屈肌缺损；B. 设计腓肠肌内侧头肌皮瓣；C. 切取腓肠肌内侧头肌皮瓣，游离血管蒂；D. 肌皮瓣移植术后外观，
左手屈肌重建各指置于张力位；E、F. 术后 6 个月，患肢屈指功能和握持功能

七、总结

当四肢肌肉功能损伤，替代治疗如肌腱转位等无法取得目标疗效时，游离功能性肌瓣可以考虑用于功能等重建。熟练的技术团队、完善的术后功能恢复以及患者强烈的治疗意愿是游离功能性肌瓣取得满意疗效的关键。

（孙鲁源 文 根）

参考文献

[1] Doi K, Hattori Y, Kuwata N, et al. Free muscle transfer can restore hand function after injuries of the lower brachial plexus[J]. J Bone Joint Surg Br, 1998, 80(1):117–120.

[2] Willcox T M, Smith A A, Beauchamp C, et al. Functional free latissimus dorsi muscle flap to the proximal lower extremity [J]. Clinical Orthopaedics and Related Research, 2003, 410:285–288.

[3] Giessler G A, Doll S, Germann G. Macroscopic and microangiographic anatomy of the teres major muscle: a new free functional muscle flap? [J]. Plastic and Reconstructive Surgery, 2007, 119(3):941–949.

[4] Lin C H, Lin Y T, Yeh J T, et al. Free functioning muscle transfer for lower extremity posttraumatic composite structure and functional defect [J]. Plastic and Reconstructive Surgery, 2007, 119(7):2118–2126.

[5] Stevanovic M, Sharpe F. Functional free muscle transfer for upper extremity reconstruction [J]. Plastic and Reconstructive Surgery, 2014, 134(2):257e–274e.

[6] Sechachalam S, O'Byrne A, MacQuillan A. Free functional muscle transfer tendon insertion secondary advancement procedure to improve elbow flexionj [J]. Techniques in Hand & Upper Extremity Surgery, 2017, 21(1):8–12.

[7] Garcia R M, Ruch D S. Free flap functional muscle transfers [J]. Hand Clinics, 2016, 32(3):397–405.

[8] Kay S, Pinder R, Wiper J, et al. Microvascular free functioning gracilis transfer with nerve transfer to establish elbow flexion [J]. Journal of Plastic, Reconstructive & Aesthetic Surgery, 2010, 63(7):1142–1149.

[9] Stevanovic M, Sharpe F. Functional free muscle transfer for upper extremity reconstruction [J]. Plastic and Reconstructive Surgery, 2014, 134(2):257e–274e.

[10] Fischer J P, Elliott R M, Kozin S H, et al. Free function muscle transfers for upper extremity reconstruction: a review of indications, techniques, and outcomes [J]. The Journal of Hand Surgery, 2013, 38(12):2485–2490.

[11] Estrella E P, Montales T D. Functioning free muscle transfer for the restoration of elbow flexion in brachial plexus injury patients [J]. Injury, 2016, 47(11):2525–2533.

第三篇

软组织修复——上肢

第十二章
上肢修复的原则及覆盖方法

一、概述

上肢的外伤将会严重影响患者生活质量，同时造成巨大经济负担。其中，手外伤是国内目前最常见的工伤类型。由于手部特殊的结构以及较高的功能要求，其损伤后的修复对于外科医生是一个巨大的考验。本章节将对上肢修复的原则及覆盖方法的选择进行讨论，并在以后的三个章节对于上肢各个部位的软组织重建进行详细的介绍，采用病例讨论的方法对一些常用的组织瓣进行系统的介绍，包括组织瓣的血供来源、适应证及切取方法等。

用于修复上肢软组织缺损的组织瓣选择在近几年得到飞速的发展。对于皮瓣血管解剖的认知不断加深使得皮瓣的设计方法不断更新。轴型皮瓣（axial pattern flap）理念的提出，掀起了对皮瓣供血血管蒂的研究热潮。在这之后，筋膜皮瓣（fasciocutaneous flap）、肌皮瓣（musculocutaneous flap）、游离组织瓣（free tissue transfer）逐一问世，拓宽了上肢软组织修复的选择范围。近年来，穿支皮瓣（perforator flap）和皮神经营养皮瓣（neurocutaneous flap）又成为学者们研究的热点，为上肢软组织修复提供了新的方法。现在临床上遇到的问题是：如何在那么多的组织瓣中选择最合适的一种？许多学者也列出了一些在选择修复方法中需要重点考虑的问题。但是在临床实践中，笔者发现除了组织瓣自身的适应

证和禁忌证外，还需要考虑诸多问题，例如患者的全身因素、创面的因素以及临床医生的因素等。其中，医生的临床决策至关重要。众所周知，临床决策是医生通过其临床经验的积累并总结得出的，而经验的积累往往是一个漫长而艰辛的过程。所以，笔者在本章中通过自身的临床实践经验，介绍一些常用的组织瓣在上肢软组织修复的特点及相关适应证，希望在制定上肢软组织修复方案时给读者一些启发。

二、上肢修复的目标

1. 肢体的保留

上肢修复的第一目的是肢体的保留，尤其是在急诊遇到血管损伤的患者时，如果无法修复损伤的血管，那肢体也无法挽救。有些情况下，肢体的保留可以和软组织的修复同时进行，例如应用桥接皮瓣（flow-through flap）在修复创面的同时重建肢体的血运。但是如果遇到无法恢复功能的肢体，笔者不建议单纯为了外观而进行保肢治疗，因为这样不仅会给患者带来多次手术的创伤，增加失血量以及造成感染的可能，同时在经济上会带来巨大负担。

2. 早期功能的恢复

上肢同下肢相比，其最大的不同点在于上肢在

日常生活及工作中承担了更多复杂的功能需要。因此在急诊修复的过程中，应最大限度地保留患肢的功能；在亚急诊中，应该尽早重建患肢的功能，因为早期的功能重建意味着早期恢复日常生活，以及恢复更好的关节活动度。

3. 外观的恢复

手和前臂是暴露在外的部分，因此明显的瘢痕以及外伤后造成的畸形将会对患者的身心造成影响，因此上肢修复过程中对于外观的恢复也非常重要。

三、上肢修复的原则

（一）上肢的修复单位及亚单位

在考虑修复软组织缺损方案时，以修复单位的概念为参考，有助于更好地选择合适的治疗措施，除了局部因素、外观以及功能等方面外，修复单位也是制定方案时必不可少的考虑因素。

对于肩部以及上臂近端的部分，笔者将其分为：①肩顶区（锁骨上区）；②肩外侧区（三角肌止点上部区域）；③肩底区（腋区）。

对于上臂，将其分为：①上臂腹侧区域；②上臂背侧区域。而前臂则又分为3个区域：①前臂近段1/3（包括肘关节以及前臂肌的肌腹部分）；②前臂中段1/3（包括肌腱移行区域）；③前臂远端1/3（该部分仅由皮肤及肌腱组织覆盖骨组织）。

笔者根据Masquelet又进一步将前臂3个修复单位分为若干亚单位：将前臂近1/3段分为肘关节背侧（鹰嘴）、肘关节内侧、肘关节外侧以及肘关节前侧（肘窝）；前臂中1/3段又可以进一步分为掌侧和背侧两部分；前臂远1/3段则可分为掌侧、背侧、桡侧以及尺侧。

在手部，可将其分为：①手背侧；②手掌侧；③掌指关节区域；④2~5指指间关节区域；⑤拇指（表12.1）。

表 12.1　上肢修复单位及亚单位

区　域	修复单位及亚单位
肩部区域	肩顶区（锁骨上区）
	肩外侧区（三角肌区）
	肩底区（腋区）
上臂区域	上臂腹侧
	上臂背侧
前臂区域	前臂近段1/3区（包括肘关节）
	肘关节腹侧区（肘窝）
	肘关节外侧区（肱骨外髁）
	肘关节内侧区（肱骨内髁）
	肘关节背侧区（尺骨鹰嘴）
	前臂中段1/3区（掌侧亚单位；背侧亚单位）
	前臂远段1/3区（掌侧亚单位；尺侧亚单位；桡侧亚单位；背侧亚单位）
手区域	拇指
	掌指关节区域
	2~5指间关节区域
	手背侧
	手掌侧

（二）上肢的低抗压区域

在上肢软组织的修复过程中，必须考虑其对外力的承受能力。因此在这里提到低抗压区（low-resistance zones）的概念，即特指缺乏肌肉组织保护而直接与骨组织接触的皮肤区域（图12.1）。这些区域在受到机械外力作用时往往较其他部位更容易造成开放性损伤。在修复该区域时，即便联合组织替代物，游离植皮术也无法作为该区域的最终覆盖方法。甚至在某些骨外露的区域使用游离植皮术后，将会对其产生低抗压区的特性，造成瘢痕挛缩等其他并发症。

上肢软组织修复的总体原则和其他部位的修复原则类似，就是在最大限度降低供区损伤的基础上获得最佳的修复效果。而上肢软组织修复与其他部位最大的不同就是对于功能恢复的要求，尽管近年

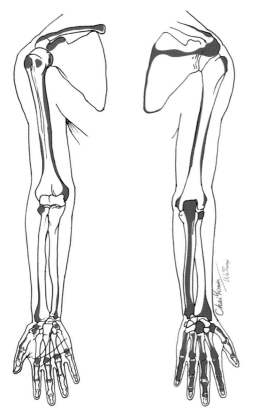

图 12.1　上肢的低抗压区。

来穿支皮瓣和皮神经营养皮瓣得到了广泛的临床应用，但是笔者并不提倡将其优先考虑在所有情况中。取而代之的是，需要采用一个均衡且合理的修复方法，同时需要避免过度治疗。笔者认为，应该尽可能选择可以早期恢复功能的方法，如果可以一期重建的话则避免多次手术。

（三）患者影响因素

在患者因素中，最主要的一点是患者的年龄因素。一般来说，老年患者较年轻的患者更易发生术后关节僵硬等并发症。在术后功能锻炼方面，成年人较儿童的依从性更佳，而儿童的愈合能力比成年人更快。依从性差的患者可能无法接受分期手术的方案及其带来的长久的术后功能康复计划。因此，临床医生需要综合考虑患者的依从性以及需要的康复周期而选择最合适的方案。Lister 等介绍了采用近节指间关节过伸程度来评价关节活动度的方法，这种评价方法后来被广泛应用于上肢外伤修复术后

需要关节制动的患者中。

合并症也同样是一个需要考虑的重要因素，尤其对于复杂的急诊修复手术，例如患者合并颅脑损伤，则该患者不适宜行超过 8 小时的显微修复手术，而应该考虑较简单的替代方案。肥胖也是一个需要考虑在内的合并症，因为上肢许多部位的软组织修复都要求采用较薄且延展性较好的组织瓣进行覆盖，臃肿的组织瓣覆盖可能会对上肢的外观及关节的功能造成影响。

患者的职业以及惯用手也是不可忽视的因素，例如一个体力工作者和一个钢琴表演家对于手功能的要求是不同的。另外，可供选择的供区也决定了其修复的方式，尤其是对大面积烧伤的患者，在同一个创面的不同区域也有不同的修复方式选择。最后，患者自身的意愿也会左右医生的临床决定，在临床医生告知患者不同的修复方案以及各种利弊之后，患者也会根据自己的特殊需要来选择适合自己的方法。甚至在有些情况下，患者的意愿将成为左右修复方法最主要的因素。

（四）修复时机

现在普遍认为急诊一期覆盖上肢的软组织缺损可以改善患者术后的功能。上肢的组织结构较精密且脆弱，容易发生缺血性坏死，因此早期的软组织覆盖可以尽可能地保留这些组织。另外在经济支出上，急诊的一期修复可以降低患者的住院时间，减少手术次数，并且降低并发症的发生率，且最后的功能恢复也较分期手术要好。

（五）修复方法的选择

一般来说，用于修复创面的组织瓣需要和受区的软组织性质类似。在上肢软组织修复中，每个不同区域的受区对于供区的要求都不一样：比如用于修复手指的供区要尽可能薄且延展性好；修复手掌侧的组织瓣需要厚实、富有耐磨性；手背侧则要求活动度大，皮下带有疏松结缔组织便于肌腱的滑动。在过去的 20 年中，修复重建医生一直遵循着重建阶梯式（reconstructive ladder）的修复

理念，优先顺序从直接闭合→中厚植皮（split-thickness skin grafting）→全厚植皮（full-thickness skin grafting）→邻近皮瓣转移（local skin flaps）→局部皮瓣转移（regional skin flaps）→应用游离皮瓣转移（free tissue transfer）。但是在实际的临床实践中，笔者发现用最简单的修复方式有时不能满足上肢某些部位的修复要求。例如手背撕脱伤的患者合并伸肌腱的缺损，按照过去的修复理念，可以通过最简单的植皮方法覆盖。然而这并不是最好的修复方式，理想的方法应该是应用游离皮瓣来覆盖创面同时一期修复肌腱的缺损，因为植皮后会造成深层的肌腱粘连，二期手术会造成植皮区域的坏死。所以，笔者认为，现今的急诊修复理念应该从过去的阶梯式逐渐向模块化的模式发展，在制定方案时需要同时考虑各种因素，以达到预期的效果。

（六）供区损伤

在需要采用游离组织瓣覆盖创面的修复手术中，通常会遇到供区的选择问题。一般来说，供区的选择有两大原则，一方面是可以满足受区软组织的要求，另一方面是切取后可以尽可能地减少供区的损伤。例如对于肘部软组织缺损的修复中，采用游离股前外侧皮瓣（anterolateral thigh flap）和前臂桡动脉皮瓣都可以达到受区的修复要求。但是，股前外侧皮瓣的供区可以直接闭合，而桡动脉皮瓣供区需要通过植皮的方式来闭合，而且桡动脉皮瓣切取时会牺牲前臂的主干动脉，其供区的损伤大于股前外侧皮瓣。

（七）上肢功能的保留及恢复

上肢的功能呈链式分布，其每一个部分对于上肢的平衡性、互相关联性、抓握能力以及感知能力都起到特殊的作用。总体来说，上肢的功能性随着其由近端向远端延伸而逐渐增加。肩带结构由外侧胸壁以及上臂的内侧面组成，并代表了上肢最基本的抓握能力。其功能同时具有主动性和被动性，其被动性可理解为在重力的帮助下完成的外展以及内收运动，而主动性则是肩部自主活动必需的，由肩胛提肌、前锯肌、三角肌等肌肉收缩帮助下完成的一系列运动，同时保证了肩关节的稳定性。

肩关节的主动外展由肩胛骨、肩胛提肌、斜方肌、前锯肌、三角肌的内侧头参与。同时由小圆肌、大圆肌和肩胛下肌提供动态稳定性，由关节结构及关节囊提供静态稳定性。单纯的肱盂关节的外展则由冈上肌完成，而内收则主要由胸大肌和背阔肌完成，并由喙肱肌和肱二头肌长头辅助完成。

对于肘关节来说，即使患者丧失了前臂及手部的大部分功能，通过良好的屈曲活动也可以明显改善上肢的整体功能，尤其是双肘关节屈曲活动都存在的情况下。如果肘关节的屈曲程度达到90°，那么前臂就可以支撑平板状物件，如果肘关节屈曲程度超过90°，那么肩部-肘关节就可以起到一个勾状结构的功能。在肩关节外展以及屈曲活动存在的情况下，肘关节的伸直功能对整个上肢的总体功能也可以起到很大作用（表12.2）。

前臂旋前及旋后的功能很大程度影响了手部的功能，而旋转的角度由前臂的长度所决定。肱二头肌则是旋后运动最重要的动力肌，而旋前圆肌则是旋前运动最重要的动力肌。

就功能的角度出发，手部主要包含两大主要功能，一个是作为人体接触外界环境的重要媒介；另一个则是作为主要的感觉接收器。根据Napier等的观点，手部的机械运动主要可分为抓握运动以及非抓握运动两种。非抓握运动见于推、提等运动，而抓握运动可以进一步分为基本、瞬时和精细抓握运动。最简单的基本抓握运动是手指的勾指功能，其可以由任何一个手指单独完成，并且不需要拇指的参与。夹持运动是另一种形式的抓握运动，并且可以使物体和手之间发生相对的移动，但是需要两个手指参与完成。最高级的基本抓握运动是有拇指参与的对掌运动。当然，更加精细的抓握功能需要手部内在肌的参与才能完成。

表 12.2　截肢后各个部位经过不同干预后功能

截肢平面 （功能及对日常活动能力减少程度）	残端修整术	剩余功能		再植术
		安装假肢		
		可活动	不可活动	
肩部				
喙肱肌夹持功能	−	−	−	＋
内收 / 外展	−	−	−	（＋）
内旋 / 外旋	−	−	−	（＋）
肘屈	−	−	＋	＋
屈腕 / 屈指	−	−	−	（＋）
手部保护性感觉	−	−	−	（＋）
日常活动能力减少（%）*	80	80	80	60
上臂 / 肘部				
按压功能	−	＋	＋	＋
屈肘 90°	−	＋	＋	＋
屈肘大于 90°	±	＋	＋	＋
屈腕 / 屈指	−	−	（＋）	（＋）
手部保护性感觉	−	−	−	（＋）
日常活动能力减少（%）*	70	70	70	60~70
中段及近端 1/3 前臂				
屈腕 / 屈指	−	−	−	（＋）
勾指功能	−	−	（＋）	＋
对掌功能	−	−	（＋）	＋
伸腕 / 伸指	−	−	−	（＋）
手部动态两点辨别觉	−	−	−	＋
日常活动能力减少（%）*	60	60	60	50~60
远端 1/3 前臂				
拇指对掌	−	−	−	（＋）
基本抓握	−	−	（＋）	（＋）
抓握球状物件	−	−	−	（＋）
尺神经支配内在肌主动功能	−	−	−	（＋）
指向性抓捏	−	−	−	（＋）
手部静态两点辨别觉	−	−	−	＋
日常活动能力减少（%）*	50	50	50	30~50

* 由伤前日常活动能力决定

另一方面，当手触碰或抓握物体时，人体可以感受来自被接触物体的非视觉信息，这同样是手的另一大重要的功能，尤其对于盲人来说，这种感觉感受功能显得尤为重要。其中，示指、中指的桡侧面和环小指的尺侧面及拇指尺侧面是主要的感受部位。接触物体的质和量的信息经过手指外周神经传递通过不同通路到达中枢神经。

（八）外观的恢复

对于整个人体的外观来说，具有对称性的轮廓

是十分重要的。肩关节离断术会影响人体轮廓的对称性，由于肩部肌肉以及上肢重量的缺失会产生患肩向上移位的畸形发生。而对于手部来说，和谐的外观不仅包括外观的完整性，还包括各个部位之间比例的协调性以及在手指活动时的运动轨迹。特别是手的活动能力，即便在一个手指缺失的情况下，如果其余各指活动无明显异常时可能无法察觉到任何异常。因此，如果手的功能受到影响时，应该尽可能予以修复。在修复时需要考虑其外观的因素。比如在修复手指或手背的软组织缺损时，腹股沟皮瓣（groin flap）会显得比较臃肿，影响美观，而前臂的局部皮瓣则会相对较薄，外观更容易被接受。

（九）减少制动时间

制动是协助骨折、肌腱和神经等损伤愈合的重要方法，制动的时间随受伤的方式、部位以及修复的组织类型而变化。但是，上肢的制动势必会造成关节的僵硬，因此需要尽量减少制动的时间。有些组织瓣移植后也需要对受区进行制动来减少组织瓣蒂部张力。如果条件允许的话，应该尽量选择不需要制动的组织瓣修复方式，如果无法避免的话，应该减少制动的关节数量，在制动时鼓励其他关节做功能锻炼。

（十）个性化的重建方法

修复重建外科医生需要根据每个患者不同的伤情以及个人情况制定个性化的重建方案。

（十一）有效的修复策略

用最少的费用带来最佳的收益也是修复重建外科医生需要追求的目标，因此在考虑总的治疗方案时，需要将治疗的费用一同考虑在内，选择性价比最好的方案。

（十二）社会心理因素

上肢的修复重建手术有许多需要考虑的因素，但是缩短患者的住院时间，降低手术次数，减少并发症的发生是一成不变的原则。随着人们生活水平的提高，其社会心理因素逐渐成为影响治疗方案的主要因素。在很多文化中，手是反映一个人社会地位的象征，特别是手背的部分，每天有很长一段时间会出现在他人的目光中。在一些特别的文化和宗教信仰中，手背成为社交的重要组成部分，比如在欧洲，很多国家以亲吻女性的手背表示友好，首饰常佩戴在手指、手腕等部位用以装饰或者显示身份。

另一方面，在某些国家如果某人的手存在残缺会遭到歧视，在一些亚洲及阿拉伯国家，过去常常以剁手作为惩罚小偷的刑罚，因此，如果遇到手部缺失的人会被认为是小偷而遭到歧视。

最后，手是人与人之间传递信息的重要媒介。尽管不同国家不同地区的人们语言有所不同，但是通过手传递的信息有时却是一样的。因此在文化生活日益发展的今日，由手传递的非语言信息不应被忽视，而作为修复医生来说则更应从患者的社会心理角度出发为患者保肢。

（盛加根　吴天一）

参考文献

［1］Baumgartner R, Botta P. Amputation und Prothesenversorgung der Oberen Extremitat [M]. Stuttgart:Enke, 1997.

［2］Flatt AE. The Care of Congenital Hand Anomalies[M]. 2nd ed. St. Louis:Quality Medical Publishing, Inc, 1994.

［3］Keller A D, Taylor C L, Zahn V. Studies to determine the functional requirements for hand and arm prosthesis [C]. Los Angeles:University of California, 1947.

［4］Landsmeer JMF. Power grip and precision handling [J]. Ann Rheum Dis 1962, 21:304–321.

［5］Marquart E. Die winkelosteotomie an oberarmstümpfen: indikation, operationstechnik, prothesen, bisherige resultate [J]. Med Orthop Techn, 1975, 26–28.

［6］Napier J R. The prehensile movements of the human hand [J]. J Bone Jt Surg, 1956, 38B:902–913.

第十三章
肩及上臂的软组织修复

在前一章中，对于肩部以及上臂近端的部分，笔者将其分为：①肩顶区（锁骨上区）；②肩外侧区（三角肌止点上部区域）；③肩底区（腋区）。而对于上臂，则将其分为：①上臂前侧区域；②上臂背侧区域；③上臂内侧区域；④上臂外侧区域。本章将结合功能单位的概念，对每一个亚单位进行说明。

一、肩部及上臂近端软组织修复

（一）肩顶区（锁骨上区）

肩顶区小至中等面积的皮肤软组织缺损大部分可以采用传统的带蒂皮瓣转移修复，除了肩胛皮瓣和肩胛下皮瓣以外，胸背动脉穿支皮瓣（TAP flap）、背阔肌皮瓣（LD flap）都可以用于覆盖面积较大的皮肤软组织缺损。在合并三角肌缺损或功能丧失的情况下，可以切取带神经血管束的背阔肌肌瓣或斜方肌肌瓣进行重建肩外展功能。但是由于供区损伤的问题，很多学者不推荐斜方肌肌瓣和胸背动脉穿支皮瓣作为首选方案（表13.1），对于较大面积的软组织缺损，章一新等提出了改良分叶皮瓣的概念，即将大面积皮肤软组织缺损重新组合分割为长条形的皮瓣在供区切取，再根据供区不同穿支设计单穿支分叶皮瓣重新覆盖创面，解决了由于皮

瓣宽度较宽无法一期关闭供区的缺点。这种新型的皮瓣设计方法被命名为 Kiss flap。

表 13.1　肩顶区（锁骨上区）修复方案

肩顶区（锁骨上区）
- 肩胛皮瓣/肩胛下皮瓣
- 胸背动脉穿支皮瓣（TAP flap）
- 背阔肌皮瓣（LD flap）
- 斜方肌皮瓣
- 肩胛背动脉穿支皮瓣
- 改良分叶皮瓣（Kiss flap）

（二）肩外侧区（三角肌区）

该区域如果三角肌未损伤，可以采用中厚皮或者全厚皮游离植皮（split/full thickness skin graft）进行覆盖。如果缺损面积较大，累及三角肌较严重，或者肿瘤切除后需要放射治疗的患者，则需要考虑筋膜皮瓣或肌皮瓣进行覆盖。中等面积的缺损可以考虑切取上臂外侧皮瓣局部转移修复，而受区位置靠肩后侧的情况下可以考虑切取肩胛皮瓣或肩胛下皮瓣进行覆盖。对于大面积的缺损，则需要考虑背阔肌皮瓣、胸背动脉穿支皮瓣，有条件的情况下可以切取改良分叶皮瓣进行修复从而减少供区损伤（表13.2）。

表13.2　肩外侧区（三角肌区）修复方案

肩外侧区（三角肌区）
- 游离植皮（三角肌未损伤）
- 顺行上臂外侧皮瓣
- 肩胛皮瓣/肩胛下皮瓣
- 胸背动脉穿支皮瓣
- 背阔肌皮瓣
- 改良分叶皮瓣

表13.3　肩底区（腋区）修复方案

肩底区（腋区）
条索状或局部瘢痕挛缩
- Z成形术
- 三叉皮肤成形术
小到中等皮肤软组织缺损
- 菱形肌瓣
- 上臂内侧皮瓣
- 上臂后侧皮瓣
大面积皮肤软组织缺损
- 肩胛皮瓣/肩胛下皮瓣
- 上臂后侧皮瓣
- 胸背动脉穿支皮瓣/背阔肌皮瓣

（三）肩底区（腋区）

腋区的结构呈金字塔造型，它的底边分别由胸大肌构成前侧壁，背阔肌和大圆肌构成后侧壁，胸壁外侧面构成内侧壁，上臂内侧面构成外侧壁。它的底部呈长菱形的结构。该区域皮肤软组织缺损大多由于感染（特异性痤疮或化脓性汗腺炎等）、烧伤（烧伤后瘢痕形成）以及手术或放射治疗伤（慢性放射性损伤）引起。

考虑到腋区对肩关节活动的影响，该区域不推荐采用游离植皮的方法覆盖。对由于烧伤或者手术造成的线性瘢痕，可以通过Z成形术（Z-plasty）或者其他皮肤成形术的方法进行修复。小到中等的腋区皮肤软组织缺损可以通过菱形肌瓣在肩关节充分外展的情况下进行覆盖。在女性患者身上切取皮瓣时，需要注意避免影响双侧乳房的对称性。对于老年患者，由于上臂的后内侧软组织较为松弛，可以切取很大面积的组织瓣用于修复腋区的软组织缺损而不影响供区的美观。同样，上臂后侧皮瓣也可以用于切取修复腋区的皮肤软组织缺损。

对于更大范围的软组织缺损，可以考虑肩胛皮瓣、肩胛下皮瓣、上臂后侧皮瓣、胸背动脉穿支皮瓣以及背阔肌皮瓣。由于这些皮瓣具有延展性好以及血供可靠等优点，因此在修复后对肩关节的活动影响相对较小（表13.3）。而在上述皮瓣中，背阔肌皮瓣由于其筋膜组织较厚，在转移后可能由于受区皮瓣臃肿影响肩关节内收，因此不作为首选。

（四）肩部复杂（多部位）缺损

在临床中，常用于覆盖肩部多部位皮肤软组织缺损的局部带蒂皮瓣有4种：肩胛皮瓣、肩胛下皮瓣、上臂后侧皮瓣，以及背阔肌皮瓣或胸背动脉穿支皮瓣。如果带蒂皮瓣不足以覆盖缺损的部位，则需要考虑切取游离皮瓣进行修复（表13.4）。

表13.4　肩部复杂（多部位）缺损修复方案

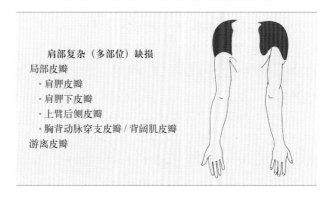

肩部复杂（多部位）缺损
局部皮瓣
- 肩胛皮瓣
- 肩胛下皮瓣
- 上臂后侧皮瓣
- 胸背动脉穿支皮瓣/背阔肌皮瓣
游离皮瓣

二、上臂软组织修复

上臂的软组织较丰富，且随着年龄的增大，上臂的软组织会逐渐松弛，因此大部分上臂面积较小的软组织缺损可以通过局部筋膜皮瓣予以覆盖。而对于面积较大的皮肤软组织缺损，如果其下方的肌肉组织足以覆盖重要的血管神经组织，且无骨外露的情况下，可以采用中厚皮或全厚皮游离覆盖。如果合并骨外露，或下方肌肉损伤严重，可以考虑转移上臂后侧筋膜皮瓣或上臂内侧皮瓣用于修复。上臂外侧皮瓣由于切取后影响外观，尤其对于儿童或女性患者，应慎重考虑该皮瓣的使用。

在年龄较大的患者中，上臂内侧及上臂后侧皮瓣是比较理想的供区选择，主要原因是该区域作为供区位置相对比较隐蔽，而且软组织相对较丰富，切取宽度即便较大也不会影响上臂外观。而桡动脉逆行岛状皮瓣是较次选的修复方案，且在切取前要检查尺动脉的连续性。

对于面积较大的皮肤软组织缺损，主要考虑切取肩胛下动脉系统的皮瓣作为修复选择。其中，肩胛下动脉穿支皮瓣和胸背动脉穿支皮瓣可以考虑作为首选的治疗措施，更大面积的皮肤软组织缺损，则需要考虑背阔肌皮瓣进行转移覆盖。

（一）上臂前侧区域

在修复该区域的过程中，术中应优先考虑是否对肘关节的屈曲功能造成影响。在临床工作实践中，遇到较多的是该区域的软组织缺损合并肘关节的屈曲功能受限。此时，需要在修复软组织的同时对肘关节的屈曲功能进行重建。

功能性肌瓣（functional free muscle transfer，FFMT）是较为常用的功能重建方法，其中，背阔肌肌瓣、股薄肌肌瓣等是最常用的供区。背阔肌皮瓣的运动支为胸背神经（C6/C8），为臂丛后束的分支。作为功能性肌瓣，背阔肌肌瓣肌束丰富、解剖恒定、血管神经蒂部较长，是比较理想的供区选择。起止点游离移植的背阔肌肌瓣可以获得 0°-115°的活动范围以及 0.5~4 kg 的肌力。胸大肌受胸前神经的支配（C5~T1），其中靠近锁骨的部分受到外侧胸前神经支配（C5/C6/C7），而靠近胸骨的部分则受到内侧胸前神经支配（C8/T1）。由于支配的神经范围较广，因此胸大肌作为功能性肌瓣时常常以部分切取的方式进行转移移植。由于血管神经蒂的解剖变异较多，因此对于其解剖的过程要较背阔肌更为复杂。特别要注意的是，由于对供区的损伤较大且易造成瘢痕愈合，因此该皮瓣在女性患者身上应谨慎使用。胸大肌作为胸廓和肱骨的主要联动动力肌，只有当患者的背阔肌、大圆肌能充分代偿上臂的内收功能时

才考虑对其进行切取移植。起止点游离移植的胸大肌肌瓣可以获得 0°-20°-150°的活动范围以及 1~4.5 kg 的肌力。其他包括游离股薄肌肌瓣等功能性肌瓣，都是比较好的供区选择。在供区选择时，不仅需要考虑创面的条件、功能重建的需要，患者的意愿也是必不可少的因素（表 13.5）。

表 13.5 上臂前侧区域缺损修复方案

上臂前侧缺损
皮肤缺损合并屈肘功能重建
· 带蒂功能性肌瓣移植（FFMT）
· 背阔肌肌瓣
· 胸大肌肌瓣
· 肱三头肌转移代肱二头肌
· 屈肌 / 旋前圆肌转位
· 游离股薄肌移植

（二）上臂后侧区域

对上臂后侧区域软组织缺损的患者进行修复时，常常需要面对伸肘功能的重建，尤其是患者肩关节的外展及屈曲功能完整时。用于重建伸肘功能的方法主要有两种：功能性背阔肌肌瓣转移重建，以及三角肌后侧束联合阔筋膜移植重建（表 13.6）。后者主要用于肱三头肌瘫痪的患者重建其主动伸肘功能。

表 13.6 上臂后侧区域缺损修复方案

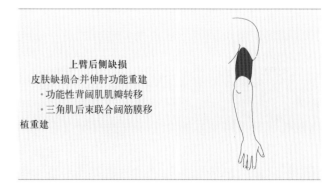

上臂后侧缺损
皮肤缺损合并伸肘功能重建
· 功能性背阔肌肌瓣转移
· 三角肌后束联合阔筋膜移植重建

（三）上臂内侧 / 外侧区域

在"上臂软组织修复"中提到的修复方法均可

以在内外侧区软组织的重建中应用。特别值得注意的是局部皮瓣成形术，由于肌肉的萎缩、浅筋膜层中脂肪组织的萎缩以及皮肤弹性的丢失，造成了局部皮肤的松弛，因此对于小到中等的皮肤软组织缺损，可以通过游离周围皮肤组织来覆盖，而不用担心由于创面闭合时张力过大造成的皮肤坏死。对于缺损面积较大的创面，可以切取背阔肌肌瓣、胸大肌肌瓣或游离皮瓣进行移植覆盖（表 13.7）。

表 13.7　上臂内 / 外侧区域缺损修复方案

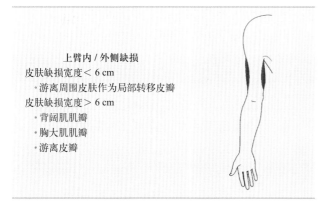

上臂内 / 外侧缺损
皮肤缺损宽度 < 6 cm
· 游离周围皮肤作为局部转移皮瓣
皮肤缺损宽度 > 6 cm
· 背阔肌肌瓣
· 胸大肌肌瓣
· 游离皮瓣

（四）上臂复杂（多部位）缺损

用于修复上臂的带蒂皮瓣主要包括 4 种：肩胛皮瓣、肩胛下皮瓣、上臂后侧皮瓣以及胸背动脉穿支皮瓣或背阔肌皮瓣。如果局部皮瓣无法满足创面的面积需求时，考虑游离皮瓣进行修复（表 13.8）。

表 13.8　上臂复杂（多部位）缺损修复方案

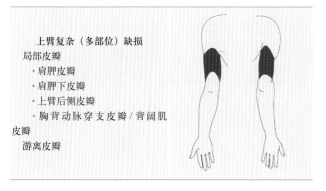

上臂复杂（多部位）缺损
局部皮瓣
· 肩胛皮瓣
· 肩胛下皮瓣
· 上臂后侧皮瓣
· 胸背动脉穿支皮瓣 / 背阔肌
皮瓣
游离皮瓣

以上列举了肩和上臂部分软组织修复方法，而对于其中一些较为常用的方法，将在下文中进行较为详尽的阐述。

三、肩和上臂区域修复常用的局部皮瓣

（一）背阔肌皮瓣（latissimus dorsi flap，LD flap）

1. 优点

（1）皮瓣切取容易，切取面积大，血供可靠。

（2）皮瓣位置较为隐蔽，供区损伤较小。

（3）可以切取较大面积的肌肉组织，可用于功能重建。

2. 缺点

（1）皮瓣相对臃肿，在修复肢体时常常需要二次修整手术。

（2）胸背动脉很多情况下只有一条伴行静脉，对皮瓣静脉回流可能存在一定影响。

3. 解剖特点

背阔肌皮瓣的切取范围在肩胛下角、髂后上棘、腋后线以及后正中线之间。背阔肌起自 T7~T12、L1~L5、髂嵴后部，止于肱骨近端的结节间沟。根据 Mathes 和 Nahai 1979 年对于肌肉供血形式的分型，背阔肌属于 V 型，其主要血供来自胸背动脉，也接受来自背内侧及外侧肋间动脉的血供，以及腰动脉背内侧及外侧分支的血供。

根据 Strauch 和 Yu 的解剖学研究，肩胛下动脉（直径 3~4 mm）首先发出旋肩胛动脉（直径 2.5~3.5 mm）后延续为胸背动脉（直径 1.5~3.0 mm）（A 型，62%）；旋肩胛动脉直接由腋动脉发出（B 型，4%）；旋肩胛静脉由腋静脉发出（C 型，12%）；2 条旋肩胛静脉（D 型，14%）；2 条旋肩胛动脉（E 型，8%）（图 13.1）。胸背动脉沿其走行在远端发出较多分支，其中向皮肤走行的分支约占 80%，不仅来自胸背动脉（47%），也可能来自肩胛下动脉（27%），或腋动脉（7%），皮肤支沿背阔肌外侧缘的胸长动脉走行分布，并相互形成交通支。

胸背动脉在背阔肌与前锯肌之间发出 1~3 条穿支（直径 1.5~2 mm）营养浅筋膜组织，这些穿支

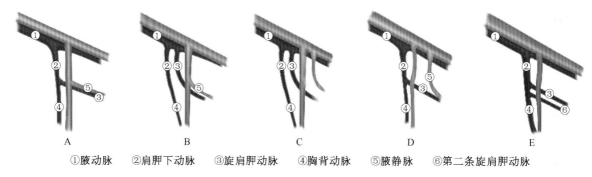

①腋动脉 ②肩胛下动脉 ③旋肩胛动脉 ④胸背动脉 ⑤腋静脉 ⑥第二条旋肩胛动脉

图 13.1 Strauch 和 Yu 的血管解剖学分型。

A 型：肩胛下动脉首先发出旋肩胛动脉后延续为胸背动脉；B 型：旋肩胛动脉直接由腋动脉发出；C 型：旋肩胛静脉由腋静脉发出；
D 型：2 条旋肩胛静脉；E 型：2 条旋肩胛动脉

可以作为血管蒂切取穿支皮瓣。胸背动脉的前锯肌支在胸长神经中点附近穿过前锯肌并营养该肌肉。胸背动脉还在肩胛角的远端发出肩胛角支（42%），该分支长 4~5 cm，在背阔肌和大圆肌之间沿前锯肌走行，该分支在肩胛骨外缘 1~2 cm 进一步发出细小分支营养肩胛骨。

胸背动脉的起始点位于肩胛下动脉起点 8.5 cm（6~11.5 cm）、背阔肌外侧缘向内侧 2.5 cm（1~4 cm）处，胸背动脉在其起始点不远处立即分为内侧支和外侧支两支（86%）。外侧支内径较粗，沿背阔肌的外侧缘下行，在背阔肌的远端部分，外侧支发出分支营养该部位肌肉。内侧支沿背阔肌上缘向内侧

斜下行，距上缘约 3.5 cm，并与外侧支成 45°角。在肌肉内，内侧支和外侧支分别向内侧发出细小分支与肋间动脉和腰动脉形成交通支，这些交通支的管径较粗。另外，也有约 14% 的人群内侧支缺失，而在这些人群中，外侧支向内侧发出大量分支。

胸背动脉除了发出内侧支以及外侧支营养背阔肌外，还发出分支营养前锯肌，临床上可以以这些分支为蒂设计前锯肌肌瓣以及胸背动脉的穿支皮瓣。除了胸背动脉以外，肩胛下动脉还分出旋肩胛动脉，并进一步分出降支及横支，分别营养肩胛部位的软组织以及肩胛骨，也是肩胛皮瓣以及肩胛骨骨瓣的血管蒂（图 13.2）。

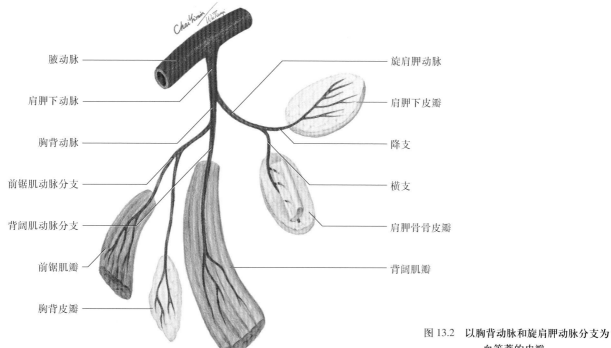

腋动脉
肩胛下动脉
胸背动脉
前锯肌动脉分支
背阔肌动脉分支
前锯肌瓣
胸背皮瓣

旋肩胛动脉
肩胛下皮瓣
降支
横支
肩胛骨骨皮瓣
背阔肌瓣

图 13.2 以胸背动脉和旋肩胛动脉分支为
血管蒂的皮瓣。

此外，背阔肌还由肋间动脉和腰动脉发出的分支营养，该分支一般位于中线外侧 8 cm 处，而背阔肌上半部分的皮肤由肌肉间走行的肌皮穿支营养，其主要穿支一般走行于胸背动脉降支附近。而背阔肌表面中 1/3 部分的皮肤则由肋间动脉和腰动脉外侧皮支营养。中线附近的皮肤组织血供主要来源于节段性背内侧皮支，该分支同样营养下 1/3 部分皮肤，但是该分支与胸背动脉的分支不产生交通支。也就是说，单以胸背动脉为蒂切取的背阔肌皮瓣若面积过大，下 1/3 部分的皮肤可能血供会受到影响。

背阔肌皮瓣的静脉回流通过胸背动脉唯一的伴行静脉完成，其外径 2.5~4.5 mm，汇入肩胛下静脉。背阔肌下半部分及内侧部分的静脉回流通过肋间动脉和腰动脉的伴行静脉完成。另一方面，尽管动脉血供可以通过交通支逆流营养肌瓣下半部分的组织，但是静脉回流却无法用类似形式引流下半部分的静脉血，在游离移植背阔肌皮瓣后常会发现肌瓣下半部分的组织静脉回流障碍的发生率较高。但是，单纯背阔肌肌瓣的远端静脉危象发生率却十分罕见，可能是由于远端肌肉组织通过其他途径引流

该部位的静脉血。

胸长神经起自臂丛后束，沿腋动静脉的下外侧走行，在肩胛下动脉起始处内侧 3 cm 可以探及该神经。然后进入神经血管束组织，并走行 3~4 cm 后发出内侧支和外侧支，分别与胸背动脉的内外侧支伴行。

4. 手术技巧

单纯的背阔肌肌瓣可以从腋后线开始向腰的下后侧沿背阔肌外侧缘 3~5 cm 进行切取，切口的大小根据需要切取肌瓣的大小决定。在设计肌瓣时，最好设计一块岛状皮肤组织，用以术后检测肌瓣的血供及静脉回流（图 13.3A）。切开皮肤和皮下组织后，分别将两侧皮肤向前向后掀起暴露下方的背阔肌，此时，可以暴露背阔肌大部分外侧缘和上侧缘。背阔肌的分离一般从外侧缘开始，沿前锯肌的表面进行分离。继而从胸廓后侧分离背阔肌的中部，在分离中可以探及胸背动脉的前锯肌支，可以沿此分支向近端寻找胸背动脉主干。在腋窝部位的分离中，可以在背阔肌的深层分离探查胸背动脉神经束，其位置约在背阔肌外侧缘向内侧 2~3 cm。血

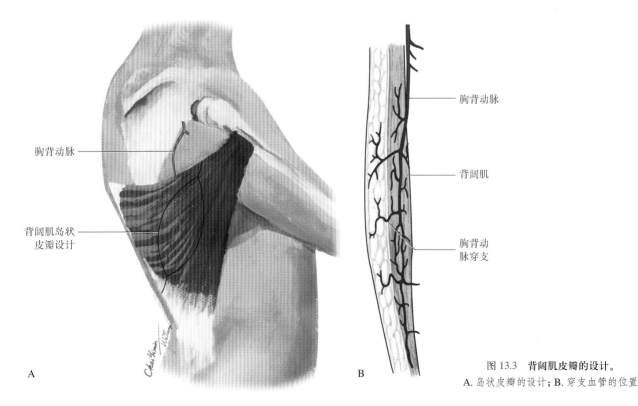

胸背动脉

背阔肌岛状
皮瓣设计

胸背动脉

背阔肌

胸背动
脉穿支

A

B

图 13.3　背阔肌皮瓣的设计。
A. 岛状皮瓣的设计；B. 穿支血管的位置

管蒂部可以从腋窝底向远端分离 7~9 cm，在掀起肌瓣时，注意结扎沿途发出的前锯肌分支和皮穿支。背阔肌的近端部分需要从大圆肌表面分离，在探查及旋肩胛动脉后，可以在其出发位置远端结扎切断肩胛下动静脉。此时，可以将肌瓣完全切取并转移至受区。在受区的血管蒂未准备好的情况下，先不要结扎切断肩胛下动静脉，在受区血管蒂充分游离暴露后再进行结扎切断，这样可以减少皮瓣的缺血时间。

5. 注意事项

（1）在切取背阔肌皮瓣时，体位的摆放十分重要，需要将手置于搁手架并放置侧卧位。

（2）胸背动脉在进入背阔肌后分为浅、深两支，可以根据术前对于两分支的定位，设计分叶皮瓣。

（3）背阔肌皮瓣的血供由胸背动脉的穿支提供，设计皮瓣时需要注意穿支的位置（图 13.3B）。

（二）上臂外侧皮瓣（lateral upper arm flap）

1. 优点

（1）切取方便，既可顺行切取，也可以逆行切取，可用于修复上臂各部位的软组织缺损。

（2）血管解剖位置较为恒定，血供可靠。

（3）供区损伤较小。

2. 缺点

（1）切取面积较小。

（2）供区位置较为明显，不适合对外观要求较高的患者。

3. 解剖特点

肱深动脉由肱动脉在背阔肌的起点处直接发出，随后同桡神经一起沿着肱三头肌内外侧头的肌腹下行；其后侧分支（或内侧副动脉）主要供养肱三头肌的内侧头，并最终与肘关节周围的交通网吻合；其前侧分支（或桡侧副动脉）则较为表浅，并分为桡前副动脉和后侧副动脉。上臂外侧皮肤区域的血供主要来自桡后副动脉，其在三角肌的止点发

出后沿着外侧肌间隔下行，在其走行中发出 2~4 条筋膜支营养外侧皮肤，其供养的范围从肱骨外髁向上 12 cm 以近端的皮肤（图 13.4），宽度约为上臂周径的 1/3，桡后副动脉在远端与桡后返动脉（骨间返动脉分支）相互形成交通支吻合。

皮瓣的静脉回流来自于浅静脉以及桡后副动脉的伴行静脉，并分别回流至头静脉和肱深动脉伴行静脉，两条静脉回流之间同样存在交通支相互吻合。

皮瓣的感觉来自于上臂外侧皮神经，是桡神经在前侧室间隔发出的分支。

4. 手术技巧

术前可通过超声多普勒定位桡后副动脉的筋膜穿支，皮瓣切取可以根据受区的需要选择合适的体位。在对受区进行充分清创后，根据创面的大小设计皮瓣。皮瓣切取范围从三头肌止点至肱骨外髁近端 3~6 cm 处，皮瓣的轴线则为肩峰至肱骨外髁的连线；如果需要直接闭合供区，皮瓣的宽度不能超过 6 cm。

切取皮瓣时首先切开皮瓣的后侧缘，沿深筋膜的深面切取皮瓣至外侧肌间隔，在肌间隔处仔细分离即可发现桡后副动脉的筋膜穿支，在确定血管蒂后沿皮瓣的前侧缘切开皮肤及皮下组织掀起皮瓣。如果需要延长血管蒂时，则需要沿着外侧肌间隔继续分离血管，一般沿着三角肌和肱三头肌之间分离肱深动脉，并需要小心切开血管神经束，将肱深动脉及其两条伴行静脉与桡神经分离出来，如此可以使血管蒂增加 7~8 cm。

5. 注意事项

（1）桡后副动脉与桡神经在同一血管神经束内走行，在分离血管蒂时应注意保护桡神经。

（2）该皮瓣的血管蒂长度较短，如果旋转角度过大容易造成卡压。

（3）皮瓣的轴线位于肩峰与肱骨外髁的连线，但在分离近端的血管蒂时应该在三角肌与肱三头肌之间进行。

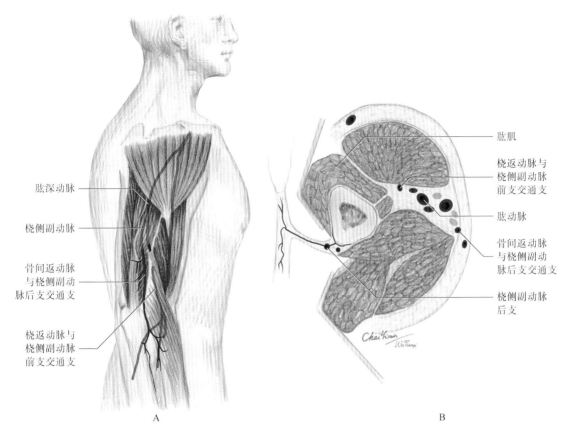

图 13.4　**桡后副动脉的走行。**

A. 桡侧副动脉在外侧肌间隔走行；B. 冠状面示桡侧副动脉后支在肱骨的后外侧缘走行，并与桡神经在同一血管神经束内

■ **病例一**

患者 41 岁女性，已婚，工人，无吸烟史。因机器伤导致右前臂离断伤，伤后 6 小时来我院急诊。查体发现：残端组织毁损严重，患者神志尚清楚，生命体征平稳，患者无再植指征。以桡侧副动脉穿支为轴，设计 11 cm×6 cm 的上臂外侧皮瓣覆盖截肢残端，保留肘关节（图 13.5）。

（三）肩胛下皮瓣（parascapular flap）

1. 优点

（1）切取方便，既可顺行切取，也可以逆行切取，可用于修复上臂各部位的软组织缺损。

（2）血管解剖位置较为恒定，血供可靠。

（3）供区损伤较小。

2. 缺点

（1）供区较难直接闭合，通常需要植皮覆盖。

（2）切取面积较小。

3. 解剖特点

肩胛下动脉起自腋动脉第三段，起始段直径 3~4 mm。经过 2~6 cm 后成为旋肩胛动脉，后移行为胸背动脉。大约有 5% 的人群中，胸背动脉直接由腋动脉发出。旋肩胛动脉走行于内侧腋窝，其周围是由大圆肌和肩胛下肌、小圆肌以及肱三头肌腱长头构成的三边形间隙（三边孔）。旋肩胛动脉经过三边孔时发出许多分支，有些分支进入附近的肩胛下肌、大圆肌等肌肉，营养这些肌肉，另一些分支则分布于肩胛骨外侧缘的骨膜（图 13.6）。根据 Tubiana 等的研究，旋肩胛动脉穿过三边孔的位置可以由以下公式计算：

$$D \, (\text{cm}) = [\, L \, (\text{cm}) - 2 \, (\text{cm})\,]/2$$

其中，D 为从肩胛冈到旋肩胛动脉穿出点的距离；L 为肩胛冈至肩胛下角的距离。

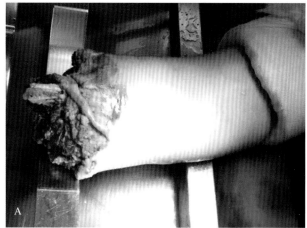

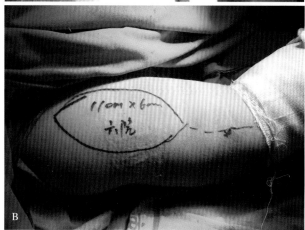

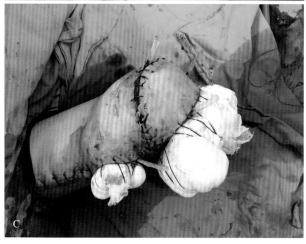

图 13.5 上臂外侧皮瓣覆盖截肢残端。
A. 截肢残端，残留皮肤距离肘关节 4 cm；B. 设计上臂外侧皮瓣；
C. 皮瓣覆盖截肢残端

旋肩胛动脉最终分为两支，并且穿过深筋膜到达浅筋膜层。在切取肩胛皮瓣时，笔者一般选取两条穿支中的横支，其直径约为 0.8~1.5 mm，走行与肩胛冈水平。另一条分支则沿着肩胛骨外侧缘下

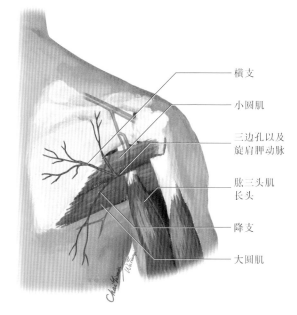

图 13.6 旋肩胛动脉及其分支。

行，直径同样为 0.8~1.5 mm，笔者切取肩胛下皮瓣时一般以它为血管蒂。

旋肩胛动脉有两条伴行静脉，直径为 3.5~4.5 mm，两条伴行静脉一起延伸至胸背静脉，也有 12% 的人群直接回到腋静脉。

肩胛下皮瓣外侧部分的感觉由颈丛的分支、锁骨下神经、腋神经以及肋间神经共同支配，而内侧部分的感觉由脊神经的背侧分支支配。

4. 手术技巧

肩胛下皮瓣最重要的体表标志是旋肩胛动脉的穿出位置，其定位可以通过超声多普勒的方法在术前完成，然后根据创面的需要以穿出点为中心设计皮瓣。切取皮瓣时，可以先切开下半部分的皮肤及皮下组织到达肌筋膜层，然后用丝线临时固定皮肤和浅筋膜层。从深筋膜层向上掀起皮瓣。在靠近腋窝的内侧部分时，需要仔细分离寻找旋肩胛动脉的降支及其伴行静脉。在充分游离血管蒂后，再做上半部分的皮肤切口，并向下分离至血管蒂处，最后仅保留血管蒂将皮瓣完整掀起。等到受区血管准备完成后，在靠近旋肩胛动脉分叉处结扎切断降支，并将皮瓣转移至受区（图 13.7）。

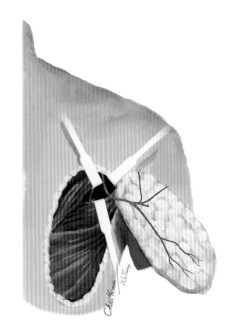

图 13.7　肩胛下皮瓣的切取。

在分离血管蒂部时，可以将三角肌向外侧牵拉，以便充分暴露。旋肩胛动脉的穿出点一般在大圆肌和肩胛骨外侧缘的交点处，约在肩胛下角上方4~7.5 cm 的位置。充分游离血管蒂最长可达 8 cm，直径通常为 2~5 mm。在肩胛骨外侧缘附近有丰富的动静脉交通网，该部分为旋肩胛动脉发出的分支，在分离时需要仔细勿伤及。

一般小于 8 cm 宽的皮瓣均可以一期关闭，如果无法关闭则可以采用中厚皮植皮覆盖。

5. 注意事项

（1）在切开时需要仔细辨认三边孔的解剖位置。

（2）皮瓣血管蒂在三边孔内容易造成卡压，需要尽量分离足够长的血管蒂，保证皮瓣旋转之后不对蒂部造成影响。

（3）设计皮瓣时尽量避免累及腋部，以免造成瘢痕挛缩，影响肩关节活动。

（四）胸背动脉穿支皮瓣（thoracodorsal artery perforator flap，TDAP flap）

1. 优点

（1）切取面积较大，穿支管径较粗，血供可靠。

（2）供区损伤小，保留背阔肌。

（3）供区位置较为隐蔽，外观影响较小。

2. 缺点

（1）穿支解剖变异较多。

（2）穿支大多为肌穿支，术中分离较困难。

3. 解剖特点

胸背动脉穿支皮瓣的一个特点就是在设计皮瓣时，血管蒂不需要完全放置在皮瓣的中心，但是与腹壁下动脉穿支皮瓣（DIEAP）或股前外侧皮瓣（ALT）相比较，则缺乏解剖较为恒定的穿支。

胸背动脉穿支皮瓣的切取范围主要受限于直接闭合创面的要求，目前临床切取的最大皮瓣面积为 25×14 cm，此外，皮瓣可以任意方向进行设计。对于术前定位有多个穿支的情况下，可以将皮瓣设计为分叶皮瓣（multi-lobed flap），通过将皮瓣的分叶在供区以纵向排列进行设计，在切取后通过蒂部的旋转改变皮瓣的分布方式，以达到直接闭合供区的目的。

胸背动脉穿支具有交通支丰富的特点，因此皮瓣的切取面积也较大。皮瓣主要供血的穿支来源于胸背动脉的降支，主要沿背阔肌的前缘发出。当穿支主要以肌穿支形式发出时，则需要进行肌肉内解剖（intramuscluar），血管蒂的长度取决于穿支在肌肉内的位置及走行以及胸背动脉本身的长度。如果进一步分离胸背动脉将其作为血管蒂的一部分，可以获得 14~18 cm 的血管蒂长度。

肋间神经外侧皮支的后侧支与胸背动脉穿支一起进入皮下组织，其走行更靠近后侧且位置较深，多数情况下直接在背阔肌表面走行（图13.8）。如果要切取感觉皮瓣的话，可以沿着后侧支向前侧逆向分离至肋间神经的外侧皮支，一般在前锯肌与腹外斜肌之间，在分离时应注意保护外侧皮支的前侧支，以免影响胸壁前侧的感觉。背阔肌的运动神经受胸背神经支配，通常在较深的平面走行，在分离肋间神经外侧皮支的后侧支时一般不会对其造成影响。

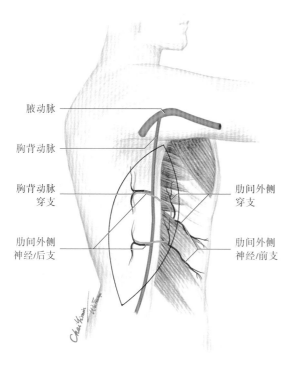

图 13.8　胸背动脉穿支皮瓣的解剖特点。

腋动脉
胸背动脉
胸背动脉穿支
肋间外侧穿支
肋间外侧神经/后支
肋间外侧神经/前支

4. 手术技巧

皮瓣切取需要患者在侧卧位下进行，根据术前对穿支的定位设计皮瓣的位置。切取时从皮瓣的前界开始切取，至背阔肌表面，并在背阔肌与深筋膜之间分离皮瓣直至到达穿支的位置。随后沿穿支的走行向深部进行分离，分离的长度取决于受区血管蒂的位置。穿支分离后切取皮瓣其他边缘。

除了单独的穿支蒂筋膜皮瓣外，胸背动脉穿支皮瓣的另一大优势在于其可以与以胸背动脉其他分支为蒂的组织瓣，组成复合组织瓣，如前锯肌、背阔肌、肋骨、肩胛骨等。且这种通过穿支相互连接的复合组织瓣属于典型的嵌合皮瓣（chimeric flap）的范畴。其各个组织结构可以通过穿支的连接进行自由旋转，从而符合组织缺损对于不同组织结构不同位置需要的要求。

一般情况下，穿支的位置离开胸背动脉降支越远，其血管蒂的长度越长。此外，穿支的管径越细，其在肌肉内走行的距离越长，而且很有可能是由肋间动脉发出的穿支，而不是胸背动脉。

需要注意的是，当切取游离胸背动脉穿支皮瓣进行血管吻合后，有时会发现皮瓣内毛细血管网明显充盈的现象，这通常是由于再灌注后皮瓣水肿引起的，往往需要予以一定的重视。穿支皮瓣一般可以在低灌注的情况下获得存活，而静脉危象往往是皮瓣坏死的主要原因，可能是由于吻合的静脉发生栓塞，或者由于蒂部血肿卡压造成。轻到中度的静脉危象可以通过松开蒂部缝线以及皮缘放血等方法获得缓解，重度的静脉危象一般是由于静脉栓塞造成的，需要手术探查解除栓塞才能获得缓解。

5. 注意事项

（1）胸背动脉穿支一般在肌肉内走行，分离时需要格外小心误损伤血管。

（2）胸背动脉穿支皮瓣的感觉神经来自肋间神经外侧皮支的后侧支，而不是胸背神经。

（3）皮瓣设计时不一定要将穿支放置在皮瓣的中心，应尽量以供区可直接闭合为宜。

■ 病例二

患者 28 岁女性，工人，已婚，无吸烟史。患者在使用冲床时不慎将右手卷入机器，导致右上臂开放性损伤，上臂后侧及内侧毁损伤，伤后 4 小时来我院急诊就诊。查体发现：患者神志尚清楚，口唇略苍白，呼吸浅快。右上臂后侧及内侧毁损严重，皮肤软组织缺损面积约 23 cm × 10 cm（图 13.9），远端血运可，桡动脉搏动可及，右手尺侧感觉减弱。

1. 修复方案

（1）面临问题：

● 保肢，截肢？

● 保肢手术该如何制定计划？

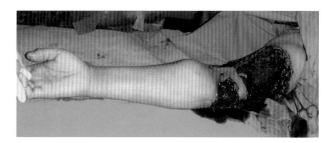

图 13.9　右上臂后侧及内侧毁损严重，皮肤软组织缺损。

- 一期还是分期？
- 该创面条件可以行软组织覆盖手术吗？
- 选择何种覆盖方法？
- 供区的选择？

（2）制定方案：对于该患者，其保肢的意义包括：
- MESS（mangled extremity severity score）= 6。
- 年轻女性，预期寿命长，且对外观要求较高。
- 肢体远端血运存在，感觉存在，预后较好。
- 患者一般情况好，生命体征稳定。

尽管保肢手术难度以及术后功能重建对修复医生来说是一个巨大挑战，但是不同于下肢，上肢的保肢应该在排除绝对禁忌证后尽力实行，即便只能保留部分肢体，对患者来说其功能的改善以及心理创伤的弥补也是毋庸置疑的。对于截肢来说，据报道有 30%~79% 的患者存在不同程度的残端痛或幻肢痛。尽管一期截肢手术费用便宜，住院时间短，但是目前上肢的假肢无法像下肢的假肢那样提供基本的功能。在门诊随访中，笔者发现，即便保肢后患者的肢体功能并不十分理想，但还是远远超过了假肢的功能，甚至有些截肢的患者在佩戴假肢一段时间后放弃佩戴假肢。

保肢手术方案的制定方面，Marko 等总结了治疗方案制定的必要条件，包括术前完整的病史、患者慢性疾病以及遗传疾病史，还有患者的职业、习惯等一些对术后功能要求有所涉及的信息。另外，由于大多数上肢毁损伤都为高能量损伤造成，因此在急诊入院时需要对患者的生命体征做详细的评估，同时检查是否合并其他部位或者脏器的损伤。

在等待患者一般生命体征平稳之后，修复医生可以开始对患者的肢体损伤进行详细的评估，评估的内容包括患者受伤的类型、病因。也有学者指出，可以通过了解受伤的现场情况来更进一步推测创面可能污染的程度，或是否合并有化学物质灼伤等其他特殊的损伤类型。肢体缺血时间也是一个十分重要的因素，肌肉对缺血的时间较敏感。因此对怀疑动脉损伤的患者应该行数字减影血管造影（digital subtraction angiography，DSA）或者 CT 血管造影（computed tomography angiography，CTA）

检查，排除血管损伤或者血管栓塞的可能。另一方面，冷缺血（cold ischemia time）时间超过 12 个小时后感染率显著升高（肌肉对于热缺血耐受时间为 6 小时）。同下肢一样，上肢损伤另一个严重的并发症是骨筋膜室综合征，因此，对于肿胀明显的患者，应该检查患者的脉搏及肢体远端感觉情况。

在初步的检查之后，接下来要做的是分别对骨、软组织各个部分做详细的检查，骨的检查主要通过体检和影像学检查，而软组织的检查主要分为创面的检查以及血管神经的检查。创面的检查包括创面的类型（开放性骨折、烧伤等）、软组织污染的情况以及缺损情况；神经系统检查包括肢体远端的感觉，以及手指、腕关节、肘关节以及肩关节的活动情况；血运的检查包括末端的充盈、皮温等。在上述检查的基础上，修复医生可以进一步结合患者的年龄、职业等个人因素制定修复方案（图 13.10）。

对于本例患者，其软组织缺损方式较简单，考虑其早期开始功能锻炼的目的，笔者建议采取一期软组织修复的方案；皮瓣的选择方面，由于其缺损面积较大，肩胛皮瓣或肩胛下皮瓣无法完全覆盖创

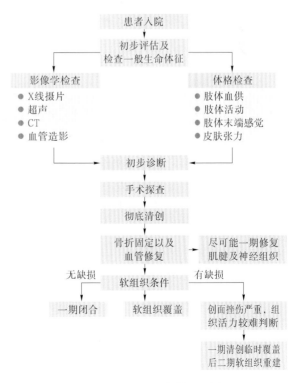

图 13.10　肢体开放性损伤的诊治流程。

面，因此考虑切取背阔肌皮瓣对其进行修复。

2. 手术步骤：背阔肌皮瓣的设计和切取

患者在全身麻醉下取侧卧位，将患肢搁于搁手台。首先对创面进行清创，切取创缘周围挫伤的皮肤组织，再对创面深部污染严重或坏死的组织进行清除。清创后给予双氧水、碘伏及生理盐水冲洗创面。以胸背动脉为蒂，切取带蒂背阔肌肌皮瓣。皮瓣切取后，供区减张缝合后未能一期关闭的部分取中厚皮植皮覆盖。皮瓣从腋窝转移至受区，覆盖创面后与周围皮肤缝合。术后将患肢稍外展，背部供区用沙袋加压，避免下方血肿形成。术后 10 天，皮瓣存活（图 13.11）。等皮瓣完全成活后，鼓励患者术后 1 个月开始被动肩关节功能锻炼以及主动肘腕关节和手部的功能锻炼，术后 6 周开始肩关节主动功能锻炼。

（1）背阔肌皮瓣解剖特点：详见上文"背阔肌皮瓣"和表 13.9。

表 13.9　背阔肌皮瓣解剖特点

特点	解剖
体表标志	背阔肌为一宽扁三角形肌肉覆盖于躯干后侧下半部分，从肱骨止于脊旁，切取的范围从肩胛下角至髂嵴，从腋后线至脊旁
皮瓣类型	肌瓣，肌皮瓣
切取面积	肌瓣面积 25 cm × 35 cm，皮瓣面积 22 cm × 10 cm（供区一期闭合）
供养血管	胸背动脉：由肩胛下动脉发出，血管蒂长 8.5 cm，管径 2.5 mm；
	胸背动脉在肩胛下角平面分为横支和降支
	脊旁穿支和腰动脉穿支也分别参与背阔肌的血供
静脉回流	依靠胸背动脉伴行静脉回流
神经支配	感觉部分由肋间神经发出的外侧皮神经支配
	运动部分由胸背神经支配
修复范围	带蒂移植修复肩部、上臂、肘部及前臂的大面积皮肤软组织缺损
	游离移植修复各个区域大面积皮肤软组织缺损
	带蒂重建伸肘 / 屈肘功能
	游离功能性肌瓣修复踝背伸、屈腕、伸腕等功能

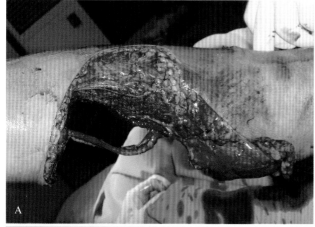
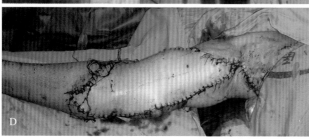
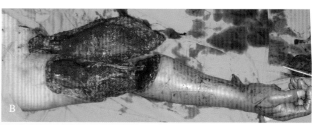
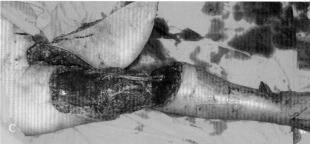
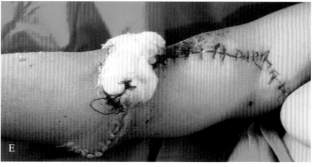

图 13.11　带蒂背阔肌肌皮瓣一期修复右上臂后侧及内侧毁损伤。A. 清创后，上臂肱二头肌缺损，皮肤缺损；B~D. 切取背阔肌肌皮瓣，供区减张缝合和部分中厚皮植皮覆盖，皮瓣转移覆盖创面后缝合；E. 术后 10 天，皮瓣存活

（续表）

特　点	解　剖
其他切取方式	双叶背阔肌皮瓣
	背阔肌肌瓣
	胸背动脉穿支皮瓣
	功能性背阔肌肌瓣
	肋骨-背阔肌复合组织瓣
	肩胛骨-背阔肌嵌合皮瓣

（2）切取方法：皮瓣切取可以从其外侧缘开始，如果切取肌瓣，可以从外侧缘切口寻找背阔肌的边缘，从肌肉下方开始剥离。如果只切取皮瓣时，需要从肌肉浅层开始剥离。由于胸背动脉穿支均为肌穿支，因此剥离时需格外小心。探查穿支后从穿支肌肉位置周围分离肌肉组织向深层探查，直至探查到胸背动脉降支，再将其结扎切断。切取肌瓣则相对容易，只需沿设计的肌瓣边缘将其切断，最后向近端游离胸背动脉至肩胛下动脉，在分离蒂部时需要注意保护胸背神经和胸长神经。皮瓣切取后，供区减张缝合，未能一期关闭的部分取中厚皮植皮覆盖。皮瓣从腋窝转移至受区，覆盖创面后与周围皮肤缝合。

双叶背阔肌肌瓣的切取方法同传统背阔肌肌瓣切取大致相似，只是在分离胸背动脉的血管蒂时，继续向近端分离，直至内侧支和外侧支的分叉部位。由于胸背动脉外侧支主要影响下外侧部分的肌肉组织，而内侧支主要营养上内侧半的背阔肌皮瓣，在上下半叶的设计时应该注意其供养范围（图13.12）。

在设计胸背动脉穿支皮瓣时，需要术前使用多普勒超声对穿支的位置进行定位。胸背动脉的穿支大致位于背阔肌肌筋膜顶端的背侧周围2~6 cm穿出肌肉，到达浅筋膜及皮肤。皮瓣的外侧缘可以略超出肌肉的前缘。在穿支条件允许的情况下，皮瓣的设计不一定要以穿支点为中心。另一方面，为了改善穿支皮瓣的静脉回流，在设计皮瓣时，可以将胸长动脉伴行静脉包括在皮瓣内，以增加回流静脉的数量。

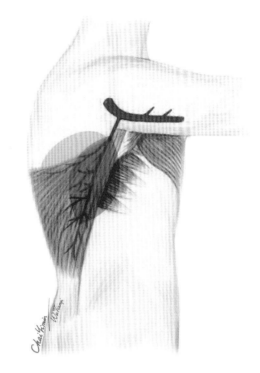

图13.12　分别以胸背动脉内侧支和外侧支为蒂设计双叶皮瓣。

手术主要包含三大步骤：①探查合适的穿支；②在背阔肌肌肉组织内解剖分离穿支；③解剖游离胸背动脉血管蒂。

从皮瓣的前下界开始切取皮瓣，该部位可以让术者较易辨认背阔肌的前界，并在背阔肌浅层分离。肋间神经的外侧皮支通常会在Gerdy线的后侧沿背阔肌浅层走行，并与穿支一起进入浅筋膜层，如果需要重建受区的感觉，并且在受区找到合适的神经供吻合，在分离时应该仔细辨认并保护该神经。在向近端的分离过程中，需要仔细辨认胸背动脉的皮穿支并予以保护。当合适的穿支以及伴行静脉游离保留后，可以将皮瓣与深层的背阔肌完全游离。尽管某些远端的穿支可以较容易地辨认，但是其游离所花费的手术时间也较长，且某些靠近内侧的穿支可能来源于肋间动脉。在将蒂部游离至一定长度后，予靠近胸背动脉蒂部的位置将其结扎切断。皮瓣完全切取后，可将温生理盐水注入血管蒂内防止血管痉挛。

要注意的是，胸背神经是背阔肌的运动支，分离血管蒂时应仔细辨认胸背神经，并将其保留在原位。吻合蒂部血管时，需要防止蒂部血管的扭曲，在吻合完成后，需要对皮瓣下方进行止血，防止底部血肿形成进一步压迫蒂部的血管造成血管危象。

背阔肌覆盖了远端肋骨从中线至腋后线的部分，解剖学研究发现胸背动脉和肋骨的骨膜营养血管有交通支吻合。因此，第9、10肋骨可以作为复合组织瓣连同背阔肌一同切取，肋骨切取的长度可达12 cm。骨瓣的切取从远端开始，但是不能超过切取骨瓣的肋间隙下缘。从肋间隙将肋间肌切开，并在肋骨瓣两端用线锯将其切断后，在胸膜层浅层分离骨瓣，为了防止肋骨周围骨膜和肌袖组织与皮瓣发生撕裂，笔者将骨瓣翻转后与背阔肌一起切取，并沿胸背动脉血管蒂分离。

如果将胸背神经和受区的运动神经残端吻合，

并将背阔肌的肌束方向沿受区缺损肌肉的运动方向放置，同时保持一定的肌肉张力，就可以对患肢的特定功能进行重建。以重建肘关节屈曲功能为例，在设计肌瓣时同样需要携带部分皮肤组织，可以防止术后由于肌肉萎缩产生的皮肤皱缩而影响功能，同时可以术后检测肌瓣的血运。切取时，先从皮瓣的前缘开始切取，并从背阔肌前缘开始对其分离，为了防止肌肉和浅筋膜层发生分离，可以在切取过程中采用丝线做肌肉层和浅筋膜层的临时固定。其余切取方式和肌瓣相同，在分离蒂部时需要将胸背神经和血管蒂一同切取。为了增加肌瓣和周围组织的固定效果，可以将肌筋膜和胸腰筋膜一同切取，编制成束状结构，与腱性组织交叠缝合（图13.13）。最后进行神经的吻合。肌瓣转移后，将患肢关节采用支具固定4周，固定结束

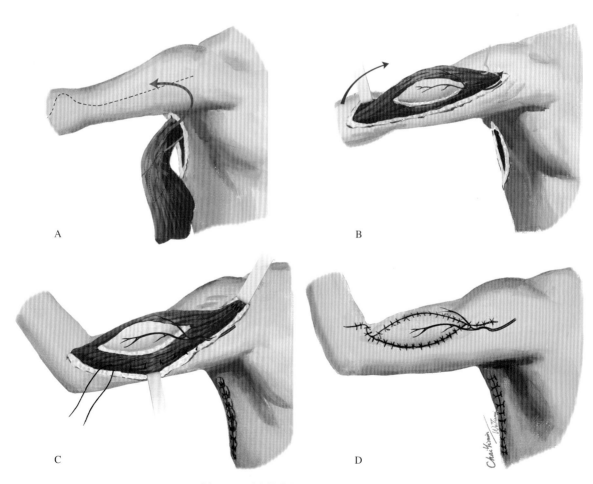

图 13.13　功能性背阔肌肌瓣重建屈肘功能。

后开始功能锻炼。

（3）适应证和禁忌证：背阔肌皮瓣是修复重建医生的基本修复手段之一，该皮瓣适应证十分广泛，可用于覆盖大部分部位的大面积皮肤软组织缺损，包括污染创面和感染性创面的修复。背阔肌肌瓣还可以作为功能性肌瓣重建伸肘或屈肘功能，还可以游离移植重建其他部位肢体的功能。背阔肌皮瓣使用的禁忌证是瘫痪以及使用拐杖的患者。

（4）优点：

- 解剖结构恒定；
- 血管蒂较长；
- 血管蒂管径较粗；
- 切取范围大；
- 可以切取复合组织；
- 供区位置相对隐蔽。

（5）缺点：

- 皮瓣外观较臃肿；
- 非感觉皮瓣；
- 术中需要变换体位。

3. **注意事项**

（1）背阔肌皮瓣适应证十分广泛，不仅可以带蒂移植修复上肢大部分的皮肤软组织缺损，还可以游离移植修复其他部位的中到大面积的软组织缺损。

（2）切取皮瓣时，腋部的切口应避免线性切口，防止术后瘢痕粘连影响肩关节功能。

（3）带蒂功能性背阔肌瓣重建屈肘或伸肘功能时，应鼓励患者早期功能锻炼。

（4）背阔肌皮瓣外观稍臃肿，在修复下肢，尤其是足背的软组织缺损或重建踝背伸功能时，应做适当的皮瓣修整，使患者可以穿戴正常鞋袜。

附：肩胛下皮瓣的设计及切取

（1）解剖特点和切取方法：详见上文"肩胛下皮瓣"和表13.10。

表 13.10　肩胛下皮瓣解剖特点

特 点	解 剖
体表标志	肩胛下皮瓣是以旋肩胛动脉位为血管蒂设计的皮瓣，该动脉体表位于肩峰与肩胛下角连续中点附近，肩胛冈中点下方 7 cm 左右
皮瓣类型	**筋膜皮瓣**
切取面积	皮瓣面积 22 cm×12 cm
供养血管	**旋肩胛动脉**
静脉回流	依靠旋肩胛动脉伴行静脉回流
神经支配	—
修复范围	带蒂移植修复腋窝上臂中到大面积皮肤软组织缺损
	游离移植修复各个区域中等面积皮肤软组织缺损
其他切取方式	肩胛下筋膜瓣
	肩胛骨-复合组织瓣
	游离肩胛下皮瓣
	肩胛骨瓣
	嵌合皮瓣

- 肩胛下筋膜皮瓣

该区域的血供比较丰富，因此可以以旋肩胛动脉的横支作为血管蒂设计筋膜瓣。切取方法和肩胛下皮瓣相似，筋膜皮瓣的深层在肌筋膜表面分离，浅层在真皮下浅筋膜分离，分离时保留部分浅筋膜在皮肤下，防止皮肤血运影响发生坏死。

筋膜皮瓣的优点在于血供丰富，供区可以一期关闭。

- 肩胛骨-大圆肌符合组织瓣

肩胛骨-大圆肌复合组织瓣的设计需要建立在术前详细的造影检查上，在确保旋肩胛动脉发出的大圆肌肌支和肩胛骨外侧缘的骨膜支完整前提下，可以将两者以一条母动脉血管蒂一同切取，骨瓣的切取范围是（10~14）cm×（2~4）cm。

切取时从大圆肌、小圆肌和冈下肌间隙暴露肩胛骨外侧缘，在保留骨膜的基础上用摆锯切取需要的骨瓣大小。切取时注意保护外侧缘的旋肩胛动脉分支，同时沿该分支向近端游离至旋肩胛动脉发出分支的位置，辨认大圆肌支，仔细分离后切取大圆肌瓣。在两个分支的母动脉处用血管夹临时夹闭，观察骨瓣和肌瓣的渗血情况，确定有活动性渗血后结扎切断血管蒂。

· 游离肩胛下皮瓣

肩胛下皮瓣血管蒂管径较粗且长度较长，较适宜作为游离皮瓣进行切取。吻合血管时，既可以采用端端吻合的方法，也可以采用端侧吻合的方法。

· 嵌合皮瓣

通过以肩胛下动脉以下其他分支血管营养的皮瓣与肩胛下皮瓣一同切取，设计以肩胛下动脉作为血管蒂的嵌合组织瓣，不仅可以覆盖大面积的皮肤软组织缺损，还可以覆盖一些位置较接近的多发软组织缺损。但是由于血管变异的可能，建议在切取嵌合组织瓣时需要在术前应用血管造影等方法对分支进行详尽的评估，并且准备备选的修复方案。

另一方面，切取嵌合组织瓣对于供区的损伤较单纯肩胛下皮瓣要大，因此切取时需要考虑供区的闭合方法，尽量减少对肢体功能的影响。

（2）适应证和禁忌证：肩胛下皮瓣和肩胛皮瓣适用于上肢中到大范围的皮肤软组织缺损，其浅筋膜层较薄，修复后外观较满意，并且其供区位置隐蔽。此外，肩胛下皮瓣还可以和肩胛骨一同切取，作为骨皮复合组织瓣覆盖复合组织缺损，例如修复手背皮肤缺损合并掌骨缺损的患者。肩胛下皮瓣的禁忌证主要包括为合并腋动脉损伤的患者。

（3）优点：

· 解剖结构恒定；

· 血管蒂较长且管径较粗；

· 手术操作简便；

· 可以切取复合组织；

· 可切取嵌合皮瓣；

· 皮瓣质地满意。

（4）缺点：

· 皮瓣供区可能残留瘢痕；

· 非感觉皮瓣；

· 术中需要变换体位。

■ 病例三

患者 26 岁男性，工地工人，已婚。工作中受到高压电电击后造成休克合并全身多处热灼伤，外院急诊抢救后立即行左前臂截肢术及右上肢清创术。术后伤口不愈合合并肩部软组织缺损，伤后 3

个月转入我院继续治疗。门诊查体：左前臂截肢术后，右肩顶区及上臂前侧外侧软组织大面积缺损，周围慢性肉芽组织形成，肱骨大段外露，右肘关节及右手活动感觉正常（图 13.14）。

1. 修复方案

（1）面临问题：

· 保肢，截肢？

· 保肢手术该如何制定计划？

· 一期还是分期？

· 该创面条件可以行软组织覆盖手术吗？

· 选择何种覆盖方法？

· 供区如何选择？

（2）制定方案：与病例一患者相似，该患者由于皮肤缺损范围极其广泛，首先要面临的是保肢还是截肢的选择。该患者采取保肢治疗的意义在于：

· 年轻男性，预期寿命长；

· 右上肢对功能的影响较大；

· 肢体远端血运存在，感觉存在，预后较好；

· 患者一般情况好，生命体征稳定。

第二步，由于患者的缺损情况较复杂，在制定修复方案时，需要对创面进行详细的评估，综合各方面因素制定最适宜患者的方案。从修复医生角度

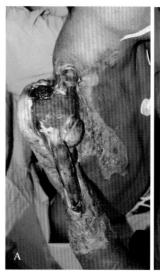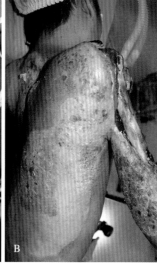

图 13.14　电击后伤口不愈合合并肩部软组织缺损。
A. 右肩顶区及上臂前侧外侧软组织大面积缺损；B. 肱骨大段外露

出发，决定具体采用何种软组织修复方法主要由两方面因素所决定：创面相关因素以及治疗相关因素。

（3）创面相关因素：

• 创面位置

本书第七章中提到了关于上肢修复单位及亚单位、低抗压区域（low-resistance zones），以及软组织/骨功能单位（soft tissue/bone functional unit）的概念，这些概念中涉及的对于各个不同部位功能、抗压能力以及外观的特点，都是修复医生需要考虑的因素。

在抗压能力方面，必须注意低抗压区域中那些缺少肌肉缓冲作用的部位，该区域的皮肤容易受到外力与骨组织之间的直接作用力，缺血坏死的发生率较高。该区域的皮肤软组织缺损不建议行游离植皮覆盖术。

• 受伤类型

首先，可以将创面分为急性创面和慢性创面两大类。急性创面的病因一般包括：机械外力、物理因素（烧伤、冻伤、放射伤）、化学因素（侵蚀伤）、微生物因素（感染）以及复合因素；慢性创面大多是由感染、放射治疗、局部动脉栓塞、手术后瘢痕愈合以及神经源性疾病造成的。

其次，在遇到有皮肤软组织明显缺损的患者时，还需要检查是否合并潜在的脱套伤。对于皮肤软组织缺损的患者，可以将其分为三类。

A 类缺损：皮肤软组织缺损深度至筋膜层；

B 类缺损：皮肤软组织缺损合并肌肉等其他软组织缺损；

C 类缺损：软组织和骨复合缺损。

A 类和 B 类软组织缺损大多数由急性创伤造成。其中，部分 A 类缺损的患者由于肌肉缺血时间较长，在急诊清创时需要将坏死的肌肉组织清除，由此将 A 类缺损转变为 B 类缺损。

Tscherne 和 Oestern（1982）以及 Gustilo 等（1982）对 C 类缺损进行了更进一步的分类，特别是 Gustilo ⅢC 型开放性骨折的患者，目前对于其手术方法的选择仍存在较大争议。

（4）治疗相关因素：治疗相关因素涵盖面较广，包括治疗的目标、重建的技术、修复医生的经验以及治疗的硬件设施等。

• 治疗的目标

一个成功的修复手术方案需要满足以下条件。①创面的临时覆盖；②创面覆盖的完整性；③创面覆盖的持久性；④肢体功能的重建；⑤满意的外观；⑥术后康复时间以及恢复日常生活的时间；⑦对患者生理和心理造成的损伤；⑧治疗的费用。

• 治疗时机

可以将软组织缺损的重建时机分为 4 个节点。

急性修复（＜6 小时）：软组织缺损创面的急性修复指征相对较严格，根据文献的报道，将其总结如下：①不全或完全离断的肢体且符合断肢再植的手术指征；②合并血管神经组织外露的创面；③关节部位外露或者大段无骨膜覆盖的骨块外露（创面污染较轻）；④离断部分可以提供完整的组织进行覆盖（残肢皮瓣）。

一期修复（＜24 小时）：通过一期创面的修复，可以在一定程度避免由于那些缺乏软组织供养以及感染造成的二次组织损伤。除此以外，还可以避免患者多次手术带来的额外负担。但是，由于患者的一般条件（生命体征等）的限制，一期修复的手术时间不宜过久，否则会造成因补液过多引起的一系列并发症。由此，一期修复不仅对创面的条件有要求，对术者的经验和技术有一定的要求。

亚急性修复（2~7 天）：在创伤的亚急性期内，文献报道的感染发生率并无明显升高。该时期修复的优势在于：通过一期清创后可以对创面进行二次评估，并给修复医生更多时间决定具体的修复方案；肢体的水肿程度有一定程度减轻，减少了手术操作的难度以及皮肤坏死的发生率。亚急性修复主要针对那些污染较严重、软组织受累范围难以在急诊评估的创面。对于该类型的创面，可以在急诊时先进行彻底的清创，联合负压吸引装置（vacuum assisted closure，VAC）临时覆盖创面，5~7 天后拆除负压装置，行二次清创并制定重建方案。

二期修复（＞3 周）：二期修复的创面大多是等待感染的控制，或者是肿瘤切除的患者。尽管有很多文献报道切取血运丰富的组织覆盖感染创面可以有效控制感染，通过改善局部的血运，增加氧供，同时增加免疫细胞的聚集，可以促进组织的愈合。但是另一方面，感染以及大量皮瓣下渗出液的聚集都是皮瓣坏死的危险因素。笔者认为，寻找以上两种情况的平衡点是重建手术成功的重要基础，在感染尚未控制的情况下行二期修复手术无疑会增加皮瓣坏死的风险，而在感染控制的情况下行肌瓣或筋膜瓣等血运丰富的组织覆盖，可以有效促进感染的控制。因此，对于感染创面，可以通过全身敏感抗生素首先对病原微生物进行清除，等到局部创面趋于稳定后，行二期修复手术可以达到事半功倍的效果。

从该患者角度来看，患者目前肘关节和手部功能保留完好，且左前臂已经截肢，应该积极给予右侧上肢保肢治疗，右侧主要创面为肩顶部位和上臂前外侧部位，创面面积较大，且周围软组织条件较差，综合以上因素考虑，可以切取带蒂背阔肌皮瓣转移修复。

对于肱骨外露部分，考虑其骨坏死可能大，应在背阔肌覆盖创面后行骨搬运（bone transfer）或者骨移植进行重建。由于周围软组织条件较差，骨搬运成骨条件不佳，因此需考虑带血管的腓骨移植（vascularized fibular transfer，VBT）重建。

2. 手术步骤

患者在全身麻醉下取侧卧位，将患肢搁于搁手台。首先对创面进行清创，切取创缘周围挫伤的皮肤组织，再对创面深部污染严重或坏死的组织进行清除，清创后给予双氧水、碘伏及生理盐水冲洗创面。

背阔肌皮瓣解剖特点和切取方法详见上文"背阔肌皮瓣"和病例二。

该患者对创面清创后设计同侧 29 cm × 10 cm 大小背阔肌皮瓣，以胸背动脉为血管蒂，切取皮瓣后转移覆盖肩顶部以及上臂创面（图 13.15）。术后

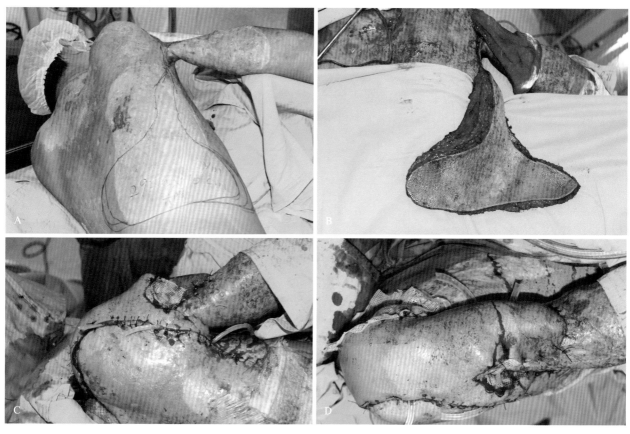

图 13.15 带蒂背阔肌皮瓣转移修复创面。
A. 设计带蒂背阔肌皮瓣；B. 切取皮瓣；C、D. 皮瓣转移覆盖创面

转入显微监护病房进一步观察治疗，术后 10 天皮瓣完全存活。

转入分院治疗半年后再次转入我院，行二期游离腓骨复合组织瓣移植重建肱骨。术中切除 11 cm 坏死肱骨段设计并切取腓骨复合组织瓣，吻合血管后缝合皮瓣，外固定支架固定肱骨近远端。术后 2 年随访复查摄片，移植腓骨愈合并重塑增粗（图 13.16）。

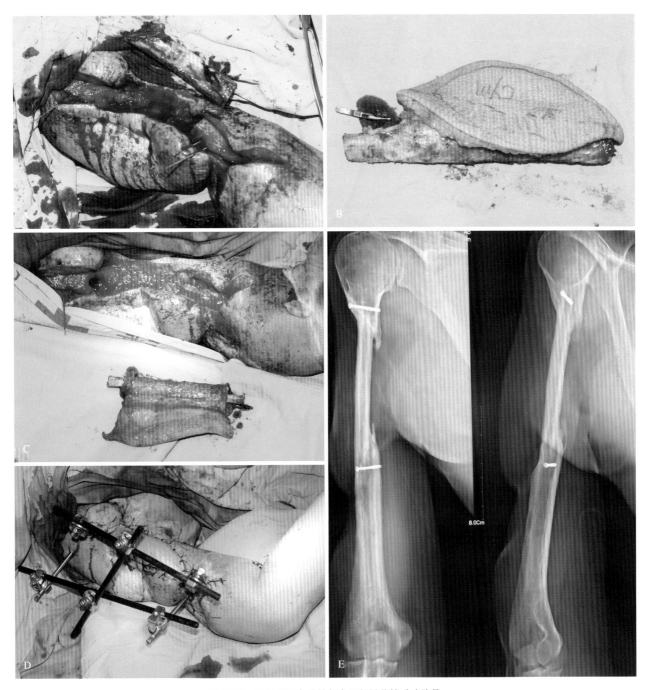

图 13.16　二期行游离腓骨复合组织瓣移植重建肱骨。

A. 切除坏死肱骨段；B. 设计并切取腓骨复合组织瓣；C. 切取腓骨复合组织瓣；D. 吻合血管缝合皮瓣，外固定支架固定；

E. 术后 2 年复查摄片；

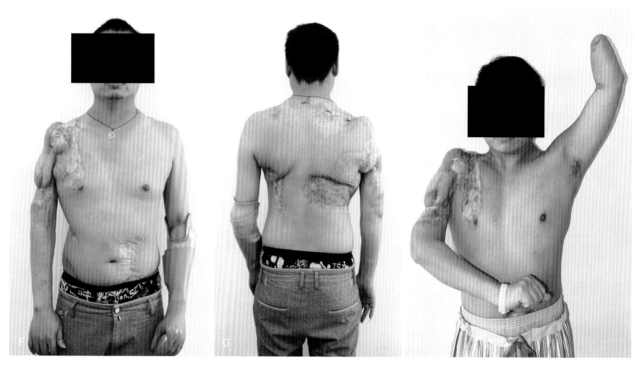

图 13.16 （续）F~H. 术后 2 年外观

（韩 培 文 根）

参考文献

［1］ Zhang Y X, Qian Y, Pu Z, et al. Reverse bipaddle posterior interosseous artery perforator flap[J]. Plast Reconstr Surg, 2013, 131(4):552e–562e.

［2］ Ma C H, Tu Y K, Wu C H, et al. Reconstruction of upper extremity large soft-tissue defects using pedicled latissimus dorsi muscle flaps-technique illustration and clinical outcome [J]. Injury, 2008, 4:67–74.

［3］ Tintle S M, Baechler M F, Nanos G P, et al . Traumatic and trauma-related amputations: part Ⅱ: upper extremity and future directions[J]. J Bone Joint Surg Am, 2010, 92 (18):2934–2945.

［4］ Marko B, Milan S, Aleksander L, et al. Current management of the mangled upper extremity [J]. International Orthopaedics (SICOT), 2012, 36:2189–2195.

［5］ Gorsche T S, Wood M B. Mutilating corn-picker injuries of the hand[J]. J Hand Surg Am, 1988, 13(3):423–427.

［6］ Graham B, Adkins P, Tsai T M, et al. Major replantation versus revision amputation and prosthetic fitting in the upper extremity: a late functional outcomes study[J]. J Hand Surg Am, 1998, 23(5):783–791.

［7］ Gupta A, Shatford R A, Wolf T W, et al. Treatment of the severely injured upper extremity[J]. Instr Course Lect, 2000, 49:377–396.

［8］ Vedder N, Hanel D. The mangled upper extremity [M]// Wolfe S W, Hotchkiss R N, Pederson W C, et al. Green's Operative Hand Surgery.6th ed. Philadelphia: Elsvier, Churchill Livingstone, 2011, 1603–1644.

［9］ Strauch B, Yu H L. Atlas of Microvascular Surgery: Anatomy and Operatives Approaches[M]. New York: Thieme, 1993.

［10］ Angrigiani C, Grilli D, Siebert J. Latissimus dorsi musculocutaneous flap without muscle[J]. Plast Reconstr Surg, 1995, 95:1608–1614.

［11］ Elliot L F, Raffel B, Wade J. Segmental latissimus dorsi free flap: clinical applications[J]. Ann Plast Surg, 1989, 23:231–238.

［12］ Hallock G G. Permutations of combined free flaps using the subscapular system[J]. J Reconstr Microsurg, 1997, 13:47–54.

［13］ Maxwell G P, Stüber K, Hoopes J E. A free latissimus dorsi myocutaneous flap[J]. Plast Reconstr Surg, 1978, 62:462–466.

［14］ Olivari N.Use of thirty latissimus dorsi flaps[J].Plast Reconstr Surg, 1979, 64:654–661.

［15］ Russel R C, Pribaz J, Zook E G. Functional evaluation of latissimus dorsi donor site[J]. Plast Reconstr Surg, 1986, 78:336–344.

［16］ Gilbert A, Teot L. The free scapular flap[J]. Plast Reconstr Surg, 1982, 69(4):601–604.

［17］ Mun G H, Lee S J, Jeon B J. Perforator topography of the thoracodorsal artery perforator flap[J]. Plast Reconstr Surg, 2008, 121:497–504.

第十四章
肘及前臂的软组织修复

肘部的范围通常定义为肱骨远端区域至前臂近端 1/3 的区域，在此基础上，可进一步将肘部划分为两个区域：①肘前侧区（肘窝区）；②肘后侧区（鹰嘴区）。而对于前臂，主要将其分为前臂中段以及前臂远端两个部分。

一、肘后侧区（鹰嘴区）

除了创伤性的皮肤软组织缺损外，该区域的皮肤软组织缺损还可能由慢性压迫性褥疮或不稳定的瘢痕愈合造成的。在慢性创面的治疗过程中，滑膜囊的处理非常重要，如果不能将其完全切除，残留的滑膜组织会持续分泌液体造成皮下积液影响愈合。

在肘后侧区域皮肤软组织缺损的治疗中，为了恢复整个功能单位的屈伸活动，必须对其进行一期完整的重建。根据"低抗压区"（low-resistance zones）的概念，由于缺少肌肉组织作为缓冲的介质，因此需要采用筋膜瓣或肌瓣对该区域进行软组织的重建，而不能采用植皮的方法。小面积的皮肤软组织缺损可以切取菱形肌瓣覆盖，中到大面积的皮肤软组织缺损可以采用逆行的骨间背动脉穿支皮瓣转位修复。如果创面条件尚可，肱桡肌肌瓣也是比较好的覆盖方法。一些面积较大的肘后侧的皮肤软组织缺损则需要考虑切取背阔肌皮瓣、逆行的尺动脉/桡动脉筋膜皮瓣进行修复。近年来随着穿支皮瓣概念的提

出，许多新型的穿支皮瓣也被逐渐应用于临床，其中，肘前穿支皮瓣、桡动脉近端穿支皮瓣都可用于修复该区域的创面，并且这两种皮瓣都可以同时切取前臂外侧皮神经恢复受区的保护性感觉。此外，考虑到肘关节长期制动会增加关节僵硬的发生率，因此在选择覆盖方法时应尽量避免需要固定的远端皮瓣（distant flap），比如腹股沟皮瓣、胸肋皮瓣等，尽量采用局部带蒂皮瓣或游离皮瓣（表 14.1）。

表 14.1　肘后侧区（鹰嘴区）修复方案

肘后侧区（鹰嘴区）
小范围缺损
- 菱形肌肌瓣

中等范围缺损
- 逆行骨间后动脉皮瓣
- 肱桡肌肌瓣

大范围缺损
- 以远端为蒂的上臂内/外侧皮瓣
- 逆行桡动脉皮瓣
- 桡动脉穿支皮瓣
- 尺动脉穿支皮瓣
- 腹股沟皮瓣/胸肋皮瓣
- 游离皮瓣

■ 病例一

患者 35 岁男性，工程师，已婚，无吸烟史。车祸伤致左上臂远端皮肤缺损，伤后在外院急救诊治，外院给予清创术后 5 天转入我院进一步诊治。查体发现：患者神志尚清楚，生命体征平稳。左肘关节后侧皮肤软组织缺损，面积约 6 cm × 12 cm（图

14.1），远端血运可，尺桡动脉搏动可及。

1. 修复方案

（1）面临问题：

• 该创面条件是否可行软组织重建术？

• 如何选择覆盖方法？

• 如何减少对肘关节功能影响？

（2）制定方案：该患者皮肤软组织缺损的部位主要累及上臂及肘后侧区域，但未损伤伸肘的肌肉群，因此主要修复的目的是覆盖软组织缺损。由于该创面已经过急诊一期清创手术，在转入我院门诊检查时未见感染的迹象，同时肉芽组织生长良好，其创面条件可以满足软组织重建手术的要求。此外，关于供区的选择，局部皮瓣和游离皮瓣都可以考虑，但患者要求优先考虑手术的安全性，笔者便选择了局部转移皮瓣。

此时可以选择的供区包括：上臂内侧皮瓣、上臂外侧皮瓣以及背阔肌皮瓣。考虑到创面缺损面积较大，而上臂内侧及外侧皮瓣无法切取较大的皮瓣，只能使用背阔肌皮瓣转移。

2. 手术步骤

患者在全身麻醉下取侧卧位，将患肢搁于搁手台。首先对创面进行清创，切除创缘周围挫伤的皮肤组织，再对创面深部污染严重或坏死的组织进行清除。清创后给予双氧水、碘伏及生理盐水冲洗创面。

在该病例中，患者取侧卧位，根据创面的大小以及创面最远端到血管蒂的距离设计背阔肌"岛状皮瓣"。皮瓣以胸背动脉作为血管蒂，通过胸背动脉穿支供养的岛状皮肤区域来重建创面皮肤软组织缺损。因此切取时需要在切取背阔肌的基础上同时切取岛状皮肤组织，将背阔肌作为胸背动脉的载体供养皮肤区域的血供。患者术后1年随访，患肢肘关节屈伸活动满意，肘关节外观可（图14.2）。

二、肘前侧区（肘窝区）

肘窝区域的皮肤软组织缺损大多是由烧伤后瘢痕挛缩造成的，创伤性的皮肤软组织缺损也比较常见。由于该区域承受的机械压力较小，在肉芽组织条件良好的情况下，可以采用全厚皮植皮的方法进行覆盖，但是需要避免与肘横纹垂直的线性瘢痕形成。

小到中等面积的皮肤软组织缺损可考虑局部带蒂皮瓣转移覆盖，尤其是老年患者，由于上臂内侧的皮下组织较松弛，可以切取上臂内侧皮瓣进行覆盖，供区也可以一期闭合。逆行尺动脉皮瓣也是比较有效的选择之一。而桡动脉皮瓣由于其对外观的影响较为明显，因此一般作为第二选择方案。在合并骨外露或重要神经血管结构外露的病例中，肱桡肌肌瓣是较为理想的修复方法。对于大面积的皮肤软组织缺损，逆行的上臂外侧皮瓣可以提供较大的切取面积和修复范围，此时，如果创面的远端超过前臂近端及中段1/3处时，可以切取桡动脉穿支皮瓣局部转移覆盖，或者采用游离皮瓣一期覆盖大面积的缺损（表14.2）。

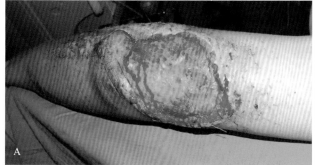
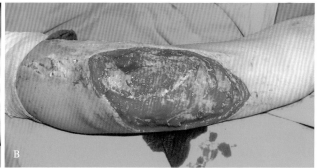

图 14.1　车祸致左肘关节后侧皮肤软组织缺损。

A. 左肘后侧毁损严重；B. 清创后皮肤软组织缺损面积约 8 cm × 15 cm

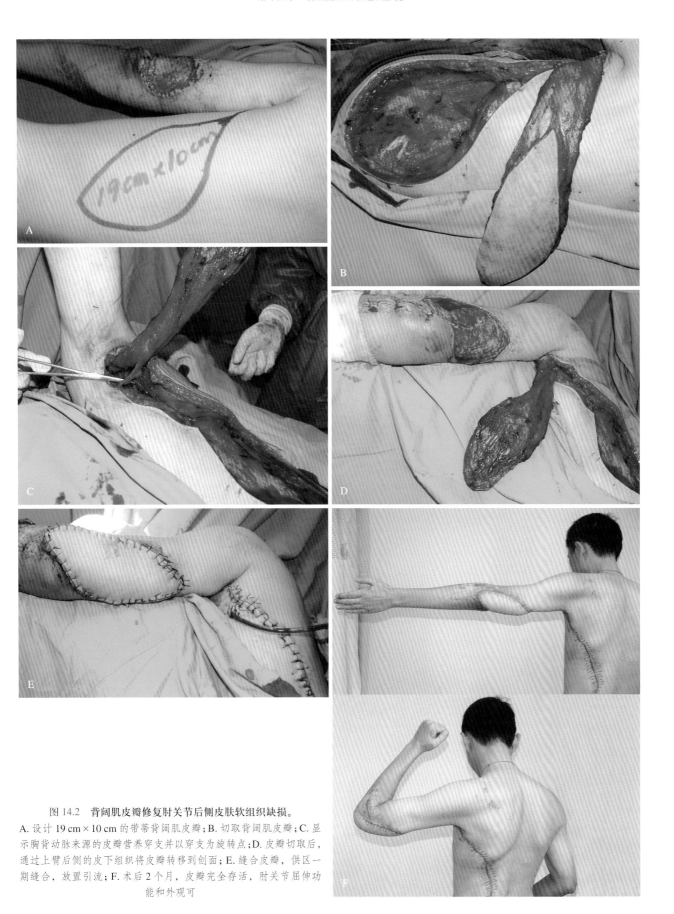

图 14.2 背阔肌皮瓣修复肘关节后侧皮肤软组织缺损。
A. 设计 19 cm×10 cm 的带蒂背阔肌皮瓣；B. 切取背阔肌皮瓣；C. 显示胸背动脉来源的皮瓣营养穿支并以穿支为旋转点；D. 皮瓣切取后，通过上臂后侧的皮下组织将皮瓣转移到创面；E. 缝合皮瓣，供区一期缝合，放置引流；F. 术后 2 个月，皮瓣完全存活，肘关节屈伸功能和外观可

表 14.2 肘前侧区（肘窝区）修复方案

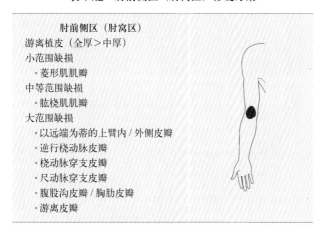

肘前侧区（肘窝区）
游离植皮（全厚＞中厚）
小范围缺损
· 菱形肌肌瓣
中等范围缺损
· 肱桡肌肌瓣
大范围缺损
· 以远端为蒂的上臂内/外侧皮瓣
· 逆行桡动脉皮瓣
· 桡动脉穿支皮瓣
· 尺动脉穿支皮瓣
· 腹股沟皮瓣/胸肋皮瓣
· 游离皮瓣

三、肘部多发缺损

大范围的肘部皮肤软组织缺损可以同时由上臂和前臂的局部带蒂皮瓣共同覆盖，例如上臂内侧皮瓣联合肘前穿支皮瓣或尺动脉穿支皮瓣等。另外，背阔肌皮瓣也是比较理想的覆盖方法，尤其是章一新等设计的以穿支为蒂的多叶皮瓣（Kiss flap）等，或者将背阔肌的肌肉皮肤和皮肤筋膜部分在远端部

分分离，从而覆盖不同部位创面。

游离皮瓣，包括股前外侧皮瓣、腓动脉穿支皮瓣等，都是比较有效的覆盖方法，这些新型的穿支皮瓣具有血供稳定可靠、供区损伤小、手术操作方便、功能外观较好等优点。尤其是对于有骨关节外露或重要神经血管组织外露的患者，其血供丰富，可以同时起到预防感染和促进愈合等作用（表 14.3）。

表 14.3 肘部多发缺损修复方案

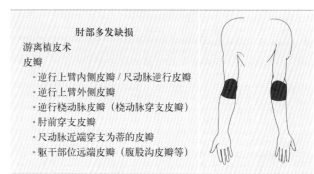

肘部多发缺损
游离植皮术
皮瓣
· 逆行上臂内侧皮瓣/尺动脉逆行皮瓣
· 逆行上臂外侧皮瓣
· 逆行桡动脉皮瓣（桡动脉穿支皮瓣）
· 肘前穿支皮瓣
· 尺动脉近端穿支为蒂的皮瓣
· 躯干部位远端皮瓣（腹股沟皮瓣等）

Bishop 等根据肘关节区域的解剖特点以及对功能外观的特殊要求，提出了修复原则以及推荐的组织瓣选择（图 14.3）。

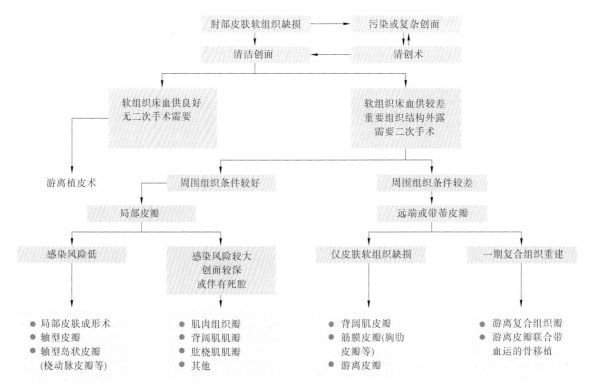

图 14.3 Bishop 等的肘部多发缺损修复原则。

四、前臂中 1/3 段区域

该区域为前臂大部分肌肉从肌性部分向腱性部分的移行区，但仍然以肌性成分为主，因此软组织床条件较好。如果软组织缺损程度较浅，或仅限于浅筋膜层，游离植皮术就可以达到比较好的效果，或者采取目前临床上较为常用的皮肤扩张术（skin expansion）进行重建。但是，尺侧或者桡侧部位仍然属于低抗压区，皮下组织较少，离尺桡骨较接近，特别是尺侧部分，接触频率较高，因此笔者建议采用皮瓣进行覆盖。

小面积的皮肤软组织缺损可以采用局部皮瓣成形术，或局部带蒂皮瓣转移修复，而中等面积的缺损，且宽度小于 4~6 cm 时，可以切取骨间背动脉皮瓣转移覆盖。对于大面积的皮肤软组织缺损，桡动脉穿支皮瓣或尺动脉穿支皮瓣可以进行有效的覆盖。如果上述带蒂皮瓣无法使用，就需要考虑切取游离皮瓣进行覆盖，如股前外侧皮瓣、腓肠内侧动脉皮瓣等。当受区无可供吻合的血管，或患者存在周围血管疾病等游离皮瓣禁忌证时，再考虑切取躯干部位的远端皮瓣进行修复（表 14.4）。

表 14.4　前臂中 1/3 段区域修复方案

前臂中 1/3 段区域
游离植皮术
皮肤扩张术（skin expansion）
皮瓣
小范围缺损
· 局部皮肤成形术
中等范围缺损
· 骨间背动脉皮瓣
大范围缺损
· 肘前穿支皮瓣
· 桡 / 尺动脉穿支皮瓣
· 游离皮瓣
· 远端皮瓣

五、前臂远端 1/3 区域

该区域对前臂功能影响较大，大部分为前臂肌肉的腱性部分，还涉及腕关节的屈伸旋转运动，因

此对软组织重建的要求相对较高。前臂的远端 1/3 区域为低抗压区，缺乏深层的组织缓冲压力，游离植皮不仅成活率低，对功能影响也比较大。

小到中等面积的皮肤软组织缺损可以从前臂的近端和中段区域切取局部带蒂皮瓣进行覆盖，包括桡 / 尺动脉穿支皮瓣、骨间背动脉皮瓣等。还可以通过携带前臂内侧或外侧皮神经增加皮瓣的切取面积。如果患者对外观要求较高，则需要从其他供区选择，切取游离皮瓣覆盖，例如股前外侧皮瓣等。对于大面积的皮肤软组织缺损，一般需要切取血供可靠的筋膜皮瓣或肌瓣进行覆盖，如果受区无可供吻合的血管，或患者存在周围血管疾病等游离皮瓣禁忌证时，再考虑切取躯干部位的远端皮瓣进行修复（表 14.5）。

表 14.5　前臂远端 1/3 段区域修复方案

前臂远端 1/3 段区域
皮瓣
小范围缺损
· 局部皮肤成形术
· 尺动脉远端穿支皮瓣
中等范围缺损（宽度小于 4~6 cm）
· 骨间背动脉皮瓣
· 前臂内 / 外侧皮神经营养血管皮瓣
大范围缺损
· 桡 / 尺动脉穿支皮瓣
· 桡 / 尺动脉岛状皮瓣
· 远端皮瓣
· 游离皮瓣

■ 病例二

患者 21 岁男性，学生，未婚，无吸烟史。在工作时不慎被切割机伤及前臂，导致尺侧组织块离断，伤后 4 小时来我院急诊就诊。急诊查体：左前臂尺侧近端组织块离断，创面污染较轻，切缘较整齐，组织块内见 2 cm 尺动脉段以及 5 cm 尺神经段（图 14.4）。急诊给予行组织块回植术，术中探查见组织块中包括部分尺神经及部分尺动脉，经仔细分离血管穿支后见该段尺动脉仅含有一条穿支血管进入肌肉组织，且血管穿支较细，不足以有效营养整个组织块。清理创面，分离尺神经断端及尺动脉断端。

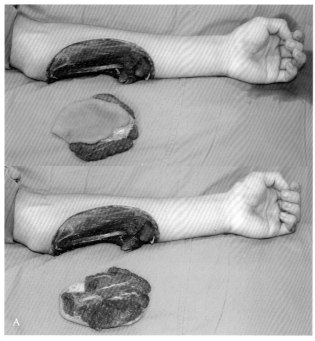

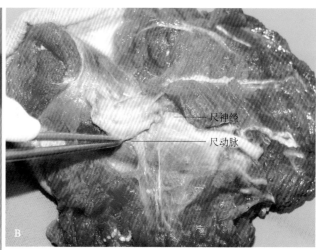

图 14.4 切割伤致左前臂尺侧组织块离断。
A. 术前外观；B. 离断组织块中可见尺神经和尺动脉段

1. 修复方案

（1）面临问题：

● 组织块能否回植？

● 如何重建组织块血运？

● 如何减少回植后动脉及静脉危象并发症？

（2）制定方案：对该患者离断组织块仔细分离血管穿支后见该段尺动脉仅含有一条穿支血管进入肌肉组织，且血管穿支较细，不足以有效营养整个组织块；因此考虑采用静脉动脉化方法（arterialized vein）重建血运。

经过动脉化以后的静脉系统其血流动力学会发生巨大变化，即所谓的"动静脉逆流（arteriovenous flow reversal）"现象，动脉血经过小静脉进入动脉系统，然后从毛细血管网回流至静脉系统。但事实上在很多情况下，通过静脉动脉化修复的脱套皮肤其周围会存在一定范围的缺血区域，主要是由于动脉血直接通过静脉到达另一端，而无法灌注到周围的组织中，即所谓的窃血现象。这种现象在静脉皮瓣（arterialized venous flap）中也十分常见，不同于传统的生理循环方式，其血流动力学的基础尚不明确。许多动物模型被相继应用于实验研究。Nakayama 最早提出静脉皮瓣概念时采用的是小鼠模型：流入静脉端采用胸腹壁静脉而流出端为腹壁上浅静脉；动脉化静脉皮瓣的流入端与股动脉吻合，流出端与腹壁静脉吻合。家兔模型中，将兔耳的中心静脉两端分别作为流入端和流出端，使其成为一个过路皮瓣（flow-through flap）。其他动物模型包括将狗的小腿隐静脉为血管蒂设计静脉皮瓣，也有将猪的头静脉作为血管蒂设计局部静脉皮瓣。但是由于各种限制因素都没有普遍开展。

动物实验的结果表明：不同于传统的 Harvesian 循环模式（动脉-毛细血管网-静脉），静脉动脉化的循环模式是通过静脉-毛细血管网-静脉的模式实现的。关于Ⅰ型和Ⅱ型静脉皮瓣的存活机制主要围绕两个假设展开。一个是静脉周围蜂窝组织假设（perivenous areolar tissue），提出这个假设的学者认为静脉周围存在丰富的蜂窝组织结构，包含在蜂窝组织周围的毛细血管网可用于静脉血向周围组织灌注从而使皮瓣存活。另一个假设是往返学说（to and fro flow），即与传统的皮瓣相似，同一条静脉担任流入端和回流端的工作。此外，还有学者提出，静脉皮瓣存活的主要机制是低灌注和低氧分压刺激周围新生的毛细血管生成。而对于Ⅲ型的动脉化静脉皮瓣，大多数观点认为应和Ⅰ型及Ⅱ型区分对待，其血流的循环方向是通过动静脉瘘（arterial-venous shunts）或者由小静脉流入毛细血管网（capillary bypass）实现的。因此，血流动力学梯度（hemodynamic gradient）问题是解决Ⅲ型动脉化静脉皮瓣的关键所在。

对于本例患者的静脉动脉化重建方式是：采用贵要静脉桥接重建尺动脉，同时利用组织块周围静脉与前臂浅静脉吻合进行静脉回流。需要注意的是，不同于静脉移植时将静脉逆行与动脉吻合的情况，笔者将贵要静脉顺行重建尺动脉，利用静脉瓣的限流作用，避免组织块内贵要静脉窃血的情况发生，使周围静脉网得到充分灌注。

2. 手术步骤

分离组织块内贵要静脉两端，将组织块内贵要静脉近端与近端尺动脉近端断端吻合，将组织块内贵要静脉远端与远端尺动脉断端吻合。随后吻合组织块皮下静脉与周围皮肤皮下静脉（图14.5A、B）。

术后可见组织块血供良好，2周后组织块完全存活（图14.5C、D），3个月后将贵要静脉尺动脉远端吻合口结扎，避免组织块内动静脉短路增加的回心血量。术后1年复查，患者肢体功能、感觉良好（图14.5E）。

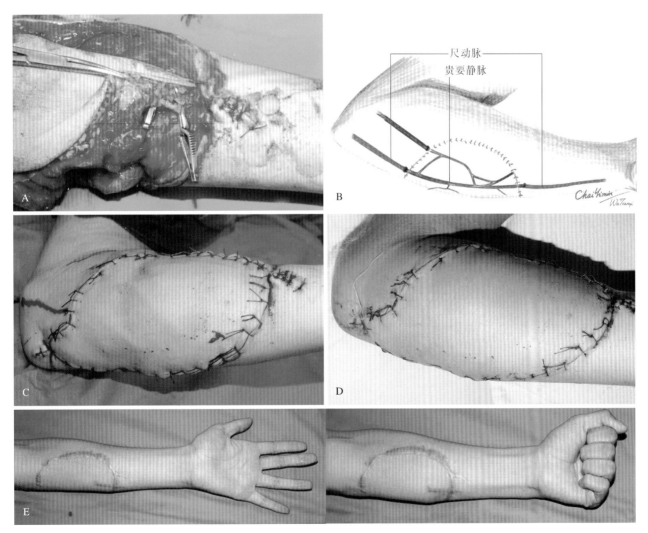

图14.5　静脉动脉化重建组织块血运。

A、B.贵要静脉桥接重建尺动脉，吻合组织块皮下静脉与周围皮肤皮下静脉；C.术后组织块血供良好；D.2周后组织块完全存活；E.术后1年复查患肢功能

3. 注意事项

（1）静脉动脉化的机制和静脉移植有所不同，静脉移植需要保证移植静脉通畅，因此都是以逆行的方式进行移植，而静脉动脉化的组织块或者静脉皮瓣需要保证组织块或者皮瓣的血流灌注，因此需要避免静脉窃血的情况发生，而常常采用顺行移植的方式。

（2）在肢体近端或者对较大的组织块采用静脉动脉化重建血运时，会增加回心血量，为了避免心脏负荷增加带来的远期并发症，应尽量在组织块或静脉皮瓣成活后结扎吻合口。

■ 病例三

患者 33 岁女性，工人，已婚，无吸烟史。因工作时右手不慎被卷入机器导致前臂大部分皮肤逆行撕脱，伤后 6 小时来我院急诊就诊。入院查体：患者一般情况可，神志尚清楚，口唇略苍白。右前臂自肘关节至腕关节全层皮肤逆行撕脱，大部分皮肤毁损严重，掌侧及背侧缺损面积共 30 cm × 18 cm，伴有尺桡骨、肌腱、神经等结构外露（图 14.6）。右手感觉血运存在，1~5 指主动活动存在，肌力减弱。

1. 修复方案

（1）面临问题：

- 保肢，截肢？
- 保肢手术该如何制定计划？
- 一期还是分期？
- 该创面条件可以行软组织覆盖手术吗？
- 选择何种覆盖方法？

- 供区的选择？

（2）制定方案：对于该患者，其保肢的意义包括：

- 年轻女性，预期寿命长，且对外观要求较高。
- 肢体远端血运存在，感觉存在，预后较好。
- 患者一般情况好，生命体征稳定。

对于上肢脱套伤的治疗措施林林总总，具体治疗方法的实施不仅取决于脱套肢体可供吻合的血管条件，还与医疗单位的设施条件、修复原则的理念、显微外科的技术水平有密切联系。查阅文献资料，尽管目前临床上尚无关于脱套伤的修复原则，但已有很多相关的分类方法可为修复计划的制定提供参考（表 14.6，表 14.7）。

表 14.6 Waikakul 分型

分型	损伤情况	修复方法
I 型	皮肤及软组织严重毁损	清创后植皮或皮瓣移植
II 型	皮肤中度损伤，皮下静脉网完整	静脉系统动脉化
III 型	皮肤浅静脉回流可及	吻合回流静脉

表 14.7 Tajima 分型

类型	损伤深度
1	深筋膜
2	骨膜
3	合并骨损伤

在 Waikakul 以及 Tajima 分型的基础上，Lo 等

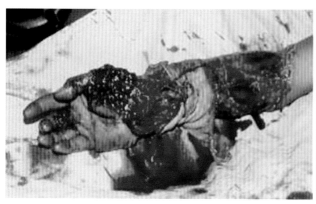
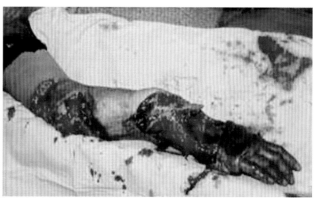

图 14.6　右前臂自肘关节至腕关节全层皮肤逆行撕脱，皮肤毁损严重，伴尺桡骨、肌腱、神经等外露。

通过对脱套皮肤血运以及皮下静脉网损伤程度等的判断，结合上肢皮肤的功能用途，提出了新的分型方法。首先，对于上肢脱套伤的判断，必须进行三个方面的评估：

- 脱套的皮肤是否还有血运？
- 脱套的皮肤真皮下静脉网是否完整，或损伤程度相对较轻？
- 脱套的位置是否累及特殊功能部位的皮肤（手指、手掌等）？

其中，Lo 等认为手指和手掌部位的皮肤其感觉、功能、外观的要求较高，因此回植的意义较大，应该尽可能地恢复其血运及静脉回流，增加其成活率（图 14.7）。

脱套伤的回植不同于离断肢体的回植，由于皮肤和深部的软组织发生分离，导致皮肤的浅静脉网和深部动脉的交通支也发生了分离。通常情况下，在脱套的组织中无法探查到可供修复的动脉，因此笔者在脱套组织的再植中，常选择将脱套组织中的浅静脉网进行静脉动脉化的方法（A-V shunt）。

目前，影响脱套伤静脉动脉化后成活最大的问题就是再植区域周围血流灌注不足，为了解决这个问题，Moshammer 等通过尸体研究发现逆行吻合的该区域存活率要高于顺行吻合。Koch 等随后将其应用于临床，13 例均完全成活。但是，Woo 等报道了 154 例顺行吻合静脉，同样获得了 98%（151 例）成活率。这些研究说明静脉动脉化的血流方向可能对其存活率影响不大。除此之外，还有学者采用其他改善血流灌注的方法：预扩张技术（angiogenesis by expansion procedure）、延迟技术（surgical delay）、预动脉化技术（prearterialization），但是这些技术由于都需要分期手术，加重了患者的负担，临床开展比较困难。

关于静脉动脉化是否能为肢体远端提供充分的血液供应，很多学者持不同的观点。有观点认为，在动脉化静脉的基础上再进行动脉吻合容易造成远端静脉淤滞，影响静脉回流；也有学者认为，单纯将静脉动脉化其动脉压力不足，无法供应肢体远端的部位，因此需要额外吻合动脉增加动脉压力。在临床实践中，笔者发现上述情况应该根据实际术中的情况进行判断，在将静脉动脉化后观察 5~10 分钟静脉回流情况，如果静脉回流通畅，远端肢体无苍白或淤紫发生，则不需要再进行额外的动脉修复，如果发生上述情况，则需要进行额外的动脉修复，同时根据淤血的程度进行静脉吻合。

本例患者，无论根据 Waikakul 分型还是 Tajima 分型，该患者均为 Ⅲ 型，因此笔者选择的方案是清创后皮瓣移植。

另一方面，考虑到患者肌腱、神经血管等重要组织外露，笔者决定在急诊行一期皮瓣修复。在修复方法的选择方面，由于该患者的缺损范围巨大，根据 Bishop 的修复原则，笔者决定切取游离皮瓣（双侧背阔肌皮瓣）进行重建。

2. 手术步骤

患者在全身麻醉下首先取仰卧位，将患肢搁

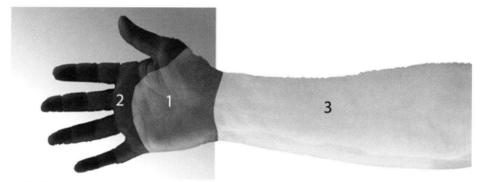

主要区域（non-expendable）	1 区：手掌区	静脉动脉化
次要区域（expendable）	2 区：手指及指蹼掌侧	静脉动脉化 + 动脉吻合
	3 区：手背及前臂区	静脉动脉化或保守治疗

图 14.7　手部及前臂区域回植后对功能影响。

于搁手台。首先对创面进行清创，切除创缘周围挫伤的皮肤组织，再对创面深部污染严重或坏死的组织进行清除（图14.8A、B）。清创后给予双氧水、碘伏及生理盐水冲洗创面，再转变为俯卧位，切取双侧背阔肌皮瓣（背阔肌皮瓣解剖特点详见表13.9）。

皮瓣切取从其外侧缘开始，如果切取肌瓣时，可以从外侧缘切口寻找背阔肌的边缘，从肌肉下方开始剥离。如果只切取皮瓣时，需要从肌肉浅层开始剥离，由于胸背动脉穿支均为肌穿支，因此剥离时需格外小心，探查间穿支后从穿支肌肉位置周围分离肌肉组织向深层探查，直至探查到胸背动脉降

支，再将其结扎切断。切取肌瓣则相对容易，只需沿设计的肌瓣边缘将其切断，最后向近端游离胸背动脉至肩胛下动脉，在分离蒂部时需要注意保护胸背神经和胸长神经。切取双侧背阔肌后，分别覆盖至患肢前臂的掌侧和背侧软组织缺损，将掌侧部位的背阔肌皮瓣血管蒂（胸背动脉近端）与患肢桡动脉吻合，然后将背侧部位的背阔肌皮瓣血管蒂与掌侧部位皮瓣血管蒂（胸背动脉近端）的分支进行吻合，从而形成串联的血供模式（图14.8C、D）。术后皮瓣完全成活，术后1个月开始患肢被动功能锻炼，2个月后开始主动功能锻炼，术后2年随访时，患肢基本恢复了功能，外观满意（图14.8E、F）。

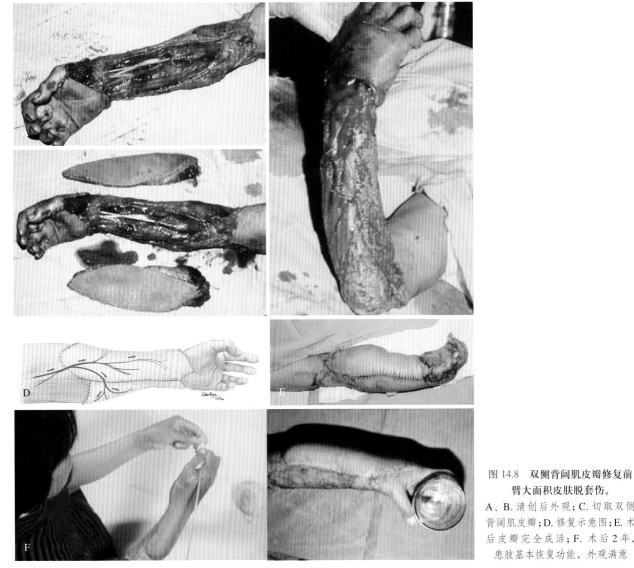

图 14.8 双侧背阔肌皮瓣修复前
臂大面积皮肤脱套伤。
A、B. 清创后外观；C. 切取双侧
背阔肌皮瓣；D. 修复示意图；E. 术
后皮瓣完全成活；F. 术后 2 年，
患肢基本恢复功能，外观满意

3. 注意事项

（1）背阔肌皮瓣适应证十分广泛，不仅可以带蒂移植修复上肢大部分的皮肤软组织缺损，还可以游离移植修复其他部位的中到大面积的软组织缺损。

（2）背阔肌皮瓣覆盖范围广，最远可覆盖至手腕部。

（3）在切取皮瓣时，腋部的切口应避免线性切口，防止术后瘢痕粘连影响肩关节功能。

（4）在前臂的修复中，患肢功能以及外观的恢复十分重要。一期修复可以减少患者的手术次数和住院时间，缩短康复周期，因此在技术条件允许的情况下，应该尽量采取一期修复的方案。

（5）在行游离皮瓣移植，尤其是多个皮瓣同时移植时，血管蒂的设计十分重要，在不影响患肢血运的基础上，尽量使皮瓣获得充分的血液供应。

■ 病例四

患者 34 岁女性，工人，已婚。因车祸致左前臂开放性骨折伴前臂背侧大面积皮肤软组织损伤，术后 5 小时至我院急诊就诊。急诊查体：患者神志清楚，一般情况可，无贫血貌。左前臂背侧大面积皮肤软组织缺损，面积约 20 cm × 7 cm，左尺桡骨及背侧伸肌腱外露。左上肢远端血运可，1~5 指感觉存在，屈曲活动可，伸指不能。X 线摄片显示左尺桡骨骨折，远侧桡尺关节脱位（图 14.9）。

1. 修复方案

（1）面临问题：
- 该肢体能否保肢？
- 一期修复创面以及骨折还是分期修复？
- 采用何种修复方法？

（2）制定方案：该患者需要修复的目标与病例一十分相似，即上臂背侧的软组织以及桡骨的骨缺损，不同的是，病例一的患者为创伤后的状态，而该患者是一例急性创伤的患者。

在保肢和截肢的选择上，该患者由于前臂的掌侧组织结构保持完整，且手腕部的解剖结构也较为完整，因此完全有理由对其进行保肢治疗。该患者主要争议的焦点是一期重建软组织和骨缺损还是分

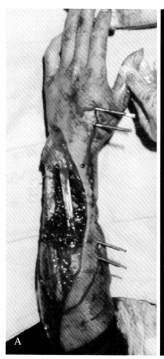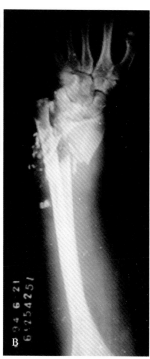

图 14.9 车祸致左前臂严重损伤。
A. 左前臂背侧大面积皮肤软组织缺损；B. 术前 X 线示左尺桡骨骨折，远侧桡尺关节脱位

期重建。

考虑患者急性期创面污染较严重且坏死组织较多，同时重建骨与软组织缺损可能加重其发生感染的可能，且一旦发生感染将会同时影响软组织及骨的成活。考虑其移植的成功率，笔者决定对该患者采用分期治疗的策略。

在选择供区时，由于该患者缺损面积较大，且为女性患者，对于外观要求较高，因此决定切取背阔肌皮瓣重建其前臂背侧软组织缺损，以及髂骨骨瓣二期重建桡骨骨缺损。

2. 手术步骤一：背阔肌皮瓣的切取

患者在全身麻醉下取侧卧位，将患肢搁于搁手台，首先对创面进行清创，去除坏死及污染组织，双氧水、碘伏及生理盐水冲洗伤口，先用外固定支架临时固定桡骨及第二掌骨，根据创面大小设计背阔肌皮瓣（背阔肌皮瓣解剖特点详见第 13 章 "背阔肌皮瓣"）。

本病例中，根据前臂背侧创面大小设计了

22 cm×7 cm 的背阔肌皮瓣，将胸背动脉和骨间背动脉吻合，伴行静脉相互吻合，确定皮瓣血运后将皮瓣和周围组织缝合，放置引流（图 14.10A~C）。术后 2 周，皮瓣完全存活，患者出院随访。术后 3 个月，患者再次入院，计划行髂骨植骨术（图 14.10D）。

3. 手术步骤二：髂骨瓣的切取

（1）髂骨瓣解剖：见表 14.8。

表 14.8 髂骨瓣解剖特点

特点	解剖
体表标志	髂骨瓣位于腹壁侧方，髂前上棘后侧，在体表较容易触及
皮瓣类型	骨瓣；骨皮复合瓣
切取面积	骨瓣长度为 7~16 cm，宽度 4~7 cm；皮瓣长度 15 cm，宽 8~10 cm（腹股沟皮瓣）
供养血管	旋髂深动脉；血管蒂长度 6~8 cm，管径 2~2.5 mm；旋髂浅动脉从髂外动脉发出后在腹横筋膜及腹横肌之间走行，在髂前上棘内侧向上发出分支，随后穿过腹横筋膜沿髂嵴内侧缘走行
静脉回流	依靠旋髂深动脉伴行静脉回流，静脉管径可达 3.6 mm（2~5 mm）
神经支配	T12 分支

（2）切取方法

• 髂骨瓣

设计骨瓣时，以腹股沟韧带中点上方 1 cm 处为皮瓣蒂部，以腹股沟韧带走行为切口。按设计切口切开皮肤及皮下组织后，从股动脉搏动点外侧向深层解剖，可在腹横筋膜深面探及旋髂浅动脉发出点，并沿动脉走行切开腹横筋膜，至髂前上棘处时，从髂骨外侧缘凿取骨瓣。在髂前上棘前侧分离时需要注意保护股外侧皮神经。

• 髂骨-腹股沟皮瓣复合组织瓣

髂骨-腹股沟皮瓣复合组织瓣的设计与髂骨瓣的设计较相似，以腹股沟韧带中点上方 1 cm 处为皮瓣蒂部，以腹股沟韧带走行为皮瓣轴线，在设计髂骨复合组织瓣时，需要将皮瓣部分向后上方移动。首先从皮瓣下缘切开皮肤及皮下组织，从股动脉搏动点外侧向深层解剖，可在腹横筋膜深面探及旋髂浅动脉发出点，并沿动脉走行切开腹横筋膜，至髂前上棘处时，从髂骨外侧缘凿取骨瓣。再从皮瓣另一侧切开至腹横筋膜处，小心分离至血管蒂，观察骨膜及皮瓣渗血情况后再结扎切断血管蒂。在髂前上棘前侧分离时需要注意保护股外侧皮神经。

由旋髂深动脉发出至皮瓣的穿支在髂前上棘后方约 5 cm 处，在分离至该区域时需要保护旋髂深

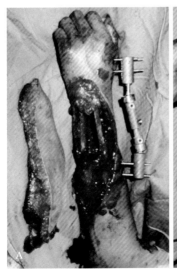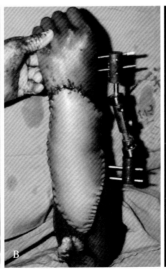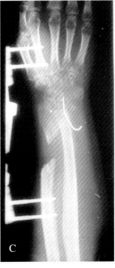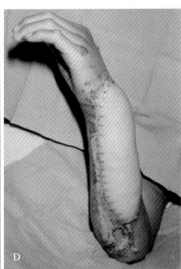

图 14.10 背阔肌皮瓣修复左前臂背侧大面积皮肤软组织缺损。

A. 切取背阔肌皮瓣后；B. 皮瓣与周围组织缝合；C. 术后 X 线片；D. 术后 3 个月，皮瓣完全存活，拟行髂骨植骨术

动脉发出的穿支，避免对皮瓣血供的影响。

在本病例中，患者在全身麻醉下取仰卧位，将患肢置于搁手台，从皮瓣的桡侧边缘切开皮肤及皮下组织，暴露桡骨，将断端进行清理，去除部分骨皮质，直至出现点状渗血，按照桡骨缺损长度切取8 cm的髂骨瓣，并采用外固定支架的方法进行固定。术后皮瓣和骨瓣均存活，术后2年随访外观和功能满意（图14.11）。

（3）适应证和禁忌证：髂骨瓣供区损伤小，切取较方便，是最常用的植骨供区之一，临床上多用于骨不连的植骨治疗，也可用于肢体及躯干各部位较小范围（＜5 cm）骨缺损的重建。当切取的髂骨瓣长度较小时，可以不带血运进行移植，当切取的骨瓣体积较大时，建议带血运移植。

髂骨瓣的禁忌证为受伤累及该部位的患者。

（4）优点：

- 解剖结构较恒定；
- 供区位置较隐蔽；
- 修复范围较广；
- 骨松质含量较多；
- 可切取复合组织瓣。

（5）缺点：

- 骨皮质含量较少，不建议用于承重骨骨缺损

的重建；

- 非管状结构，可塑性较差；
- 骨瓣切取范围有限。

■ 病例五

患者27岁，男性。因车祸致左上肢严重开放性损伤；尺桡骨粉碎性开放性骨折；软组织撕脱伴左上肢臂丛神经不完全性损伤。急诊给予清创，前臂深筋膜切开减压，外固定支架固定，术后经换药植皮伤口愈合，臂丛神经恢复。伤后8个月来我院就诊。X线示：尺骨钢板固定，桡骨外固定支架固定中，多段骨折骨块游离伴部分缺损（图14.12A）。查体：左前臂肘下背侧大片瘢痕形成，前臂伸肌近端萎缩，瘢痕覆盖，前臂掌侧正中见条状植皮区，左手掌指关节不能背伸，伸屈指间关节活动正常，左手虎口处麻木（图14.12B、C）。

1.修复方案

（1）面临问题：

- 骨折如何处理？
- 骨折碎片是否保留，是否需要植骨，植骨的选择方式？
- 前臂功能如何重建修复？
- 前臂瘢痕是否需要处理？

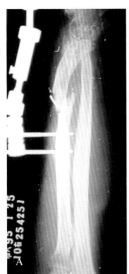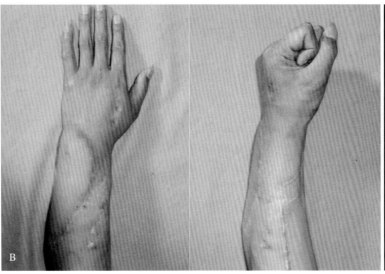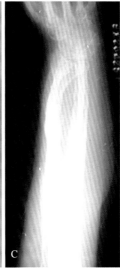

图 14.11　髂骨瓣修复桡骨缺损。
A.髂骨植骨术后X线；B、C.术后2年，患肢外观、功能及X线片

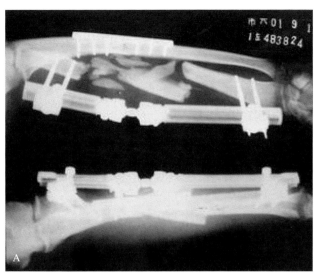
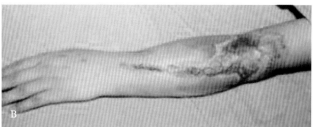
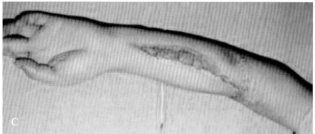

图 14.12　车祸致左上肢损伤后 8 个月。
A. 伤肢 X 线片；B、C. 左前臂瘢痕形成（背侧观和掌侧观）

- 瘢痕切除后创面如何处理？
- 选择何种覆盖方法？
- 供区的选择？

（2）制定方案：患者左上肢高能量损伤急诊处理时需注意两方面：①皮肤软组织的碾挫及污染，在彻底清创后需做前臂筋膜预防性的切开减压；②桡骨粉碎性骨折及部分缺损、尺骨骨折，尺骨可行钢板内固定，桡骨以外固定支架固定，可同时维持桡骨正常长度。该患者伤后 8 个月前臂伤口虽然愈合，但是广泛瘢痕形成，皮肤软组织缺乏弹性，若行游离腓骨移植，将无法关闭创口，故手术必须考虑游离骨及皮瓣移植同时进行。肢体大段长骨缺损的修复，可用带血管游离腓骨，也可用同种异体骨移植。该患者桡骨缺损为 12 cm，为增加植骨的存活概率，选择带血管游离腓骨移植。

值得注意的是，即使抛开开放性骨折的因素，该患者在受伤一期仅在外院行简单清创植皮术，后期前臂大面积瘢痕组织形成，贴骨瘢痕进一步造成肌腱软组织粘连，进而影响术后手部功能；在骨折经过腓骨移植愈合后为进一步改善腕关节及手指功能，患者在后期进行了肌腱重建术。因此，该患者在急诊的一期处理值得商榷。损伤一期的软组织覆盖会较大程度影响后续治疗的选择方法。以往的治疗中急诊一期处理往往受限于伤口的污染情况及患者全身状况，急诊仅能进行简单处理，二期行重建手术。但随着目前多种创面处理治疗方法的发展，特别是负压技术的广泛应用，为亚急诊修复提供了良好的条件。因此，笔者认为外科的修复重建过程必须在急诊一期接诊时即考虑整体的治疗策略。

2. 手术步骤

游离股前外侧皮瓣解剖和切取方法详见第十七章。

本例患者在全身麻醉下取仰卧位，将患肢搁于搁手台。常规消毒铺巾，前臂瘢痕切除，桡骨折碎片清理，骨折断端清理。按瘢痕切除后创面大小设计游离股前外侧皮瓣 20 cm × 10 cm，并根据桡骨缺损长度设计并切取游离腓骨 12 cm。直径 3 mm 克氏针贯穿固定腓骨。游离皮瓣中旋股外侧动脉降支及其伴行静脉远端与游离腓骨的腓动静脉吻合，旋股外侧动脉降支及其伴行静脉的近端与左前臂桡动脉及其伴行静脉吻合。术中输血 1 000 ml，术后皮瓣存活。术后 8 个月 X 线片示：腓骨与桡骨呈骨性融合，重建桡骨固定良好，拔除克氏针（图 14.13A~C）。

术后 1 年因伸肌功能无恢复，行伸指伸拇功能重建。肌腱转移术后 1 个月去除石膏托固定，功能锻炼。随访 3 年半时，患者掌指关节及右拇指能背伸，腕关

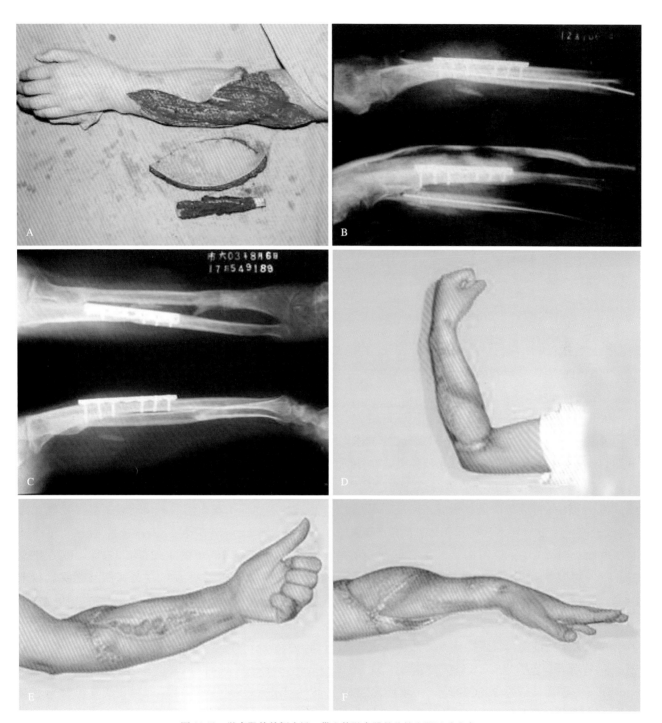

图 14.13　游离股前外侧皮瓣、带血管游离腓骨移植和肌腱重建术。

A. 切取右股前外侧皮瓣和游离腓骨；B. 术后 X 线片示克氏针贯穿固定桡骨及腓骨；C. 术后 8 个月 X 线片示腓骨与桡骨骨性融合，拔除克氏针；D~F. 肌腱转移术后 3 年半患肢功能和外观

节下垂畸形消失，能背伸至 0°（图 14.13D~F）。

■ 病例六

患者 25 岁男性，无业，未婚。驾驶非机动车和货车发生事故，左前臂遭车轮碾压严重受伤，伤

后 10 小时来我院急诊就诊。入院查体：患者神志不清，口唇稍苍白，呼吸浅快。左上肢开放伤，前臂背侧、尺侧至手背大面积皮肤挫伤，皮肤软组织缺损面积约 45 cm×12 cm，伴有桡骨及肌腱外露

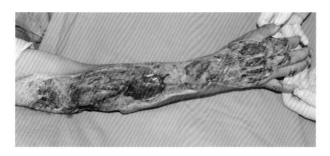

图 14.14 车祸致左前臂大面积皮肤软组织缺损。

（图 14.14），左上肢远端血运感觉存在，屈曲活动正常，背伸受限。

1. **修复方案**

（1）面临问题：

- 能否保肢？
- 一期还是分期？
- 该创面条件可以行软组织覆盖手术吗？
- 选择何种覆盖方法及供区的选择？

（2）制定方案：该患者一般情况不佳，由于在转到我院过程中失血较多，因此在急诊已处于休克早期的状态。在急诊对患者进行了液体复苏，同时对其进行了检查。由于患者肢体远端的血运良好，感觉存在，因此可以采取保肢措施。但是考虑患者的生命体征不稳定，笔者决定采用分期治疗的方案，即在急诊一期行骨折的临时固定以及创面的临时覆盖，即创伤控制手术（damage control orthopedics，DCO），二期再行软组织覆盖术。

20 世纪 90 年代提出的伤害控制策略，经过 10 多年的临床实践证实，该理念不仅适用于多发伤患者，同样适用于严重肢体创伤患者，"damage control" 一词最早源于美国海军，是指一艘舰艇受损伤后保持继续执行任务的能力。20 世纪七八十年代，美国境内腹部贯通伤发生率日益增加，而传统的治疗方案死亡率高，某些外科医生在急诊处理时发现，在处理严重肝脏损伤时，用简单的纱布填塞肝脏周围进行止血的方法其最终治疗效果优于常规的肝脏切除术。美国费城外科学教授 Rotondo 于 1973 年提出了伤害控制外科学，其理念是在初次治疗时先评估患者的创伤情况，通过干预手术时机和

手术方式，尽量减少手术二次打击对患者的影响，从而挽救患者。对于 Gustilo Ⅲ 型的开放性骨折，其在骨折的同时合并软组织的高能量损伤，如果只关注骨折的完美固定，而忽略高能量损伤对软组织造成的伤害，手术干预将会是对软组织的二次打击，常导致局部血运破坏，软组织坏死、感染，最终导致大范围的复合组织缺损等灾难性后果。很多患者因第一次手术方式选择不当，骨折固定虽然成功，但因软组织损伤严重，清创不彻底，导致肢体大面积软组织坏死感染，经多次清创后骨骼肌腱等组织外露，或引起骨髓炎等严重并发症，给患者造成严重的生理和心理负担。

在损伤控制的理论中，决定患者一般生理状况的决定性因素就是 "致命三联征（lethal triad）"，即低氧、酸中毒以及凝血功能障碍。低氧的环境一般是由于中心体温降低、代谢水平下降，以及未经过加热的液体输注造成的，低氧将会导致血小板功能紊乱、凝血因子失活、心血管功能障碍、血管收缩以及肢体低灌注的发生。酸中毒将会导致心脏的收缩能力下降、心律失常，并会与低氧一起引发凝血功能障碍的级联式反应。凝血功能障碍一般是由血小板功能障碍、凝血酶原活化途径紊乱以及血液稀释等因素造成，最终导致无法控制的脏器及创面出血。针对致命三联征的生理学基础，DCO 的理论是：①通过对出血和感染的快速控制从而恢复有效循环血量；②减少由于外科干预造成的二次打击；③在二次手术前恢复患者正常的生理循环状态。

Moore 等提出了 DCO 分期治疗策略的 5 个阶段：①对患者的评估，即对哪些患者需要实行 DCO 手术方案；②初次干预阶段，即尽快恢复患者的生理功能，解除低氧、酸中毒等因素；③监护阶段，即进一步稳定患者的生命体征及生理循环状态，为下一步手术做好准备；④确定手术阶段，即患者进行二次重建手术，包括骨折的最终固定、软组织的重建等；⑤术后康复，即患者通过被动及主动的功能锻炼最终恢复的过程。对于患者的筛选方面，Rotondo 等进一步提出应该从三方面进行分析（表14.9）。

表 14.9　创伤控制手术的患者筛选

患者状况	患者伤情	主要影响因素
高能量损伤	肢体严重开放伤合并主要血管损伤	严重循环酸中毒（pH ＜ 7.30）体温降低（中心体温＜ 30℃）
多器官损伤	主要腹部血管损伤合并多脏器损伤	复苏时间以及手术时间＞ 90 min
血流动力学不稳定	多个空腔脏器损伤合并腹腔污染	由凝血功能障碍引起的无法控制的出血
持续低体温和 / 或凝血功能障碍	多发伤向以上情况快速发展	需要大量输血（超过 10 U 红细胞）

Moore 等认为，初次干预阶段的主要目的是控制出血以及污染，其中修复重建医生最常用的武器就是外固定支架和负压吸引装置（vacuum assisted closure，VAC）。外固定支架操作方面，可以在对骨折周围软组织损伤程度最小的情况下稳定骨折端，从而减少骨折端的出血以及对周围软组织的二次损伤。而 VAC 技术，笔者已经在前文对其做了详尽的介绍，是近几年来发展的临时覆盖创面的新技术，其控制创面渗出、减轻组织水肿、促进肉芽组织生长等作用，可以为二次手术提供良好的组织床基础。

在监护阶段，需要在纠正患者酸中毒、凝血功能障碍等不利因素的基础上进一步密切观察患者的原发伤情况，持续的创面渗血以及筋膜室综合征是立即手术探查的绝对适应证。

二次手术时机一直是争论的热点，Moore 等认为，二次手术的基本指标包括：①剩余碱（base deficit）＜ 4 mmol/L；②乳酸＜ 2.5 mmol/L；③中心体温＞ 35℃；④凝血酶国际标准化比率（INR）＜ 1.25。但是实际临床中还有许多其他因素左右二次手术的实施，例如感染、心律失常等。

根据我院创伤中心治疗急诊肢体严重创伤患者的经验，对于多发伤、合并休克的肢体严重创伤患者，首先对其全身的一般情况、患肢的骨折和软组织损伤程度及范围进行充分的评估，在急诊复苏并维持生命体征的基础上实行创伤控制手术，即对患肢彻底清创，简单地行骨折固定并临时覆盖创面。二期行骨折的最终固定和软组织重建手术。在创伤控制理念中涉及的二期重建手术方式的选择、时间窗等概念，将在以后的章节中逐一讨论。

对于本例患者，在生命体征稳定的情况下，笔者急诊给予清创外固定支架联合 VAC 临时覆盖创面。10 天后拆除 VSD，发现创面无明显感染迹象，肉芽组织生长良好，决定采取软组织覆盖术。在皮瓣的选择方面，考虑到缺损面积较大，但前臂背侧的皮肤相对较薄的特点，考虑切取游离的穿支蒂腓肠神经营养血管皮瓣（peroneal perforator-based sural neurofasciocutaneous flap）进行修复。

2. 手术步骤

（1）皮瓣解剖：见表 14.10。

表 14.10　穿支蒂腓肠神经营养血管皮瓣

体表标志	穿支蒂腓肠神经营养血管皮瓣位于小腿后侧，其轴线为腓肠神经和小隐静脉的体表标志；腓动脉的穿支点位于外踝上 5~7 cm，以及 13 cm 处；皮瓣的外侧界为腓骨，内侧界为胫骨后缘
皮瓣类型	筋膜皮瓣
切取面积	皮瓣最大面积 31 cm × 16 cm
供养血管	腓动脉穿支，血管蒂长 5~8 cm，管径 1~1.5 mm
静脉回流	依靠腓动脉穿支的伴行静脉
神经支配	感觉部分由腓肠外侧皮神经分布支配
修复范围	带蒂修复小腿中段、远端、足踝部以及足跟足背等区域的大面积皮肤软组织缺损 游离移植修复全身多个部位软组织或复合组织缺损
其他切取方式	穿支蒂腓肠神经营养筋膜瓣 带腓肠肌的穿支蒂腓肠神经营养肌皮瓣 腓动脉穿支腓肠神经营养皮瓣及腓骨复合组织瓣

（2）解剖特点：穿支蒂腓肠神经营养血管皮瓣的主要血供来自于腓动脉。约92%的患者在腘动脉发出胫前动脉下方3~4 cm处从胫后动脉发出腓动脉，腓动脉在胫后肌前方下行，随后沿着腓骨向外侧在趾长伸肌前方走行，沿途发出营养血管到达腓骨骨膜及腓骨。此外，腓动脉在后侧肌间隔发出数条肌间隔穿支（septocutaneous perforator），营养小腿后外侧区域皮肤。近几十年来，关于腓动脉穿支解剖学研究层出不穷（表14.11），Wei等通过尸体解剖和染料灌注研究发现，通过腓动脉在后侧肌间隔的穿支，可以供养小腿后外侧较大面积的皮肤区域。并且发现主要有两种穿支。

• 肌间隔穿支（septocutaneous perforator）：由腓动脉在后侧肌间隔发出，并在肌间隔内走行。

• 肌穿支（myocutaneous perforator）：由腓动脉发出后在趾长伸肌、胫后肌、腓肠肌内走行的穿支。

而Yoshimaru等通过解剖学研究发现，存在以下3种类型的穿支血管。

• A型：分布于小腿近端1/3，大多穿过腓骨长肌。

• B型：整个小腿区域可及，穿过腓肠肌和腓骨长肌并沿途营养周围肌肉。

• C型：主要分布在小腿中段及远端区域，和B型类似穿过腓肠肌和腓骨长肌，但沿途不发出肌肉营养分支。

Beppu等采用乳胶灌注法研究，发现腓动脉的皮肤平均灌注范围达到21.5 cm（20~24 cm）×9.9 cm（8~11.5 cm），其上界达到胫骨平台下方4~6 cm，前界至前侧肌间隔，后界至腓肠肌内侧头。Yu等研究发现腓动脉的肌间隔穿支主要分布在两簇，近端集中在近中段交界处，占了1/3的穿支数量，另一簇集中在小腿远1/3段，占2/3的穿支数量；且近端部分穿支大多以肌穿支为主，远端则以肌间隔穿支为主。切取皮瓣常用的穿支为远端穿支。

表14.11　关于腓动脉穿支解剖学研究报道

研究报道	研究类型	穿支平均数量	后侧肌间隔内穿支管径	最小穿支直径	皮瓣可切取面积
Yoshimura, et al. 1990	尸体解剖	4.8±1.4	起始段1.2±0.4 mm；穿过筋膜终末段0.6±0.2（0.3~1.5 mm）	0.3 mm	—
Schusterman, et al. 1992	尸体解剖	3.74±1.12	—	—	—
Cho et al. 2001	临床观察	3.58±0.71	—	—	24个皮瓣，皮瓣范围为2 cm×3 cm
Schaverien and Saint-Syr, 2008	尸体解剖（大体观察，15；CT，5）	4.4±2.3	0.5~1 mm	0.5 mm	—
Papadimas, et al. 2009	尸体解剖	4.17±0.91	0.67 mm	0.3 mm	—
Sundhu, et al. 2010	临床观察/血管造影	1.58±1.05	起始段1.2±0.4 mm；穿过筋膜终末段0.6±0.2 mm	—	—
Yu, et al. 2011	临床观察/术中测量	2.53	较大管径57.5%；中等管径32.5%；较细管径10%	较小（≥0.5 mm）中等（0.5~1 mm）较大（≤1 mm）	2 cm×4 cm至8 cm×25 cm
Lykoudis, et al. 2011	尸体解剖	4.54	0.6 mm（0.5~1.6 mm）	0.5 mm	—

（3）切取方法：

• 穿支蒂腓肠神经营养血管皮瓣

切取穿支蒂腓肠神经营养血管皮瓣时，首先在蒂部的外侧缘切开皮肤和皮下组织，到达深筋膜层，向前侧牵拉腓骨长肌即可暴露后外侧肌间隔，在肌间隔内仔细寻找腓动脉的远端穿支。在确定穿支的长度和管径后开始对穿支进行游离，直至到达该穿支在腓动脉的发出点，充分游离穿支后即可完整切取皮瓣。在皮瓣的近端切开时，需要注意分离结扎腓肠神经以及小隐静脉，如果皮瓣的切取范围较大，近端超过小腿中上 1/3 交界处时，此时腓肠神经走行与腓肠肌内外侧头之间，需要进行肌肉分离才可以探及该神经。

将皮瓣转移至受区后将腓动脉穿支以及伴行静脉与受区的动静脉进行吻合，必要时将腓肠神经与受区的皮神经吻合以恢复受区的保护性感觉。

· 穿支蒂腓肠神经营养血管筋膜瓣

穿支蒂腓肠神经营养血管筋膜瓣的切取方法和皮瓣类似，区别在于从单一切口切开皮肤后，在真皮下层分离浅筋膜，直至需要切取筋膜瓣的边缘再向深部分离至深筋膜层。筋膜瓣的血供比较丰富，可用于填塞骨髓炎等引起的空腔，或覆盖内植物外露的创面等。

· 带腓肠肌的穿支蒂腓肠神经营养血管皮瓣

腓肠肌的近端肌肉组织可以和穿支蒂腓肠神经营养血管皮瓣一同切取，用于填塞空腔，或覆盖足跟负重区域等特殊部位，切取肌肉组织时，需要仔细测量创面到蒂部以及肌肉组织到蒂部的距离，并且预留 2~3 cm 长度，防止皮瓣转移后为了将肌肉覆盖特殊部位而造成蒂部张力过高。

· 腓动脉穿支腓肠神经营养皮瓣及腓骨复合组织瓣

腓骨复合组织瓣是最常用的修复复合组织缺损的手段之一。过去切取腓骨复合组织瓣的方法是通过筋膜层将腓骨和小腿外侧缘皮瓣相连接，之后 Wei 等通过改良将腓骨和皮瓣采用后外侧肌间隔组织相连接，同时增加了皮瓣的切取面积。笔者在此基础上，进一步通过穿支血管将骨瓣和腓肠神经营养血管皮瓣连接，不仅增加了皮瓣的自由度，同时扩大了皮瓣的切取面积和修复范围。在切取该组织瓣时，首先对皮瓣的穿支进行解剖，并适当游离，随后切取腓骨瓣，将腓骨瓣两端用线锯切断后沿其内侧面逐渐打开后外侧肌间隔，并游离腓动脉，在游离过程中注意对穿支的保护。完成腓动脉的游离

后进一步切取皮瓣，并将穿支完全游离，同时切取皮瓣。最后观察骨瓣和皮瓣的血运，确定后切断结扎腓动脉。

本例患者在全身麻醉下取仰卧位，将患肢搁于搁手台。首先对创面进行再次清创，切除创缘周围挫伤的皮肤组织，清创后给予双氧水、碘伏及生理盐水冲洗创面。根据创面的情况设计穿支蒂腓肠神经营养血管皮瓣（图 14.15A）。首先在蒂部的外侧缘切开皮肤和皮下组织，到达深筋膜层，向前侧牵拉腓骨长肌暴露后外侧肌间隔，在肌间隔内仔细寻找腓动脉的远端穿支（图 14.15B）。在确定穿支的长度和管径后开始对穿支进行游离，直至到达该穿支在腓动脉的发出点（图 14.15C）。再从皮瓣的外侧缘向近端切取皮瓣，到达皮瓣上缘时，在浅筋膜层仔细分离寻找腓肠神经和小隐静脉，并予以结扎切断（图 14.15D）。随后在肌膜下层分离皮瓣直至蒂部，完整掀起皮瓣后观察皮瓣血运。确定皮缘活动性渗血后将穿支蒂部在其发出位置结扎切断，将皮瓣转移至受区后与周围皮肤临时缝合固定，将蒂部血管放置在腕背靠近桡侧处，将穿支动静脉与桡动脉腕背支及其伴行静脉吻合（图 14.15E~G）。

术后 2 周，皮瓣完全存活，患者于术后 4 周开始功能锻炼，锻炼时发现 2~5 指伸指活动受限，以及前臂旋转功能受限。术后 3 个月再次入院行伸指肌腱重建及 Kapanji 术。术后 2 周开始被动活动锻炼，术后 6 周开始主动伸直功能锻炼，术后 2 年随访患者外观功能满意，供区外观满意（图 14.16）。

3. 注意事项

（1）穿支蒂腓肠神经营养血管皮瓣的血供是由腓动脉穿支供应的，因此在术前应用多普勒超声对腓动脉穿支进行定位，在确定有 2 个以上穿支的情况下才可以进行皮瓣设计。

（2）腓肠神经周围的营养血管是大面积皮瓣成活的基础，因此在切取时需要仔细分离腓肠神经并将其保留在皮瓣内。

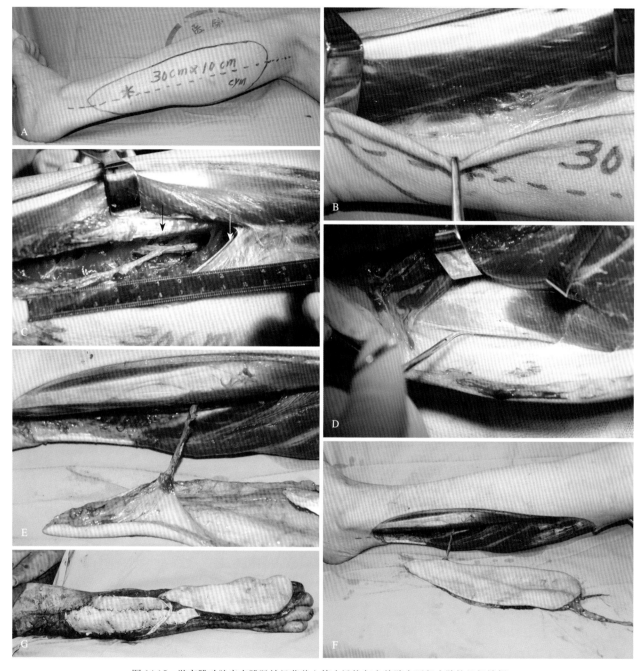

图14.15　游离腓动脉穿支腓肠神经营养血管皮瓣修复左前臂大面积皮肤软组织缺损。

A. 设计皮瓣；B. 在肌间隔内寻找腓动脉的远端穿支；C. 将穿支逆行分离至腓动脉主干，穿支全长7.5 cm；D. 保留腓肠神经在皮瓣内；
E. 腓动脉穿支血管蒂；F. 皮瓣切取后；G. 皮瓣覆盖前臂背侧创面

　　（3）如果术中不慎损伤穿支，可以将皮瓣设计为筋膜蒂腓肠神经皮瓣，在蒂部保留足够的筋膜组织来保证皮瓣的血液供应。

　　（4）静脉回流障碍是该皮瓣最常见的并发症，

如果术中发现皮瓣远端淤血，可以通过吻合其他静脉（小隐静脉等）来增加皮瓣的回流静脉数量，术后发现皮瓣淤血，则需要检查蒂部有无血肿压迫等情况，并及时解除。

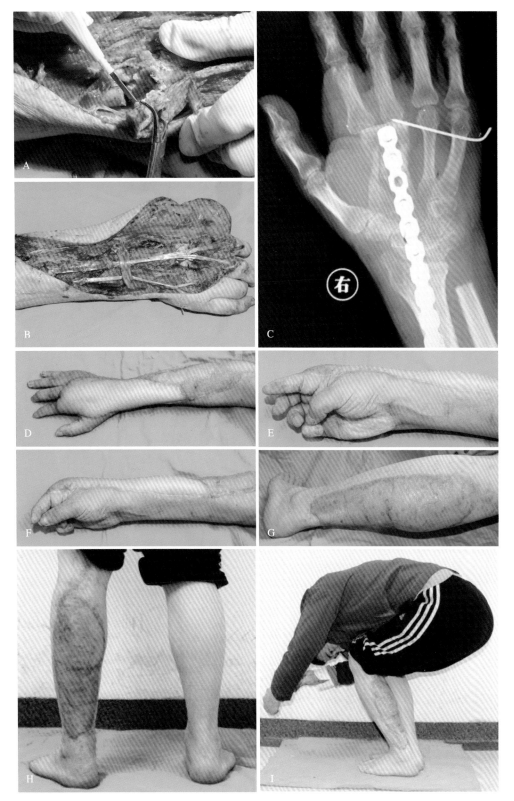

图 14.16 Kapanji 术重建指伸肌腱和伸肌支持带。
A. 再次入院行 Kapanji 术；B. 重建 2~5 指伸肌腱和伸肌支持带；C. 术后 X 线；D. 术后 2 年患者外观；E、F. 术后 2 年随访患肢功能；
G~I. 术后 2 年供区外观及供区活动

（曾炳芳　陆晟迪）

参考文献

[1] Zhang Y X, Qian Y, Pu Z, et al. Reverse bipaddle posterior interosseous artery perforator flap[J]. Plast Reconstr Surg, 2013, 131(4):552e–562e.

[2] Bertelli J A. Neurocutaneous axial island flaps in the forearm: anatomical, experimental and preliminary clinical results[J]. Br J Plast Surg, 1993, 46(6):489–496.

[3] Waikakul S. Revascularization of degloving injuries of the limbs[J]. Injury, 1997, 28:271–274.

[4] Tajima T. Treatment of open crushing type of industrial injuries of the hand and forearm: degloving, open circumferential, heat-press, and nail-bed injuries[J]. J Trauma, 1997, 14:995–1011.

[5] Lo S, Lin Y T, Lin C H, Wei F C. A new classification to aid the selection of revascularization techniques in major degloving injuries of the upper limb[J]. Injury, 2013, 44(3):331–335.

[6] Rodriguez-Lorenzo A, Lin C H, Ching W C, et al. Replantation of a degloved hand with added arteriovenous anastomoses: report of two cases[J]. J Hand Surg Am, 2009, 34:1864–1867.

[7] Nakayama Y, Soeda S, Kasai Y. Flaps nourished by arterial inflow through the venous system: An experimental investigation[J]. Plast Reconstr Surg, 1981, 67:328–334.

[8] Takato T, Komuro Y, Yonehara H, et al. Prefabricated venous flaps: an experimental study in rabbits[J]. Br J Plast Surg, 1993, 46:122–126.

[9] Sasa M, Xian W Q, Breidenbach W, et al. Survival and blood flow evaluation of canine venous flaps[J]. Plast Reconstr Surg, 1998, 82:319–327.

[10] Germann G K, Eriksson E, Russell R C, et al. Effect of arteriovenous flow reversal on blood flow and metabolism in a skin flap[J]. Plast Reconstr Surg, 1987, 79:375–380.

[11] Thatte M R, Thatte R L. Venous flaps[J]. Plast Reconstr Surg, 1993, 91:747–751.

[12] Xiu Z F, Chen Z J. The microcirculation and survival of experimental flow-through venous flaps[J]. Br J Plast Surg, 1996, 49:41–45.

[13] Baek S M, Weinberg H, Song Y, et al. Experimental studies in the survival of venous island flaps without arterial inflow[J]. Plast Reconstr Surg, 1985, 75:88–95.

[14] Chavoin J P, Rouge D, Vachaud M, et al. Island flaps with an exclusively venous pedicle. A report of eleven cases and a preliminary haemodynamic study[J]. Br J Plast Surg, 1987, 40:149–154.

[15] Inada Y, Hirai T, Fukui A, et al. An experimental study of the flow-through venous flap: investigation of the width and area of survival with one flow-through vein preserved[J]. J Reconstr Microsurg, 1992, 8:297–302.

[16] Woo S H, Kim K C, Lee G J, et al. A retrospective analysis of 154 arterialized venous flaps for hand reconstruction: an 11-year experience [J]. Plast Reconstr Surg, 2007, 119:1823–1838.

[17] Mutaf M, Tasaki Y, Fujii T. Expansion of venous flaps: an experimental study in rats[J]. Br J Plast Surg, 1998, 51:393–401.

[18] Myers M B, Cherry G. Mechanism of the delay phenomenon[J]. Plast Reconstr Surg, 1969, 44:52.

[19] Wungcharoen B, Pradidarcheep W, Santidhananon Y, et al. Pre-arterialisation of the arterialised venous flap: an experimental study in the rat[J]. Br J Plast Surg, 2001, 54:621–630.

[20] Moshammer H E, Schwarzl F X, Haas F M, et al. Retrograde arterialized venous flap: an experimental study[J]. Microsurgery, 2003, 23:130–134.

[21] Koch H, Moshammer H, Spendel S, et al. Wrap— around arterialized venous flap for salvage of an avulsed finger[J]. J Reconstr Microsurg, 1999, 15:347–350.

[22] Rotondo M F, Schwab C W, McGonigal M D, et al. Damage Control: an approach for improved survival in exsanguinating penetrating abdominal injury[J]. J Trauma, 1993, 35:375–383.

[23] Shapiro M B, Jenkins D H, Schwab C W, et al. Damage control: collective review[J]. J Trauma, 2000, 49(5):969–978.

[24] Moore E E, Thomas G. Staged laparotomy for the hypothermia, acidosis, and coagulopathy syndrome[J]. Am J Surg, 1996, 172(5):405–410.

[25] Rotondo M, Zonies D. The damage control sequence and underlying logic[J]. Surg Clin N Am, 1997, 77:761–777.

[26] Wang C Y, Chai Y M, Wen G, et al. The free peroneal perforator-based sural neurofasciocutaneous flap: a novel tool for reconstruction of large soft-tissue defects in the upper limb[J]. Plast Reconstr Surg2, 2011, 127(1):293–300.

[27] Yoshimura M, Shimada T, Hosokawa M. The vasculature of the peroneal tissue transfer[J]. Plast Reconstr Surg, 1990, 85:917–921.

[28] Schusterman M A, Reece G P, Miller M J, et al . The osteocutaneous free fibula flap: is the skin paddle reliable? [J]. Plast Reconstr Surg, 1992, 90:787–793; discussion 794–798.

[29] Cho B C, Kim S Y, Park J W, et al. Blood supply to osteocutaneous free fibula flap and peroneus longus muscle: prospective anatomic study and clinical applications[J]. Plast Reconstr Surg, 2001, 108:1963–1971.

[30] Schaverien M, Saint-Cyr M. Perforators of the lower leg: Analysis of perforator locations and clinical application for pedicled perforator flaps[J]. Plast Reconstr Surg, 2008, 122:161–170.

[31] Papadimas D, Paraskeuopoulos T, Anagnostopoulou S. Cutaneous perforators of the peroneal artery: cadaveric study with implications in the design of the osteocutaneous free fibular flap[J]. Clin Anat, 2009, 22:826–833.

[32] Sandhu G S, Rezaee R P, Wright K, et al. Time-resolved and bolus-chase MR angiography of the leg: branching pattern analysis and identification of septocutaneous perforators[J]. AJR Am J Roentgenol, 2010, 195:858–864.

[33] Yu P, Chang E I, Hanasono M M. Design of a reliable skin paddle for the fibula osteocutaneous flap: perforator anatomy revisited[J]. Plast Reconstr Surg, 2011, 128:440–446.

[34] Lykoudis E G, Koutsouris M, Lykissas M G. Vascular anatomy of the integument of the lateral lower leg: an anatomical study focused on cutaneous perforators and their clinical importance[J]. Plast Reconstr Surg, 2011, 128:188–198.

[35] Wei F C, Chen H C, Chuang C C, et al. Fibular osteoseptocutaneous flap: anatomic study and clinical application[J]. Plast Reconstr Surg, 1986, 78:191–199.

[36] Beppu M, Hand D P, Johnston G H, et al. The osteocutaneous fibula flap: an anatomic study[J]. J Reconstr Microsurg, 1992, 8:215–223.

[37] Kuo Y R, Jeng F, Kuo F M, et al. Versatility of the free anterolateral thigh flap for reconstruction of soft tissue defects: review of 140 cases[J]. Ann Plast Surg, 2002, 48:161–166.

[38] Chen H C, Tang Y B. Anterolateral thigh flap: an ideal soft tissue flap[J]. Clin Plast Surg, 2003, 30:383–401.

[39] Nojima K, Brown A, Acikel C, et al. Defining vascular supply and territory of thinned perforator flaps: part I. Anterolateral thigh perforator flap[J]. Plast Reconstr Surg, 2005, 116:182–193.

[40] Koshima I. Free anterolateral thigh flap for reconstruction of head and neck defects following cancer ablation[J]. Plast Reconstr Surg, 2000, 105:2358–2360.

第十五章
腕及手部的软组织修复

腕部及手部是上肢最重要的功能单位，上肢的大部分功能都需要通过这两个部位来完成。从另一方面来说，其重建的难度也是最大的。根据修复单位的理论，通常将腕部分为4个区域：①腕背侧区；②腕掌侧区；③腕尺侧区；④腕桡侧区。而手部的区域划分则比较复杂，按照其功能以及修复要求，可分为5个区域：①手背区；②手掌区；③虎口区；④拇指区；⑤第2~5指区。在这5个分区中，根据创面的大小以及损伤累及的组织不同，还可以进一步进行分类。

一、腕背侧区

腕背部的皮肤软组织缺损大多由外伤直接造成，也可能由于腕部畸形瘢痕松解后形成，腕部软组织修复的重要目的是恢复背侧伸肌腱结构的正常解剖结构，同时帮助恢复腕关节的活动范围。小到中等范围的皮肤软组织缺损可以通过逆行尺动脉腕背支皮瓣转移覆盖。大面积的皮肤软组织缺损可以切取骨间背侧皮瓣进行转移覆盖，在切取该皮瓣时，需要注意避免损伤骨间前动脉和骨间背动脉的交通支。除此以外，携带前臂外侧皮神经的神经营养血管皮瓣或前臂内侧皮神经的神经营养血管皮瓣也是比较好的修复方法。

对于更大面积的皮肤软组织缺损，则需要考虑游离皮瓣或远端皮瓣进行修复。在选择供区时，需要考虑和腕背侧皮肤厚度较接近的软组织，如果各种因素造成无法选择较好的供区时，则需要在术后3~6个月进行皮瓣修整手术，有必要时需要在术后6~12个月行二次修整术。另外，筋膜瓣联合游离植皮术也是可以采用的修复方案之一，并且可以省去二次修整的手术需要。但是如果遇到患者需要二次手术重建时，筋膜皮瓣联合植皮的方法在二次手术时会给手术操作造成困难，且术后植皮区的坏死率较高（表15.1）。

表 15.1 腕背侧区修复方案

腕背侧区
皮瓣修复（筋膜皮瓣或筋膜瓣＋游离植皮）
小至中等范围缺损
·局部皮瓣
·尺动脉腕背支皮瓣
大范围缺损
·骨间背侧皮瓣
·逆行带前臂内/外侧皮神经的神经营养血管皮瓣
超大范围缺损
·游离皮瓣/远端皮瓣
·游离筋膜皮瓣
·游离筋膜瓣＋植皮术

二、腕掌侧区

腕掌侧部位的皮肤软组织缺损同样大多由创伤或手术瘢痕松解切除后造成。此外，反复发作的腕管综合征，由于需要血供充分的组织对正中神经进行覆盖，也是主要手术禁忌证之一。常用于覆盖正中神经的修复方法包括：尺动脉腕上支皮瓣、桡动脉穿支皮瓣等。

对于小到中等范围的皮肤软组织缺损可以和腕背侧区一样切取骨间背侧皮瓣予以修复。此外，桡动脉穿支皮瓣也是修复的理想选择之一。而携带前臂内/外侧皮神经的神经营养血管皮瓣由于供区损伤相对较大，只有在以上皮瓣均无法使用时才可以作为修复手段。而对于更大面积的皮肤软组织缺损，则依然考虑使用远端皮瓣或游离皮瓣覆盖（表 15.2）。

表 15.2 腕掌侧区修复方案

腕掌侧区
皮瓣修复
小至中等范围缺损
·局部皮瓣
·尺动脉腕背支皮瓣
·旋前方肌肌瓣
·桡动脉穿支皮瓣
大范围缺损
·骨间背侧皮瓣
·逆行带前臂内/外侧皮神经的神经营养血管皮瓣
超大范围缺损
·游离皮瓣
·远端皮瓣

■ 病例一

患者 37 岁男性，工人，已婚，15 年吸烟史。工作中不慎被机器压砸造成腕部及肘部皮肤软组织缺损，急诊来我院就诊。查体见腕部 4 cm×2 cm 皮肤软组织缺损，肘部 3 cm×2 cm 皮肤软组织缺损。急诊予以同时修复两处创面。腕部掌侧皮肤软组织缺损，设计 4 cm×3 cm 前臂内侧皮神经营养血管皮瓣进行修复；肘部皮肤软组织缺损，设计 4 cm×3 cm 前臂外侧皮神经营养血管皮瓣进行修复，术后皮瓣完全成活（图 15.1）。

■ 病例二

患者 28 岁男性，工人，已婚，10 年吸烟史。3 个月前因切割伤致右腕部开放伤，外院行清创植皮后部分坏死，经保守治疗无明显效果，来我院门诊就诊。门诊查体见右腕部及前臂远端陈旧性伤口，腕部可见 4 cm×3 cm 皮肤软组织缺损，设计前臂外侧皮神经营养血管皮瓣覆盖创面，术后皮瓣完全

存活。患者术后 3 周开始主动功能锻炼，术后 1 年随访，第 1~5 指屈伸功能良好（图 15.2）。

三、腕尺侧区

腕尺侧区域属于低抗压区，不仅承受压力的程度和频率较高，且缺乏软组织缓冲。因此游离植皮术一般无法满足该区域的修复需要。另外，由于尺神经背侧支在下方通过，所以需要血运较好的组织瓣进行覆盖。骨间背侧皮瓣依然是修复腕尺侧区的较理想方法。尺动脉腕背支由于靠该区域较近，损伤的概率较高，所以大多数情况下无法使用。另外，尺动脉在该部位损伤是桡动脉皮瓣的绝对禁忌证。对于中等面积的皮肤软组织缺损，设计切取桡动脉穿支皮瓣、带前臂内侧/外侧皮神经的神经营养血管皮瓣，血供可靠，是目前临床较常用的方案。大面积的缺损则需要考虑采用游离皮瓣或远端皮瓣进行覆盖修复（表 15.3）。

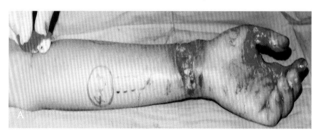
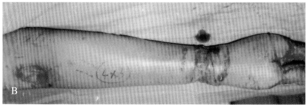
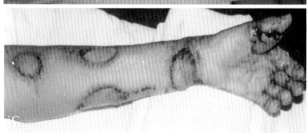

图 15.1 同时修复腕部掌侧及肘部皮肤软组织缺损。
A. 设计前臂内侧皮神经营养血管皮瓣修复腕部皮肤软组织缺损；
B. 设计前臂外侧皮神经营养血管皮瓣修复肘部皮肤软组织缺损；
C. 术后 21 天，皮瓣完全存活

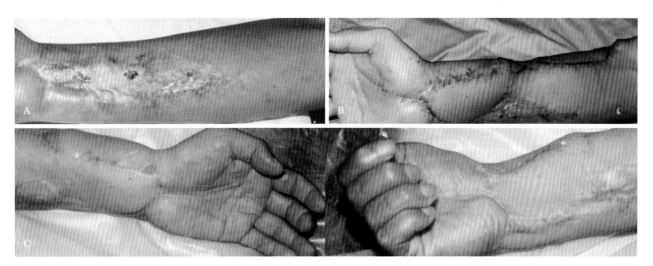

图 15.2　前臂外侧皮神经营养血管皮瓣修复右腕部及前臂远端陈旧性伤口。
A. 腕部皮肤软组织缺损；B. 术后 10 天皮瓣完全存活；C. 术后 1 年第 1~5 指屈伸功能良好

四、腕桡侧区

腕桡侧区需要注意的重要组织结构是桡神经浅支，如果采用游离植皮覆盖该区域常会导致术后神经瘤的发生。因此该区域也应尽量采用皮瓣进行覆盖。皮瓣的选择原则与腕尺侧区相似（表 15.3）。

表 15.3　腕尺 / 桡侧区修复方案

腕尺 / 桡侧区
皮瓣修复
小至中等范围缺损（直径 < 4~6 cm）
·骨间背侧皮瓣
·桡动脉穿支皮瓣
·逆行带前臂内 / 外侧皮神经的神经
营养血管皮瓣
大范围缺损
·游离皮瓣
·远端皮瓣

■病例三

患者 45 岁男性，工人，已婚，30 年吸烟史。2 周前因压砸伤致左腕尺侧皮肤软组织缺损，外院清创后转入我院继续治疗。查体见：左腕部 6 cm×5 cm 皮肤软组织缺损，合并腕骨及尺侧伸腕肌外露。设计 8 cm×6 cm 前臂背侧皮瓣转移覆盖创面，术后 2 周，皮瓣完全存活（图 15.3）。

· 腕部多发缺损

腕部多发缺损在临床中十分常见，常常伴有重要组织结构的损伤、周围皮肤的潜行脱套伤，以及开放性骨折等。修复方法的选择必须建立在彻底清创以及对创面充分评估的基础上实施。尤其是开放性骨折伴有血管神经等重要结构损伤或暴露的患者，应该尽量切取骨间背侧皮瓣、桡动脉 / 尺动脉穿支皮瓣等对远端血运影响较小的皮瓣，如果无法切取局部转移皮瓣修复，那就要考虑切取游离皮瓣进行覆盖。如果为复合组织缺损，可以切取腓骨-腓肠神经营养血管皮瓣复合组织瓣、髂骨-腹股沟皮瓣复合组织瓣进行修复。远端皮瓣如带蒂腹股沟皮瓣、胸肋皮瓣等由于需要肢体长时间制动，容易造成关节僵硬等并发症，因此只有当以上方法无法实施时才考虑使用（表 15.4）。

表 15.4　腕部多发缺损修复方案

腕部多发缺损
皮瓣修复
带蒂皮瓣
·骨间背侧皮瓣
·桡 / 尺动脉穿支皮瓣
游离皮瓣
·游离肩胛下皮瓣
·游离背阔肌皮瓣
·腓动脉穿支腓肠神经应用皮瓣
·股前外侧皮瓣
远端皮瓣
·腹股沟皮瓣
·胸肋皮瓣

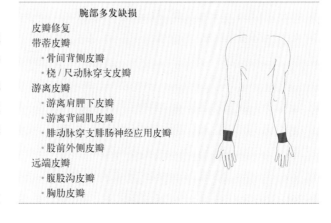

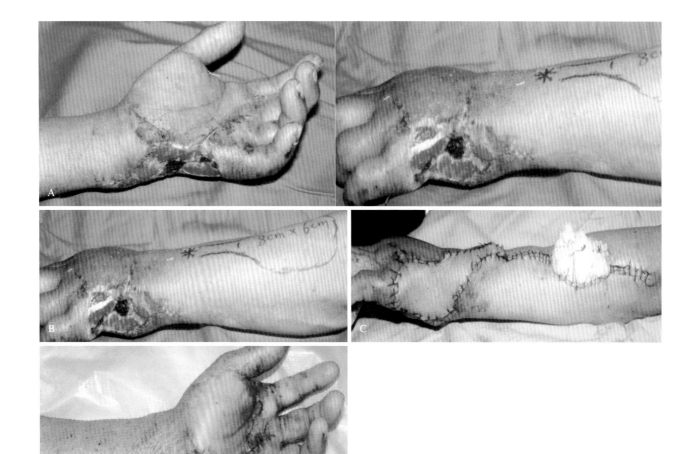

图 15.3　前臂背侧皮瓣转移修复左腕尺侧皮肤软组织缺损。
A. 左腕部皮肤软组织缺损；B. 设计骨间背侧皮瓣；C. 皮瓣覆盖创面术后；D. 术后 2 周皮瓣完全存活

五、手背侧区

手背侧的皮肤软组织缺损常合并肌腱及掌骨等组织的损伤，因此在大多数情况下，首先要考虑一期同时修复损伤的各个组织，还是采用分期修复的方法。无论采用何种修复方案，都必须从功能和外观的角度进行充分细致的考虑。从功能角度来看，掌背部软组织覆盖的主要目标是最大限度恢复伸指功能，也就是充当伸肌腱的腱鞘作用。另一方面，掌背部的软组织覆盖需要具备良好的延展性，不仅可以允许手指屈伸时的纵向牵拉，还需要满足手指分指活动时的横向牵拉。同时做到在无张力的情况下缝合皮瓣和周围组织。从外观角度来看，由于手背属于相对暴露的位置，因此需要在颜色、质地、组织厚度方面尽可能达到与健侧对称。

考虑到皮肤的收缩性以及预防术后瘢痕形成，需要在手指充分屈曲的情况下设计皮瓣，术后以功能位制动。另一方面，为了使患者可以早期功能锻炼，减少康复锻炼的时间，应尽可能使创面获得一期愈合（表 15.5）。

对于在手背正中的小范围软组织缺损，由于手背部皮肤的延展性和活动度较好，因此可以在周围的组织切取局部皮瓣进行修复，而不需要在其他供区切取中厚皮或者皮瓣进行修复。对于在正中的缺损，可以做双 Z 成形术（double-opposing Z-plasty）进行转移覆盖，或切取拇指背侧指间关节穿支皮瓣进行覆盖。

当遇到大面积的皮肤软组织缺损，周围的组织无法完全覆盖时，则不可避免地需要从其他供区进行修复，如果伸肌腱的鞘膜完整，可以考虑采用全厚皮植皮的方法进行覆盖。如果需要同时修复掌骨、肌腱或神经血管等其他组织时，游离植皮术显然无法满足血供的要求，此时需要考虑切取皮瓣进行修复。如果创面靠近掌背中央或尺侧，第一掌背动脉皮瓣是比较理想的修复方法。线型的缺损如果其宽度不超过手背部总宽度 1/3 的话，可以切取双蒂皮瓣（bridge flap）横移修复。如果宽度超过总宽度的 1/2，则需要考虑切取骨间背侧皮瓣予以修复。如果缺损较靠近腕部时，可以应用尺动脉腕背支皮瓣覆盖。如果缺损的宽度超过 6 cm，唯一的带蒂皮瓣选择就是桡动脉穿支皮瓣。

如果以上带蒂皮瓣无法完全覆盖缺损部位，就需要考虑游离皮瓣或远端皮瓣进行修复。考虑到早期功能锻炼、术后护理简便，以及减少患者生理及心理负担等要求，游离皮瓣较远端皮瓣的禁忌证更广泛。供区主要包括：健侧上臂皮瓣、背阔肌皮瓣、腹股沟皮瓣、股前外侧皮瓣、小腿穿支皮瓣、足背动脉皮瓣等。其中，背阔肌皮瓣、腹股沟皮瓣以及股前外侧皮瓣，由于皮下筋膜层较厚，常常需要二次皮瓣修整术，而足背动脉皮瓣供区损伤相对较大，目前在临床中较常用的修复方法是小腿部位的穿支皮瓣。

对于靠近指蹼区域的掌背侧皮肤软组织缺损，如果创面条件较好，可以采用游离植皮术进行覆盖，而创面较小的指蹼区域缺损可以采用推进皮瓣等局部皮肤成形术的方法进行覆盖。对于较大范围的该区域缺损，第一掌背动脉皮瓣或第二、三掌背动脉皮瓣是较理想的修复方法。此外，还可以切取顺行的指动脉岛状皮瓣予以覆盖。

同时累及掌指关节背侧的大面积的手背部皮肤软组织缺损需要切取范围较大且血供可靠的皮瓣进行覆盖。局部皮瓣中切取范围最大的皮瓣为桡动脉皮瓣，但是该皮瓣由于需要牺牲桡动脉，对肢体远端的血供影响较大，对于合并尺动脉损伤的患者，桡动脉皮瓣是绝对禁忌证。因此大多数情况需要切取游离皮瓣进行覆盖，且选择受区血管时需要在术前行 DSA 或 CTA 对受区进行评估，选择尺动脉 / 桡动脉腕背支等对远端血供影响较小的血供进行吻合。

合并掌骨缺损的掌背侧复合组织缺损，较常用

的一期复合组织移植方法主要包括：以骨间前动脉为蒂的复合组织瓣，但是该皮瓣操作复杂，且供区损伤较大，目前在临床上使用较少。其他复合组织移植供区有：背阔肌皮瓣-肋骨复合组织瓣、腹股沟皮瓣 - 髂骨复合组织瓣以及腓肠神经应用血管皮瓣 - 腓骨复合组织瓣等。如果选择分期修复的方案，需要注意的是尽量选择筋膜皮瓣而不是肌瓣联合植皮或单纯植皮修复创面，因为筋膜皮瓣可以很好地耐受多次手术，而肌瓣联合植皮或单纯植皮的方法在二次手术操作困难，且容易发生坏死。

表 15.5　手背侧区域修复方案

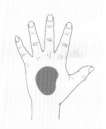

手背侧中央小范围缺损
· 局部皮肤成形术
— 双 Z 成形术（double-opposing Z-plasty）
— 双蒂皮瓣（bridge flap）

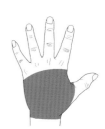

手背侧近腕部缺损
缺损范围小于手背面积的 1/4
· 第一掌背动脉皮瓣
· 第二、三掌背动脉皮瓣
缺损范围小于手背面积的 1/3
· 双蒂皮瓣（bridge flap）
缺损范围小于手背面积的 1/2
· 骨间背侧皮瓣
· 尺动脉腕上穿支皮瓣
其他缺损
· 逆行筋膜皮瓣
· 游离皮瓣 / 远端皮瓣

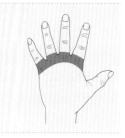

手背部指蹼部位缺损
游离植皮术
局部皮肤成形术（推进皮瓣）
皮瓣修复
· 第一掌背动脉皮瓣
· 第二、三掌背动脉皮瓣
· 顺行指动脉岛状皮瓣

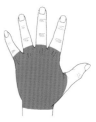

手背侧复合组织缺损
一期修复
· 以骨间前动脉为蒂的复合组织瓣
· 以桡动脉为蒂的复合组织瓣
· 游离复合组织瓣
分期修复（一期筋膜皮瓣修复）
· 带 / 不带血运的髂骨瓣移植
· 掌骨骨延长术

■ **病例四**

患者 23 岁男性，工人，已婚，无吸烟史。2 周前因切割伤致左手背侧皮肤软组织合并伸肌腱缺损，伤后 3 小时外院就诊。给予清创 VSD 治疗，后为进一步治疗转入我院。查体：左手背侧皮肤软组织缺损 11 cm×9 cm，合并中指伸肌腱缺损，设计游离腓肠动脉穿支皮瓣修复创面，切取掌长肌腱重建中指伸肌腱，皮瓣血管蒂和桡动脉腕背支吻合。患者术后 2 周皮瓣完全存活，术后 4 周开始被动功能锻炼，6 周开始主动功能锻炼，术后 3 个月随访屈伸功能良好（图 15.4A~F）。

患者术后 6 个月前来行 2~4 指指蹼加深术，术后 3 个月随访功能外观满意（图 15.4G~H）。

六、手掌侧区

手掌侧的区域是每天接触外界频率最高的区域之一，因此，手掌侧区域不仅有重要的肌腱神经血管等组织经过，且对功能的恢复要求较高。首先，其耐磨性要好，能够在手握持各种物体时保护其下方的重要血管神经结构。其次，应具备抵抗压力并为深部结构起到缓冲作用。最后，需要恢复保护性感觉。

另一方面，掌部软组织移植最常见的并发症是瘢痕挛缩。为了避免其发生，有几个方面需要注意：①软组织移植周围缝合口应避免跨关节的线型伤口；②设计皮瓣时，皮瓣的直径大小应该大于实际创面直径 2 cm，且在术后制动时保持关节伸直位；③由于拇指的活动范围较大，因此在修复大鱼际区域时，必须满足其活动度。具体修复方法的选择还需要根据创面的大小、深度、位置以及患者习惯职业等要求来制定。

由于掌侧皮肤结构的特殊性，在修复时最好采用局部相同性质的皮瓣进行转移修复。然而，掌侧的皮肤其活动度和延展性十分有限，其禁忌证是 1 cm 以内皮肤软组织缺损，且为了避免线型瘢痕的形成，最适宜的修复方法为 Z 成形术（表15.6）。

掌部靠近腕部区域皮肤肌肉尽管较丰富，但该区域在写作及日常生活中收到压力的概率较高，且经常需要依靠该部位支持上半身的重量，因此该区域的感觉恢复非常重要。靠近小鱼际区域的缺损可以通过在尺背侧切取横移皮瓣进行修复，同时可以由尺神经腕背支代替支配该区域的感觉。但是由于牺牲了尺侧区域的感觉支配，且尺背侧区域同样属于受压较频繁的区域，另一方面对手部外观的影响较大，该皮瓣的使用较局限。而位于靠近中央部近腕部的缺损，时常合并屈肌腱以及神经血管等重要结构外露。在修复时，可以切取小指展肌瓣或拇短展肌瓣转移覆盖。而较大范围的皮肤软组织缺损，首先考虑尺背侧皮瓣转移修复，其次考虑旋前方肌肌瓣或骨间背侧皮瓣进行修复。拇指桡背侧区域的皮瓣也是比较理想的供区选择，其感觉由桡神经浅支支配，携带该神经顺行转移的皮瓣可以覆盖大鱼际区域的软组织缺损，同时恢复感觉（表 15.6）。对于更大面积的掌部靠近腕部区域的皮肤软组织缺损，可以切取携带前臂外侧 / 内侧皮神经的神经营养血管皮瓣覆盖创面。如果局部转移皮瓣无法满足覆盖范围的要求，则需要考虑游离皮瓣或远端皮瓣的方案（表 15.6）。

而靠近掌指关节的皮肤软组织缺损，其对耐磨性和感觉重建的要求也同样较高。小范围的缺损可以切取携带指神经的指动脉岛状皮瓣顺行转移修复。此外，还可以切取掌背动脉皮瓣转移修复。也有学者曾提出切取鱼际皮瓣转移修复，但是考虑到该区域抗压抗磨的必要性，笔者并不建议采用该供区，尤其是对劳动工作者。如果损伤累及到近节指骨掌侧面的软组织，只有切取携带前臂外侧 / 内侧皮神经的神经营养血管长轴皮瓣才能覆盖到该区域，但在笔者的临床经验中，如果采用带蒂皮瓣转移修复超过掌指关节的区域，常需要在术后制动腕关节以减少对蒂部的牵拉。如此一来便会增加术后关节僵硬等并发症的发生率。因此，对于超过掌指关节的较大范围的皮肤软组织缺损，笔者建议采用游离皮瓣的方法进行修复。

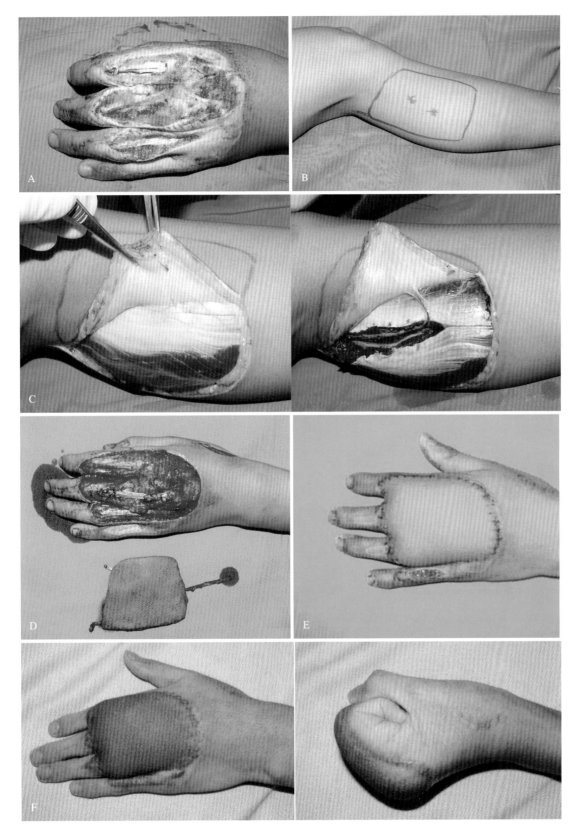

图 15.4　游离腓肠动脉穿支皮瓣修复左手背侧皮肤软组织合并伸肌腱缺损。
A. 左手背侧皮肤软组织缺损合并中指伸肌腱缺损；B. 设计腓肠内侧动脉穿支游离皮瓣；C. 切取皮瓣并游离腓肠内侧动脉；D. 切取掌长肌腱
重建中指伸肌腱，皮瓣血管蒂与桡动脉腕背支吻合；E. 术后外观；F. 术后 3 个月随访屈伸功能；

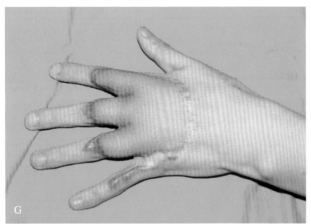

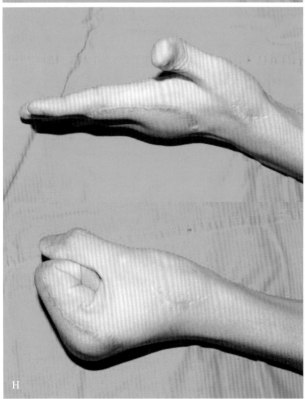

图 15.4 （续）G、H. 2~4 指指蹼加深术后 3 个月随访外观及功能

在游离皮瓣的选择方面，上臂内侧皮瓣和受区的颜色、质地较接近，是比较理想的供区选择，而背阔肌皮瓣、腹股沟皮瓣等区域由于浅筋膜层较厚，需要二期皮瓣修整术改善外观。该受区的另一理想供区为足底内侧区域，该区域和掌部皮肤性质相似，但是位于足底的非负重区域，供区损伤较小，还可以通过吻合胫后神经的足底内侧分支恢复感觉（表 15.6）。

表 15.6　手掌侧区域修复方案

手掌侧小范围缺损
局部皮肤成形术
· 双 Z 成形术（double-opposing Z-plasty）
· 双蒂皮瓣（bridge flap）

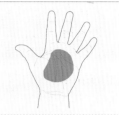

手掌侧近腕部缺损
近尺侧区域缺损
· 尺背侧感觉皮瓣（穿支蒂）
· 双蒂皮瓣（bridge flap）
近中央区域缺损
· 小指展肌瓣或拇短展肌瓣
腕管表面区域缺损
· 旋前方肌肌瓣
· 骨间背侧皮瓣
近桡侧区域缺损
· 双蒂皮瓣（bridge flap）
· 拇桡背侧皮瓣（穿支蒂）

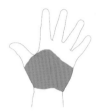

手掌部掌指关节区域缺损
· 局部皮肤成形术
· 带指神经的指动脉岛状皮瓣
· 第一、二、三掌背动脉皮瓣
· 游离皮瓣

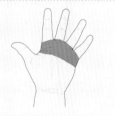

累及近节指骨掌侧区域的缺损
· 逆行带前臂内 / 外侧皮神经的神经营养血管皮瓣
· 游离上臂皮瓣
· 游离足底内侧神经皮瓣

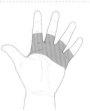

■ **病例五**

患者 41 岁男性，工人，已婚，有 20 年吸烟史。3 周前因外伤致第二掌指关节掌侧开放伤，外院清创缝合后伤口未愈合，遂来我院就诊。查体：左手第二掌指关节掌侧皮肤软组织缺损 2 cm×2 cm。以虎口穿支为蒂，设计 2.5 cm×3 cm 拇桡背侧动脉皮瓣修复创面。术后半年随访皮瓣外观、功能满意（图 15.5）。

七、虎口区

虎口区的重建对拇指的功能影响较大。虎口的大小不仅决定了患肢可握持物件的大小，也决定了拇指对掌功能的程度。在正常的结构中，虎口的深度应达到第一掌指关节的平面。当拇指充分外展时，从背侧面观，其与示指形成一个"J"的形状，而从侧面观时，拇指和示指形成一个楔形的结构，拇指与示指的夹角为45°~60°，拇指向掌侧倾斜。由此可见，拇指的背侧区域比掌侧区域长2~3 cm。另一方面，拇指相对于示指有

70°~90°的内旋，以保证拇指的对掌功能。在保持上述拇、示指位置的情况下，虎口区域的软组织呈现紧张状态。

为了避免术后瘢痕挛缩造成拇指对掌及外展功能受限，需要注意术中避免跨越关节横纹的切口，尤其是平行于虎口的切口。其次，皮瓣的面积应该稍大于缺损的面积，以便在覆盖时与周围皮肤在无

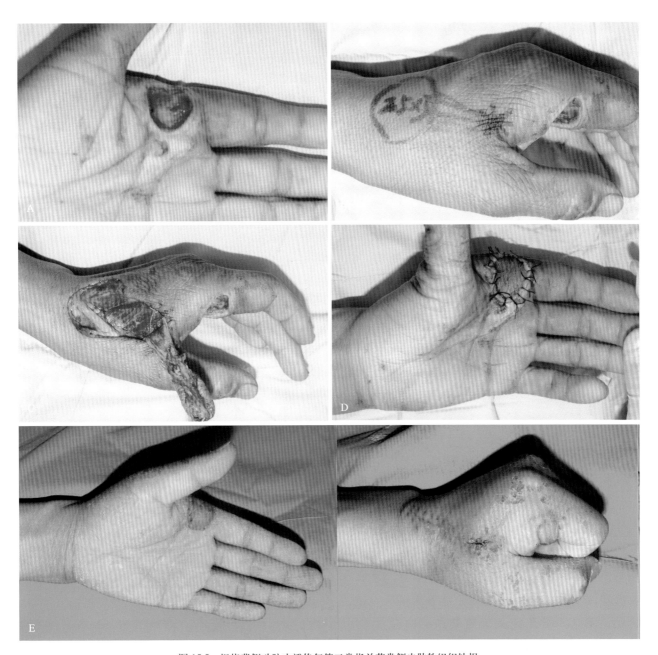

图15.5　拇桡背侧动脉皮瓣修复第二掌指关节掌侧皮肤软组织缺损。

A. 左手第二掌指关节掌侧皮肤软组织缺损；B. 拇桡背侧动脉皮瓣；C. 皮瓣切取后；D. 皮瓣覆盖创面；E. 术后半年皮瓣外观及功能

张力的情况下缝合。最后，术后应在上述的位置进行 2 周的制动，并早期功能锻炼。而具体采用何种修复方法覆盖还需要根据创面的位置、深度以及累及范围来决定。

如果虎口区的缺损主要在掌侧区域时，应该首先考虑局部转移皮瓣予以覆盖。其中，拇指掌指关节穿支皮瓣是比较理想的供区，其次，桡动脉穿支皮瓣也是满足禁忌证的选择之一。当以上局部皮瓣无法实施时，则需要考虑游离皮瓣进行修复。虎口区皮瓣需要延展性较好的软组织，足底内侧皮瓣质地与该区域较相似，可以作为游离修复的主要供区选择（表 15.7）。而当缺损位置在背侧时，由于背部皮肤延展性及活动度较大，供区选择则相对较灵活，包括局部皮肤成形术、第二掌背动脉皮瓣、拇指掌指关节穿支皮瓣等。如果局部皮瓣无法满足修复要求时，再考虑切取游离皮瓣进行修复（表 15.7）。

表 15.7　虎口区域修复方案

虎口区小范围缺损
局部皮肤成形术
· Z 成形术（double-opposing Z-plasty）
· 多 Z 成形术

虎口区掌侧 / 背侧缺损
虎口掌侧区域缺损
· 局部穿支皮瓣
· 桡动脉穿支皮瓣
· 游离皮瓣
虎口背侧区域缺损
· 局部穿支皮瓣
· 第二掌背动脉皮瓣
· 游离皮瓣

■ **病例六**

患者 48 岁女性，工人，已婚，无吸烟史。工作中左手不慎被机器压砸损伤，伤后 6 小时来我院急诊就诊。急诊查体：左手第 2 指及大部分虎口毁损伤，第 3~4 指掌骨及伸肌腱缺损。急诊设计 21 cm×7 cm 股前外侧及股外侧肌复合组织瓣覆盖创面（图 15.6）。

■ **病例七**

患者 34 岁女性，公司职工，已婚，无吸烟史。2 年前因外伤导致右手虎口开放性损伤，外院清创缝合后伤口瘢痕愈合，因右手拇指活动受限来我院就诊。查体：右手虎口外伤后瘢痕愈合挛缩，虎口及大鱼际见大量瘢痕组织，右拇指外展及对掌活动受限。给予瘢痕切除后设计 16 cm×6 cm 游离腓动脉穿支皮瓣重建虎口及大鱼际。术后 3 个月行肌腱转位重建对掌功能（图 15.7）。

■ **病例八**

患者 45 岁男性，工人，已婚，15 年吸烟史。半年前因外伤致右手多发开放伤，外院清创缝合后虎口瘢痕组织愈合，因瘢痕挛缩致拇指活动受限来我院就诊。查体：右中指及虎口见陈旧伤口，虎口处瘢痕愈合，中指屈曲活动受限，拇指外展及对掌功能受限。切除虎口瘢痕组织扩大虎口后，设计足底内侧动脉双叶穿支皮瓣游离重建虎口。术后 2 周皮瓣完全存活，外观满意（图 15.8）。

八、拇指区域

拇指区域可以进一步分为近端部分和远端部分。

拇指和其他四指一样，主要的神经血管等组织在靠近掌侧面的两边，因此当掌侧区域的皮肤软组织区域缺损时，首先要检查是否合并以上结构的损伤。此外，掌侧面软组织重建的最大并发症就是瘢痕挛缩造成的伸直受限。因此，需要注意术中避免跨越关节横纹的切口，尤其是垂直于指间关节横纹的切口。其次，皮瓣的面积应该稍大于缺损的面积，以便在覆盖时与周围皮肤在无张力的情况下缝合。最后，术后应在上述的位置进行 2 周的制动，并早期功能锻炼。

对于小范围的皮肤软组织缺损可以采用局部皮肤成形术进行修复，包括 Z 成形术等。局部带蒂皮瓣包括：掌指关节穿支皮瓣、第一掌背动脉皮瓣、指动脉岛状皮瓣等。如果局部皮瓣无法满足修复要求或存在禁忌证，则再考虑游离皮瓣或远端皮瓣修复。如果同时需要修复指动脉缺损，可以切取桥接皮

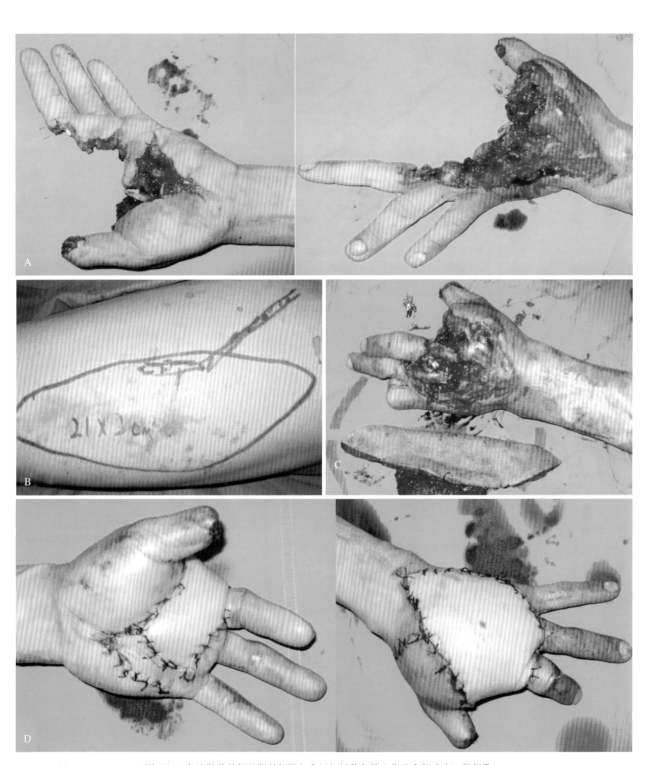

图 15.6　急诊股前外侧及股外侧肌复合组织瓣修复第 2 指及大部分虎口毁损伤。
A. 虎口区域毁损状况；B. 设计股前外侧及股外侧肌复合组织瓣；C. 皮瓣切取后；D. 皮瓣覆盖术后外观

瓣（flow-through flap）进行修复，且在手术技术允许的情况下，可以采取动脉化静脉皮瓣（arterialized venous flap）作为桥接皮瓣一期修复动脉缺损和皮肤软组织缺损（表 15.8）。

拇指背侧区域下方的结构较少，仅拇长短伸肌腱。因此，在肌腱结构完整，无须二次手术的情况

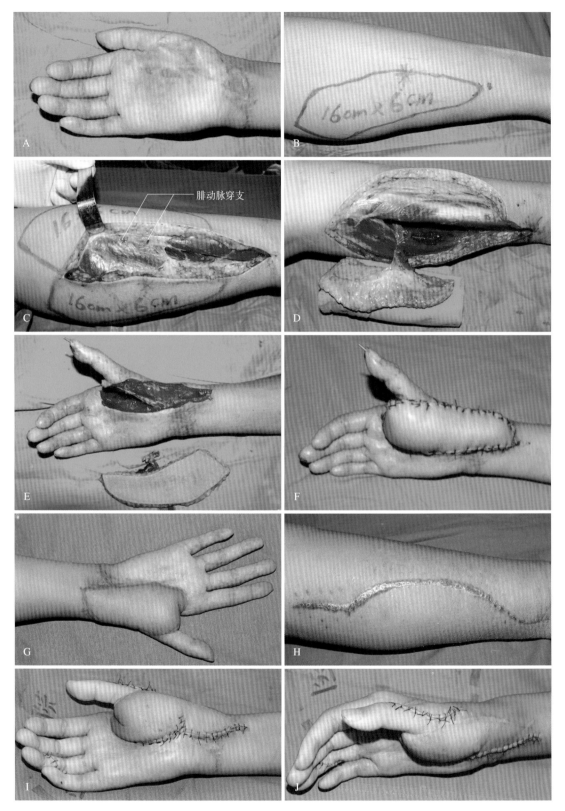

图15.7　游离腓动脉穿支皮瓣重建虎口及大鱼际。

A.右手虎口及大鱼际大量瘢痕组织，拇指外展及对掌活动受限；B.设计游离腓动脉穿支皮瓣；C.术中发现腓动脉穿支靠近前外侧，变更皮瓣设计；D.游离腓动脉穿支后切取皮瓣；E.皮瓣切取后；F.皮瓣覆盖虎口及大鱼际；G、H.术后3个月皮瓣及供区外观；I、J.行肌腱转位重建对掌功能

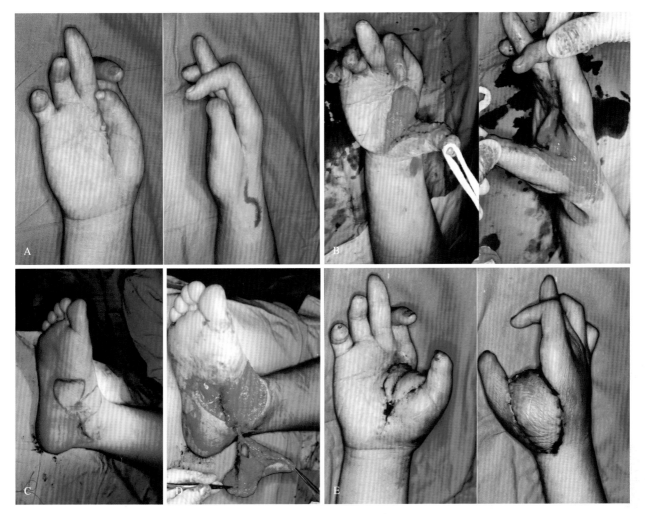

图 15.8　足底内侧动脉双叶穿支皮瓣游离重建虎口。
A. 虎口处瘢痕愈合，中指和拇指功能受限；B. 切除虎口瘢痕组织扩大虎口；C. 设计足底内侧动脉双叶穿支皮瓣；
D. 以足底内侧动脉穿支为蒂切取皮瓣；E. 术后 2 周皮瓣完全存活，外观满意

下可以采取游离植皮的修复方法。如果需要同时修复肌腱组织，或需二次重建手术时，则需要考虑血供良好的组织瓣对其覆盖。修复方法的选择与掌区创面相似（表 15.8）。

　　拇指远端的皮肤软组织缺损较常见，很多情况下合并不同程度的不完全离断。在急诊中，对于软组织血供的判断尤其重要。对于离断的软组织应该仔细检查其污染程度，是否合并脱套伤，皮下浅静脉是否存在等，再进一步决定修复方案。对于患者来说，如果满足再植的指征，那么再植手术无疑是最理想的修复方法；其次，在无再植指征的情况下，修复医生应该谨记考虑残肢皮瓣（fillet

flap）的可行性，包括在多指多发损伤中，能否将其他部位，如示指、小指远端的部分恢复拇指的长度等。当以上方法均无法实施时，再考虑局部皮肤成形术，小范围的缺损修复最常用的方法为推进皮瓣（advancement flap）。缺损范围较大时，则考虑局部皮瓣转移，包括指动脉岛状皮瓣、掌指关节穿支皮瓣、第一掌背动脉皮瓣等。局部皮瓣无法满足或存在禁忌时，则考虑游离皮瓣或远端皮瓣。由于远端皮瓣需要长时间固定患肢，增加患者手术次数和住院时间，同时延长康复锻炼的时间，因此只有当游离皮瓣存在禁忌证时才考虑采用远端皮瓣进行修复（表 15.8）。

表 15.8　拇指区域修复方案

拇指近端缺损
局部皮肤成形术
·Z 成形术（Z-plasty）
局部皮瓣转移术
·第一掌背动脉皮瓣
·掌指关节穿支皮瓣
·指动脉岛状皮瓣
游离皮瓣 / 远端皮瓣
·桥接皮瓣（flow-through flap）
·动脉化静脉皮瓣（arterialized venous flap）

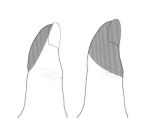

拇指远端缺损（不完全离断）
再植术 / 残肢皮瓣转移术
局部皮肤成形术
·推进皮瓣（advancement flap）
局部皮瓣转移术
·指动脉岛状皮瓣
·掌指关节穿支皮瓣
·第一掌背动脉皮瓣
游离皮瓣 / 远端皮瓣
·游离穿支皮瓣
·动脉化静脉皮瓣（arterialized venous flap）

■ 病例九

患者 48 岁男性，工人，已婚，15 年吸烟史。

因外伤致右手拇指远节指骨开放性骨折，外院清创、克氏针固定术后 3 天来我院就诊。查体：右拇指桡侧 2 cm×2 cm 皮肤软组织缺损合并指骨外露。设计逆行桡动脉掌浅弓皮瓣修复创面。术后半年随访，外观及功能满意（图 15.9）。

九、第 2~5 指区域

第 2~5 指区修复的原则与拇指大致相似，其原则是最大限度恢复手指的外观和功能，同时减少供区的损伤。由于手指的主要血供十分有限，且很大部分的手指区域软组织缺损都合并神经血管等重要组织的损伤。因此在急诊修复血管神经等结构的同时提倡一期同时修复皮肤软组织缺损，为重要组织结构提供血供良好的软组织环境。

第 2~5 指近端区域的软组织缺损覆盖的目的是尽可能恢复手指的外观和功能，因此在掌侧区域修复软组织缺损时应注意术后瘢痕挛缩造成的活动受限。对于小范围的皮肤软组织缺损可以采

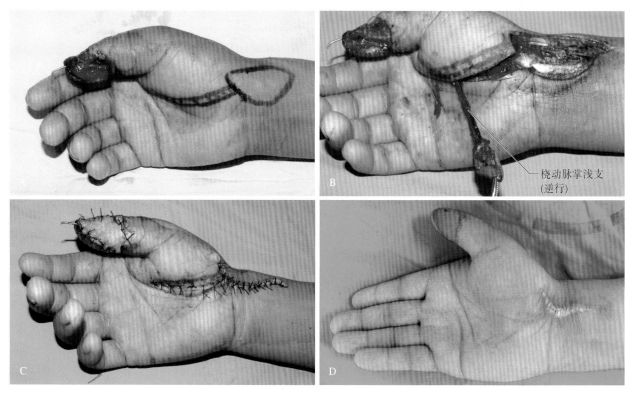

图 15.9　逆行桡动脉掌浅弓皮瓣修复右拇指桡侧皮肤软组织缺损。
A. 设计逆行桡动脉掌浅弓皮瓣；B. 皮瓣切取后逆行转移至创面；C. 皮瓣覆盖创面后；D. 术后半年随访外观及功能

用局部皮肤成形术进行修复，包括 Z 成形术等。局部带蒂皮瓣包括掌指关节穿支皮瓣、第一掌背动脉皮瓣、指动脉岛状皮瓣等。邻指皮瓣的技术尽管具有操作简便、血供可靠等优势，但由于需要同时固定相邻手指，造成术后关节僵硬等并发症，且感染率相对较高，因此在临床上使用逐渐减少。鱼际皮瓣同样需要对患指长时间制动，容易造成关节僵硬等并发症，在临床上目前也使用较少。如果局部皮瓣无法满足修复要求或存在禁忌证，则考虑游离皮瓣或远端皮瓣修复。如果同时需要修复指动脉缺损，可以切取桥接皮瓣进行修复，且在手术技术允许的情况下，可以采取动脉化静脉皮瓣作为桥接皮瓣同时移植修复动脉并覆盖创面（表 15.9）。

第 2~5 指远端的皮肤软组织缺损常合并不同程度的离断伤，修复的目的是恢复手指的长度以及末端的感觉功能。笔者建议尽量采用具有保护性恢复潜力的局部皮瓣转移修复，包括推进皮瓣、带指神经的指动脉岛状皮瓣等方法。如果需要切取游离皮瓣进行修复，尽量选择可以切取皮神经分支的皮瓣覆盖创面（表 15.9）。

表 15.9　第 2~5 指区域修复方案

第 2~5 指近端和中节缺损

局部皮肤成形术
- Z 成形术（Z-plasty）

局部皮瓣转移术
- 掌背动脉皮瓣
- 掌指关节穿支皮瓣
- 指动脉岛状皮瓣

游离皮瓣 / 远端皮瓣
- 桥接皮瓣
- 动脉化静脉皮瓣

第 2~5 指远端缺损（不完全离断）

再植术 / 残肢皮瓣转移术

局部皮肤成形术
- 残端修整术

局部皮瓣转移术
- 带指神经的指动脉岛状皮瓣
- 推进皮瓣
- 邻指皮瓣
- 鱼际皮瓣

游离皮瓣 / 远端皮瓣
- 带感觉神经分支的游离皮瓣

■ **病例十**

患者 35 岁男性，工人，已婚，15 年吸烟史。因外伤致左中指开放伤，中指中节背侧皮肤软组织缺损，外院清创术后 3 天转入我院就诊。查体：左中指中节背侧 3 cm × 2 cm 皮肤软组织缺损，设计掌背皮神经皮瓣修复创面（图 15.10）。

■ **病例十一**

患者 29 岁男性，公司职工，已婚，无吸烟史。2 年前因外伤致右小指开放伤，外院清创缝合后伤

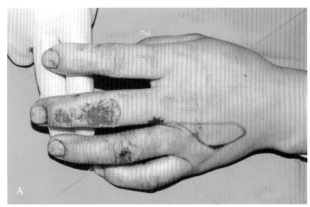
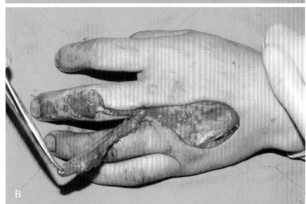
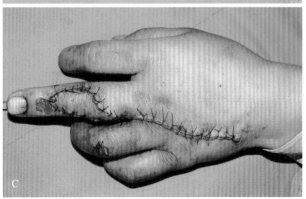

图 15.10　掌背皮神经皮瓣修复中指中节背侧皮肤软组织缺损。
A. 设计掌背皮神经皮瓣；B. 皮瓣切取；C. 皮瓣覆盖创面后

口瘢痕愈合，现右小指近节掌侧瘢痕挛缩，小指伸直受限来我院就诊。查体：右小指掌指关节掌侧瘢痕挛缩，小指屈曲畸形合并伸直受限。给予瘢痕切除并设计指背侧皮神经皮瓣覆盖创面。术后3周开始主动功能锻炼，术后半年随访，外观及功能满意（图15.11）。

■ 病例十二

患者45岁男性，工人，已婚，20年吸烟史。

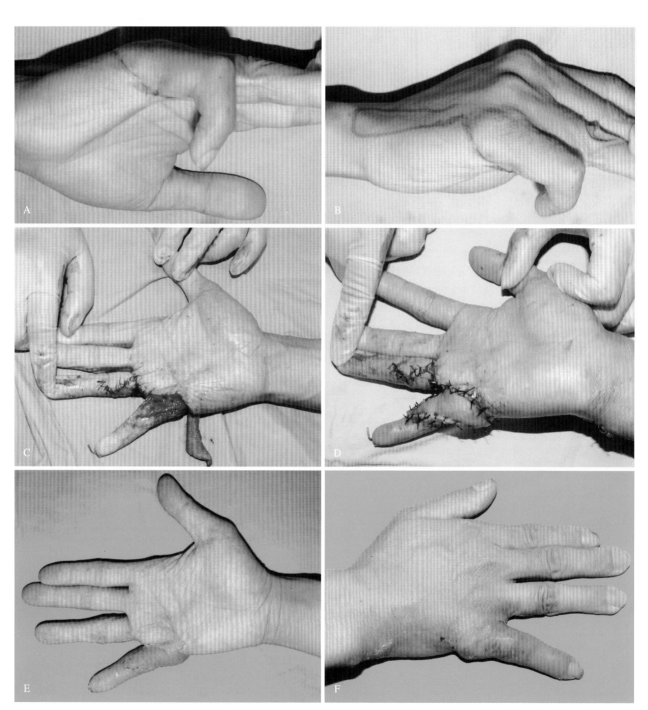

图 15.11　指背侧皮神经皮瓣修复右小指掌指关节掌侧瘢痕切除创面。
A.小指掌指关节掌侧瘢痕挛缩，小指屈曲畸形合并伸直受限；B.设计指背侧皮神经皮瓣；C.瘢痕切除后小指恢复伸直活动范围；
D.切取皮瓣覆盖创面；E、F.术后半年外观及功能满意

工作中因外伤致左中指及左示指开放伤，伤后 5 小时来我院急诊就诊。查体：左中指近节掌侧 5 cm×4 cm 皮肤软组织缺损，合并屈肌腱组织外露。设计 5 cm×5 cm 游离大鱼际皮瓣覆盖创面，皮瓣覆盖创面后，供区植皮 VAC 覆盖。术后 2 周皮瓣完全存活即开始功能锻炼，术后半年随访外观、功能满意（图 15.12）。

　　■ **病例十三**

　　患者 44 岁男性，工人，已婚，15 年吸烟史，5 年糖尿病史。工作中因外伤致右中指及左环指开放

伤，外院清创术后 3 天转入我院治疗。查体：右中指近节背侧 3 cm×2 cm 及环指背侧 3 cm×2 cm 皮肤软组织缺损，采用掌背皮神经皮瓣修复，但考虑同时切取两个掌背皮神经皮瓣后供区无法一期闭合，因此中指创面采用腹股沟皮管修复。腹股沟皮管 6 周后断蒂，术后 8 周开始功能锻炼，术后 6 月复查，外观和功能满意（图 15.13）。

　　■ **病例十四**

　　患者 46 岁男性，工人，已婚，20 年吸烟史，5 年慢性支气管炎病史。因压砸伤致右示指中节尺

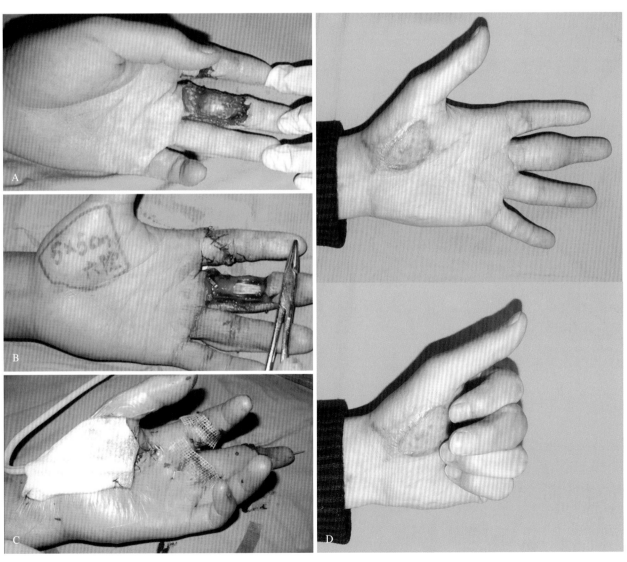

图 15.12　游离大鱼际皮瓣修复左中指掌侧皮肤软组织缺损。
A. 左中指近节掌侧皮肤软组织缺损，合并屈肌腱组织外露；B. 设计游离大鱼际皮瓣；C. 皮瓣覆盖创面后，
供区植皮 VAC 覆盖；D. 术后半年外观和功能

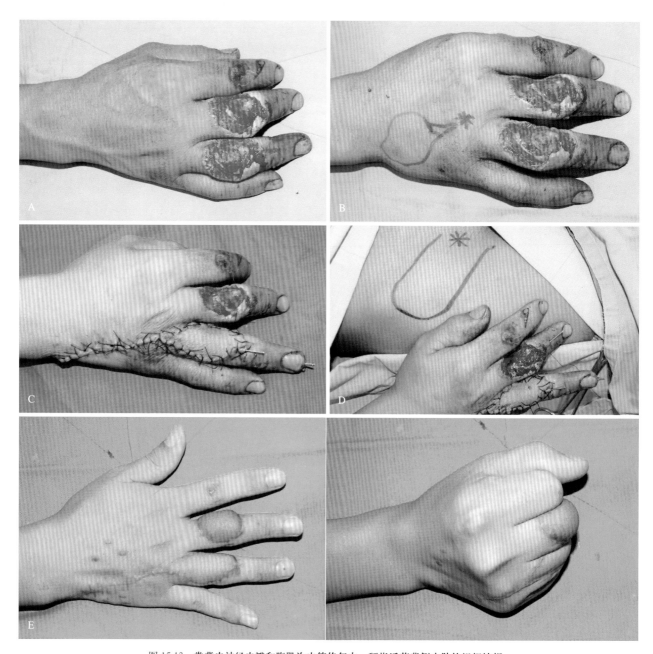

图 15.13　掌背皮神经皮瓣和腹股沟皮管修复中、环指近节背侧皮肤软组织缺损。
A.右中指近节背侧及环指背侧皮肤软组织缺损；B、C.设计掌背皮神经皮瓣修复环指近节背侧创面；
D.腹股沟皮管覆盖中指背侧创面；E.术后 6 个月外观与功能

侧半以及中指远节多发伤，外院行清创缝合，7 天后右示指中节尺侧部分组织坏死，转入我院继续治疗。查体：右示指中节尺侧部分组织坏死，中指远节表皮坏死。设计右踇趾腓侧组织瓣游离修复，术中将踇趾腓侧组织瓣中第一足背动脉与指总动脉吻合。术后转入显微外科观察室观察组织瓣血运，术后 7 天组织瓣完全存活，术后 3 周开

始功能锻炼，术后 1 年随访外观、功能良好（图 15.14）。

■ 病例十五

患者 39 岁男性，工人，已婚，18 年吸烟史。6 周前因外伤致左示指开放伤，外院清创缝合后伤口感染，局部皮肤坏死，创面不愈合。清创后转入我院治疗。查体：左示指近节掌侧皮肤软组织缺损

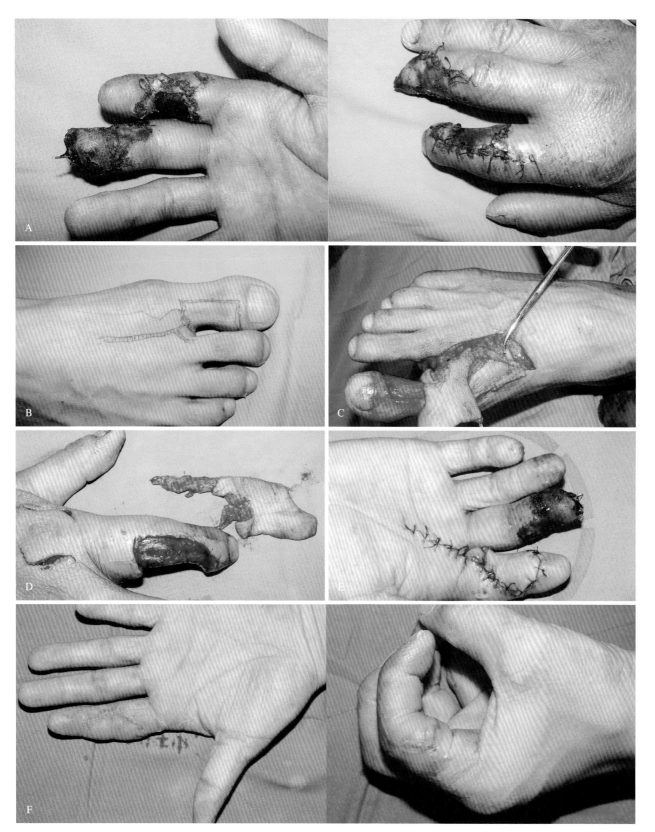

图 15.14 姆趾腓侧组织瓣游离修复示指压砸伤。

A. 右示指中节尺侧部分组织坏死，中指远节表皮坏死；B. 设计右姆趾腓侧组织瓣；C. 切取组织瓣；D. 组织瓣转移至受区；
E. 姆趾腓侧组织瓣中第一足背动脉与指总动脉吻合；F. 术后 1 年外观与功能

2 cm×2 cm，背侧皮肤软组织缺损 5 cm×2 cm。设计足底内侧动脉穿支为蒂的 10 cm×4.5 cm 及 5 cm×4 cm 双叶皮瓣，一期覆盖掌背侧缺损。皮瓣 2 周后完全存活，4 周开始功能锻炼，1 年后随访功能良好（图 15.15）。

十、全手区域

全手区域的皮肤软组织缺损大多由严重的碾压伤以及脱套伤造成。由于目前修复的方法有限，且最终外观和功能的恢复都不十分理想。尽管如此，

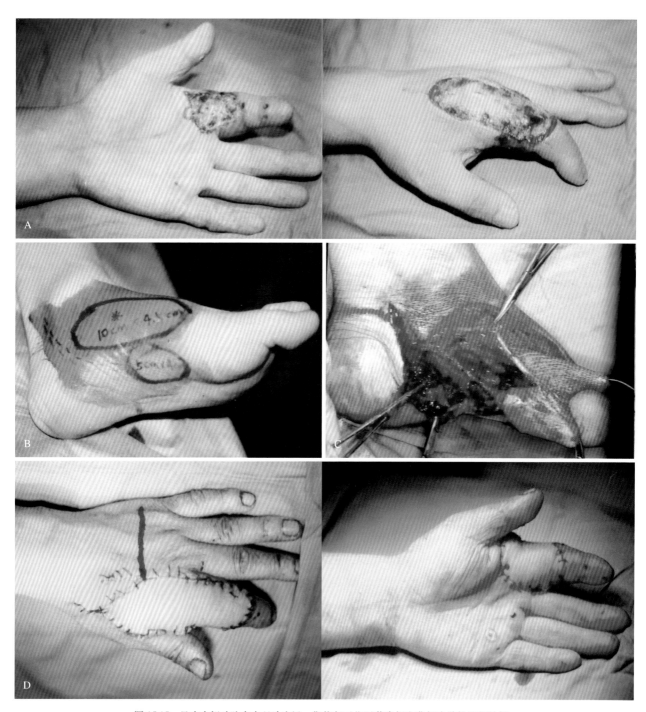

图 15.15　足底内侧动脉穿支双叶皮瓣一期修复示指近节掌侧和背侧皮肤软组织缺损。
A. 左示指近节掌侧和背侧皮肤软组织缺损；B. 设计足底内侧动脉穿支为蒂的双叶皮瓣；C. 切取皮瓣；D. 皮瓣覆盖创面；

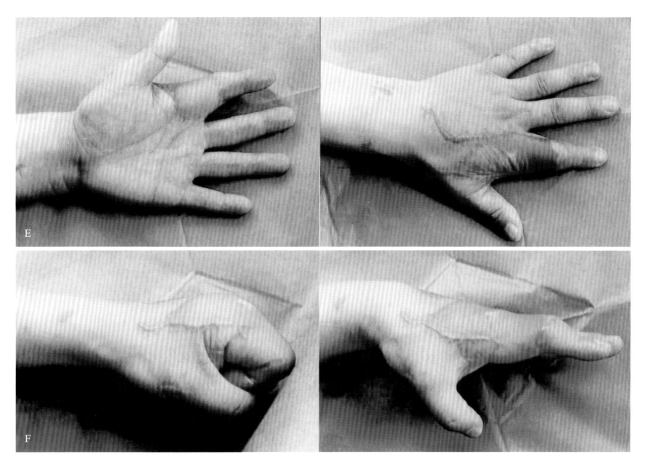

图 15.15　（续）E、F. 术后 1 年外观与示指屈伸功能

对于全手皮肤软组织缺损的患者，仍应该尽可能为其保留肢体，最大限度地恢复其功能。修复的方法主要由肢体远端的血供情况来决定：如果肢体远端的血供较好，可以采用相对简单的修复方案覆盖创面即可；如果肢体远端血运需要重建，则必须考虑在重建远端血运的同时覆盖创面。

另一方面，随着创面覆盖技术的不断进步，负压吸引装置等多种创面覆盖方案被用于临床中，使分期手术方案更加安全可靠。在全手皮肤软组织缺损的急诊处理中，如果患者一般条件不允许，或存在合并伤等无法耐受长时间重建手术时，可以考虑采用负压吸引装置一期覆盖创面，等患者一般情况稳定后再行二期重建手术。这种创面临时覆盖技术不仅降低了患者一期截肢率，为二期手术创造良好的软组织条件，也减少了腹部包埋等一期处理所带来的第二供区损伤等问题。

如果患者一期手术无明显禁忌且创面条件较好时，可以选择背阔肌皮瓣、肩胛下皮瓣、腹股沟皮瓣、股前外侧皮瓣、腓肠神经皮瓣等可切取面积较大的供区，切取双叶皮瓣或组合移植的方法修复。常用的组合方式包括：背阔肌皮瓣联合肩胛下皮瓣、腹股沟皮瓣联合腹壁上动脉皮瓣、腹股沟皮瓣联合股前外侧皮瓣等。组合皮瓣的优势在于使用同一血管蒂同时供养两套皮瓣血供，减少了需要吻合血管的数量，降低了对患肢远端血供的影响。但是另一方面，组合移植对供区的损伤较大，因此在设计皮瓣时，尽量贯彻穿支分叶皮瓣（kiss flap）的设计理念，使供区尽量获得一期闭合（表 15.10）。

表 15.10　全手区域修复方案

全手皮肤软组织缺损
负压吸引技术（VAC）
带蒂皮瓣
·腹股沟（双叶）皮瓣
游离皮瓣组合移植
·背阔肌皮瓣联合肩胛下皮瓣
·腹股沟皮瓣联合腹壁上动脉皮瓣
·腹股沟皮瓣联合股前外侧皮瓣

■ 病例十六

患者 31 岁男性，工人，已婚，无吸烟史。因

工伤致右手第 1~5 指近节指间关节远端创伤性离断合并掌背皮肤完全脱套，外院行清创 VAC 治疗 10 天后转入我院。查体：右手第 1~5 指近节指间关节远端缺失，掌背皮肤缺损，肉芽组织生长良好，给予行踇甲瓣再造拇指，腹股沟皮瓣覆盖第 2~5 指残端及掌背创面，以及顺行股前外侧皮瓣转移覆盖腹股沟皮瓣供区。术后 6 周腹股沟皮瓣断蒂，术后 10 周给予行虎口成形以示、中、环小指分指术（图 15.16A~D）。分指术后 4 周开始功能锻炼，术后 1

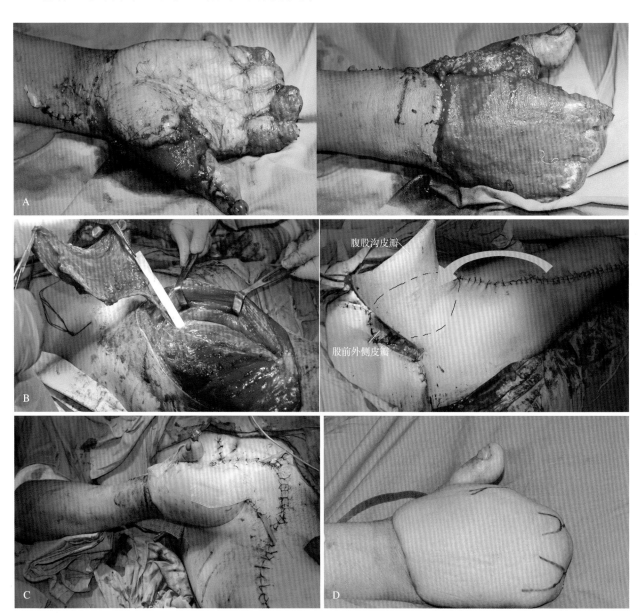

图 15.16　踇甲瓣和腹股沟皮瓣修复五指远端创伤性离断合并掌背皮肤完全脱套。

A. 右手 1~5 指近节指间关节远端缺失，掌背皮肤缺损，行踇甲瓣再造拇指；B. 切取腹股沟皮瓣，顺行股前外侧皮瓣覆盖供区；C. 皮瓣覆盖 2~5 指残端及掌背创面；D. 断蒂后 4 周给予行虎口成形及分指术；

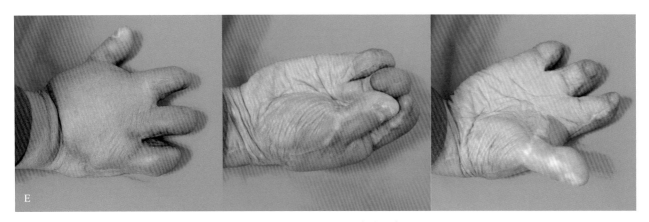

图 15.16　（续）E. 术后 1 年随访功能

年随访功能良好（图 15.16E）。

■ 病例十七

患者 29 岁男性，工人，已婚，无吸烟史。因外伤致左手毁损伤合并拇示指创伤性离断，伤后 5 小时来我院急诊就诊。查体：左手掌侧皮肤及皮下组织缺损，拇指自掌指关节离断，示指掌侧部分缺损。急诊一期给予行右踇趾腓侧及第二趾胫侧复合组织瓣＋左踇趾腓侧组织瓣联合移植，双足各同时切取部分足背皮瓣一同修复手掌侧皮肤软组织缺损。术后 8 天，组织瓣全部存活，术后 4 周开始功能锻炼，术后 1 年随访外观与功能（图 15.17）。

■ 病例十八

患者 30 岁男性，工人，已婚。车间工作时右拇指不慎被搅拌机绞伤，伤后 4 小时至我院急诊。急诊查体：左拇指背侧及甲床基底部位皮肤毁损伤，皮肤毁损面积约 4 cm×3 cm，伴拇长伸肌腱止点撕脱以及指间关节外露（图 15.18）。

1. 修复方案

（1）面临问题：

● 该创面可以行软组织覆盖吗？

● 一期修复还是分期修复？

● 如何覆盖关节外露的创面？

（2）制定方案：该创面的软组织缺损同时造成了伸肌腱止点撕脱以及关节面软骨外露，虽然皮肤及软组织毁损较严重，但是伸肌腱及关节面较完整，因此可以在修复伸肌腱止点后一期予以软组织

覆盖。覆盖方法的选择需要考虑血供良好的筋膜瓣覆盖，根据之前的分区原则，笔者考虑采用第一掌背动脉皮瓣进行移植修复。

2. 手术步骤

患者在全身麻醉下取仰卧位，将患肢搁于搁手台。创面给予清创，去除 0.5 cm 皮缘坏死组织，双氧水、碘伏及生理盐水冲洗伤口，按创面缺损大小设计第一掌背动脉皮瓣（1st dorsal metacarpal artery flap，DMCA I）（表 15.11）。

表 15.11　第一掌背动脉皮瓣

体表标志	第一掌背动脉沿第二掌骨桡侧缘走行，设计皮瓣时可以以该体表标志作为皮瓣轴线。第一掌背动脉大多数情况下止于示指近节指骨桡侧面皮肤，因此该皮瓣的远端不能超越近节指间关节
皮瓣类型	神经血管蒂岛状皮瓣
切取面积	皮瓣最大面积 8 cm ×3 cm
供养血管	第一掌背动脉
静脉回流	依靠第一掌背动脉的伴行静脉
神经支配	桡神经浅支分支
修复范围	手背区域小面积皮肤软组织缺损，虎口区域小到中等面积缺损，拇指掌背侧皮肤软组织缺损
其他切取方式	逆行第一掌背动脉皮瓣
	第一骨间肌肌瓣
	第二掌骨骨瓣

（1）解剖特点：第一掌背动脉起自桡动脉，大多数情况下在其转向掌侧面之前发出。90% 的人群中，第一掌背动脉和第一掌骨平行，而在 10% 的

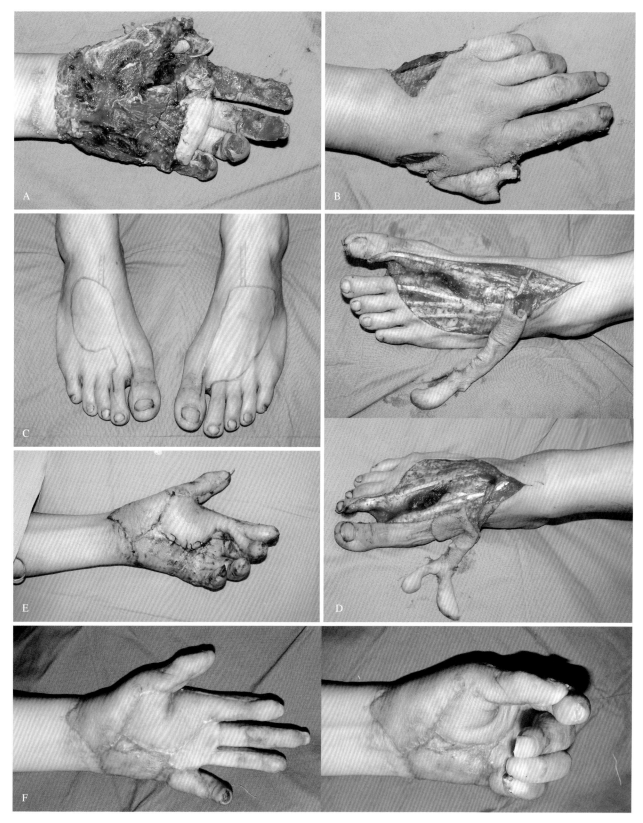

图 15.17 急诊一期修复左手毁损伤。
A. 伤肢掌侧观；B. 伤肢背侧观；C. 设计右姆趾腓侧及第 2 趾胫侧复合组织瓣 + 左姆趾腓侧组织瓣；D. 双足同时切取部分足背皮瓣
修复手掌侧皮肤软组织缺损；E. 术后 8 天组织瓣全部存活；F. 术后 1 年外观与功能

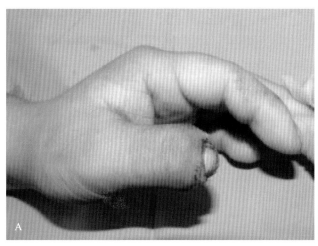
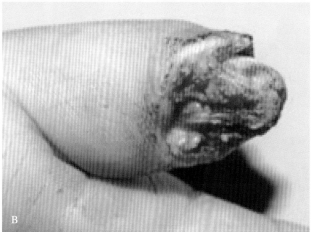

图 15.18 绞伤致右拇指背侧皮肤毁损伤。
A. 左拇指背侧及甲床基底部位皮肤毁损；B. 拇长伸肌腱止点撕脱以及部分指间关节外露

人群中，其走行于虎口角度的角平分线上，其中又有 57% 的人群沿深筋膜上走行，剩下 43% 的则沿深筋膜下走行。在其发出位置不远处（1~2 cm），第一掌背动脉发出分支沿第一掌指关节营养拇指背侧区域皮肤，在向远端走行的过程中，除了发出细小的分支供养手背桡侧区域的皮肤外，其最终分为数条细小的分支分布于示指近节桡背侧皮肤，并与示指固有动脉的背侧分支形成交通支相互吻合（图 15.19）。除了第一掌背动脉外，另外在 27%~86% 的人群存在一条与桡神经浅支相互伴行的背侧动脉，并在示指近节指骨背侧面形成交通支相互吻合，很多学者将该动脉称为第一掌背浅动脉。

在第 1，2 掌骨之间的皮下浅静脉内可见 1~2 条较为明显的浅静脉。除此之外，第一掌背动脉还有两条伴行静脉可以回流皮瓣的静脉血。

桡神经浅支在手背发出 4~5 条分支，分别支配手背桡侧半区域以及拇指、示指及中指背侧皮肤的感觉，而其支配示指及中指的分支仅支配中节指骨近端背侧区域的感觉。桡神经浅支分支和尺神经背侧支分支之间存在大量交通支。示指背侧区域的两点辨别觉测量值为 12~15 mm。

（2）切取方法：

• 第一掌背动脉皮瓣

手术可以在仰卧位下进行，切取皮瓣时可以在上臂放置止血带，压力设定在 250~300 mmHg。首

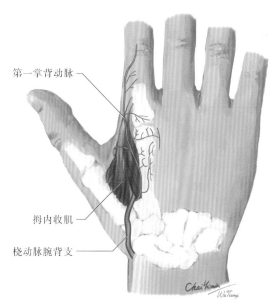

图 15.19 第一掌背动脉及其分支示意图。

先对创面进行再次清创，切除创面周围皮缘 0.5 cm。清创完成后再根据具体缺损的大小设计皮瓣。皮瓣最远端不能超过示指的近节指间关节，宽度不超过 3~4 cm。

该皮瓣可以从远端开始切取，切开皮肤后在腱膜表面向近端分离皮瓣，浅筋膜内包含浅静脉丛以及桡神经浅支的分支，将这些组织结构和皮瓣一同掀起。在皮瓣近端可以发现桡动脉进入第一骨间肌两个肌腹之间，该部位为第一掌背动脉的起始段，可以作为皮瓣的旋转点。在皮瓣的切取过程中，需

要注意分离第一掌背动脉至掌侧血管的交通支并予以结扎切断，该交通支一般在第二掌骨头平面发出。而指固有神经的背侧分支一般沿指间关节从掌侧面向背侧走行，在分离时需要注意保护该分支。最后将皮瓣转移至受区，放置引流。

如用于修复虎口部位的皮肤软组织缺损，需要术后将拇指固定于外展位 7~10 天，随后开始功能锻炼。

• 逆行第一掌背动脉皮瓣

逆行第一掌背动脉皮瓣大多作为以血管神经束为蒂的岛状皮瓣进行切取，皮瓣以第一掌背动脉远端在掌指关节平面与指固有动脉交通支处为旋转点。逆行第一掌背动脉皮瓣用于修复示指远端部位、虎口掌侧部位的皮肤软组织缺损等。在切取时首先要仔细对蒂部进行分离，探及第一掌背动脉与指固有动脉的交通血管后再向近端切取皮瓣，逆行切取时可沿第一掌背动脉进行切取，注意结扎向掌侧发出的分支。

此时，桡神经的分支对逆行的皮瓣无支配作用，因此需要仔细分离并保留在供区内。当完整切取皮瓣后，先放松止血带观察皮瓣皮缘渗血情况，确定活动性渗血后再将皮瓣转移至受区。由于逆行皮瓣有时旋转角度较大，因此需要注意避免蒂部的过度扭转和抗压影响皮瓣血运以及静脉回流。

• 血管神经束为蒂的岛状皮瓣

以血管神经束为蒂的岛状皮瓣切取方法与传统第一掌背动脉皮瓣较相似，且由于第一掌背动脉和第二掌背动脉在掌骨头平面存在较多交通支，如果岛状皮瓣位置设计在掌骨头区域时可以切取较大面积。

切取皮瓣时，可以先沿第一掌骨的桡侧缘做 S 形切口，随后可分离第一掌背动脉、指背侧神经、桡神经浅支以及两条皮下浅静脉。随后保留血管神经束以及周围少量浅筋膜组织，逐渐向远端分离，再沿设计的皮瓣范围切取皮瓣。同样，在第二掌骨头平面，第一掌背动脉将发出掌侧分支，注意将其结扎。

切取完成后，先放松止血带观察皮瓣血运，同时注意结扎血管蒂沿途渗血的细小分支，确定皮瓣血运后再将其转移至受区与周围皮肤缝合。

在本病例中，根据创面的大小设计了 4 cm × 3 cm 大小的第一掌背动脉岛状皮瓣，切取时首先从蒂部切开皮肤及皮下组织，从桡动脉发出第一掌背动脉的起始处沿血管神经束走行向远端分离。将皮瓣掀起后向远端转移覆盖拇指背侧皮肤软组织缺损，供区取中厚皮植皮覆盖。术后拇指固定于功能位。术后 2 周皮瓣完全存活，术后 4 周开始逐步功能锻炼，术后 1 年随访功能良好（图 15.20）。

（3）适应证和禁忌证：顺行的第一掌背动脉岛状皮瓣可以作为感觉皮瓣恢复受区的保护性感觉，可用于修复虎口区域以及拇指背侧部位的皮肤软组织缺损修复，尤其是拇指远端的皮肤软组织缺损，可以进一步恢复其触觉。而逆行的第一掌背动脉皮瓣由于增加了蒂部的长度，可用于修复示指末节区域的皮肤软组织缺损。

该皮瓣的禁忌证包括第一掌背动脉变异的患者以及该部位受伤累及的患者。

（4）优点：

• 解剖结构较恒定，手术操作简单；

• 可切取感觉皮瓣。

（5）缺点：

• 供区位置较明显；

• 修复掌侧时感觉恢复效果较差，背侧皮肤质地较薄，抗压及耐磨性较差。

■ 病例十九

患者 30 岁男性，工人，已婚。因工作中机器压砸导致左拇指远端桡侧皮肤软组织毁损，外院清创术后 5 天。转入我院继续治疗。入院查体：左拇指远端桡侧皮肤软组织缺损面积 2 cm × 1 cm，肉芽组织生长可，见部分指骨外露（图 15.21）。

1. 修复方案

（1）面临问题：

• 该创面可以行软组织覆盖吗？

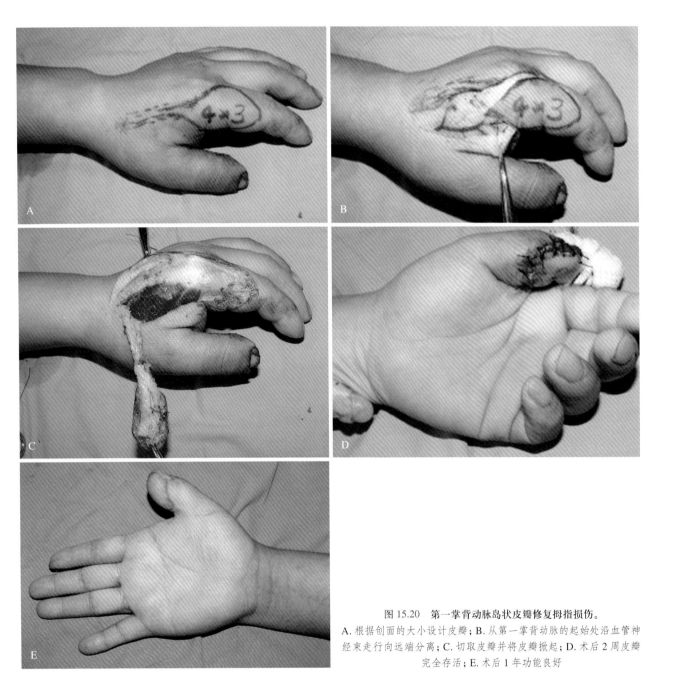

图 15.20 第一掌背动脉岛状皮瓣修复拇指损伤。
A. 根据创面的大小设计皮瓣；B. 从第一掌背动脉的起始处沿血管神经束走行向远端分离；C. 切取皮瓣并将皮瓣掀起；D. 术后 2 周皮瓣完全存活；E. 术后 1 年功能良好

图 15.21 压砸伤致左拇指远端桡侧皮肤软组织毁损。

• 选择何处供区进行修复?

（2）制定方案：该创面经过急诊清创后肉芽组织生长良好，无感染迹象，因此可以直接行软组织重建手术。在供区选择方面，主要包括三类：局部皮瓣（local flap），远端皮瓣（distant flap），以及游离皮瓣（free flap）。根据修复的阶梯原则，首先考虑采取简单的修复方案，即局部皮瓣。另外，从功能锻炼的周期、手术操作的要求、手术的安全性、外观等各个方面进行综合考虑，局部皮瓣仍是最为合适的修复方案。

在局部皮瓣中，指动脉穿支皮瓣的供区损伤小，且穿支蒂具有血供可靠、供区损伤小、外观满意等优点，因此对于该患者，笔者决定采用指动脉穿支皮瓣进行修复。

2. 手术步骤

患者在全身麻醉下取仰卧位，将患肢搁于搁手台。创面给予清创，双氧水、碘伏及生理盐水冲洗伤口，按创面缺损大小设计指动脉穿支皮瓣（表15.12）。

表 15.12　指动脉穿支皮瓣

体表标志	指动脉在近掌指关节以及指间关节处向皮肤发出穿支营养侧方区域的皮肤软组织，同时也会和对侧指动脉互相发出交通支形成血管网
皮瓣类型	穿支蒂筋膜皮瓣
切取面积	—
供养血管	指动脉穿支
静脉回流	依靠指动脉穿支的伴行静脉
神经支配	指固有神经分支
修复范围	1~5 指掌侧及背侧皮肤软组织缺损
其他切取方式	穿支蒂神经营养血管皮瓣

（1）解剖特点：手部的指动脉在其行程中均向掌侧和背侧发出穿支血管，这些穿支均可以作为血管蒂切取皮瓣。同掌背动脉相似，指固有动脉在其行程中同样发出许多皮穿支，这些穿支即指动脉穿支皮瓣的血供基础。皮瓣切取的方式有很多，包括 V-Y 推进皮瓣、带蒂转移皮瓣以及局部旋转皮瓣等。

指固有动脉的穿支大多在手指外侧分布，在手指区域，皮瓣的长度为 1~2 cm，宽度为 1 cm，如果切取筋膜瓣时，宽度可为 2 cm。皮瓣的切取层面在神经血管束的浅层进行。取靠近创面的穿支点作为皮瓣的旋转点，一般位于指间关节以及掌指关节平面。皮瓣可旋转 90°~180°，但需要避免对蒂部造成扭转和卡压。供区一般可直接缝合，如果张力过大，则应取中厚皮或全厚皮植皮覆盖。

指背侧的皮肤缺损可以以指固有动脉的背侧穿支作为血管蒂切取穿支皮瓣。背侧的穿支分布变异较大，建议术前采用彩色多普勒超声对其进行定位。皮瓣的切取层面在腱膜浅层，如果术中发现穿支较细或不慎损伤，则可以切取筋膜蒂部进行补救。

（2）切取方法：

• 指动脉穿支皮瓣

手术可以在仰卧位下进行，切取皮瓣时可以在上臂放置止血带，压力设定在 250~300 mmHg。首先对创面进行再次清创，切除创面周围皮缘 0.5 cm。清创完成后再根据具体缺损的大小设计皮瓣。穿支点位于关节横纹近掌侧，沿指动脉走行分布。切取时先切开蒂部的皮肤及皮下组织，分离穿支时可保留周围筋膜组织，以筋膜蒂的切取方法分离蒂部直至皮瓣，将皮瓣完全切取后观察皮瓣周围渗血情况，确定皮瓣血运满意后将皮瓣转移至受区与周围皮肤缝合，皮瓣转移时需要注意避免蒂部血管卡压。

• 穿支蒂神经营养血管皮瓣

是以皮神经周围链式血管网为皮瓣血供基础的组织瓣，因此，皮瓣的切取应该遵循皮神经的走行分布，对于手部的皮神经营养血管皮瓣，主要依据桡神经的分支分布设计，即拇指尺背侧支、示中指的背侧支。皮瓣的旋转点则选择指动脉的穿支。切取时，首先切开蒂部的皮肤及皮下组织，分离穿支并予以保护。然后沿皮神经的走行分离蒂部的筋膜组织，将皮神经保留在皮瓣内，最后再皮瓣远端结扎切断皮神经。将皮瓣转移至受区并与周围皮肤缝合。

由于皮神经周围的链式血管网和穿支存在丰富

的交通支，因此以穿支为蒂的皮神经营养血管皮瓣既可以顺行切取，也可以逆行切取。

在本病例中，根据创面大小设计 6 cm × 3 cm 面积的指动脉穿支皮瓣，切取时首先从蒂部切开皮肤及皮下组织，保留蒂部周围筋膜组织，随后向近端切取皮瓣。切取后将皮瓣覆盖拇指残端，供区一期闭合。术后一年随访，皮瓣完全成活，外观功能满意（图 15.22）。

（3）适应证和禁忌证：指动脉穿支皮瓣以穿支蒂作为皮瓣血供基础，通过筋膜蒂延长皮瓣的蒂部长度。因此，指动脉穿支皮瓣可用于修复手指各个区域的皮肤软组织缺损，但切取面积有限，仅适用于小到中等面积的创面。

指动脉穿支皮瓣的禁忌证为受伤累及指动脉的患者。

（4）优点：

• 解剖结构较恒定，手术操作简单；

• 供区损伤较小。

（5）缺点：

• 供区位置较明显；

• 切取面积有限，蒂部长度较短，修复范围有限。

■ 病例二十

患者 45 岁女性，工人，已婚，无吸烟史。6 个月前无明显诱因下发现右腕部近桡侧肿块，为绿豆大小，质韧，无压痛，予当地医院就诊后诊断为腱鞘囊肿，未予以治疗，近 1 个月来肿块明显增大，伴表皮破溃，来我院门诊就诊。查体：患者右腕部掌桡侧 2 cm × 1 cm 大小肿块，表皮破溃，质韧，活动可，与周围组织无粘连；B 超检查为实性肿块，行穿刺活检结果为腱鞘巨细胞瘤（图 15.23）。我院骨肿瘤科给予行肿块广泛切除术，切除后皮肤缺损 6 cm × 2 cm。

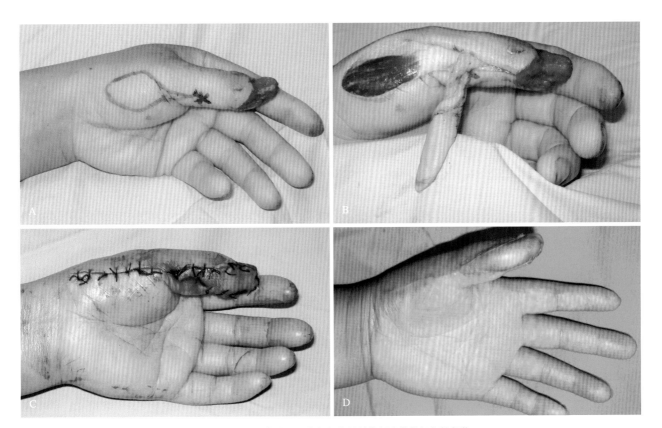

图 15.22　指动脉穿支皮瓣修复拇指远端桡侧皮肤软组织毁损伤。

A. 设计皮瓣；B. 皮瓣切取后；C. 皮瓣覆盖拇指残端，供区一期闭合；D. 术后 1 年外观

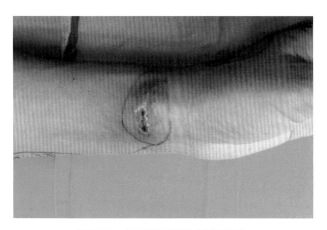

图 15.23　右腕部掌桡侧腱鞘巨细胞瘤。

1. 修复方案

（1）面临问题：

- 一期还是分期？
- 该创面条件可以行软组织覆盖手术吗？
- 选择何种覆盖方法，如何选择供区？

（2）制定方案：查阅文献报道，发现许多四肢的软组织肿瘤以远端转移为主，而不是局部复发。例如四肢黑色素瘤中，深度大于 4 mm 的患者中有 48%~70% 的概率发生远处转移，而表皮肿瘤发生远处转移的概率为 18%~44%。与之相对的是，一项 3 500 例患者的大样本报道显示，恶性黑色素瘤的原位复发率仅为 3.2%。Nguyen 等通过长期随访 116 例黑色素瘤患者，通过单因素分析及多因素分析其肿瘤切除范围、肿瘤深度、肿瘤侵袭程度等与其生存率关联，最终发现只要肿瘤切缘病理报告阴性，肿瘤切除的范围对患者最终的结果无明显影响。因此，他们指出，对患者的功能和最终结局来说，局部肿块切除术在一定程度上是最理想的方案。

过去传统的观点认为，重建手术必须在所有肿瘤相关危险因素消除的情况下才能计划实施，这种观点导致了患者由于肢体长期废用，最后丧失功能。而另一方面，笔者发现大多数肢体的肿瘤切除后再复发率和生存率已经达到了一个理想的水平，例如钙化性腱膜纤维瘤的平均复发时间为 23 年，肢体黑色素瘤的平均复发时间为 10 年，而上皮样肉瘤则为 9.9 年。恶性肿瘤的 5 年生存率为 50%~85%，10 年生存率同样达到了 42%~84%。由此可见，将肿瘤相关危险因素作为衡量重建手术时机的传统观念已经不能适应如今以患者生活质量为本的理念。

手腕部的功能和生活质量有着密切的关系，在肿瘤切除的同时一期重建，不仅可以减少患者的手术次数及康复时间，还有益于患者的生理和心理各方面的恢复。

对于该患者，笔者考虑采用一期修复的方法，而皮瓣的选择方面，由于缺损位置位于腕部掌桡侧，桡动脉穿支损伤可能性较大，因此考虑采用尺动脉腕上穿支皮瓣转移修复。不仅操作简单，血供可靠，且对供区的损伤较小。

2. 手术步骤

患者在全身麻醉下取仰卧位，将患肢搁于搁手台。由骨肿瘤医生对肿瘤进行扩大切除术，切除 6 cm×2 cm 皮肤软组织以及 8 cm 尺侧屈腕肌腱，根据皮肤缺损的范围设计尺动脉腕上穿支皮瓣（图 15.24，表 15.13）。

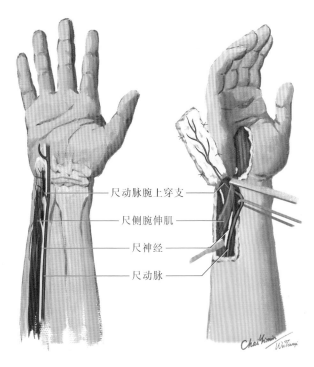

尺动脉腕上穿支
尺侧腕伸肌
尺神经
尺动脉

图 15.24　尺动脉腕上穿支皮瓣示意图。

表 15.13　尺动脉腕上穿支皮瓣

体表标志	尺动脉腕上穿支的位置位于豌豆骨近端 2~5 cm 处，与尺动脉方向垂直向背侧走行，走行 1~2 cm 后反折向近端走行，长度为 3~7 cm；其走行的方向即为皮瓣的轴线
皮瓣类型	筋膜皮瓣
切取面积	皮瓣最大面积 10 cm×4 cm
供养血管	尺动脉腕上穿支，血管蒂长 3~7 cm，管径 0.8~1.3 mm
静脉回流	依靠尺动脉腕上穿支的伴行静脉
神经支配	—
修复范围	带蒂修复腕部、手掌/背侧靠近尺侧区域以及腕管区域等
其他切取方式	尺动脉腕上穿支筋膜瓣 游离尺动脉腕上穿支皮瓣

（1）解剖特点：尺动脉在前臂走行于指浅屈肌的深层靠近桡侧，尺神经走行于其深层。而尺动脉腕上穿支由尺动脉在豌豆骨近端 2~5 cm 处向背侧发出，或向尺骨茎突远端沿尺侧屈腕肌腱和尺骨之间走行（见图 15.24）。其主干的长度约 3~7 cm，直径为 0.8~1.3 mm，然后分为三支。其中一肌支向近端沿尺侧屈腕肌走行，另一支向远端走行到达豌豆骨，而中间支进一步分为升支和降支，其中降支和手背的血管网形成交通支，而升支在前臂的浅筋膜层内走行到达前臂的尺侧区域，营养该区域的皮肤及浅筋膜组织，供养范围达（5~9）cm×（10~20）cm。

尺动脉腕上穿支的伴行静脉直径为 0.8~1 mm，且该伴行静脉与皮肤浅筋膜层内的静脉网存在广泛的交通支吻合，并接受其静脉回流。

尺神经在尺动脉的深部走行，并在尺动脉腕上穿支发出点的近端 1~3 cm 处发出手背支支配手背尺侧半区域感觉。然而，在该皮瓣区域，尺神经未发出支配相应区域的感觉分支。

（2）切取方法：

• 尺动脉腕上穿支皮瓣

该皮瓣的切取可在止血带协助下进行，皮瓣根据创面的需要进行设计，皮瓣的掌侧缘不应超过掌长肌肌腱，而桡侧缘不应超过伸肌总腱，皮瓣的长度不应超过前臂尺侧长度的 2/3。皮瓣的切取一般从掌侧缘开始，切开皮肤及皮下组织到达深筋膜

层，将皮肤和皮下组织做简单的缝线固定后，开始从皮瓣的掌侧缘切取皮瓣，皮瓣的切取平面为深筋膜层和肌膜层之间。随后沿切口切开近端的皮肤及皮下组织，进而转向桡侧缘，皮瓣从近端向远端掀起。

随后沿尺动脉向远端仔细分离暴露尺动脉腕上穿支，可在尺侧屈腕肌腱的深面探及该穿支。仔细分离并予以保护，如果发现该穿支直径较细，可以在蒂部保留部分浅筋膜。

完整切取皮瓣后需松止血带观察皮瓣血运，确定皮瓣边缘见活动性渗血后将皮瓣转移至受区与周围组织缝合。皮瓣术后需要对腕关节制动 2 周，以后开始主动功能锻炼。

• 尺动脉腕上穿支筋膜瓣

尺动脉腕上穿支筋膜瓣的切取方法和皮瓣相似，皮肤的切口一般选择在尺侧屈腕肌腱的尺侧缘，切开皮肤后，首先向两侧沿浅筋膜靠近真皮下层进行分离直至需要的筋膜瓣宽度，随后向深部切取到达深筋膜层，之后的切取方法与皮瓣相同。

• 游离尺动脉腕上穿支皮瓣

游离尺动脉腕上穿支皮瓣的切取方法与带蒂皮瓣相似，但是由于穿支血管管径较细，一般在切取时会携带部分尺动脉，并将剩余的尺动脉两端行端端吻合。为了防止静脉回流障碍的发生，在切取皮瓣时应该保留浅筋膜层内可供吻合的静脉，将其与受区的浅静脉吻合改善静脉回流。

本例患者设计尺动脉腕上穿支皮瓣，皮瓣面积为 7 cm×3 cm。首先在蒂部切开皮肤及皮下组织，在尺侧屈腕肌腱深面探及尺动脉腕上穿支，仔细分离并予以保护，再完整切开皮肤及皮下组织，将皮瓣切取后从浅筋膜下层转移至受区，与周围组织缝合，供区直接闭合。患者一年后随访外观满意（图 15.25）。

（3）适应证和禁忌证：尺动脉腕上穿支皮瓣带蒂移植可用于腕部、手掌近端、手背以及鱼际等部位皮肤软组织的一期或二期重建。筋膜皮瓣不仅可以用于腕部肌腱外露的覆盖，还可以用于覆盖腕管区域的正中神经外露。该皮瓣的禁忌证为尺动脉损

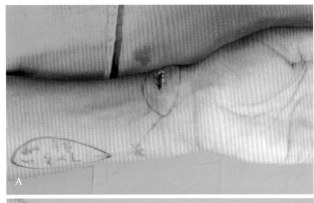
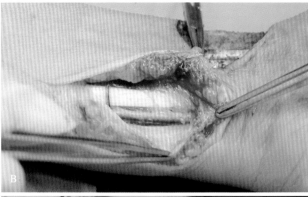
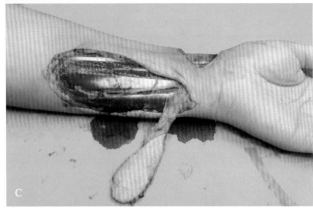
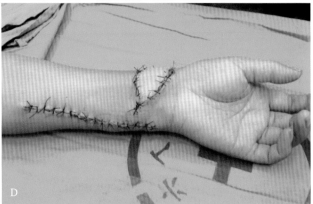
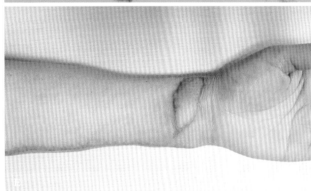

图 15.25　尺动脉腕上穿支皮瓣一期修复腕部肿瘤手术创面。

A. 根据创面设计皮瓣；B. 暴露、分离尺动脉腕上穿支；C. 切取皮瓣；
D. 皮瓣转移至受区，供区直接闭合；E. 患者一年后随访外观

伤的患者，以及存在其他手术禁忌证的患者。

（4）优点：
- 解剖结构恒定，手术操作简单；
- 保留前臂主干血管，皮瓣静脉回流较好；
- 切取范围较大，供区位置相对隐蔽。

（5）缺点：
- 皮瓣血管蒂较短，皮瓣修复范围较小；
- 非感觉皮瓣。

3. 注意事项

（1）尺动脉腕上穿支的解剖位置比较恒定，切

取较容易，且供区损伤较小，是腕部及手掌近端尺侧部分的理想修复方法之一。

（2）由于尺动脉腕上穿支在尺侧屈腕肌下方走行，皮瓣转移时，其蒂部血管时常受到尺侧屈腕肌的影响。因此，当皮瓣转移至受区后发现皮瓣血运存在障碍时，应首先检查蒂部血管是否受到肌腱的牵拉。

（3）皮瓣的设计应尽量使前臂远端的供区部分可以一期闭合，尽量避免在肌腱表面进行植皮。

（4）在修复腕部缺损时，应该尽量避免跨腕关节横纹的垂直线性切口，后者增加术后瘢痕的发生率。

■ 病例二十一

患者女性，工人，已婚。因外伤致左手拇指及虎口皮肤撕脱，于当地医院急诊就诊，给予行急诊清创及左虎口及手背侧皮肤清创回植术，术后虎口瘢痕挛缩，拇指外展功能障碍（图 15.26）。患者随即转入我院进一步治疗。

1. 修复方案

（1）面临问题：

• 如何重建虎口功能？

• 虎口瘢痕切除后如何覆盖创面？

（2）制定方案：该患者虎口区瘢痕切除、虎口开大后面临大面积皮肤软组织缺损，最理想的修复方案是切取血供较丰富的皮瓣对其进行覆盖，同时重建虎口的功能，而覆盖虎口最常用的局部带蒂皮瓣就是桡动脉穿支皮瓣。

2. 手术步骤

患者在全身麻醉下取仰卧位，将患肢搁于搁手台。切除虎口瘢痕并松解切除皮下挛缩组织，按创面缺损大小设计局部桡动脉穿支皮瓣（表15.14）。

表 15.14　桡动脉穿支皮瓣

体表标志	桡动脉穿支皮瓣位于前臂的桡侧，轴线为桡动脉的体表投影，皮瓣的上界为肘横纹远端 10 cm，下界为桡骨茎突近端 2~3 cm，桡动脉远端穿支点位于桡骨茎突近端 3~4 cm 处
皮瓣类型	筋膜皮瓣
切取面积	皮瓣最大面积 12 cm × 6 cm
供养血管	桡动脉远端穿支，蒂部长 2~4 cm，管径 0.8~1.5 mm
静脉回流	依靠桡动脉远端穿支的伴行静脉
神经支配	前臂外侧皮神经
修复范围	带蒂修复腕部、虎口及手掌手背区域皮肤软组织缺损
其他切取方式	桡动脉远端穿支筋膜瓣
	桡动脉近端穿支皮瓣／筋膜瓣
	桡动脉穿支蒂前臂外侧皮神经营养血管皮瓣
	带桡骨瓣的桡动脉复合组织瓣

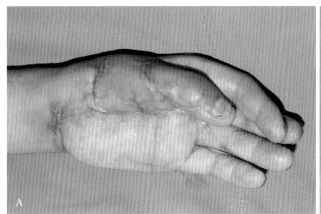
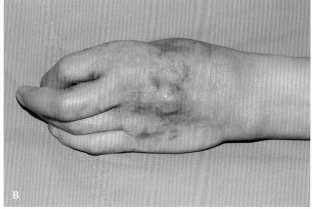

图 15.26　拇指及虎口皮肤撕脱伤愈后瘢痕挛缩。
A. 掌侧观；B. 背侧观

（1）解剖特点：在前臂的下 1/3 段，桡动脉在前侧外侧肌间隔表面沿肱桡肌肌腱和桡侧屈腕肌肌腱之间走行，桡动脉在第一掌骨基底先沿第一掌骨背侧走行，随后在骨间背侧肌肌腹之间折回掌侧面，最后在拇内收肌深面汇入掌深弓。在桡动脉行程中，其发出数条分支，其中最大的分支在其从肱动脉发出位置远端 1 cm 处（图 15.27）。在前臂的近端区域，桡动脉发出 2~4 条分支，靠近端的穿支以肌间隔穿支为主，另发出 2 条肌支分别营养肱桡肌和前臂屈肌。在中段和远端区域，桡动脉发出 4~18 条皮支，穿过深筋膜到达皮下并相互吻合形成皮下血管网。这些皮支同样发出分支营养屈肌肌腱。另外，在前臂的远端 1/3 处，桡动脉还发出 4 条分支营养桡神经浅支。在桡骨的外侧区域，旋前方肌的止点处，桡动脉沿外侧肌间隔发出 2 条骨膜支营养该区域桡骨，该区域常作为桡骨骨瓣的供区。

桡动脉皮瓣以及桡动脉穿支皮瓣的静脉回流一般通过穿支伴行静脉以及桡动脉的伴行静脉完成，也可以通过皮瓣的浅静脉回流至头静脉的桡侧分支或贵要静脉的尺侧分支。在生理循环模式中，通过前臂肌肉的收缩，前臂的静脉血由深部静脉向浅静脉回流，当皮瓣逆行切取后，由于血管的去神经化、静脉内压力改变以及静脉结构改变之后，血流

的方向将随之改变。

前臂远端掌侧部分的神经由前臂内侧及前臂外侧皮神经支配，由于该两条皮神经的直径为 2 mm，因此均适宜做显微吻合。桡神经皮瓣区域的静态两点辨别觉（static 2-point discrimination）一般为 15~25 mm。

（2）切取方法：

• 桡动脉远端穿支皮瓣

首先，在术前需要对所有患者进行 Allen 试验检查桡动脉和尺动脉的连续性，然后采用多普勒超声寻找桡动脉的远端穿支位置。如果超声无法探及穿支，则建议行血管造影术。

手术可以在仰卧位下进行，切取皮瓣时可以在上臂放置止血带，压力设定在 250~300 mmHg。皮瓣的轴线为桡动脉的体表投影，然后按照缺损的形状及术前寻找的穿支点设计皮瓣。考虑尽量减少术后因瘢痕挛缩造成的关节活动受限，皮瓣的穿支点一般位于掌横纹近端 4 cm 桡动脉搏动点处，皮瓣的大小尽量不要超过肘关节及腕关节横纹处。另外，皮瓣的设计尽量靠近掌侧面，避免切取后桡骨外露，且由于掌侧面的肌肉较丰富，植皮后成活率较高。

皮瓣设计完成后，可以先从皮瓣蒂部的一侧切口皮肤及皮下组织到底深筋膜层，并逐步向蒂部分离，桡动脉的穿支点一般位于桡侧屈腕肌的尺侧缘，探及穿支后，仔细向深部游离并予以保护。完成蒂部解剖后，可以完整地切取皮瓣。皮瓣切取在深筋膜深层进行，注意结扎皮瓣周围的静脉（图 15.28）。皮瓣完整切取后，松开止血带观察皮瓣周

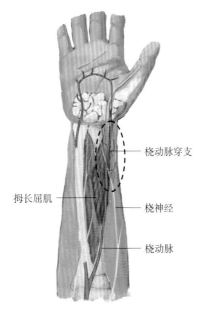

拇长屈肌 —

桡动脉穿支

桡神经

桡动脉

图 15.27 桡动脉穿支示意图。

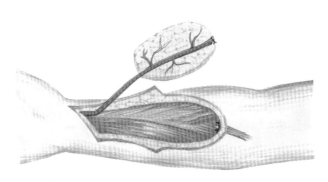

图 15.28 桡动脉远端穿支皮瓣（逆行桡动脉皮瓣）切取示意图。

围是否有活动性渗血。确定皮瓣血供后再将皮瓣向受区转移，转移后检查蒂部有无卡压扭转等情况。

如果皮瓣覆盖虎口或手部的皮肤软组织缺损，术后需要将腕关节固定 2 周，待皮瓣完全存活后开始功能锻炼。

• 桡动脉近端穿支皮瓣 / 筋膜瓣

术前采用多普勒超声定位桡动脉近端穿支的位置，大部分近端穿支位于桡动脉起始处远端 5 cm，且位置相对较恒定，穿支血管的长度较长且管径较粗。因此，可以将皮瓣的旋转点定位在肱骨髁间连线下方 5 cm 处，皮瓣的切取方法和上述远端穿支皮瓣的类似，筋膜皮瓣的切取方法也较相似，皮肤切口可以选择以皮瓣的轴线做切口，筋膜的切取宽度为 5 cm，长度为 16 cm，筋膜的血供较丰富，可以向近端转移覆盖肘部合并骨外露或关节外露的皮肤软组织缺损区域。

• 桡动脉穿支蒂前臂外侧皮神经营养血管皮瓣

在前臂的中段和远端部分，前臂外侧皮神经与头静脉伴行，皮神经周围的链式营养血管网和桡动脉穿支之间形成丰富的交通支。因此在设计皮瓣时，可以以头静脉作为皮瓣的轴线。切取时，首先分离蒂部的穿支血管，充分向深部游离后再切取皮瓣。皮瓣的切取层面为深筋膜的浅层，注意在皮瓣的远端结扎切断头静脉以及前臂外侧皮神经并保留在皮瓣内，或将前臂外侧皮神经的近端和受区的皮神经残端进行吻合，帮助恢复受区的保护性感觉。

• 带桡骨瓣的桡动脉复合组织瓣

桡骨桡侧瓣骨膜支直接由桡动脉发出，因此切取该复合组织瓣时，需要同时切取桡动脉作为血管蒂，术前需要检查尺动脉的连续性，避免对肢体远端血供造成影响。因此需要对桡动脉进行分离，可以从皮瓣的远端开始切取，在桡侧屈腕肌的桡侧深面探及桡动脉，先用血管夹临时夹闭和观察肢体远端血运，如果血运不受影响，可以去除血管夹继续分离桡动脉。桡动脉到达桡骨桡侧部分骨膜的分支沿外侧肌间隔走行，因此需要向桡侧面继续分离，探及分支和再向掌侧剥离旋前方肌，剥离时需要注意保留部分肌袖。桡骨的桡侧缘有肱桡肌肌腱的止

点，注意在其近端方向仔细分离骨膜。桡动脉桡骨分支血管蒂的宽度一般保留 3~5 cm，剥离后可以凿取骨瓣。骨瓣切取完成后，在桡动脉的穿支点仔细分离桡动脉远端穿支，并按照上述方法切取桡动脉远端蒂穿支皮瓣。皮瓣切取完成后，沿桡动脉逆行对其分离，直至需要的血管蒂长度，结扎切断近端和远端桡动脉。

将复合组织瓣转移至受区后，先将骨瓣与受区骨缺损处予以固定，再将皮瓣覆盖创面，临时缝合皮肤后吻合蒂部的动静脉束。

在本病例中，先切除虎口瘢痕，根据创面的大小以及穿支的位置设计合适大小的皮瓣，并同时设计切取前臂近端的部分筋膜组织用于填塞覆盖虎口开大区域。首先从蒂部切开皮肤及皮下组织，分离穿支后向皮瓣远端进行切取，最后在皮瓣的远端切取部分筋膜组织。将皮瓣掀起后向远端转移覆盖虎口缺损，供区取中厚皮植皮覆盖。拇指同时固定于外展稍掌屈位。术后 1 个月，皮瓣存活，虎口功能重建（图 15.29）。

（3）适应证和禁忌证：桡动脉穿支皮瓣供区损伤小，操作相对简便，可以用于手掌、手背尤其是虎口区域的大面积皮肤软组织缺损，而穿支蒂的筋膜皮瓣则适用于手背、腕管区域等需要血供较丰富组织的重建，对于伴有骨外露的区域也是比较理想的修复方案。

带有桡骨瓣的桡动脉皮瓣带蒂转移可以修复手掌区域合并掌骨缺损的创面，也可用于拇指的再造手术中。

桡动脉穿支皮瓣的禁忌证包括损伤累及穿支区域，或腕部前臂脱套伤等。当术前检查发现远端肢体仅由桡动脉供血时，该皮瓣同样需要谨慎使用。另外，该前臂的供区位置相对比较显眼，在女性患者中不建议使用较大面积或无法一期闭合的桡动脉穿支皮瓣进行修复。

（4）优点：

• 解剖结构恒定，手术操作简单；

• 保留前臂主干血管，皮瓣质地较好；

• 切取范围较大，修复范围较广；

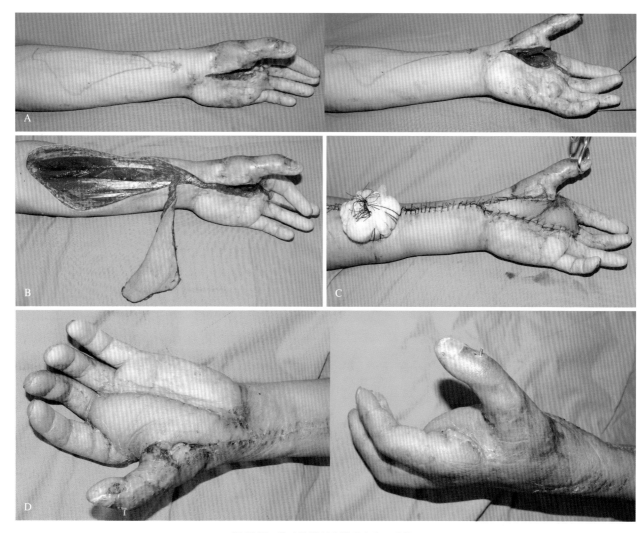

图 15.29　**桡动脉逆行皮瓣重建虎口功能。**

A.切除虎口瘢痕，设计桡动脉逆行皮瓣；B.切取皮瓣；C.桡动脉逆行皮瓣重建虎口，供区植皮覆盖加压固定；D.皮瓣存活，虎口功能重建

- 供区位置相对隐蔽。

（5）缺点：

- 皮瓣血管蒂较短，穿支较细小，容易术中损伤；
- 皮瓣供区位置较显眼；
- 切取骨瓣后桡骨骨折发生率较高。

■ **病例二十二**

患者 41 岁男性，工人，已婚。因碾压伤致左手背大面积皮肤撕脱伤，外院行原位回植术后皮肤坏死，术后 2 周转入我院治疗。查体：左手背侧 6 cm×5 cm 皮肤软组织缺损，见中指、环指伸肌腱外露（图 15.30）。

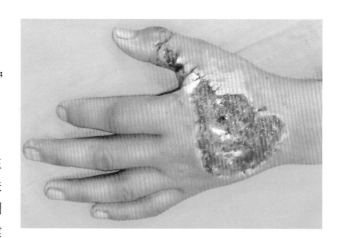

图 15.30　碾压伤致手背大面积皮肤撕脱，肌腱外露。

1. 修复方案

（1）面临问题：

• 该创面可以行软组织覆盖吗？

• 一期修复还是分期修复？

• 如何覆盖肌腱外露的创面？

（2）制定方案：该患者创面污染较轻，同时伴有肌腱外露，建议一期行软组织覆盖，既可以避免肌腱因缺乏有血供的软组织覆盖而发生坏死，也可以让患者早期获得功能锻炼，避免肌腱粘连。移植物的选择方面，筋膜皮瓣不仅可以提供血供丰富的软组织床，还可以降低肌腱粘连的发生率，是手背侧肌腱覆盖的理想修复方法。

另一方面，术后的功能锻炼是上肢修复手术重要的组成部分，但往往被忽视。笔者在此总结了一些临床上常用的术后功能锻炼方法和原则。

• 物理治疗

物理治疗是全身治疗计划的一部分，特别是需要对患肢的运动、力量以及耐力进行有计划的恢复、维持以及提升时，理疗是必不可少的。为了给每个患者制定合适的理疗方案，需要对患者的受伤程度以及手术方案有详尽的了解，因此，修复医生和理疗师之间应进行密切的沟通。

为了客观地评价患者的功能结果，必须建立统一的评价方案，也可以便于医生和患者之间的交流。标准中立位评价方法是目前国际上最常用的评价关节活动度的方法。很多人认为理疗只是术后的辅助治疗手段，但是事实上，理疗既可以在术后进行，也可以在术前、术后以及随访阶段实施。理疗的主要目标是充分的被动活动范围、足够的肌力及肌腱滑动范围。患者在术后常因为肿胀及疼痛影响理疗的效果。因此，被动活动锻炼可以在更早的阶段开始实施，既可以防止关节粘连，也可以增加关节软骨的血供。物理治疗的方式也多种多样，根据患者受伤的情况以及手术的方式可以进行针对性的治疗（表 15.15）。

表 15.15　手外伤术后功能锻炼及物理治疗

物理治疗	职业训练	热疗及冷冻疗法	推拿及按摩治疗	电疗法
被动锻炼	支具辅助锻炼	湿热疗法	传统按摩治疗（揉捏、摩擦等）	低频电疗（＜1 000 Hz）
初始恢复锻炼	职业功能性训练	干热疗法	器械按摩治疗	中频电疗（1 000~300 000 Hz）
牵拉训练	感觉训练	湿冷疗法	反射区按摩治疗	高频电疗（＞300 000 Hz）
肌肉等长收缩训练		冷冻疗法		间歇电疗法
等张肌力训练		水疗辅助疗法		电离子透入疗法
主动锻炼				短波、分米波、微波疗法

主动及被动功能锻炼是物理治疗最重要的一项内容。功能锻炼从术后即可开始，其作用包括：通过被动锻炼减轻术后的肢体肿胀，预防关节粘连，通过等距运动保持肌肉力量，通过等张锻炼增加关节活动度，通过协调肌肉力量使关节移位得到改善。被动锻炼可以在支具的保护下进行，同时也会对锻炼效果起到很好的辅助作用。

有些支具还具备锻炼的作用，比如治疗屈肌腱损伤的 Kleinert 支具，通过弹性固定患指，使患指可以做到被动屈曲以及主动伸指的运动，防止长期功能位固定导致的屈肌腱挛缩。每个患者的早期功能锻炼都应该根据患者受伤的情况、手术的方式以及患者的职业习惯等，制定个性化的锻炼方案，在锻炼过程中，根据患者的恢复情况，不断进行调整。

• 职业训练

职业训练的内容大多数以主动的功能锻炼为主，原则是为了让患者最大限度保持患者伤后剩余的功能，同时辅助术后重建的功能进行锻炼。目的是为了让患者恢复基本的生活自理能力以及在工作中需要的基本的肢体功能。例如，通过用患肢抓握不同大小及形状的物件训练患肢本体感觉的保护性感觉，同时评估肢体剩余的以及可潜在恢复的功能。

在职业训练中，同样可以通过支具的保护辅助锻炼。目前较为先进的携带铰链的支具，其铰链可以调整到不同的关节活动范围，使患肢在一定范围内进行功能锻炼，并可以随着时间增加活动的范围。譬如肘关节功能重建术后的患者，铰链式的支具可以对肘关节侧韧带进行固定，只允许肘关节进行屈伸运动，且可以在结束锻炼后锁定支具从而起到制动作用。

职业训练的另一项内容为感觉训练，是针对伴有周围运动神经及感觉神经损伤的患者制定的，通过脱敏和强化的方法来治疗患肢感觉重建后感觉过敏以及感觉减退的区域。

• 热疗及冷冻疗法

通过局部温度的改变可以影响肢体对疼痛的感知，促进局部循环，降低局部循环以减少出血，改变肌肉的张力，以及减轻炎症反应。但是热疗及冷冻疗法的使用应该在评估患者的实际情况下谨慎实施，比如当患者术后肢体发生肿胀时，应该避免使用冷冻疗法，主要是因为该疗法会造成血管收缩从而减弱回流加重肿胀。

• 推拿及按摩疗法

推拿和按摩的主要作用是松弛肌肉，改善局部血液循环，促进局部代谢，达到减轻肿胀和疼痛的作用。但是在局部炎症的患者治疗中，按摩和推拿应该避免使用，以防止局部炎症进一步扩散。此外，按摩推拿疗法的另一个作用是松解粘连，一些情况下，通过按摩和推拿可以使粘连的组织结构层次分离，使一些肌肉或关节等部位被动活动得以改善。

• 电疗法

通过电流的强度、幅度、电场密度、电极等性质的变化可以达到一定的治疗作用。电疗法按照电流的强度可分为：低频电疗（< 1 000 Hz），中频电疗（1 000~300 000 Hz），高频电疗（> 300 000 Hz）。电疗是通过电刺激和化学刺激对机体起作用的，不仅可以产生热效应，还可以对神经和肌肉进行一定的刺激从而促进其修复和再生。另外，通过刺激方式

的改变，还可以分别对需氧代谢的肌纤维和非需氧代谢的肌纤维进行独立的刺激治疗。

2. 手术步骤

患者在全身麻醉下取仰卧位，将患肢搁于搁手台。创面给予清创，去除 0.5 cm 皮缘坏死组织，双氧水、碘伏及生理盐水冲洗伤口，按创面缺损大小设计骨间背侧皮瓣（表 15.16）。

表 15.16　骨间背侧皮瓣

体表标志	约 90% 的骨间背动脉由骨间总动脉发出，其体表投影位于前臂背侧远侧桡尺关节中点至前臂肱骨外髁的连线。在远侧桡尺关节处，骨间背动脉和骨间前动脉均发出数条交通支相互吻合，该区域可作为逆行骨间背侧皮瓣的旋转点
皮瓣类型	筋膜皮瓣
切取面积	皮瓣最大面积 14 cm × 6 cm
供养血管	骨间背动脉，近端蒂管径 1.2~2.1 mm；远端蒂管径 0.9~1.2 mm
静脉回流	依靠骨间背动脉的伴行静脉
神经支配	前臂背侧皮神经
修复范围	前臂背侧区域、手掌及手背背侧、拇指背侧及虎口区域
其他切取方式	骨间背动脉筋膜瓣 骨间背动脉及桡骨复合组织瓣

（1）解剖特点：骨间背动脉从骨间总动脉发出后沿骨间膜的背侧走行（图 15.31），起始段的直径为 1.2~2.1 mm，在远端处，骨间背动脉在骨间膜远端的膨大间隙处发出数条分支营养周围的肌肉、骨及软组织，并与腕背处的血管网相互交通。在靠前臂近端的 1/3 处，骨间背动脉走行于拇长伸肌和小指伸肌之间，其同样发出小的肌肉支营养周围肌肉。此外，骨间背动脉还发出骨膜支营养拇长伸肌及附着于尺骨的肌肉止点处。在前臂的中段 1/3 部分，骨间背动脉沿小指短伸肌和尺侧伸腕肌之间的背侧肌间隔紧贴浅筋膜层下方走行，并发出分支营养该肌肉（图 15.31）。有 8% 的人群会在该位置出现骨间背动脉管径明显变细，主要是由于这些人在该区域的骨间背动脉和骨间前动脉存在一条较粗的穿支血管相交通。

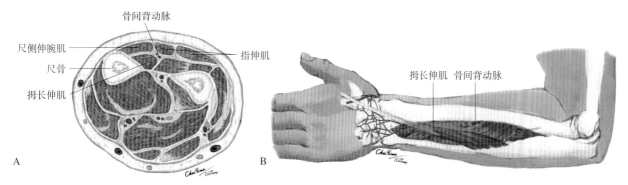

图 15.31　骨间背动脉走行示意图。
A. 前臂横断面示意图；B. 前臂背侧示意图

在前臂远端，骨间背动脉发出骨膜支营养桡骨内侧部分。而在远侧桡尺关节的近端近尺骨干骺端的区域处，骨间背动脉与骨间前动脉各发出交通支吻合，其交通支的直径为 0.9~1.2 mm。有 9% 的人群骨间背动脉与骨间前动脉无吻合支，而大部分情况，其最终形成腕背侧血管网。

在骨间背动脉行程中，共发出 7~14 条穿支血管，穿支走行于背侧的肌间隔内并营养几乎整个前臂内侧的皮肤软组织，其中最大的分支从旋后肌远端缘发出。骨间后动脉及其所有穿支均有两条伴行静脉伴行。

在前臂的近端和中段部分，骨间背动脉和桡神经的深支一同走行，其发出的支配尺侧伸腕肌的分支在骨间背动脉的上方或下方走行，因此，在解剖时需要仔细辨认分离桡神经该分支，注意避免对其造成损伤。前臂后侧皮神经同样由桡神经发出，在浅筋膜内走行，沿途发出分支支配前臂背侧区域皮肤感觉。

（2）切取方法：

• 骨间背侧皮瓣

术前建议应用多普勒超声对远端的交通支血管进行定位。手术可以在仰卧位下进行，切取皮瓣时可以在上臂放置止血带，压力设定在 250~300 mmHg。首先对创面进行再次清创，切除创面周围皮缘0.5 cm。清创完成后再根据具体缺损的大小设计皮瓣。皮瓣的轴线即背侧远侧桡尺关节中点与肱骨外髁的连线，皮瓣的旋转点为术前多普勒定位的交通支点，皮瓣的边缘不能超过尺桡骨的边缘。

皮瓣的切取从蒂部开始，首先切开一侧皮肤及皮下组织，在深筋膜和肌膜之间分离至肌间隔，分别向两侧牵拉指伸肌腱和示指固有伸肌腱后即可探及交通支血管。确定交通支的血供后可以继续向近端切取皮瓣，切取时可以将皮肤和浅筋膜临时缝合数针固定。皮瓣切至近端后，需要仔细分离桡神经深支并予以保护，同时需要辨认其支配尺侧伸腕肌的运动支。

皮瓣切取后，可以先松开止血带观察皮瓣血运，待确认皮瓣的皮缘有活动性渗血后，可以将皮瓣转移至受区并与周围皮肤缝合，注意蒂部放置引流。供区如果宽度小于 4 cm 时可以一期闭合，若超过 4 cm 则需要取中厚皮或全厚皮植皮覆盖。如果皮瓣用于覆盖手部区域的皮肤软组织缺损，需要术后固定腕关节 10~14 天，待皮瓣完全成活后开始功能锻炼。

• 骨间背动脉筋膜瓣

皮瓣的切取方法和上述远端穿支皮瓣类似，筋膜皮瓣的切取方法也较相似。皮肤切口可以选择沿皮瓣的轴线做 S 形切口，筋膜的切取宽度为3~6 cm，切取时要给两边的皮下保留少量浅筋膜从而避免皮肤坏死。筋膜的血供较丰富，可以向近端转移覆盖肘部合并骨外露或关节外露的皮肤软组织缺损区域。

• 骨间背动脉及桡骨复合组织瓣

由于骨间背动脉发出骨膜支营养桡骨近端部位的尺侧区。因此在切取时可以通过其骨膜支一同切取桡骨瓣修复复合组织缺损。骨膜支沿拇长伸肌腱内侧的肌间隔发出，骨瓣的切取长度应小于 8 cm。由于桡骨近端的宽度较窄，因此在凿取骨瓣时应注意避免造成桡骨骨折。将复合组织瓣转移至受区后，先将骨瓣与受区骨缺损处予以固定，再将皮瓣覆盖创面。

在本病例中，根据创面的大小以及交通支的位置设计了 7 cm×6 cm 骨间背侧皮瓣。切取时首先从蒂部切开皮肤及皮下组织，分离交通支后向皮瓣远端进行切取。将皮瓣掀起后向远端转移覆盖手背皮肤软组织缺损，供区取中厚皮植皮覆盖。术后腕关节固定于外展稍背伸位。术后皮瓣血运良好（图15.32）。

（3）适应证和禁忌证：骨间背侧皮瓣是男性患者最常用的覆盖虎口区域皮肤软组织缺损的方法，但是在女性患者中，由于该皮瓣供区位置相对较暴露，因此不作为首选方案，只有当桡动脉穿支皮瓣存在禁忌证时才考虑使用该皮瓣。骨间背侧皮瓣的其他禁忌证包括手背部分皮肤软组织缺损，但是由于骨间背动脉的蒂部相对较短，因此对于掌侧区域的皮肤软组织缺损，其仅能覆盖大鱼际及小鱼际区域。

骨间背动脉筋膜瓣同样适用于虎口及手背区域的皮肤软组织缺损。筋膜瓣的优势在于其供区可以一期闭合，起到了供区美观的效果；但是受区往往需要进一步植皮覆盖，增加了瘢痕挛缩的风险。联合近端桡骨瓣的骨间背动脉复合组织瓣经常用于拇指的基底部分重建，再进一步通过踇甲瓣再造拇指。

骨间背侧皮瓣的禁忌证主要是由于不同原因造成的前臂背侧区域皮肤软组织的损伤，以及在术前探查交通支时发现交通支缺如。

（4）优点：

- 解剖结构恒定，手术操作简单；
- 保留前臂主干血管；
- 皮瓣较薄，外观较好，皮瓣旋转角度较大；
- 可以切取带血运的骨瓣。

（5）缺点：

- 交通支缺如发生率 5%；
- 皮瓣供区位置较明显；
- 如果切取骨瓣需要将拇长伸肌腱起点重建；
- 与桡神经深支解剖关系复杂。

■ 病例二十三

患者 38 岁男性，工人，已婚。因外伤致右手3~4 指离断，手背皮肤软组织缺损；外院给予行残端修整，手背软组织清创植皮术。术后 2 年，手背贴骨瘢痕形成，手指屈曲困难，转我院治疗。查体：右手背侧 9 cm×5 cm 贴骨瘢痕形成，小指屈曲畸形，示指屈曲困难。设计 10 cm×6 cm 的腓肠内侧皮动脉穿支皮瓣。术中切开皮肤至深筋膜，自深筋膜深层分离皮瓣，暴露腓肠内侧皮动脉穿支，分离肌穿支至主干；游离腓肠内侧皮动脉主干，切取皮瓣。切除手背贴骨瘢痕，松解肌腱，重建示指伸肌腱及滑车，转移皮瓣至手背覆盖创面。术后 6 个月随访外观和功能可（图15.33）。

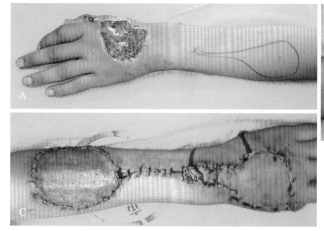

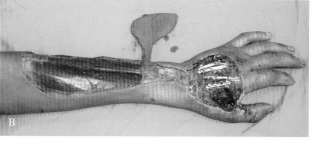

图 15.32 骨间背侧皮瓣修复手背大面积皮肤撕脱伤。
A. 根据创面设计骨间背侧皮瓣；B. 切取皮瓣向远端转移覆盖手背皮肤软组织缺损；C. 术后皮瓣血运良好，供区取中厚皮植皮覆盖

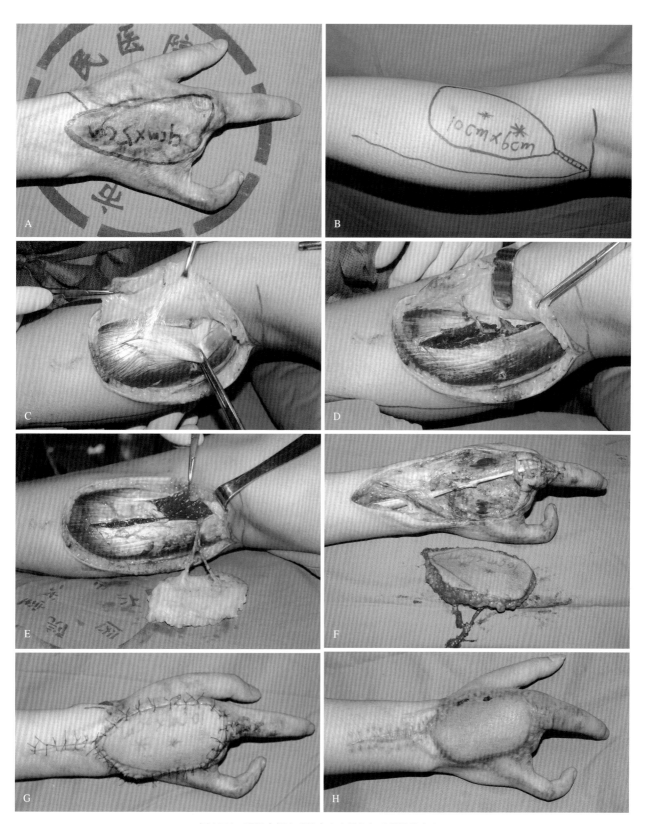

图 15.33 腓肠内侧皮动脉穿支皮瓣修复手背贴骨瘢痕。

A. 术前外观；B. 设计腓肠内侧皮动脉穿支皮瓣；C. 切开皮肤至深筋膜，自深筋膜深层分离皮瓣；D. 暴露腓肠内侧皮动脉穿支，分离肌穿支至主干；E. 游离腓肠内侧皮动脉主干，切取皮瓣；F、G. 切除手背贴骨瘢痕，松解肌腱，转移皮瓣至手背；H~K. 术后 6 个月，背侧和掌侧外观、手指握持功能及供区外观

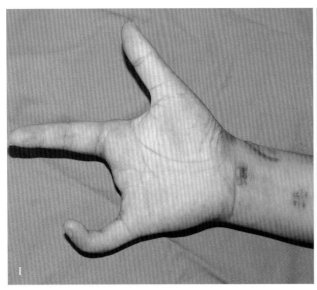
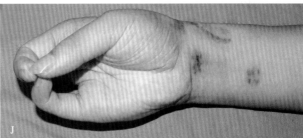
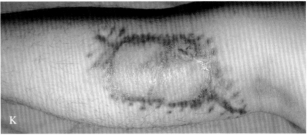

图 15.33 （续）

（韩　培　刘生和）

参考文献

［1］ Bertelli J A. Neurocutaneous axial island flaps in the forearm: anatomical, experimental and preliminary clinical results[J]. Br J Plast Surg, 1993, 46(6):489–496.

［2］ Faux W, Gold D M. An ordinary ruler and Limberg flap[J]. Plast Reconstr Surg, 2005, 115(5):1429–1431.

［3］ Dufourmentel C. Plastic Surgery[J]. Bull Acad Natl Med, 1994, 178(2)–263–265.

［4］ Muyldermans T, Hierner R. First dorsal metacarpal artery flap for thumb reconstruction: a retrospective clinical study[J]. Strategies Trauma Limb Reconstr, 2009, 4(1):27–33.

［5］ Nakayama Y, Soeda S, Kasai Y. Flaps nourished by arterial inflow through the venous system: an experimental investigation[J]. Plast Reconstr Surg, 1981, 67:328–334.

［6］ Takato T, Komuro Y, Yonehara H, et al. Prefabricated venous flaps: an experimental study in rabbits[J]. Br J Plast Surg, 1993, 46:122–126.

［7］ Sasa M, Xian W Q, Breidenbach W, et al. Survival and blood flow evaluation of canine venous flaps[J]. Plast Reconstr Surg, 1998, 82:319–327.

［8］ Schade V L. Digital fillet flaps: a systematic review[J]. Foot Ankle Spec, 2015, 8(4):273–278.

［9］ Lee S H, Jang J H, Kim J I, et al. Modified anterograde pedicle advancement flap in fingertip injury[J]. J Hand Surg Eur Vol, 2014, Sep 30.

［10］ Zhang Y X, Qian Y, Pu Z, et al. Reverse bipaddle posterior interosseous artery perforator flap[J]. Plast Reconstr Surg, 2013, 131(4):552e–562e.

［11］ Sobanko J F, Meijer L, Nigra T P. Epithelioid sarcoma. A review and update[J]. J Clin Aesthet Dermatol, 2009, 2:49–54.

［12］ Soong S, Weiss H. Predicting outcome in patients with localized melanoma[M]// Balch C M. Cutaneous Melanoma. St Louis: Quality Medical Publishing, 1998:51–61.

[13] Balch C M, Milton G W. Cutaneous Melanoma—Clinical Management and Treatment Results Worldwide[M]. Philadelphia: Lippincott, 1985:131–157

[14] Herr M J, Harmsen W S, Amadio P C, et al. Epithelioid sarcoma of the hand[J]. Clin Orthop Relat Res, 2004, 431:193–200.

[15] Bos G D, Pritchard D J, Reiman H M, et al. Epithelioid sarcoma. an analysis of fifty-one cases[J]. J Bone Joint Surg, 1988, 70A:862–870.

[16] Anderson R G. Skin tumors Ⅱ: melanoma[J]. Selected Reading in Plastic Surgery, 1995, 8:1–38.

[17] Nguyen J T, Bakri K, Nguyen E C, et al. Surgical management of subungual melanoma:Mayo clinic experience of 124 cases[J]. Ann Plast Surg, 2013, 71:346–354.

[18] Woolf R M, Broadbent TR. The four-flap-Z-plasty[J]. Plast Reconstr Surg, 1972, 49(1):48–51

[19] Shaw D T, Li S, Richy W G, et al. Interdigital butterfly flap (the double opposing Z-plasty) [J]. Handchirurgie, 1972, 4(1):41–43.

[20] Glicenstein J H, Bonnefous G. La plastie en trident[J]. Ann Chir Plast, 1975, 20:257 – 260.

[21] Angrigiani C, Grilli D, Dominikow, et al. Posterior interosseous forearm flap: experience with 80 consecutive cases[J]. Plast Reconstr Surg, 1993, 92:285 – 193.

[22] Costa H, Pinto A, Zenha H. The posterior interosseous flap – a prime technique in hand reconstruction. The experience of 100 anatomical dissections and 102 clinical cases[J]. J Plast Reconstr Aesthet Surg, 2007, 60:740 – 747.

[23] Penteado C V, Masquelet A C, Romana M C, et al. Periosteal flaps: anatomical bases of sites of elevation[J]. Surg Radiol Anat, 1990, 13:3–7.

[24] Foucher G, Braun J B. A new island flap transfer from the dorsum of the index finger to the thumb[J]. Plast Reconstr Surg, 1979, 63:344 – 349.

第四篇

软组织修复——下肢

第十六章
下肢修复的原则及覆盖方法

下肢的创伤大多由交通事故引起，因此往往为高能量损伤导致的开放性骨折。在过去的 20 年间，有关于下肢创伤的处理方法经历了许多具有深刻意义的变化，其中血管、神经、骨骼以及软组织的修复技术得到了显著的进步。尽管如此，严重的下肢毁损伤仍是目前外科医生面临的一大难题，尤其是对于创伤软组织的修复，更涉及方方面面的因素。衡量一个重建手术是否成功，不仅要看措施的安全性，更要看它能不能恢复肢体的外形和功能，同时避免对供区的伤害。这就要求临床医生具备对软组织缺损进行分析判断、做出临床决策的能力。而修复的最终目标，就像 Mathes 曾经在他的书中提到"Successful reconstructive surgery is measured in terms of safe defect coverage with simultaneous restoration of form and function and avoidance of donor site mobidity"，由此可见，外观、功能以及供区损伤是修复重建医生永恒不变的追求目标。

一、创伤软组织缺损的评估

患者的总体评估需要从最基础的病史出发，包括患者的职业、个人习惯，以及患者自身的预期效果。患者的依从性以及其对分期多次重建手术的精神承受力也是十分重要的因素。除此之外，患者的基础疾病有时也会影响创面的愈合，例如动脉闭塞症、糖尿病、周围神经病变、营养不良、

吸烟，以及类固醇药物的使用，也需要在临床决策中一并考虑。

伤情的评估需要包括受伤的方式和类型，软组织缺损的部位、大小，以及对功能的影响程度。此外，创面的特征，缺损组织的类型，异物、缺血或坏死组织的存在，肉芽组织的血供，渗出物的性质和量，以及是否合并感染，都是评估中重要的组成部分。Lange 等早在 1989 年就提出对于肢体严重损伤的评估需要从三方面考虑。

（1）患者因素：包括患者的年龄、慢性疾病、职业，患者及家属的意愿。

（2）肢体因素：受伤的类型、骨折的分型、是否合并血管神经损伤、是否合并对侧肢体的损伤等。

（3）其他因素：相关评分（MESS、ISS）、休克的程度及持续时间、热缺血时间的长短。在获取所有临床决策需要的条件和因素后，临床医生需要对这些信息分析并整合，以初步的功能康复目标为出发点，整理所有可实行的修复方法适应证和禁忌证。

有时在一些特殊情况下，会存在一个"灰色地带"，即一些软组织缺损可以通过多种方法覆盖而达到十分接近的外观及功能结果。在这种情况下，临床医生需要考虑的是患者的职业、个人习惯因素，因为供区的二次损伤有时会对患者的职业需求造成影响。但是很多医生在临床上发现，

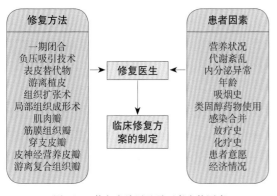

即便在充分评估患者各个因素并制定合适的修复方案后，有些患者最后的结果并不十分理想。比如，在很多下肢复合伤患者的治疗过程中，患者必须严格遵守医生制定的康复训练计划，包括制动时间、部分负重和完全负重的时间，以及期间的功能锻炼过程。但是术后发生的静脉血栓、瘢痕粘连以及皮瓣坏死等并发症均有可能影响整个康复的过程。所以术前评估的一个重要过程就是术前充分与患者沟通，让患者充分了解患者目前的治疗状况，未来可能发生的并发症以及相应的处理措施。笔者发现，这个沟通的评估过程有时会影响方案的制定并且最终获得一个相对满意的治疗结果。除了上述这些因素外，吸烟是创面修复治疗中最严重的危险因素之一。尼古丁不仅是一种强血管收缩剂，同样会影响红细胞、巨噬细胞以及成纤维细胞的增殖活化，尼古丁还是氧化代谢的抑制剂，可以增加血小板的黏附作用而增加血栓形成的概率。因此患者的吸烟史也是术前评估的一项重要因素，当患者有明确的吸烟史时，需要谨慎地选择修复方案或采用优化方式，比如延迟皮瓣（delay flap）。类固醇药物史、创面感染、放疗史都是会影响手术方案的重要因素（图 16.1）。

图 16.1　修复方法以及需要考虑的因素。

二、创伤软组织修复的方法

显微外科和其他辅助技术的发展为软组织缺损带来了大量有效的修复方法，以下将罗列一些常用的创面修复技术。

1. 负压吸引技术

负压吸引技术（negative pressure wound therapy）在 20 世纪 80 年代为创面治疗开辟了新的道路，它通过清除局部炎症因子、减轻组织水肿、促进肉芽组织生长的机制协助创面的修复。随着其在临床的普及，它被用于各种急性、慢性创面，包括感染性创面的一期覆盖。另外，在促进植皮愈合方面，负压吸引技术也发挥了强大的作用。从患者的角度，负压吸引技术减少了二期手术的窗口时间、患者的住院时间及费用，以及术后并发症的发生率。但是最近也有文献指出，负压吸引技术较传统的创面覆盖技术并不能减少二期手术的窗口时间，但是其减轻患者痛苦和应用方面的优势还是得到了认可。

2. 表皮替代物

表皮替代物（dermal substitutes）经常被用于大面积软组织缺损而供区软组织量有限的患者中。主要可以分为三类。①天然生物材料：完全由天然细胞外基质构成；②经加工的生物材料：包含特殊处理的生物成分；③合成材料：人工合成的替代物。它们均可以提供生物支架的结构覆盖大面积皮肤软组织缺损，除了天然生物材料有一定排异性存在外，其余材料的生物相容性均较好，可以用于覆盖合并有骨或肌腱外露的部位，并且具有抗感染、外观功能较好的优点，但是由于其价格昂贵，所以目前在临床上还未普及应用。

3. 植皮术

植皮术（skin graft）是历史最悠久的创面覆盖技术之一，从大量的文献研究中可以发现，中厚皮及全厚皮的适应证以及取皮供区的选择已经经过了数代的改进。中厚皮移植（split-thickness skin graft）具有切取方面及切取面积大的优点，在同一个位置可以反复切取使用，但是由于其缺乏皮肤附属器官，因此主要缺点是受区感觉恢复差，易发生瘢痕粘连。全厚皮移植（full-thickness skin graft）尽管切取面积有限，但是其愈合后外观功能较好，可以用于一些关节周围软组织缺损的修复。

4. 组织扩张术

组织扩张术（tissue expansion）在供区软组织量有限的情况下十分常用。皮肤及皮下组织在张力下发生过度角化，起初皮肤厚度慢慢变薄，但是 6 个月之后，扩张器取出后扩张皮肤的厚度会慢慢恢复。需要注意的是，肌肉和脂肪组织在扩张器的压力下会分别发生萎缩和变性坏死，但是研究证明扩张器使用后肌肉的萎缩对其功能没有很大的影响。组织扩张术最大的缺点就是治疗周期太长，不适用于急诊软组织缺损的修复。

5. 局部组织成形术

局部组织成形术（local tissue rearrangement）是最常用的软组织覆盖技术之一，其利用皮肤组织的延展性可以覆盖小面积的软组织缺损，但是对修复医生判断局部皮肤血供的要求也比较高，因为局部蒂部宽度的限制以及张力过高均会发生皮肤坏死的现象。Z 成形术（Z-plasty）是最常用的局部组织成形术，其历史可以追溯到 1829 年由 Fricke 发明，现在 Z 成形术已成为消除线性瘢痕最有效的手段。其他组织成形术还包括局部旋转皮瓣（rotation flap）和推进皮瓣（advancement flap）等，尽管这些皮瓣应用局限，但有时组合使用可以成为覆盖软组织缺损的有效方法。

6. 肌瓣和筋膜瓣

从 Mathes 和 Nahai 对皮瓣解剖的研究起，人们对肌瓣和筋膜瓣（muscle and fascial flaps）有了最初的认识，组织可以以其供血动脉的血管蒂为中心进行旋转来覆盖周围的软组织缺损。随后，肌瓣和筋膜瓣被广泛用于四肢、头颈和躯干部位软组织缺损的修复。由于其血供丰富，具有一定的抗感染能力，因此可用于感染创面的覆盖、死腔的填塞等。如今，肌瓣不仅用于传统的创面覆盖技术，还被用于功能的重建中：将支配该肌肉的神经一同切取，移植并与受区的神经进行吻合，可以重建受区的功能。这

种肌瓣被称作功能性肌瓣（functional muscle transfer）。临床上较常见的有背阔肌肌瓣（latissimus dorsi flap）、股薄肌肌瓣（gracilis muscle flap）。

7. 穿支皮瓣和皮神经营养皮瓣

穿支皮瓣和皮神经营养皮瓣（perforator flap and neurocutaneous flap）是近几年来显微外科发展的又一个里程碑。穿支皮瓣通过主干动脉的穿支血管供血，不仅可以保留主干动脉的完整性，还可以保留皮瓣下的肌肉和筋膜组织，大大降低了皮瓣的供区损伤。而皮神经营养皮瓣通过携带皮肤的皮神经，以皮神经周围的链式血管网作为皮瓣的轴型血供，大大增加了其切取的范围。笔者将这两种类型的皮瓣进行结合，设计了以穿支血管为蒂的皮神经营养血管皮瓣，在减少供区损伤的情况下又增加了皮瓣的切取面积，在临床上得到了广泛的应用。

三、创伤软组织修复的原则和决策

Gillies 和 Millard 早 在 1957 年 出 版 的 *The Principles and Art of Plastic Surgery* 就提出了整形修复外科的 16 项原则，但是在当时被认为包含哲学因素太多且不适用于外科原则，所以一直没有被临床普及应用。Millard 随后在 1986 年出版的 *Principlization of Plastic Surgery* 中提出了软组织修复的四大基本原则。

1. 相似修复

相似修复（replace like with like）即采用相同的组织类型来修复软组织缺损，比如用肌肉修复肌肉、肌腱修复肌腱等，目的是为了最大限度地恢复外观和功能。在这一方面，复合组织移植最好地诠释了相似修复的原则。当相似修复的原则不能满足时，则需要选择最相近的组织替代，而此时最需要考虑的因素就是减少供区损伤。

2. 供区的充分利用

供区的充分利用（tissue bank）原则即人体的

许多供区都可以用于软组织缺损的修复，但是在切取时需要注意最大限度地利用供区的组织，减少对供区的损伤。有时，一些特殊的供区也能提供充足的组织用于修复缺损，比如在创伤性肢体离断后，在没有再植指征的前提下，从离断肢体切取组织用于残端的覆盖，不仅可以废物利用，还可以保留患肢的长度而进一步增加术后的功能。这些技术被称作"残肢组织瓣"（fillet flap）。

3. 功能以及外观的恢复

功能以及外观的恢复（functional and aesthetic aspects）原则，即修复重建医生不仅要做到第一点的相似修复，还需要考虑每个部位的特殊功能及外观要求，例如在修复足底负重区域时，需要满足其耐压、耐磨、保护性感觉的特点，切取有一定厚度和韧性的组织，同时需要吻合神经恢复其功能，另外还要注意避免过于臃肿而不利于术后正常穿着鞋袜。

4. 备用方案

备用方案（back-up plan）原则，即在设计修复方案时，务必要考虑备用方案的准备，因为在术中会遇到无法预料的突发情况，例如血管变异、损伤血管蒂等，此时就需要采用备用方案来继续手术而不是终止手术。

Mathes 和 Nahai 等在 1982 年提出了修复阶梯（reconstructive ladder）的概念，用于指导修复医生选择恰当的手术方案，做出最适当的临床决策。修复阶梯从创面的直接关闭开始逐渐向上，到游离植皮覆盖，再到局部转移皮瓣、远处带蒂皮瓣，再到游离皮瓣移植（图 16.2）。从阶梯的最下层向上意味着手术的复杂性不断增加。修复阶梯的宗旨是尽量采用简单的手术方案来到达修复创面的效果。但是随着时间的推移，许多修复医生发现最简单的修复方法并不意味着好的功能和外观恢复，反而会增加并发症的发生率。例如在足底区域采用植皮方法覆盖软组织缺损，患者在术后由于反复摩擦该区域而又缺乏保护性感觉存在，会反复发生溃疡。这就增加了患者需要反复就诊及二次手术的负担。修复阶梯的局限性在当时许多骨科医生面临骨与软组织的复合缺损的临床决策中备受质疑。因为在缺乏良好的软组织床的环境下，骨折或骨缺损的并发症将变得更为频发。当时被普遍认同的观点来自于 Gottlieb 和 Krieger：修复阶梯的概念是在初步方案无法实施的情况下，而采用阶梯上一级的方案。然而这又带来的新的问题，就是初步方案的制定仍没有一个完整的参考依据。因此在 2 年后，Levin 重新改进了修复的理念，同时提出了一个新的概念——骨整形科（orthoplastic），他摒弃了先前的修复方式简单化的目标，取而代之的是将修复的成功率放在第一位。Levin 将软组织修复的稳定性放在了第一位，即便有些修复方案操作简单且供区损伤小，但是如果不能达到稳定覆盖的目的还是不能被临床采用。

近年来，随着许多新的修复方法和一些辅助技术逐渐应用于临床，比如再生组织工程（regeneration tissue engineering）、机械臂（robotic arm）等。许多软组织缺损修复后的功能及外观均得到了很大的改善，但是也带来了新的问题。由于许多修复方法都具有各自独特的特点，有些术后的外观比较美

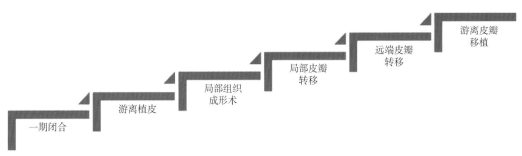

图 16.2　修复阶梯概念。

观，有些供区损伤较小，所以在平衡这些特点上，再一次给修复医生带来的难题。另一方面，随着显微外科技术的进步，许多之前被认为复杂的手术方法，由于技术的不断进步和临床医生技能的提高，现在已经逐步变得简单且普及。笔者在临床上发现，对于同样的足跟负重区域的软组织修复，肌瓣联合全厚皮瓣移植可以到达普通患者行走和站立的需求，但是对于一个从事运动工作的患者，该方法可能无法满足他的要求，必须要采用筋膜皮瓣来覆盖缺损，且需要吻合神经来恢复其保护感觉，尽管前一种方法的供区损伤较小，但是第二种方法对于运动员来说无疑可以取得更好的功能结果。从这一点上，笔者认为修复的临床决策已经从过去的单方面依据向多元化转变：基于外观、功能以及供区损伤三大目标，将现在各种修复技术看作是独立的单元，将各种技术的优势相互整合，做出最适合患者的个性化治疗措施。必须要指出的是：在应用这些技术的同时，临床医生还要需要考虑各种技术的相互作用，有时不必局限于一种方法，而可以将多种方法联合应用。比如在治疗大面积范围的软组织缺损时，根据不同部位的需求，可以分区采用不同的修复方法：在肉芽组织生长良好的地方采用游离植皮进行覆盖，在肌腱或骨外露的部位采用游离皮瓣转移的技术，如果需要切取的皮瓣面积过大，可以采用先进行组织扩张（tissue expansion）再切取移植的方法来减少供区损伤。在骨缺损合并软组织缺损的患者中，如果考虑切取复合组织瓣带来的供区损伤太大，可以采用牵张成骨（distraction osteogenesis）的方法，在一期皮瓣覆盖创面后，安装延长支架行骨迁移术，同时修复复合组织缺损的问题。这种灵活应用各种技术的修复理念可以被看作是一组齿轮的模型（reconstructive gear）：每一个技术就是其中一个齿轮部件，它们之间相互依赖和协同运作以到达最佳的结果（图 16.3）。

四、修复组织瓣的选择

与其他部位不同，下肢在很多骨性凸起的部位（内、外踝等）软组织覆盖较少，局部用于覆盖的选择较少，因此常常需要切取带蒂或游离的皮瓣进行转移修复。一般来说，下肢可分为几个不同的区域来方便临床医生选择合适的软组织进行修复（图 16.4）。局部的肌瓣或者筋膜瓣在某些区域可以作为首选的治疗方案。

当遇到广泛皮肤软组织脱套的患者，且皮肤穿支全部损伤时，局部转移皮瓣的应用将受到很大的限制，而且考虑到局部的肌肉功能而无法切取肌瓣

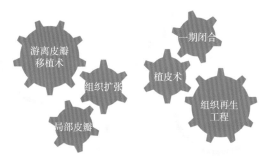

图 16.3 **修复齿轮的模型。**

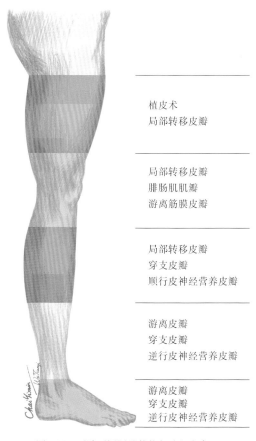

植皮术
局部转移皮瓣

局部转移皮瓣
腓肠肌肌瓣
游离筋膜皮瓣

局部转移皮瓣
穿支皮瓣
顺行皮神经营养皮瓣

游离皮瓣
穿支皮瓣
逆行皮神经营养皮瓣

游离皮瓣
穿支皮瓣
逆行皮神经营养皮瓣

图 16.4 **下肢不同区域的修复选择方案。**

时，只要患者一般情况无显微外科手术禁忌，那么游离皮瓣在此时就成为较为合适的修复手段。

当选择游离组织瓣移植修复时，需要考虑以下问题：受区可供吻合的血管可能受到创伤、周围血管疾病等影响，且吻合的受区血管不能影响下肢远端的血液供应，因此很多情况下，临床医生会选择端侧吻合的方法来减少对下肢主要血管的损伤，尤其是下肢严重损伤合并主要血管损伤且只有一条血管供应远端血供的情况时。在其他的供区切取穿支蒂的游离组织瓣不仅可以覆盖较大面积的皮肤软组织缺损，且可以以 flow-through 的形式来重建下肢主要血管。以超显微外科形式的穿支 - 穿支吻合同样也是近年来兴起的解决下肢主干血管损伤、缺乏供吻合血管等问题的新技术。

近年来，随着对供区损伤以及康复周期的不断重视，穿支皮瓣由于其特有的优势，使得显微外科医生对其的研究变得越来越深入。其中，Taylor、唐茂林、Schaverien、Saint-Cyr 及 Lykoudis 等先后发表了大量下肢穿支解剖的文章，为下肢切取以穿支为蒂的局部皮瓣提供了解剖学基础。以穿支为蒂的局部皮瓣设计灵活，可以切取以穿支加强蒂（perforator-plus）或筋膜蒂（perforator-sparing）的推进皮瓣、筋膜皮瓣、岛状皮瓣及螺旋桨皮瓣（propeller flap）等。其中，推进皮瓣类似于传统的 V-Y 皮瓣等由于受到皮肤及筋膜移动度的限制，目前在临床上应用较

少，而筋膜皮瓣则属于 Ponten 等最早提出的筋膜蒂皮瓣的范畴，也就意味着可以省略对穿支的游离步骤，如果筋膜皮瓣在分离蒂部时发现穿支并将其适当游离，则该皮瓣属于穿支加强蒂皮瓣，而没有探及穿支时，则属于单纯筋膜皮瓣。尽管筋膜蒂会限制皮瓣的旋转范围，但是却增加皮瓣的静脉回流。岛状皮瓣可以最大程度增加皮瓣的修复范围，但是需要在术中仔细分离穿支血管，甚至分离部分上级血管。螺旋桨皮瓣可以切取很大面积的皮肤筋膜组织用于覆盖创面，且旋转角度可达 180°，但随着旋转角度的增大，其发生静脉回流障碍的风险也随之上升。

将穿支皮瓣用于修复下肢皮肤软组织缺损的前提条件是在受区周围存在合适的穿支血管。因此在术前需要对供区的皮肤条件进行详细的检查，排除由于创伤或其他因素导致的供区皮肤或者血管蒂的损伤。大部分下肢创伤的软组织覆盖手术均在仰卧位下进行，主要是因为很大一部分穿支皮瓣的穿支血管蒂是从胫前血管、胫后血管以及腓动脉发出的，如果缺损部位要求患者在俯卧位进行手术时，则可以考虑切取腓肠内侧动脉穿支皮瓣、内收肌穿支皮瓣或股后侧穿支皮瓣等进行修复。目前临床上使用的下肢穿支皮瓣多种多样，可根据不同创面位置及大小进行设计切取。表 16.1 列举了一些常用的下肢穿支皮瓣及其特点的比较。

表 16.1　常用下肢穿支皮瓣的比较

皮瓣	内收肌	DIEA	LCFA	MCFA	腓动脉	腓肠动脉	TDA
大小	++	+++	++	+	–	–	++
外观							
较薄	–	–*	–*		++	++	–*
臃肿	+	+++	–	++			
蒂部							
直径	–	+++	+	+	–	+	+++
长度	–	++	–	–	–	+	++
桥接	–	–	–	+	+	–	–
切取方便	–	–	+	+	++	++	++
局部转移	++	+	++	++	++	++	
体位							
仰卧	–	+	+	+	+	+	+
俯卧	++	+	+		+	++	++

(续表)

皮瓣	内收肌	DIEA	LCFA	MCFA	腓动脉	腓肠动脉	TDA
浅静脉回流	−	＋＋	−	＋＋	＋＋	＋	−
组合皮瓣	＋	＋	＋	＋	＋＋	＋	＋＋
供区损伤	−	＋	＋	＋	−	−	−
解剖变异	＋	＋	＋	−	＋		＋

* 可以在显微镜下进行修薄。

DIEA：腹壁下深动脉；LCFA：旋股外侧动脉；MCFA：旋股内侧动脉；TDA：胸背动脉。

（郑宪友　陆晟迪）

参考文献

[1] Bruce D B. Skeletal Trauma: Basic Science, Management, and Reconstruction[M]. 3rd ed. Philadelphia: Pennsylvania Saunders, 2007.

[2] Mathes S J, Nahai F. Reconstructive Surgery: Principles, Anatomy, and Technique[M]. Vol.3. St.Louis London: Quality Medical Publishing, Churchill-Livingstone, 2012, 1193–1206.

[3] Lange R H. Limb reconstruction versus amputation decision making in massive lower extremity[J]. Clin Orthop Relat Res, 1989, 243:92–99.

[4] Mosely L H, Finseth F. Cigarette smoking: impairment of digital blood flow and wound healing in the hand[J]. Hand, 1977, 9:97–101.

[5] Siana J E, Rex S, Gottrup F. The effect of cigarette smoking on wound healing[J]. Scand J Plast Reconstr Surg Hand Surg, 1989, 23:207–209.

[6] Moues C M, van den Bemd G J, Heule F, et al. Comparing conventional gauze therapy to vacuum-assisted closure wound therapy: a prospective randomised trial[J]. J Plast Reconstr Aesthet Surg, 2007, 60:672–681.

[7] Mandal A. Role of topical negative pressure in pressure ulcer management[J]. J Wound Care, 2007, 16:33–35.

[8] Wanner M B, Schwarzl F, Strub B, et al. Vacuum-assisted wound closure for cheaper and more comfortable healing of pressure sores: a prospective study[J]. Scand J Plast Reconstr Surg Hand Surg, 2003, 37:28–33.

[9] Argenta L C, Morykwas M J. Vacuum-assisted closure: a new method for wound control and treatment. Clinical experience[J]. Ann Plast Surg, 1997, 38:563–576.

[10] Morykwas M J, Argenta L C, Shelton-Brown E L, et al. Vacuum assisted closure: a new method for wound control and treatment: animal studies and basic foundation[J]. Ann Plast Surg, 38(6):553–562.

[11] Hutmacher D W, Schantz J T, Lam C X, et al. State of the art and future directions of scaffold-based bone engineering from a biomaterials perspective[J]. J Tissue Eng Regen Med, 2007, 1:245–260.

[12] Gottlieb M, Furman J. Successful managements and surgical closure of chronic and pathological wounds using integra[J]. J Burns Surg Wound Care, 2004, 3:4–60.

[13] Hodgkinson T, Bayat A. Dermal substitute-assisted healing: enhancing stem cell therapy with novel biomaterial design[J]. Arch Dermatol Res, 2011, 303:301–315.

[14] Shahrokhi S, Arno A, Jeschke M G. The use of dermal substitutes in burn surgery: acute phase[J]. Wound Repair Regen, 2014, 22:14–22.

[15] Chalmers R, Smock E, Geh J. Experience of integra in cancer reconstructive surgery[J]. J Plast Reconstr Aesthet Surg, 2010, 63: 2081–2090.

[16] Shores J T, Gabriel A, Gupta S. Skin substitutes and alternatives: a review[J]. Adv Skin Wound Care, 2007, 20:493–508.

[17] Neligan P. Plastic Surgery[M]. 3rd ed. Vol 1. Philadelphia: Saunders, 2012.

[18] Burm J S, Chung C H, Oh S J. Fist position for skin grafting on the dorsal hand: I. analysis of length of the dorsal hand surgery in hand positions[J]. Plast Reconstr Surg, 1999, 104:1350–1355.

[19] Broughton G Ⅱ, Rohrich R. Wounds and scars[J]. Select Read Plast Surg, 2005, 10:5–7.

[20] Olenius M, Johansson O. Variations in epidermal thickness in expanded human breast skin[J]. Scand J Plast Reconstr Surg Hand Surg, 1995, 29: 15–20.

[21] Johnson T M, Lowe L, Brown M D, et al. Histology and physiology of tissue expansion[J]. J Dermatol Surg Oncol, 1993, 19:1074–1078.

[22] Fricke J C. Bildung neuer augenlider (blepharoplastik): nach zerstorung und dadurch hervorgebrachten Auswartswendungen deselben[M]. Hamburg: Perthes & Basse, 1829.

[23] Horner W E. Clinical report on the surgical department of the Philadelphia Hospital[J]. Am J Med Sci, 1837, 21:99–106.

[24] Mathes S J, Nahai F. Clinical Applications for Muscle and Muscu-Locutaneous Flaps[M]. St. Louis: C.V. Mosby, 1982.

[25] Lin X, Huang J, Shi Y, et al. Tissue engineering and regeneration medicine in applied research: a year in review of 2014[J]. Tissue Eng Part B Rev, 2015, 15. [epud ahead of print]

[26] Buncke H H. Functional reconstruction of an extremity by free tissue transfer of the latissimus dorsi[J]. J Bone Joint Surg Am, 1984, 66(5): 806.

[27] Geddes C R, Morris S F, Neligan P C. Perforator flaps: evolution, classification, and applications[J]. Ann Plast Surg, 2003, 50:90–99.

[28] Gillies H D, Millard D R. The Principles and Art of Plastic Surgery[M]. Boston: Little, Brown & Co., 1957.

[29] Millard DR. Principlization of Plastic Surgery[M]. Boston, Toronto: Little, Brown & Co., 1986.

[30] Gottlieb L J, Krieger L M. From the reconstructive ladder to the reconstructive elevator[J]. Plast Reconstr Surg, 1994, 93(7):1503–1504.

[31] Levin L S. The reconstructive ladder: an orthopaedics approach[J]. Orthop Clin North Am, 24(3):393–409.

[32] Godina M. Early microsurgical reconstruction of complex trauma of the extremities[J]. Plast Reconstr Surg, 1986, 78(September 3):285–292.

[33] Buncke H J, Lineaweaver W C, Buncke G M, et al. Microsurgery: directions for the 1990s[J]. Hand Clin, 1991, 7(3):471–479.

[34] Bhattacharyya T, Mehta P, Smith M, et al. Routine use of wound

vacuum-assisted closure does not allow coverage delay for open tibia fractures[J]. Plast Reconstr Surg, 2008, 121(4):1263–1266.

[35] Lo C H, Leung M, Baillieu C, et al. Trauma centre experience: flap reconstruction of traumatic lower limb injuries[J]. ANZ J Surg, 2007, 77:690–694.

[36] Tamai S. History of microsurgery[J]. Plast Reconstr Surg, 2009, 124: e282-e294.

[37] Levin L S. Early versus delayed closure of open fractures[J]. Injury, 2007, 38(8):896–869.

[38] Buchanan P J, Kung T A, Cederna, P S. Evidence-based medicine: wound closure[J]. Plast Reconstr Surg, 2014, 134(6):1391–1404.

[39] Taylor G I, Corlett R J, Dhar S C, et al. The anatomical (angiosome) and clinical territories of cutaneous perforating arteries: development of the concept and designing safe flaps[J]. Plast Reconstr Surg, 2011, 127:1447–1459.

[40] Tang M, Mao Y, Almutairi K, et al. Three-dimensional analysis of perforators of the posterior leg[J]. Plast Reconstr Surg, 2009, 123:1729–1738.

[41] Schaverien M, Saint-Cyr M. Perforators of the lower leg: analysis of perforator locations and clinical application for pedicled perforator flaps[J]. Plast Reconstr Surg, 2008, 122:161–170.

[42] Lykoudis E G, Koutsouris M, Lykissas M G. Vacular anatomy of the integument of the lateral lower leg: an anatomical study focused on cutaneous perforators and their clinical importance[J]. Plast Reconstr Surg, 2011, 128:188–198.

[43] Pontén B. The fasciocutaneous flap: its use in soft tissue defects of the lower leg[J]. Br J Plast Surg, 1981, 34:215–220.

[44] Parrett B M, Winograd J M, Lin SJ, et al. The posterior tibial artery perforator flap: an alternative to free flap closure in the comorbid patient[J]. J Reconstr Microsurg, 2008, 25:105–109.

[45] Hallock G G, Sano K. The medial sural [medial gastrocnemius] perforator free flap: an "ideal" prone position skin flap[J]. Ann Plast Surg, 2004, 52:184–187.

[46] Wong CH, Tan BK. Perforator-sparing transposition flaps for lower leg defects: anatomic study and clinical applications[J]. Ann Plast Surg, 2007, 58:614–621.

第十七章
骶尾部及大腿的软组织重建

骶尾部和大腿是下肢的起始部位，从骨盆一直延续到髌骨水平。在该部位，所有的手术都是从充分的创面准备以及缺损组织重建需求评估开始的。由于大腿部位皮肤的延展性较好，且周围肌肉组织十分丰富，大腿部位的软组织缺损大多可以通过一期或二期手术闭合，单纯的植皮手术也可以取得较好的效果。当大腿软组织缺损较多，或者可用于移植的组织是较为重要的组织结构时，大腿周围那些常用的穿支皮瓣可以有效地覆盖较大面积的软组织缺损，且大多数情况下，局部或带蒂的皮瓣就可以完全满足大腿周围组织的修复要求，无须进行复杂的游离组织瓣移植覆盖。而在骶尾部周围，由于肌皮瓣血供丰富，抗感染能力强，因此一直以来被普遍公认为修复该区域的首选方案。另外，肌瓣组织含量较高，可以为骶尾部周围一些骨性凸起部位，如骶骨、坐骨、转子区域等提供良好的抗压能力。近年来，筋膜皮瓣以及穿支皮瓣开始逐步被临床应用于髋部周围软组织缺损的重建中，适应证不仅仅局限于溃疡创面的覆盖，在肿瘤切除后重建中也有所应用。穿支皮瓣最早在 1988 年被报道应用于后腰部软组织的重建中，从那以后，穿支皮瓣的适应证逐步推广到治疗慢性溃疡、其他骨盆周围及会阴部的软组织重建中。

和其他部位的软组织缺损一样，骶尾部和大腿软组织缺损的评估需要根据缺损组织的类型以及各缺损组织的范围来进行。随后根据缺损的评估情况、患者的一般情况，以及在本章要详细介绍的骶尾部及大腿软组织重建的要求、适应证、修复方式选择、手术技术等要求，制定合适的治疗方案。

一、骶尾部的解剖特点及修复原则

骶尾部周围软组织缺损的主要原因有以下两点：①压迫性溃疡（pressure sores）；②肿瘤根治术后（radical oncologic surgery）。

后者的创面相对比较复杂，主要原因是很多患者将放疗作为其肿瘤治疗方案的一部分，而局部放疗会使创面血供受到较大影响，重建手术也相对较难实施。有些情况下，骶尾部周围由于肿瘤根治术后遗留的复杂创面可能是临床医生遇到过的最为棘手的情况：主要由于放疗创面通常情况下较潮湿，很难保持清洁干燥的状态，为创面的准备带来了很大的影响。近年来对于骶尾部周围肿瘤的研究焦点主要集中在提高多学科的交叉协同治疗、手术技术，以及术后综合护理。然而，由于手术及术后放疗造成的并发症率却不断增加，由感染、窦道、死腔等造成的慢性难愈合性创面越来越普遍，其复杂性及治疗难度也越来越高。

术前准确全面的评估对制定有效的手术方案至关重要，首先要了解患者疾病的病理生理学改变，以及其对患者预后以及治疗选择的影响。此外，还要考虑患者其他的疾病因素，包括周围软组织的条件、是否存在瘢痕组织，以及患者的全身疾病，例如将影响皮瓣存活能力及创面愈合能力的周围血管疾病等相关病史，患者的全身营养状况等，都需要在术前进行调整改善。

对于压迫性溃疡，治疗的基础是彻底完全地切除包括溃疡组织、周围瘢痕组织、坏死组织，以及基底部的黏液囊性组织等所有病灶，如果合并骨外露的话，还要刮除表面的死骨部分直到血供良好的新鲜骨组织，所有骨性突出的部分都要将其磨平。对于合并死腔和窦道的溃疡创面，应予以血供丰富的软组织进行填充。在闭合创面时，无论受区还是供区都要在无张力的情况下缝合移植物与周围组织。如果患者存在血管相关疾病，应在术前使用超声多普勒（Doppler ultrasound），CTA，或者 MRA 等检查骨盆的血管情况。对于肿瘤根治术后的创面，同样需要做好上述的准备工作，以及达到上述的修复要求。此外，选择修复方法时，应该尽量选择安全性较高的方案以避免对患者的辅助放疗或者化疗方案不造成影响。

对于坐骨处的溃疡，应该谨慎处理坐骨支，广泛的骨盆根治术会使溃疡创面转移至另一侧的坐骨，使得对侧坐骨结节更容易形成压迫性溃疡。同样的，双侧骨盆根治术会使压迫性溃疡创面向会阴区域转移。因此，对于坐骨处的溃疡，应该予以谨慎地清创，在清创时需要充分地评估周围的软组织，判断其可能与周围软组织存在窦道等相连通道，如直肠及会阴部等。

另一条原则同其他部位软组织修复的原则一样，就是在设计皮瓣时，应避免将缝线的位置放置在容易受体位压迫的区域，且在设计局部皮瓣时，应注意对附件组织供区的损伤，尽可能保留周围可切取皮瓣所在的供区皮肤，以便在术后发生并发症需要二次手术覆盖时可以提供其他选择。

二、骶尾部软组织修复方法

Conway 和 Griffith 在 1956 年就提出了采用肌瓣来覆盖压迫性溃疡的治疗方案，他们认为肌瓣是血供极为丰富的组织瓣，可以达到很好的覆盖效果。然而，肌瓣同筋膜瓣或筋膜皮瓣相比是对缺血极为敏感的组织瓣，由此看来，用肌瓣治疗压迫性溃疡的治疗方案本身存在着一定的矛盾。除此之外，肌瓣还常常被用于骨盆的软组织缺损的覆盖。因此，尽管笔者不建议放弃肌瓣在髋部周围软组织重建中的应用，但是笔者还是建议在某些情况下使用筋膜皮瓣或者穿支皮瓣等一些新的皮瓣技术，以取得更为理想的效果。

在压迫性溃疡的治疗方面，很多文献报道了对于皮瓣设计中的多种改良方法，使皮瓣在旋转或推进过程中更为简便。其中，很大一部分文献介绍了使用旋转皮瓣的技术以及皮肤的延展性效果来重塑局部软组织分布（reshaping），而不再是过去使用岛状皮瓣或者局部推进皮瓣来强行覆盖创面（图17.1）。其主要的原因是压迫性溃疡其易复发的特

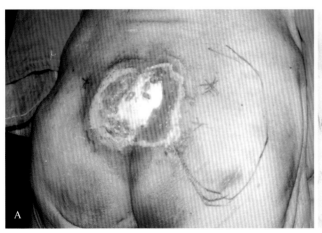
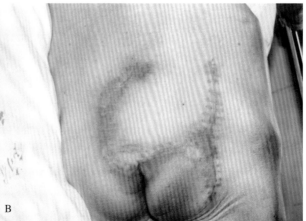

图 17.1　使用旋转皮瓣的技术及皮肤的延展性效果重塑局部软组织分布。

点，使得我们在治疗过程中需要留有备选方案。但是这种修复的原则在肿瘤根治术后遗留创面的治疗中却截然不同，在肿瘤根治术后遗留创面的修复中，应该尽可能做到一次性快速安全地修复，而不是这种留有余地的修复理念。

近年来有许多报道主张采用筋膜皮瓣修复坐骨结节压迫性溃疡，并提出了其较肌瓣的优势。在这些报道中，作者都强调了彻底的清创对于溃疡修复的作用超过了修复方案的选择。而大量穿支皮瓣的成功应用也使得大家逐渐认同其对于髋部周围软组织缺损修复的价值，认为穿支皮瓣在具备理想修复效果的同时还大大减少了供区损伤。另外，穿支皮瓣的灵活设计可以有效地修复各种类型、各种形状的创面。穿支皮瓣由于具有血管蒂较长，且血管蒂一般以垂直走行进入皮瓣的特点，使得其移动度较大，转移后对蒂部的影响也较小，还可以有效避免在体位受压区域遗留皮瓣缝线。笔者根据文献报道总结了可用于治疗髋部周围软组织缺损的穿支皮瓣供区（表 17.1）。

表 17.1　骶尾部修复可使用的穿支皮瓣

局部皮瓣
骶骨周围
臀上动脉穿支皮瓣（superior gluteal artery perforator flap，SGAP flap）
腰动脉穿支皮瓣（lumbar artery perforator flap，LAP flap）
骶旁动脉穿支皮瓣（parasacral artery perforator flap，PSAP flap）
肋间外侧动脉穿支皮瓣（lateral intercostal artery perforator flap，LICAP flap）
坐骨周围
股深动脉穿支皮瓣（deep femoral artery perforator flap，DFAP flap），截瘫患者适用
臀后皮瓣（posterior gluteal thigh flap），非截瘫患者适用
臀下动脉穿支皮瓣（inferior gluteal artery perforator flap，IGAP flap）
旋股外侧动脉穿支皮瓣 - 股外侧肌（lateral circumflex femoris artery perforator-vastus lateralis flap，LCFAP-vl flap）
股骨转子周围
旋股外侧动脉穿支皮瓣 - 阔筋膜张肌（lateral circumflex femoris artery perforator-tensor fascia lata flap，LCFAP-tfl flap）
臀上动脉穿支皮瓣（superior gluteal artery perforator flap，SGAP flap）
旋股外侧动脉穿支皮瓣 - 股外侧肌（lateral circumflex femoris artery perforator-vastus lateralis flap，LCFAP-vl flap）
股深动脉穿支皮瓣（deep femoral artery perforator flap，DFAP flap），截瘫患者适用
远端皮瓣 / 游离皮瓣
腹壁下深动脉穿支皮瓣（deep inferior epigastric artery perforator flap，DIEAP flap）
胸背动脉穿支皮瓣（thoracodorsal artery perforator flap，TDAP flap）/ 胸背动脉穿支 - 背阔肌复合皮瓣（compound TDAP-latissimus dorsi flap）

（一）臀上动脉穿支皮瓣（superior gluteal artery perforator flap，SGAP flap）

1. 解剖特点

臀上动脉是髂内动脉在坐骨大孔穿出的终末支，臀上动脉在该处被多个独立的脂肪垫包裹，并分布在浅筋膜层内。臀上静脉在该区域接受周围区域发出的数条属支。臀上动脉在穿出骨盆时分为浅支和深支两支。浅支沿梨状肌上缘走行至臀大肌，在其到达臀部皮肤之前，发出数条分支穿过臀大肌肌肉组织，并营养其表面的浅筋膜及皮肤组织（图 17.2）。

臀上动脉的穿支沿外上方向走行，其供养臀部内侧区域的穿支主要沿向上的方向走行，其在肌肉

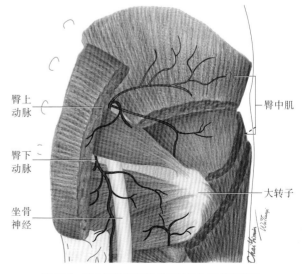

图 17.2　臀上动脉在穿出骨盆时分为浅支和深支。

内走行的长度为 4~5 cm，取决于臀大肌肌肉组织的厚度。供养臀部外侧区域的穿支走行较水平，其在肌肉内走行的距离为 4~6 cm，由于供养外侧区域的穿支其走行距离较长，因此这类穿支的长度也较供养臀大肌内侧区域穿支的距离要长。在切取时，可以逆行分离穿支至臀上动脉，切取以臀上动脉穿支为蒂的穿支皮瓣。

由臀上动脉浅支发出的 1~3 条穿支主要分布在臀大肌的上半部分，该部分的感觉由腰段神经的背侧支支配，腰段神经的分支在髂后上棘的外侧穿过深筋膜，向上走行分布于臀上区域。

2. 手术技巧

术前采用 CTA 或彩色多普勒定位穿支位置，根据穿支位置以及缺损的位置和大小设计皮瓣。皮瓣一般从外侧缘开始切取，皮瓣切取的层次在臀大肌肌膜的深面。笔者认为辨认皮瓣切取的层次是十分重要的一步，正确的切取层次不仅便于解剖穿支，其术中出血也相对较少。臀大肌肌束止于髂胫束和股骨的臀肌粗隆，因此其肌束的方向与分离穿支的方向一致。当由外向内分离穿支时，将遇到穿支沿臀大肌肌束走行的血管蒂，通常在臀大肌肌束中可以分离到数条直径超过 1 mm 且有两条伴行静脉伴行的穿支血管。大多数情况下，皮瓣只需要一个血管蒂即可满足血供要求，如果遇到其他穿支血管汇入主要血管蒂时，可以保留该穿支。现今的术前影像学技术对穿支的定位能力已经使穿支的切取和选择更为直观。

当充分游离穿支后即可切取皮瓣，需要注意的是，坐骨神经在臀大肌的深面走行，但是术中一般不暴露坐骨神经。术中使用拉钩或牵引时需要注意防止误损伤坐骨神经。当进一步向近端分离时，应该将股皮神经从其血管神经束结构中游离出来，如果分离到支配该区域的感觉支，可以将其一起切断暴露在皮瓣内，通过与受区的神经残端吻合来恢复受区的感觉。

当将走行在臀大肌肌束间的穿支游离完成时，切开其下方的骶前筋膜显露脂肪窝，可以发现有数条属支静脉汇入血管蒂，仔细分离这些属支并将其逐一结扎，包括其尾骨分支。可以在脂肪窝的内侧探及阴部内动脉，逐一对其进行保护。继续向下分离至臀下动脉处，此时血管蒂的长度可达 7~11 cm，多数情况下可以轻松转移至受区，而不影响蒂部的血供及静脉回流。

3. 注意事项

（1）术前影像学检查定位穿支可以有效减少术中寻找及分离穿支的时间。术中体位的摆放也十分重要，在仰卧位切取皮瓣时，需要注意在患者身下放置足够的气垫以免压迫性神经瘤的发生。

（2）在关闭供区时，应注意供区浅筋膜的缝合方式，避免垂直缝合，尽量采用斜向上或者水平的切口闭合方式，以减少供区外观畸形的发生。

（3）在切取皮瓣时，理想的切取层面是臀大肌筋膜下，因此建议一般从皮瓣的外侧缘开始切取，在该层面进行分离。此外，分离穿支时应该沿臀大肌的肌束方向，可避免对穿支的损伤。

（4）臀上动脉的穿支较臀下动脉穿支短，需要尽可能游离足够长的穿支，必要时将臀大肌内走行的全段穿支进行游离。

■病例一

患者 72 岁女性。因长期卧床导致骶尾部形成慢性创面，外院多次就诊，行清创植皮术，术后效果不佳，植皮反复坏死，后转我院就诊。体检发现：患者臀部大面积皮肤软组织缺损，面积约 10 cm×10 cm。以臀上动脉穿支为蒂设计 19 cm×11 cm 皮瓣，术中切取臀上动脉穿支皮瓣完整覆盖创面。术后 1 个月随访，皮瓣完全存活（图 17.3）。

■病例二

患者 82 岁女性。因病卧床数月后左侧臀部出现压疮，起初于外院就诊，行清创术，术后转入我院继续治疗。门诊体检发现：患者左侧臀部大面积皮肤软组织缺损。以臀上动脉穿支为蒂设计皮瓣，根据穿支位置，切取臀上动脉穿支皮瓣局部转移覆盖创面。术后 3 周，皮瓣完全存活（图17.4）。

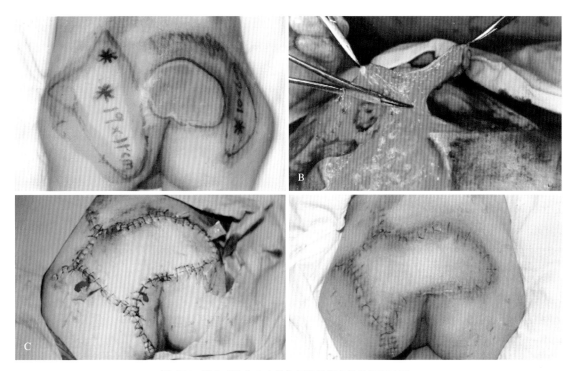

图 17.3　臀上动脉穿支皮瓣修复骶尾部皮肤软组织缺损。
A. 根据缺损面积设计臀上动脉穿支皮瓣；B. 术中显露穿支，切取皮瓣；C. 皮瓣覆盖创面；D. 术后 1 个月皮瓣完全存活

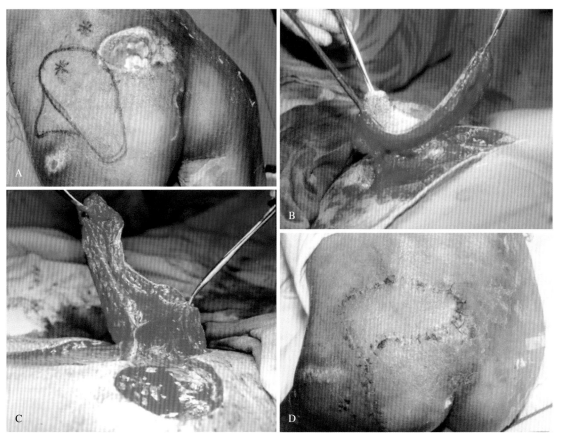

图 17.4　臀上动脉穿支皮瓣修复骶尾部慢性创面。
A. 以臀上动脉穿支为蒂设计皮瓣；B. 切取皮瓣；C. 根据穿支位置，局部转移皮瓣；D. 术后 3 周外观

（二）腰动脉穿支皮瓣（lumber artery perforator flap，LAP flap）

1. 解剖特点

如同肋间后动脉是胸主动脉在躯干的分支一样，腰动脉是腹主动脉在躯干的分支。腰动脉的穿支主要分布在第 12 肋和髂翼之间的区域。腰动脉从上 4 个腰椎椎体平面从下行的降主动脉沿后外侧方向发出，在右半边的从下腔静脉后方经过。双侧的腰动脉均沿腰大肌的腱划下方走行，至腰大肌和腰丛的后方。随后靠近上方的四支腰动脉从腰方肌后侧经过，而下四支从腰方肌前侧经过（图 17.5）。在其穿过腰方肌的外侧缘后，腰动脉穿过腹横肌的后侧腱膜向前走行至腹横肌及腹内斜肌之间。腰动脉和肋间后动脉、肋下动脉、髂腰动脉、旋髂深动脉及腹壁下动脉之间均存在广泛吻合支。腰动脉的穿支主要在竖脊肌的外侧缘发出，并分为数条皮支至内侧及外侧区域。

2. 手术技巧

笔者建议术前采用影像学检查定位腰动脉的穿支位置。腰动脉的皮穿支主要分布在中线外侧 5~9 cm，同时包含了肌皮穿支和肌间隔穿支。肌皮穿支主要穿股方肌，而肌间隔穿支主要在竖脊肌和腰方肌之间的肌间隔内。

设计皮瓣腰动脉穿支皮瓣时，一般将皮瓣的长轴放置在与躯干垂直或沿后中线至髂后上棘的斜行方向（图 17.6），皮瓣的范围可从后正中线至腋中线水平。患者的体位根据修复的需要决定。

手术切取一般从皮瓣的前缘或上缘开始，皮瓣切取的层面在腰筋膜的深面，可以将皮神经一同切取至皮瓣内。皮瓣向内下缘逐步分离后可在术前定位的位置发现穿支。由于腰动脉一般沿竖脊肌的外侧缘斜向前侧走行，因此需要增加肌皮瓣的旋转角度时，可进一步向竖脊肌的横突位置分离。沿竖脊肌表面的分离方法仅适用于以上三支腰动脉为蒂的皮瓣，而下方四支腰动脉由于沿腰方肌前侧走行因此分离较为困难。

3. 注意事项

（1）腰动脉穿支皮瓣一般作为局部转移皮瓣修复骶尾部的溃疡及皮肤软组织缺损。

（2）腰动脉穿支皮瓣的旋转轴尽量设计在靠上方三支腰动脉的位置，其走行在腰方肌的表面，较容易解剖分离。

（3）由于竖脊肌对皮瓣转位的影响，该皮瓣一般用于修复同侧躯干的皮肤软组织缺损。

三、大腿部位的解剖特点及修复原则

修复大腿部位软组织缺损的供区主要根据缺损

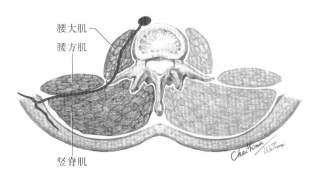

图 17.5　腰动脉的发出和走行示意图。

腰大肌

腰方肌

竖脊肌

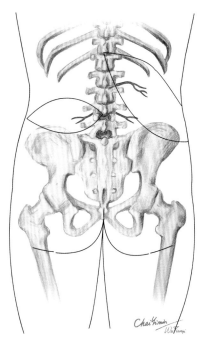

图 17.6　腰动脉穿支皮瓣的设计示意图。

的部位、面积、功能要求、蒂部长度，以及是否合并复合组织缺损等因素来决定。但是大多数情况下，股前外侧皮瓣（旋股外侧动脉穿支皮瓣）仍是目前适应证最为广泛的皮瓣，且在大腿部位，股前外侧皮瓣凭借其血管蒂较长、供应范围较广的优势，可以以局部转移的方式修复邻近组织的缺损，包括大腿前侧、髋关节外侧以及腹股沟内侧区域等。股深动脉穿支皮瓣（profunda femoris artery perforator flap，PFAP flap），包括内收肌瓣（由股深动脉穿支作为血管蒂），可用于修复坐骨后侧、髋部周围的软组织缺损。而对于大转子周围的溃疡，以旋股外侧动脉穿支为蒂的阔筋膜复合皮瓣（lateral circumflex femoris artery perforator-tensor fascia lata flap，LCFAP-tfl flap）是最为理想的供区，主要原因是可以将其设计成一个以穿支血管蒂为轴的旋转皮瓣覆盖创面，省去了充分游离暴露血管蒂的步骤，从而保留了阔筋膜张肌的完整性（对患者以后行走影响大大减少）。腹股沟内侧区域的软组织缺损常合并重要的血管组织外露，旋股内侧动脉穿支皮瓣（medial circumflex femoral artery perforator flap，MCFAP flap）可以用于修复该区域的软组织缺损并覆盖外露的重要血管组织。对于腹股沟区域或大腿近端区域大面积的软组织缺损，则需要其他部位的供区进行带蒂移植或者游离移植，腹壁下动脉穿支皮瓣（deep inferior epigastric artery perforator flap，DIEAP flap）血管蒂较长，可以提供较大面积的软组织覆盖。

大腿区域局部皮瓣的另一个优点在于可以切取由不同类型软组织组成的复合皮瓣，其中使用最频繁的是由大腿肌肉瓣和筋膜皮瓣构成的嵌合组织瓣。由于肌肉组织较其他组织能更有效地填补空腔和窦道，因此对于溃疡较深或合并死腔/窦道的创面可以有效地进行填补。有许多文献报道了携带其他不同组织的穿支复合组织瓣，其中携带的组织包括股外侧肌、股直肌、阔筋膜张肌以及股薄肌等，而皮瓣的作用是覆盖表面皮肤软组织的缺损。有趣的是，关于嵌合皮瓣（chimeric flap）最早的文献报道是将股前外侧皮瓣联合部分

股直肌的肌肉组织来覆盖股骨外露的创面。以下笔者总结了大腿及腹股沟区域较常用的局部穿支蒂皮瓣。

四、大腿内侧及腹股沟区域修复方法

（一）腹壁下深动脉穿支皮瓣（deep inferior epigastric artery perforator flap，DIEAP flap）

1. 优点

（1）腹壁下深动脉穿支皮瓣的切取面积很大，其轴向距离可以从耻骨联合水平一直向上达到剑突水平，其横向距离可以从一侧髂前上棘至对侧髂前上棘。

（2）皮瓣纵轴一般放置在腹部横轴水平，由此在腹部留下的横向切口较隐蔽。

（3）在脐平面以上的穿支一般解剖位置较恒定，且管径较大。

（4）腹壁下深动脉穿支皮瓣提供了大腿或腹股沟区域以外的供区，因此相对较安全。

（5）不需显微操作。

2. 缺点

（1）尽管发生腹膜膨出或腹壁疝的概率较低，但还是存在一定的风险。

（2）有些情况下会留下纵向的线性瘢痕，且较为明显。

（3）对于肥胖患者来说，该皮瓣显得较为臃肿，有时甚至在转移至腹股沟区域后影响患者的髋部屈曲活动。

3. 解剖特点

腹壁下深动脉的解剖位置变异较大，血管蒂的平均长度为 10.3 cm，管径平均 3.6 mm。大多数情况下分为两支，大多数患者以外侧支为主（54%）。腹壁下深动脉在无分支（28%）的情况下，其一般在走行过程中发出细小分支至腹直肌，而穿支主要在中部。如果分支以内侧支为主（18%），则其供

养的范围偏向下腹部区域。

Blondeel等通过解剖学研究发现腹壁下深动脉在中线两侧一般发出2~8条穿支，且多数情况下呈不对称方式出现，越靠近中线的穿支对于中线另一侧皮肤血供越好，但外侧的穿支出现概率较大，且术中分离相对容易，主要原因是其走行方向相对垂直，伴随的感觉神经也较粗大（图17.7）。而内侧的大多数情况下在肌纤维内走行，且走行方向相对平行于腹壁，解剖较困难。

腹壁下深动脉在腹直肌腱划处也会发生一定数量的穿支，且该平面的穿支管径较粗，肌肉分支数量较少，由浅筋膜层到腹壁下深动脉的距离也较短，手术分离也相对比较容易。

因此，腹壁下深动脉穿支皮瓣的设计应该以穿支的具体位置为主，术前可以通过CTA，超声多普勒等仪器对穿支进行定位。在术中根据创面的需要以及穿支的位置设计皮瓣（图17.8）。

4. 手术技巧

在对创面进行彻底清创后，首先用模板绘制创面的外观及大小，根据术前定位的脐周穿支的位置设计皮瓣，皮瓣在设计时应该尽量将其长轴放置在腹部的横轴，但同时也要注意皮瓣转位的方向，最好能将供区一期闭合。

皮瓣的切取层面在浅筋膜层，对于横向的皮瓣一般由外侧向内侧分离切取，对于纵向的皮瓣一般由头侧向尾侧分离切取。在切取皮瓣时，首先保留皮瓣基底的所有穿支血管，在分离穿支血管时，需要注意腹直肌鞘有时会包裹穿支一同穿过浅筋膜层，因此在必要时需要切开腹直肌在穿支周围的腱鞘结构。皮瓣切取后，可以通过腹股沟部位的皮下隧道转移至受区。随后将切开的腹直肌腱鞘一期修复，供区可以通过分离皮下浅筋膜组织以及皮肤整形的技术一期闭合。

5. 注意事项

（1）腹部有陈旧性瘢痕的患者需要警惕是否有既往的外伤或手术史对脐周的穿支造成损伤。

（2）如果切取的皮瓣过于臃肿，可以在皮瓣周围去除部分浅筋膜，但剩余的浅筋膜层厚度不能少于3~5 mm。

（3）切取皮瓣时可以通过保留腹壁下浅静脉来增加皮瓣的静脉回流，从而改善皮瓣转移后可能出现的淤血情况。

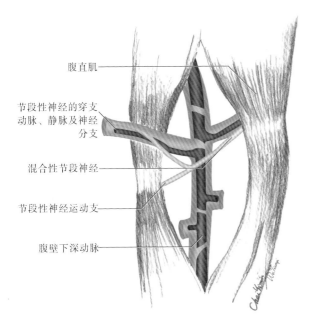

腹直肌

节段性神经的穿支
动脉、静脉及神经
分支

混合性节段神经

节段性神经运动支

腹壁下深动脉

图17.7　腹壁下深动脉的解剖位置示意图。

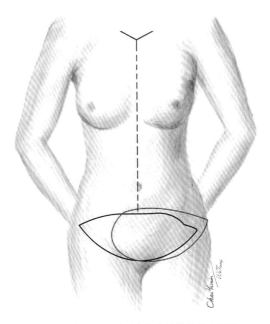

图17.8　腹壁下深动脉穿支皮瓣的设计示意图。

（二）旋髂浅动脉穿支皮瓣 / 腹股沟皮瓣（superficial circumflex iliac artery perforator flap，SCIAP flap/Groin flap）

1. 优点

（1）腹股沟皮瓣供区损伤较小，且供区位置较隐蔽。

（2）腹股沟皮瓣血管蒂解剖位置较恒定，皮瓣血供可靠；皮下静脉管径较粗，可以保留皮下静脉增加皮瓣静脉回流。

（3）皮瓣的外侧区域可以去除多余的浅筋膜组织，使皮瓣外观有较大改善。

2. 缺点

（1）皮瓣的内侧部分较臃肿，体毛较丰富。

（2）皮瓣血管蒂较短，旋转角度较大时容易发生卡压。

3. 解剖特点

腹股沟区域由多套血管系统供血，包括旋髂浅动脉（SCIA）、腹壁下浅动脉（SIEA）、旋髂深动脉（DCIA）以及旋股外侧动脉（LCFA）。其中，旋髂浅动脉是该区域最重要的血供来源，除非在旋髂浅动脉缺失或管径过细时，该动脉是腹股沟皮瓣的主要血管蒂（图 17.9）。

根据笔者的临床经验，旋髂浅动脉的浅支和深支的管径是此消彼长的，大多数情况下，旋髂浅动脉分支以深支为主，而浅支常常缺失或管径很细。也有少数患者浅支和深支均管径较细。旋髂浅动脉从股浅动脉与腹壁下浅动脉共干（33%）发出，发出后向外侧浅出至髂前上棘。其在缝匠肌筋膜的表面发出浅支，并在腹股沟前内侧区域发出数条管径 0.3~0.5 mm 的穿支。

旋髂浅动脉的深支在缝匠肌深筋膜的下方走行，穿过腹股沟韧带至缝匠肌外侧缘从深筋膜浅出，随后该深支在浅筋膜层内发出数条管径 0.5~0.8 mm 的穿支分布至腹股沟外侧区域。

旋髂浅动脉两条分支在终末处与旋髂深动脉、腹壁下深动脉、旋股外侧动脉的穿支存在广泛吻合。

4. 手术技巧

在切取单纯腹股沟皮瓣时，根据皮瓣的设计首先从皮瓣的外侧缘切开皮肤及皮下组织至深筋膜、腹股沟韧带、腹外斜肌层，在该层面向内侧分离至缝匠肌。在缝匠肌外侧缘分离皮瓣时应该注意探查血管蒂，在分离缝匠肌表面的皮瓣时，应将缝匠肌腱膜一同切取，以免伤及旋髂浅动脉的深支（图 17.10）。皮瓣的内侧缘应该在缝匠肌的内侧缘的内侧。

当需要切取旋髂浅动脉穿支皮瓣时，需要在术

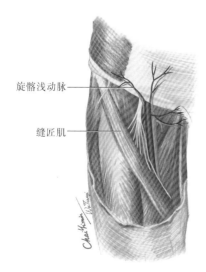

图 17.9　旋髂浅动脉的解剖示意图。

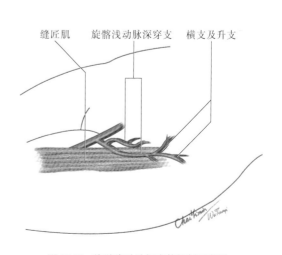

图 17.10　旋髂浅动脉深支的解剖示意图。

前使用超声多普勒定位穿支位置，大多数情况下，旋髂浅动脉两分支的主要穿支位于髂前上棘内侧 3 cm、旋髂浅动脉的走行上。设计皮瓣时需要包括穿支表面的区域以及髂前上棘表面的区域。皮瓣切取从上缘或下缘开始，在缝匠肌表面探查旋髂浅动脉浅支和深支及其主要穿支，在对穿支进行充分游离后再完整切取皮瓣（图 17.11）。

5. 注意事项

（1）在术中发现旋髂浅动脉分支较细或解剖变异甚至缺失时，可以分离旋髂深动脉的穿支作为皮瓣的血管蒂。

（2）在切取皮瓣时，需要保护经过髂前上棘内侧的股外侧皮神经。

（3）在切取旋髂浅动脉穿支皮瓣时，需要充分结扎穿支的分支，以免造成皮瓣下血肿。

（4）皮瓣的切取要到达缝匠肌的肌膜层，以免损伤穿过其筋膜的血管蒂结构。

（三）旋股内侧动脉穿支 – 股薄肌皮瓣（medial circumflex femoral artery perforator – gracilis flap，MCFAP–g flap）

1. 优点

（1）旋股内侧动脉穿支 - 股薄肌皮瓣可用于修复腹股沟内侧以及大腿后侧区域较大面的皮肤软组织缺损。

（2）该皮瓣的供区十分隐蔽，即使有瘢痕愈合，一般不会显露。

（3）该皮瓣可以一同切取股薄肌肌瓣成为嵌合皮瓣用于填充空腔或窦道。

（4）将该皮瓣做局部皮瓣转移时，无须显微操作吻合血管。

2. 缺点

（1）旋股内侧动脉的穿支较短，有时无法满足局部转移的长度要求。

（2）大腿内侧的浅筋膜层较厚，在分离穿支血管时会造成一定的困难。

3. 解剖特点

旋股内侧动脉是股薄肌的主要血供来源，在少数情况下，股薄肌的血管蒂起源于股深动脉的内收支。Yousif 等通过解剖学研究发现，旋股内侧动脉在穿过股薄肌深面筋膜之前沿股薄肌的肌腹发出 3~6 条肌支，穿支的发出点在耻骨结节下方 6~10 cm 处。存在 1~4 支较明显的肌皮穿支，穿支从股薄肌近端的内侧面到达皮下浅筋膜内，这些肌穿支集中在卵圆窝为中心直径 3 cm 的圆内。且大部分肌皮穿支从股薄肌的中间部分肌腹穿出，但也发现有一些从其前缘或后缘穿出。穿

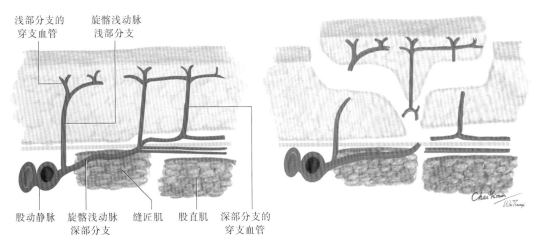

图 17.11　**充分游离穿支再完整切取皮瓣。**

支的数量越多，每条穿支的管径越细。旋股内侧动脉的肌间隔穿支大部分沿长收肌的内侧缘发出，目前还没有报道发现从其他肌肉中找到旋股内侧动脉的穿支。

通过对股薄肌血管蒂的灌注解剖研究发现，其皮肤染色区域上界可达腹股沟，前界达股三角区域，后界至大腿后中线，下界至大腿中段。但是临床研究发现，皮瓣切取超过长收肌前侧时，其超过长收肌前缘的皮肤血供并不理想。

4. 手术技巧

旋股内侧动脉的穿支一般在耻骨结节和股骨内髁连线、耻骨结节下方 10 cm 左右（图 17.12）。按照缺损的大小和形状设计皮瓣，在设计时，尽量将皮瓣放置在大腿后侧的区域，从而增加血管蒂的有效长度并保证穿支的有效供养范围。

切取皮瓣时，首先切开皮瓣的下界至深筋膜层来辨认股薄肌，随后向上在股薄肌表面的浅筋膜层分离皮瓣至穿支处。随后切开皮瓣其他的边缘向穿支处分离，在分离时，主要保留大隐静脉来增加皮瓣的静脉回流。皮瓣的前界一般为股薄肌穿支位置，后界至长收肌的穿支位置。在切取时，需要将所有的肌筋膜保留在皮瓣基底部，从而保留由穿支

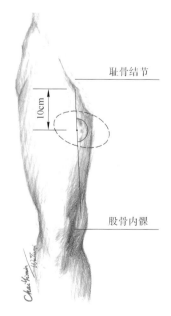

图 17.12　旋股内侧动脉的穿支位置示意图。

至该层的血管网。

由于大部分旋股内侧动脉穿支都属于肌穿支，因此在分离时常常需要在股薄肌肌腹内分离穿支血管，除非需要携带股薄肌一同转移的情况下，可以一同切取股薄肌，否则只需分离其深面的穿支至旋股内侧动脉主干。如果发现旋股内侧动脉穿支较短，无法满足皮瓣旋转所需长度时，可以进一步沿旋股内侧动脉主干分离至股深动脉，并将旋股内侧动脉一同作为血管蒂旋转。皮瓣切取后，可以在长收肌内侧下方隧道穿过转移至受区。一般情况下，由于大腿后侧及内侧皮肤较松弛，可以一期闭合供区。

5. 注意事项

（1）该皮瓣的穿支蒂较短，局部转移后容易造成卡压或扭转。

（2）股薄肌的穿支解剖位置变异较常见，但大多数情况下，穿支数目越少，其剩余穿支的管径越粗。

（3）切取皮瓣时，尽量将股薄肌和长收肌的肌筋膜携带在皮瓣基底，从而保证由穿支至肌筋膜的血管供养皮瓣。

五、大腿前外侧区域修复方法

（一）旋股外侧动脉穿支皮瓣 / 股前外侧皮瓣（lateral circumflex femoral artery perforator-vastus lateralis flap/Anterolateral flap，LCFAP-vl flap，ALT flap）

1. 优点

（1）股前外侧皮瓣手术操作较容易；在很多情况下，该皮瓣可以作为局部皮瓣转移，无须显微操作。

（2）由于该皮瓣的穿支管径较粗，皮瓣的可切取面积也相对很大。

（3）股前外侧皮瓣的穿支蒂长度很长，可以轻易转移至大腿内侧及后外侧区域。

（4）该皮瓣可以连同股外侧肌一同切取，作为嵌合皮瓣修复复合组织缺损。

2. 缺点

（1）股前外侧皮瓣筋膜层较厚，转移后外观相对臃肿。

（2）在极少情况下，主要的穿支血管会解剖变异甚至缺失。

（3）皮瓣宽度如果超过 8 cm 需要植皮覆盖供区。

3. 解剖特点

旋股外侧动脉从股深动脉发出后在股直肌和缝匠肌之间向外下走行，并在缝匠肌和股直肌交汇处发出三条分支：升支、横支、降支。临床所使用的绝大多数是降支的穿支。降支自旋股外侧动脉发出后，沿股外侧肌内侧面（在少数情况下在股中间肌表面）下行（图 12.13）。约 30% 的患者，其穿支在髂前上棘和髌骨外侧缘连线中点平面分为内侧支和外侧支，内侧支在股直肌内侧缘走行，发出分支营养该肌肉和大腿前外侧区域的皮肤。外侧支在股外侧肌和股直肌肌间隔内下行，该支既发出穿股外侧肌的肌穿支，也发出从肌间隔走行的肌间隔穿

支，两种穿支均营养大腿前外侧区域的皮肤。外侧支最终穿过股外侧肌到达膝盖外侧区域，与膝外侧的血管形成吻合支。

降支发出肌穿支与肌间隔穿支的比例约为 3∶2，临床报道降支发出肌穿支的概率为 63%~82%，该数据主要取决于临床医生对于皮瓣的设计。而笔者的临床经验发现，旋股外侧动脉降支的肌间隔穿支大多分布在大腿的近端区域（图 17.14）。降支一般有两条伴行静脉，均汇入股深静脉。

旋股外侧动脉降支的穿支长度一般为 8~12 cm，并取决于皮瓣的位置，穿支的直径平均 2.1 mm，穿支伴行静脉的直径为 2.3 mm。

4. 手术技巧

在绝大多数情况下，旋股外侧动脉降支最大的穿支在髂前上棘和髌骨外侧缘连线中点处，皮瓣设计围绕该穿支点进行。切取皮瓣时，切开皮瓣内侧缘至深筋膜层，逐步向外侧分离至股直肌外侧缘，将股直肌向内侧牵拉后，可在股直肌下方、股中间肌表面探及旋股外侧动脉降支及其在该肌间隔发出的穿支，在该肌间隔游离穿支至旋股外侧动脉降支。穿支游离后可完整切取皮瓣并转移至受区。闭

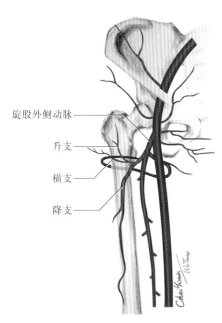

旋股外侧动脉
升支
横支
降支

图 17.13　旋股外侧动脉的分支及走行示意图。

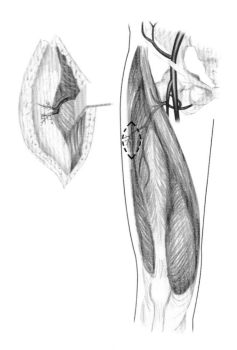

图 17.14　旋股外侧动脉降支的肌间隔穿支分布区域示意图。

合供区时，需要注意避免皮肤张力过高引起骨筋膜室综合征。

5. **注意事项**

（1）旋股外侧动脉降支的穿支有时以肌穿支为主，需要在肌肉组织内分离穿支。

（2）如果旋股外侧动脉降支主干或其穿支损伤，则无法切取该皮瓣。

■ **病例三**

患者 75 岁男性，无吸烟史，15 年糖尿病病史。12 周前因外伤致右侧股骨颈骨折，患者当时拒绝手术治疗而采用保守治疗卧床制动。8 周前患者发现骶尾部出现压疮，采用保守治疗效果不佳，创面逐渐形成炎性肉芽组织，来我院门诊就诊。查体：骶尾部见 12 cm×6.5 cm 创面，创面周围皮肤形成瘢痕组织，基底部炎性肉芽增生，血供不佳（图 17.15）。

1. **修复方案**

（1）面临问题：

• 选择继续保守治疗还是手术治疗？

• 该创面能否行软组织覆盖？

• 如果需要进行创面修复，选择何种修复方式？

（2）制定方案：该患者骶尾部褥疮创面较大，周围皮肤已经形成瘢痕组织，且创面基底部已经形成炎性肉芽组织。提示创面局部血供较差，且患者合并糖尿病，进一步导致创面愈合障碍。因此继续保守治疗成功的概率较低。

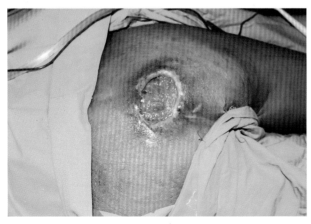

图 17.15　卧床制动引起的骶尾部慢性创面。

该创面类型属于慢性难愈合性创面（chronic refractory wound），需要在切取坏死及严重缺血组织的基础上给予血供丰富的软组织进行覆盖，同时考虑患者年龄较大且合并糖尿病，应尽量采取安全的修复方案，避免因并发症导致二次手术的发生。

考虑上述因素，适用于该患者的修复方案主要包括：局部皮肤成形术（推进 / 旋转皮瓣）、局部穿支皮瓣转移。由于该患者创面周围瘢痕组织较多，需要在术中切除周围 2 cm 宽的瘢痕组织，如果采用旋转皮瓣修复可能导致缝合时张力过高，进一步导致创面愈合困难，因此决定采取另一种修复方案，即以臀上动脉穿支为蒂的局部穿支皮瓣。

2. **手术步骤**

术前采用多普勒超声定位臀上动脉的穿支位置，术中首先切除创面周围的瘢痕组织和基底部的炎性肉芽组织，彻底清创后用双氧水、碘伏及生理盐水反复冲洗伤口。

按照清创后的创面位置以及术前定位的穿支设计皮瓣，皮瓣从外侧缘开始切取，皮瓣切取的层次在臀大肌肌膜的深面。臀大肌肌束止于髂胫束和股骨的臀肌粗隆，因此其肌束的方向与分离穿支的方向一致。当由外向内分离穿支时，将遇到穿支沿臀大肌肌束走行的血管蒂，通常在臀大肌肌束中可以分离到数条直径超过 1 mm 且有两条伴行静脉伴行的穿支血管。大多数情况下，皮瓣只需要一个血管蒂即可满足血供要求，如果遇到其他穿支血管汇入主要血管蒂时，可以保留该穿支。当充分游离穿支后即可切取皮瓣，需要注意的是，坐骨神经在臀大肌的深面走行，但是术中一般不暴露坐骨神经。术中使用拉钩或牵引时需要注意切勿损伤坐骨神经。将皮瓣转移 90° 后覆盖至创面，将皮瓣与周围皮肤缝合，放置引流。患者术后放置俯卧位，并每天侧卧位翻身。并给予抗凝，解痉以及预防性抗生素治疗。术后 1 周皮瓣完全存活（图 12.16）。

3. **注意事项**

（1）术前影像学检查定位穿支可以有效减少术

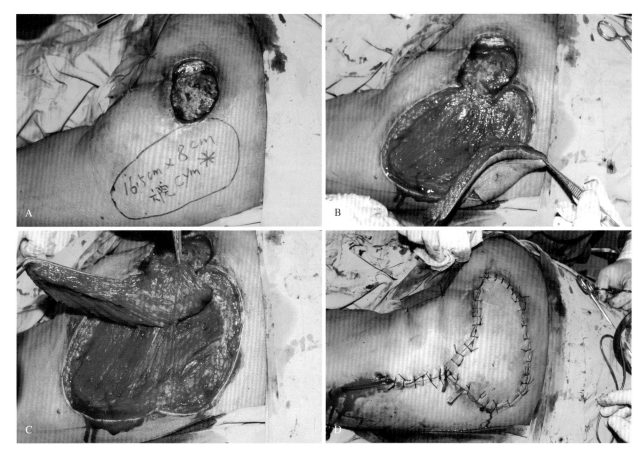

图 17.16 臀上动脉穿支皮瓣修复骶尾部慢性创面。
A. 清创并根据术前定位的穿支设计皮瓣；B. 充分游离穿支；C. 切取皮瓣；D. 皮瓣覆盖创面

中寻找及分离穿支的时间。术中体位的摆放也十分重要，在仰卧位切取皮瓣时，需要注意在患者身下放置足够的气垫以免压迫性神经瘤的发生。

（2）在关闭供区时，应该注意供区浅筋膜的缝合方式，避免垂直缝合，应尽量采用斜向上或者水平切口闭合方式，以减少供区外观畸形的发生。

（3）在切取皮瓣时，理想的切取层面是臀大肌筋膜下，因此建议一般从皮瓣的外侧缘开始切取，在该层面进行分离。此外，分离穿支时应该沿臀大肌的肌束方向，可避免对穿支的损伤。

（4）臀上动脉的穿支较臀下动脉穿支短，需要尽可能游离足够长的穿支，必要时将臀大肌内走行的全段穿支进行游离。

■ 病例四

患者 47 岁男性，工人，无吸烟史。4 个月前因坠落伤行右侧髂骨切开复位内固定术，术后内固定感染，伤口愈合不佳，当地医院行腹部皮瓣转移术覆盖伤口，术后局部窦道形成，持续渗出，髂骨外露。

患者骨盆骨折，术后感染窦道形成已行清创及腹部皮瓣转移术，但伤口仍未愈合，考虑钢板作为异物存在，影响伤口的愈合，所以必须在清创的同时去除钢板内固定。同时此患者髂骨外露，需要用皮瓣进行覆盖，但是已行腹部皮瓣转移并植皮，髂骨周围已有较多瘢痕形成不适合再行局部皮瓣转移，所以考虑用远处皮瓣进行转移覆盖。此患者右大腿部位正常，故可选择股前外侧皮瓣（带血管蒂）进行转移，不需吻合血管，方法安全可靠。术中行髂部清创术清除坏死组织，游离股前外侧皮瓣，皮瓣转移后供区创面直接关闭，游离皮瓣转移覆盖创面。术后皮瓣血运良好，术后 2 周伤口愈合（图17.17）。

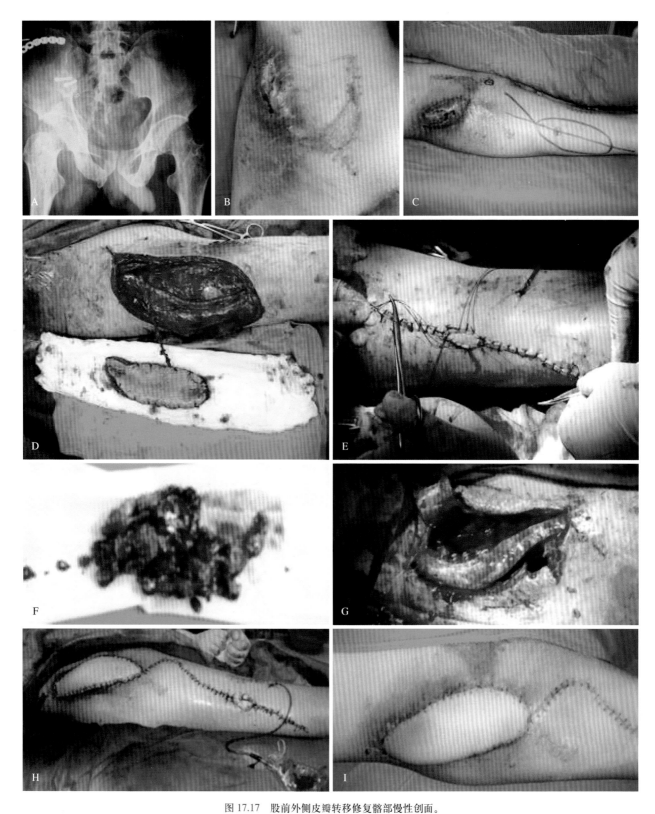

图 17.17　股前外侧皮瓣转移修复髂部慢性创面。

A、B. 术前 X 线片和外观；C. 设计股前外侧皮瓣；D. 游离皮瓣，旋股外侧动脉降支与皮瓣相连；E. 供区创面关闭；
F、G. 清除的坏死组织和清创术后；H. 术后皮瓣血运良好；I. 术后 2 周伤口愈合

（姜佩珠　王　挺）

参考文献

［1］ Ramirez O M, Orlando J C, Hurwitz D J. The sliding gluteus maximus myocutaneous flap: its relevance in ambulatory patients[J]. Plast Reconstr Surg, 1984, 74:68–75.

［2］ Verpaele A M, Blondeel P N, Van Landuyt K, et al. The superior gluteal artery perforator flap: an additional tool in the treatment of sacral pressure sores[J]. Br J Plast Surg, 1999, 52:385–391.

［3］ Ao M, Mae O, Namba Y, et al. Perforator-based flap for coverage of lumbosacral defects[J]. Plast Reconstr Surg, 1998, 101:987–991.

［4］ Kato H, Hasegawa M, Takada T, et al. The lumbar artery perforator based island flap: anatomical study and case reports[J]. Br J Plast Surg, 1999, 52:541–546.

［5］ De Weerd L, Weum S. The butterfly design: coverage of a large sacral defect with two pedicled lumbar artery perforator flaps[J]. Br J Plast Surg, 2002, 55:251–253.

［6］ Roche N A, Van Landuyt K, Blondeel P N, et al. The use of pedicled perforator flaps for reconstruction of lumbosacral defects[J]. Ann Plast Surg, 2000, 45:7–14.

［7］ Homma K, Murakami G, Fujioka T, et al. Treatment of ischial pressure ulcers with a posteromedial thigh fasciocutaneous flap[J]. Plast Reconstr Surg, 2001, 108:1990–1996, discussion 1997.

［8］ Kroll SS, Rosenfield L. Perforator-based flaps for low posterior midline defects[J]. Plast Reconstr Surg, 1988, 81:561–566.

［9］ Conway H, Griffith BH. Plastic surgery for closure of decubitus ulcers in patients with paraplegia; based on experience with 1, 000 cases[J]. Am J Surg, 1956, 91:946–975.

［10］ Ishida L H, Munhoz A M, Montag E, et al. Tensor fasciae latae perforator flap: minimizing donor-site morbidity in the treatment of trochanteric pressure sores[J]. Plast Reconstr Surg, 2005, 116:1346–1352.

［11］ Hallock G G. The medial circumflex femoral (gracilis) local perforator flap—a local medial groin perforator flap[J]. Ann Plast Surg, 2003, 51:460–464.

［12］ Wei F C, Celik N, Jeng S F. Application of "simplified nomenclature for compound flaps" to the anterolateral thigh flap[J]. Plast Reconstr Surg, 2005, 115:1051–1055.

［13］ Sano K, Hallock G G, Hamazaki M, et al. The perforator-based conjoint (chimeric) medial sural (medial gastrocnemius) free flap[J]. Ann Plast Surg, 2004, 53:588–592.

［14］ Huang W C, Chen H C, Wei F C, et al. Chimeric flap in clinical use[J]. Clin Plast Surg, 2003, 30:457–467.

［15］ Chuang D C, Mardini S, Lin S H, et al. Free proximal gracilis muscle and its skin paddle compound flap transplantation for complex facial paralysis[J]. Plast Reconstr Surg, 2004, 113:126–132.

［16］ Hallock G G. The conjoint medial circumflex femoral perforator and gracilis muscle free flap[J]. Plast Reconstr Surg, 2004, 113:339–346.

［17］ Hallock G G. Simultaneous transposition of anterior thigh muscle and fascia flaps: an introduction to the chimera flap principle[J]. Ann Plast Surg, 1991, 27:126–131.

［18］ Heitmann C, Felmerer G, Durmus C, et al. Anatomical features of perforator blood vessels in the deep inferior epigastric perforator flap[J]. Br J Plast Surg, 2000, 53:205–208.

［19］ Kikuchi N, Murakami G, Kashiwa H, et al. Morphometrical study of the arterial perforators of the deep inferior epigastric perforator flap[J]. Surg Radiol Anat, 2001, 23:375–381.

［20］ Blondeel P N, Beyens G, Verhaeghe R, et al. Doppler flowmetry in the planning of perforator flaps[J]. Br J Plast Surg, 1998, 51:202–209.

［21］ Morris S F, Yang D. Gracilis muscle: arterial and neural basis for subdivision[J]. Ann Plast Surg, 1999, 42:630–663.

［22］ Holle J, Worseg A, Kuzbari R, et al. The extended gracilis muscle flap for reconstruction of the lower leg[J]. Br J Plast Surg, 1995, 48:353–359.

［23］ Yousif N J, Matloub H S, Kolachalam R, et al. The transverse gracilis musculocutaneous flap[J].Ann Plast Surg, 1992, 29:482–490.

［24］ Kapler U A, Constantinescu A, Büchler U, et al. Anatomy of the proximal cutaneous perforator vessels of the gracilis muscle[J]. Br J Plast Surg, 2005, 58:445–448.

［25］ Lykoudis E G, Spyropoulou G C, Vlastou C C. The conjoint medial circumflex femoral perforator and gracilis muscle free flap: anatomical study and clinical use for complex facial paralysis reconstruction[J]. Plast Reconstr Surg, 2005, 116:1589–1595.

［26］ Chuang D C, Mardini S, Lin S H, et al. Free proximal gracilis muscle and its skin paddle compound flap transplantation for complex facial paralysis[J]. Plast Reconstr Surg, 2004, 113:126–132.

［27］ Wei FC, Jain V, Celik N, et al. Have we found an ideal soft-tissue flap? An experience with 672 anterolateral thigh flaps[J]. Plast Reconstr Surg, 2002, 109:2219–2226.

［28］ Demirkan F, Chen H C, Wei F C, et al. The versatile anterolateral thigh flap: a musculocutaneous flap in disguise in head and neck reconstruction[J]. Br J Plast Surg，2000，53:30–36.

第十八章
膝及小腿近端的软组织重建

膝部以及小腿近端 1/3 部位的软组织对膝关节的保护具有至关重要的作用，对膝关节的功能也具有同样重要的影响。因此，在修复膝关节及小腿近端的软组织时，需要同时将膝关节的活动范围充分考虑其中。由于大腿和小腿近端的软组织床（tissue bank）较丰富，在临床上多用大腿及小腿近端的局部皮瓣／筋膜皮瓣或肌瓣来修复膝关节的软组织缺损。另一方面，膝关节周围的血管网较丰富，当局部转移皮瓣无法满足修复需要时，游离皮瓣也是不错的选择。

对于膝关节周围软组织缺损的患者来说，最棘手的两大并发症是术后关节粘连以及关节内感染，这也是目前修复科医生面临的重要难题之一。因此，在考虑具体的修复方案时不应该只是单纯地考虑选择何种移植物进行覆盖，而是应该设计一套全面的、个性化的治疗方案。在这之前，对患者各方面的评估是必不可少的，包括患者的一般情况、个人习惯、职业、既往病史、全身性疾病以及创面的特点等。在手术以后，需要制定详细的康复计划，同时预防并早期应对术后出现的各种并发症。

膝关节与小腿近端的软组织按照其特点及对功能的要求可以进一步分为五个区域：①膝前侧区域；②腘窝区域；③膝内／外侧区域；④小腿近端前内侧区域；⑤小腿近端后侧及外侧区域。

一、膝前侧区域

髌骨及髌骨周围皮肤的主要特点及作用包括其在膝关节屈伸活动时的延展性以及当膝盖承受重量时的抗压能力。在重建髌骨及髌骨周围皮肤软组织时，首要考虑的要素是维持膝关节充分的活动度，植皮术因容易产生术后皮肤挛缩影响膝关节活动，所以并不建议在该区域使用。

腓肠肌内外侧头是用于修复膝关节周围软组织区域的传统方法，而腓肠肌内侧头由于旋转范围较大且组织瓣覆盖范围较大，因此常常作为主要的膝关节修复方法。切取腓肠肌肌瓣后造成的供区损伤除了对弹跳能力有部分影响外其他并不显著，但修复后的膝关节外观稍臃肿，且对小腿的整体外观有较大影响。其他修复方案包括以远端为蒂的逆行缝匠肌瓣以及股外侧肌瓣。当该区域缺损深度较浅或患者对外观要求相对较高时，可以考虑切取筋膜皮瓣进行覆盖，此时，以隐动脉为蒂的轴型筋膜皮瓣可以作为比较理想的修复方案。另外，当旋股外侧动脉的降支和股深动脉发出的膝上外侧动脉之间的交通支保存完好时，可以切取以交通血管为蒂的逆行股前外侧皮瓣。除此之外，介于膝关节周围丰富的血管网，许多以皮肤穿支血管为蒂的随意穿支皮瓣同样是比较理想的修复小到中等范围软组织缺损的有效方法（表 18.1）。

游离皮瓣移植适用于缺损范围较大的患者，可用于吻合的受区血管包括膝上内侧动脉（后侧缺损）、膝降动脉或股深动脉（前侧缺损）。这些知名血管解剖位置较深，切取游离组织瓣时需要保留尽可能长的血管蒂。

如果遇到软组织缺损同时合并髌韧带损伤的情况时，需要考虑设计较为复杂的修复方案。Chiou等报道使用腓肠肌外侧头联合部分跟腱移植，修复合并髌韧带部分缺损的膝关节前侧软组织缺损，效果较好。当复合缺损的软组织缺损面积较大时，首选的修复方案是携带阔筋膜张肌的肌皮瓣，其中肌肉瓣用于覆盖髌骨而筋膜组织用于加强或重建髌韧带。Kuo等还报道了使用股前外侧皮瓣联合阔筋膜张肌一同修复髌骨周围软组织及髌韧带缺损，获得比较好的功能效果。

表 18.1　膝前侧区域修复方案

膝前侧区域
- 腓肠肌内外侧头肌瓣
- 带蒂逆行股前外侧皮瓣
- 穿支皮瓣
- 阔筋膜张肌肌皮瓣
- 游离皮瓣

■ 病例一

患者 28 岁男性，经商者，未婚。因车祸导致左膝开放性骨折，送我院急诊就诊。予以清创外固定支架术，多次清创后去除坏死感染组织，患肢外固定支架固定中。体检发现：患者左膝皮肤软组织缺损，面积约 13 cm×8 cm，部分股骨髁及髌骨缺

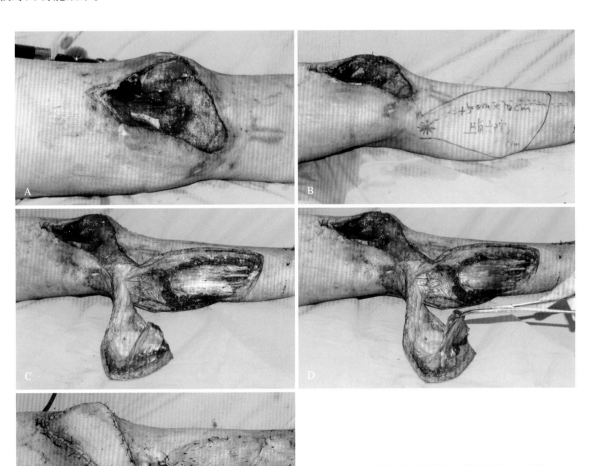

图 18.1　隐神经肌皮瓣修复左膝皮肤软组织缺损。
A. 左膝皮肤软组织缺损，部分股骨髁及髌骨缺损；B. 于小腿内侧设计隐神经肌皮瓣；C. 切取皮瓣；D. 皮瓣附带部分肌肉组织；E. 术后外观

损，股骨、髌骨部分外露。以近端穿支为蒂于小腿内侧设计 15 cm×10 cm 隐神经肌皮瓣，皮瓣附带部分肌肉组织，用于填塞空腔。皮瓣转移修复创面，供区植皮（图 18.1）。

二、腘窝区域

腘窝区域软组织特点主要是覆盖膝后侧区域重要的神经血管组织，以及满足膝关节屈伸活动的要求。如果采用植皮术修复腘窝区域，会面临膝关节屈曲挛缩的风险。腓肠肌内外侧头肌瓣是较常用的修复腘窝软组织缺损的局部组织瓣。可切取的筋膜皮瓣包括逆行股前外侧皮瓣、腓肠动脉皮瓣等，此外，以隐动脉或其穿支血管为蒂的筋膜皮瓣也是比较理想的供区选择。可用于修复腘窝软组织缺损的穿支皮瓣还包括腓肠内侧动脉穿支皮瓣、股深动脉穿支皮瓣等（表 18.2）。

表 18.2 腘窝区域修复方案

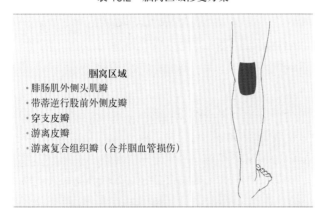

腘窝区域
· 腓肠肌外侧头肌瓣
· 带蒂逆行股前外侧皮瓣
· 穿支皮瓣
· 游离皮瓣
· 游离复合组织瓣（合并腘血管损伤）

如果腘窝区域的软组织缺损合并腘血管的损伤，则需要在急诊予以一期修复血管损伤及皮肤软组织缺损。传统的修复方法是通过大隐静脉移植修复腘动脉损伤，同时切取局部或游离皮瓣覆盖创面。近年来随着穿支皮瓣概念不断深化，越来越多文献报道切取 flow-through 皮瓣一期修复血管损伤以及软组织缺损。主要的供区包括：以肩胛下血管为蒂的背阔肌肌瓣，以旋股外侧动脉为蒂的股前外侧皮瓣等，分别将肩胛下动脉、旋股外侧动脉降支

作为桥接血管修复腘动脉损伤。

■ 病例二

患者 30 岁男性，教师，已婚。因车祸导致右膝部及右小腿严重开放伤，伤后 2 小时至我院急诊。急诊查体：患者生命体征平稳，血压及心率正常。体检发现：急诊摄片见右膝关节脱位，关节周围多发骨折。右腘窝侧及内侧大部分软组织缺损，面积约 20 cm×10 cm；后侧皮肤部分脱套伤；下肢远端感觉血运可。清创切除伤口内污染组织，切除坏死皮缘，并采用单边支架跨关节对骨折进行临时固定。设计 25 cm×12 cm 的游离背阔肌皮瓣，同时切取部分背阔肌肌肉组织以填塞膝关节周围空腔，顺利采用游离背阔肌皮瓣覆盖腘窝皮肤缺损处（图 18.2）。

三、膝内侧／外侧区域

膝关节内侧及外侧区域下方有重要的侧副韧带结构，起到维持膝关节稳定的作用。膝关节内侧或外侧软组织缺损常常会合并内侧或外侧副韧带以及关节囊的损伤甚至缺损。此外，膝关节内外侧皮肤在膝关节屈伸活动时移动度较腘窝区域及髌骨周围区域要小得多。因此在决定修复方案时，主要的重建目标在于膝关节稳定性的重建。

对于合并膝关节侧副韧带结构或关节囊损伤或缺损的患者，首选的修复方案是阔筋膜张肌-股前外侧复合组织瓣（tensor fascia lata -ALT composite flap）。通过阔筋膜张肌重建膝关节侧副韧带或关节囊，再将股前外侧皮瓣部分覆盖软组织缺损。

如果膝关节内外侧区域为单纯皮肤软组织缺损，则可以考虑采用游离植皮的方法进行修复。如果缺损面积较大，合并韧带关节等结构外露时，则需要考虑切取腓肠肌内外侧头肌瓣或者逆行股前外侧皮瓣、穿支皮瓣等筋膜皮瓣进行转移修复。当周围局部皮瓣面积无法满足受区要求时，则考虑切取游离皮瓣进行修复（表 18.3）。

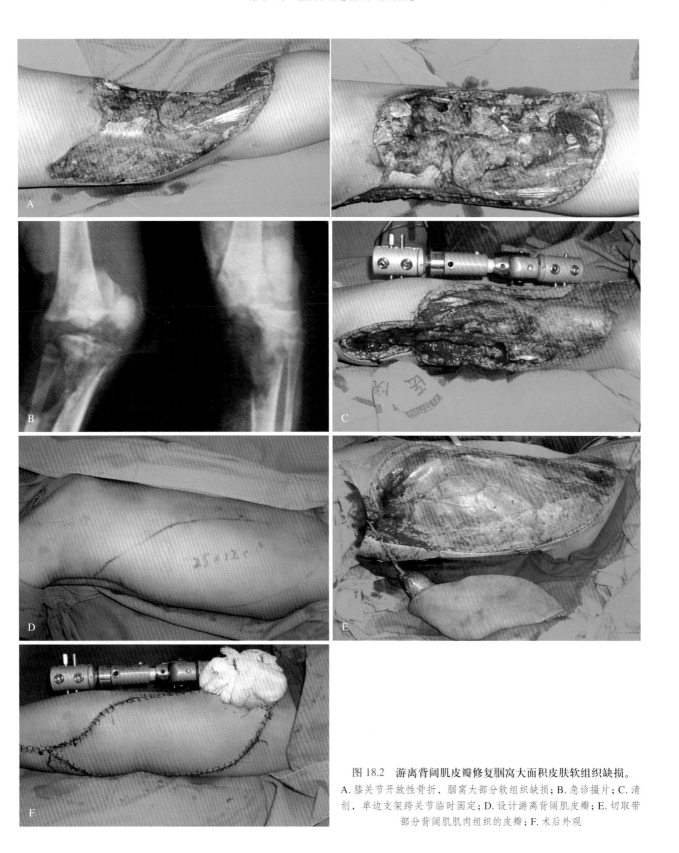

图 18.2　游离背阔肌皮瓣修复腘窝大面积皮肤软组织缺损。
A.膝关节开放性骨折，腘窝大部分软组织缺损；B.急诊摄片；C.清创，单边支架跨关节临时固定；D.设计游离背阔肌皮瓣；E.切取带部分背阔肌肌肉组织的皮瓣；F.术后外观

表 18.3 膝关节内侧/外侧修复方案

膝关节内侧/外侧区域
· 腓肠肌内外侧头肌瓣
· 带蒂逆行股前外侧皮瓣
· 穿支皮瓣
· 游离皮瓣（复合组织瓣）
· 游离植皮术

■ 病例三

患者 40 岁男性，工地工人，已婚。右大腿外伤，在当地医院治疗后，右膝外侧局部窦道形成，局部贴骨瘢痕形成。因创口持续渗出，至我院门诊就诊。门诊体检发现：患者右膝外侧窦道形成，右膝外侧广泛贴骨瘢痕，右膝活动稍受限。设计腓肠动脉穿支皮瓣局部转移修复膝外侧，术中清理窦道及周围坏死感染组织，切取皮瓣覆盖创面。术后 1 周，皮瓣存活，术后 1 个月随访，皮瓣完全存活（图 18.3）。

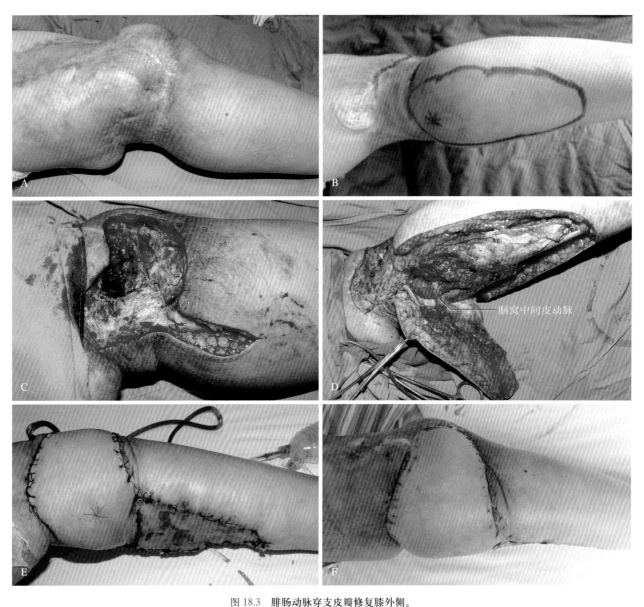

图 18.3 腓肠动脉穿支皮瓣修复膝外侧。
A. 术前局部窦道形成，贴骨瘢痕；B. 设计腓肠动脉穿支皮瓣；C. 清理窦道及坏死感染组织；D. 术中显露腓肠动脉穿支；
E、F. 术后 1 周和 1 个月外观

四、小腿近端前内侧区域

小腿前内侧区域由于缺乏肌肉的覆盖，是小腿外伤中最容易发生开放性损伤的区域。造成开放损伤的机制是骨折端向外刺破皮肤，或由于碾压、剪切等间接力量造成的前内侧皮肤撕脱等。

前内侧区域的皮肤由于直接覆盖于胫骨内侧面，因此其血供主要来自周围皮肤。如果发生皮肤软组织缺损时，会直接造成胫骨外露的创面。单纯的游离植皮很难成活，常常需要依靠局部（肌）皮瓣、筋膜皮瓣或者游离皮瓣覆盖外露的胫骨。

传统概念中，腓肠肌内侧头是覆盖胫骨近端前内侧皮肤缺损的常规方法。随着筋膜皮瓣在临床应用的普及，其用于覆盖小腿近端软组织缺损的病例也不断增加。近年来随着穿支皮瓣概念的深入发展，以膝内侧动脉穿支、隐动脉穿支、胫后动脉穿支等为蒂的筋膜皮瓣不断被用于小腿近端前内侧区域的修复，并获得理想的效果。

当缺损的范围较大时，则需要考虑切取游离皮瓣进行修复，尤其是软组织缺损合并骨缺损，或者患者对于外观的要求较高且要求供区损伤较小时，更应该偏向于使用游离组织瓣进行修复。对于形状不规则的缺损，或合并窦道、死腔等较深的创面，应考虑使用肌瓣或筋膜皮瓣移植覆盖，因为肌肉及筋膜不仅可以完全填塞窦道及死腔，而且其血供较为丰富，抗感染能力较强。此外，该区域受区血管位置较深，在游离组织瓣的供区时，应该尽可能选择血管蒂较长的组织瓣切取移植（表18.4）。

表 18.4　小腿近端前修复方案

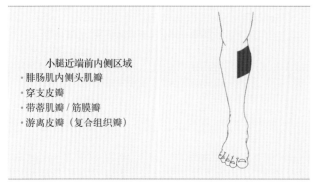

小腿近端前内侧区域
· 腓肠肌内侧头肌瓣
· 穿支皮瓣
· 带蒂肌瓣 / 筋膜瓣
· 游离皮瓣（复合组织瓣）

■ **病例四**

患者 34 岁男性，会计，已婚，无吸烟史。3 个月前右小腿骨折，予以钢板内固定治疗，术后小腿近端前方皮肤坏死，骨外露。当地医院予以清创，伤口无法闭合，故来我院门诊就诊。查体：右小腿近端胫前有约 5 cm×3 cm 皮肤缺损，骨外露。住院后予以清创，清除坏死组织，负压吸引促进创面肉芽生长。第一次清创后皮肤缺损面积约 6 cm×4 cm，设计并切取腓肠肌内侧头肌瓣，局部转移至骨外露区前方，腓肠肌内侧头肌瓣完全覆盖胫骨，供区皮肤直接缝合，肌瓣表面植皮。术后 2 周，植皮存活，创面为软组织覆盖（图 18.4）。

■ **病例五**

患者 39 岁男性，商店职员，已婚。因车祸导致右胫腓骨开放性骨折。外院急诊行右小腿清创外固定支架固定术，术后 1 周行胫骨内固定术。术后皮肤坏死，钢板外露，患者来我院就诊。门诊体检发现：患者右小腿胫前皮肤软组织缺损，面积约 12 cm×8 cm，右胫骨近端部分钢板外露（图 18.5）。

1. **修复方案**

（1）面临问题：

· 细菌感染定植，骨坏死是否存在？

· 钢板、骨组织如何覆盖？

· 如何最大限度保留膝关节功能？

· 该创面条件可以行软组织覆盖手术吗？

· 选择何种覆盖方法？供区的选择？

（2）制定方案：大多数该区域的缺损均可由腓肠肌肌瓣、比目鱼肌肌瓣进行覆盖。此外，筋膜皮瓣在近几年也被广泛用于该部位的缺损修复中，且术后效果满意。尽管膝部的皮瓣设计较灵活，选择较多，但是对于后侧腘窝部位的修复，笔者建议应考虑采用筋膜皮瓣或肌皮瓣进行修复，主要原因是与全厚皮瓣植皮或肌瓣联合植皮的修复方法相比，筋膜皮瓣或肌皮瓣能够较好地防止术后移植组织挛缩导致的膝关节伸直功能受限。如果采用游离穿支筋膜皮瓣，供区的选择包括：股前外侧皮瓣、背阔肌皮瓣或背阔肌前锯肌嵌合皮瓣等。受区吻合血管

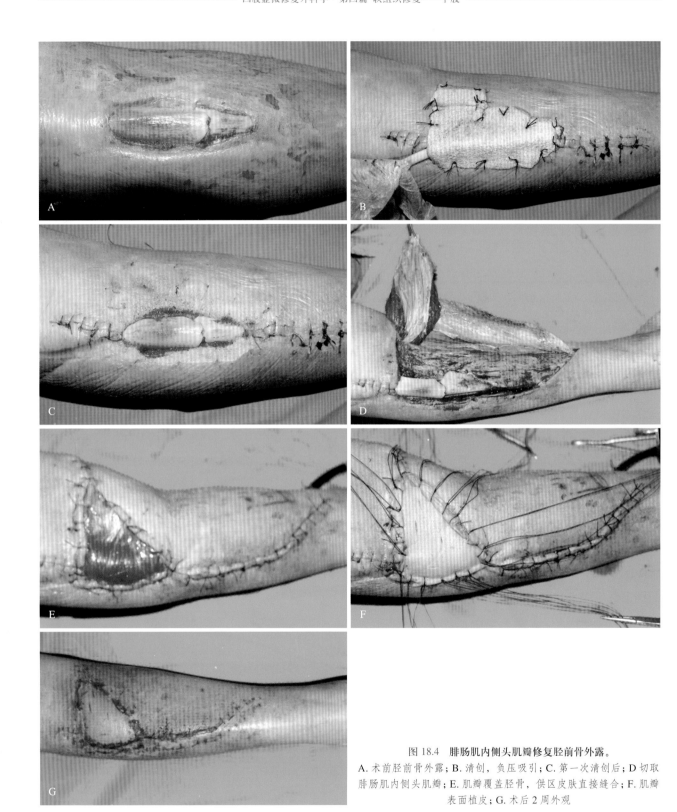

图 18.4　腓肠肌内侧头肌瓣修复胫前骨外露。
A. 术前胫前骨外露；B. 清创，负压吸引；C. 第一次清创后；D 切取腓肠肌内侧头肌瓣；E. 肌瓣覆盖胫骨，供区皮肤直接缝合；F. 肌瓣表面植皮；G. 术后 2 周外观

可选择股深动脉、旋股外侧动脉降支等。若有些患者需要重建膝关节周围的关节囊及韧带结构，可选择阔筋膜或跖底筋膜进行修复，术后可以提供长期

的稳定性。如果清创手术切除了大范围的肌群，则需要切取功能性肌瓣（functional muscle flap）来重建该肌群的功能。比如通过吻合胸背神经与坐骨神

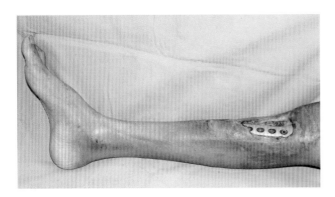

图 18.5　右小腿皮肤软组织缺损，面积约 12 cm×8 cm，右胫骨近端部分钢板外露。

经移植的背阔肌重建膝关节的屈曲功能。

　　对于该例患者，由于主要暴露范围是膝关节及小腿近端，因此大腿远端的血管神经结构较完整，可以用于切取局部带蒂皮瓣覆盖缺损。另外，该患者膝前方有部分髌腱外露，因此需要切取筋膜皮瓣覆盖以防止术后粘连。考虑了上述因素后，最终决定采用顺行的隐神经筋膜皮瓣（表 18.5）。术中设计 14 cm×10 cm 穿支蒂顺行隐神经营养血管皮瓣覆盖胫前皮肤软组织缺损，修复后 1 周，皮瓣存活（图 18.6）。

表 18.5　隐神经筋膜皮瓣解剖特点

体表标志	皮瓣位于膝关节及大腿的内侧部分，前界为髌骨内侧缘；后界为腘窝的内侧缘，下界为髌骨上缘，上缘至大腿中上部
皮瓣类型	筋膜皮瓣
切取面积	25 cm×10 cm
供养血管	该皮瓣有两套血供系统：一是来自隐动脉的穿支血管，血管蒂长 3~5 cm，管径 1~2 mm；另一套来自膝降 / 升内侧动脉，血管蒂长 5~15 cm，管径 1.5~2 mm。两套血管蒂均在内收肌管内走行，隐动脉大多起源于膝动脉，并在起源处 2 cm 穿内收肌管向浅部走行，沿途发出穿支供养浅层的筋膜及皮肤。在膝关节处，隐动脉和膝降内侧动脉有广泛交通支连接，因此常以靠近膝关节处作为皮瓣的旋转点
静脉回流	膝降 / 升内侧动脉存在两条伴行静脉，回流至股浅静脉，静脉直径 2~2.5 mm。大隐静脉也可以作为皮瓣的回流静脉向深部静脉引流
神经支配	该皮瓣同样有两套感觉神经支配：一套来自股内侧皮神经，由股神经发出，沿缝匠肌走行，支配大腿内侧远端 1/3 区域感觉。另一套为隐神经，同样由股神经发出，与隐动脉伴行，支配膝关节内侧区域感觉，在远端其与大隐静脉伴行，支配小腿前内侧区域感觉

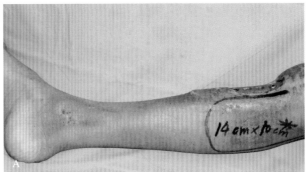

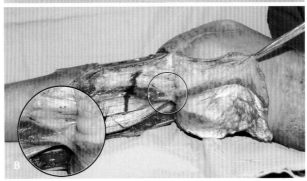

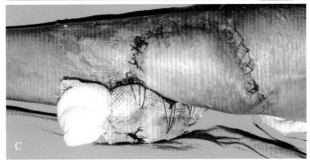

图 18.6　隐神经营养血管皮瓣修复胫前皮肤软组织缺损。

A. 设计穿支蒂顺行隐神经营养血管皮瓣；B. 术中暴露穿支蒂部；
C. 术后 1 周外观

2. 注意事项

　　（1）由于该区域的穿支解剖并不恒定，因此如果有条件术前应采用多普勒超声定位穿支位置；在切取皮瓣时，也应该先切开蒂部一侧皮肤并对穿支进行探查。另外，有 5% 的人群存在隐动脉缺如，遇此种情况，需要仔细保护好膝降 / 升内侧动脉，将其作为血管蒂。

　　（2）由于该区域存在丰富的感觉神经支配，因此该皮瓣可以作为感觉皮瓣（sensate flap）进行移植。

　　（3）下肢有两条主要的淋巴回流与大隐静脉伴行，因此如果发生肢体远端淋巴回流障碍，可以以此作为搭桥手术。

（4）如果将皮瓣位置放在膝关节近端时，手术中应尽可能保留隐神经。如果皮瓣的设计位置在膝关节远端时，则需要保留股内侧皮神经。

（5）该皮瓣可以联合切取股骨内髁设计成嵌合皮瓣（chimeric flap），还可以设计成以大隐静脉为血管蒂的动脉化静脉皮瓣（arterialized venous flap）。

五、小腿近端后侧及外侧区域修复原则

小腿近端后侧及外侧有丰富的肌肉保护，在高能量损伤时发生骨外露的概率较小，但是小腿近端后侧的皮肤与膝关节屈伸活动关系较大，若发生瘢痕挛缩将影响伸膝功能。

对于小腿后侧及外侧较浅表的创面，若基底部肌肉组织较完整，可以使用游离植皮的方法进行覆盖，如果创面较深，合并部分肌肉缺损，则应考虑切取肌瓣/筋膜瓣转移覆盖。缺损较大的且合并骨缺损的患者，则建议使用游离皮瓣移植覆盖（表18.6）。

表 18.6　小腿近端前修复方案

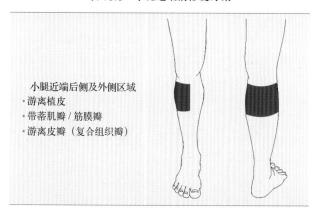

小腿近端后侧及外侧区域
· 游离植皮
· 带蒂肌瓣/筋膜瓣
· 游离皮瓣（复合组织瓣）

对于膝关节周围软组织缺损的评估，首先要判断是否合并感染，不仅如此，还需要对存在感染风险的创面进行二次评估和相应处理。一般来说，经过多次清创负压吸引技术（vacuum assisted closure，VAC）处理且肉芽组织生长良好的创面，其感染率相对较低。由车祸或工伤造成的存在广泛污染的创面，感染率发生比较高，即便在急诊进行彻底清创后，也需要一期先用VAC覆盖，5~7天后拆除VAC再次观察创面有无坏死及渗出。在此期间，

全身性的抗生素治疗必不可少。

创面经过处理转变为相对清洁创面后，修复医生需要再次对创面进行评估，判断是否有重要的组织外露。对于单纯软组织外露的创面，可以在肉芽生长良好的情况下采用简单的植皮或局部皮瓣转移的方法进行修复，对于有肌腱、骨、内植物外露的创面，需要采用肌瓣、筋膜皮瓣等血运较好的移植物进行覆盖，从而起到增加局部血供和预防感染的作用。对于缺损较大的创面，则需要考虑切取游离组织瓣进行覆盖，常用的供区有：背阔肌肌（皮）瓣、腓肠神经营养血管皮瓣等（图18.7）。受区可供吻合的血管包括：腘动脉、膝降动脉、腓肠动脉等（表18.7），另外，选择受区血管时需要注意对下肢血供的影响。

表 18.7　受区血管选择

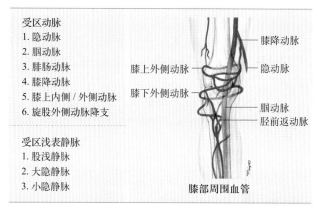

受区动脉
1. 隐动脉
2. 腘动脉
3. 腓肠动脉
4. 膝降动脉
5. 膝上内侧/外侧动脉
6. 旋股外侧动脉降支

受区浅表静脉
1. 股浅静脉
2. 大隐静脉
3. 小隐静脉

膝部周围血管

膝关节周围及小腿近端软组织修复须注意以下事项。

（1）膝关节的活动范围较大，因此在修复软组织时需要充分考虑其活动范围。

（2）术者不应过少估计皮瓣的切取面积，在绘制皮瓣切取模板时应保持膝关节充分屈曲位，而在腘窝软组织修复时，则需要保持完全伸直位。

（3）术后需要临时用夹板或支具固定膝关节，膝关节需要抬高以消除肿胀，注意避免卡压皮瓣及其蒂部。

（4）在考虑使用腓肠肌肌瓣时一般考虑内侧瓣，因为其切取面积较大且转移较方便。

（5）在腘窝软组织覆盖时，应选择厚度相对较薄的皮瓣，以防止皮瓣臃肿影响膝关节屈曲。

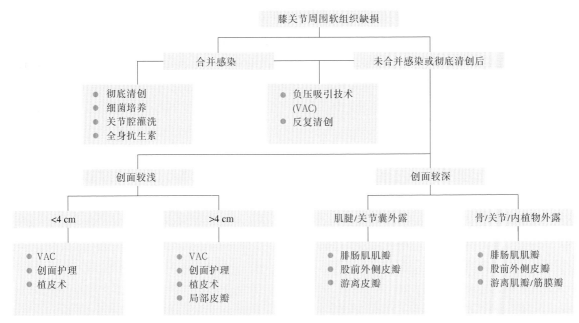

图 18.7　膝关节周围软组织缺损修复方案。

（6）如果采用游离皮瓣修复腘窝时，可以采用与腘动脉端侧吻合的技术，避免对小腿远端血运的影响。

下文将详细介绍常用的用于修复膝关节及小腿近端的局部皮瓣。

六、膝关节周围区域修复方法

膝降穿支皮瓣 / 隐动脉皮瓣（descending genicular artery perforator flap，DGAP flap）

1. 优点

（1）皮瓣包含两套静脉回流：隐动脉伴行静脉及大隐静脉，可改善皮瓣静脉回流障碍。

（2）皮瓣位置较为隐蔽，供区损伤较小。

（3）切取时可以通过膝降动脉的肌分支或骨分支一同切取部分缝匠肌或股骨内髁，作为嵌合皮瓣一同移植。

2. 缺点

（1）皮瓣血管蒂存在解剖变异，设计皮瓣时需要在术中对皮穿支分离后方可实施。

（2）膝降动脉的解剖缺失概率为 5%，Koshima 等建议在膝降动脉缺失的情况下以缝匠肌远端的营养血管作为供血动脉，设计携带缝匠肌的肌皮瓣进行转移。

（3）血管蒂长度较短，如果受区血管位置较深则不使用。

3. 解剖特点

隐动脉起自膝降动脉，Acland 等对其进行了非常详尽的解剖。膝降动脉的分支需要和其他四条膝动脉进行鉴别，包括膝上内外侧动脉及膝下内外侧动脉，这些动脉均在膝盖后侧从腘动脉发出。膝降动脉在股动脉内侧股动脉穿大收肌腱处（约膝盖上 15 cm 平面）发出，膝降动脉走行于收肌管顶部及缝匠肌的深面。

膝降动脉在其起点远端 0.5~2 cm 处分为三个分支：肌肉支、骨支、隐动脉。隐动脉（起初段直径 1.5~1.8 mm）继续向远端走行，并在穿过收肌管顶部后继续向远端走行于缝匠肌、收肌腱、股内侧肌之间 12~15 cm，并沿途发出高位的皮支营养膝上大腿内侧较大范围的皮肤。皮支的数量为 1~4 条，发出的位置距隐动脉起初端 3~10 cm。隐动脉在缝匠肌移行为腱性部分后继续垂直向远端下行进入浅筋膜内，营养膝下前侧和内侧区域的皮肤（图 18.8）。

膝降动脉穿支皮瓣（DGAP flap）在染料灌注实验下，其皮瓣切取范围是在下肢前内侧面，以膝上 10 cm、膝下 20 cm 为皮瓣长轴的椭圆形区域。

皮瓣通过大隐静脉以及隐动脉的伴行静脉回流，其中隐动脉伴行静脉在近端交汇形成膝降静脉，并走行约 1.5 cm 后汇入股浅静脉。大隐静脉为该皮瓣的第二套静脉回流系统，走行于下肢的后内侧面、隐动脉后侧约 1.5 cm 处。向近端游离大隐静脉可以获得较长的静脉血管蒂，在切取皮瓣时可以将任意一套静脉回流系统作为皮瓣的静脉回流。但也有学者认为应该将两套静脉一同切取作为游离皮瓣静脉回流。

膝降动脉穿支皮瓣的感觉神经支配主要来自股内侧皮神经的中间支和远支，股内侧皮神经在膝上 15 cm 平面水平沿缝匠肌前缘深筋膜层走行。皮瓣远端部分的感觉神经支配来自隐神经，隐神经在收肌管内与股动脉一同下行，随后在膝降动脉的内侧下行。隐神经在膝上 8 cm 平面开始发出皮支，隐神经可以在皮瓣切取时包含在皮瓣内且不会对皮瓣血供造成影响。

4. 手术技巧

患者取仰卧位，在消毒止血带下进行手术。屈曲膝关节同时外旋髋关节有助于手术操作。

血管蒂的体表定位主要依靠缝匠肌的位置。缝匠肌的体表投影为髂前上棘和胫骨内髁的连线，而皮瓣最终的轴线以及位置选择应该以术前定位的皮穿支为主。

在切取皮瓣时首选在大腿中段（切口远端距膝关节 12 cm）内侧作一 10 cm 切口，切开皮肤及皮下组织直至缝匠肌表面，并在沿缝匠肌表面将深筋膜层完全切开，在切开深筋膜时需要注意辨认并保护皮神经。在切开深筋膜后，注意钝性分离股内侧肌和缝匠肌肌间隔，在肌间隔靠近切口远端的部分即可发现隐动脉在两肌肉之间穿出。

沿着隐动脉向远端分离即可发现其皮穿支，在切口远端将皮下组织向外侧牵拉可以较好地辨认及暴露隐动脉及其穿支。其分支主要在缝匠肌及股内侧肌之间，并在浅筋膜与深筋膜之间的平面走行，在分离时注意由近端开始仔细向远端分离直到切口最远端位置（图 18.9A）。如果在切口的最远端未找到合适的隐动脉向前侧发出的穿支时，可以将切口继续向远端延长，但如果在膝上 6 cm 平面还未发现合适的穿支时，则说明解剖变异造成该部位隐动脉未发出皮穿支。

当寻找到合适的隐动脉穿支后，即可根据该穿支的位置设计皮瓣，一般将原来的切口作为皮瓣的后界，前界和下界根据创面的需要进行设计。如果

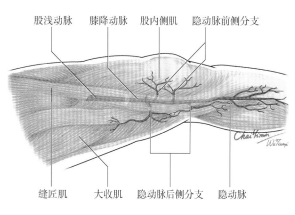

图 18.8　隐动脉走行示意图。

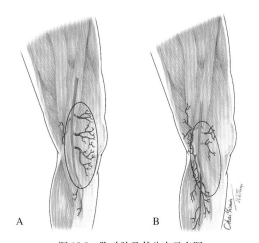

图 18.9　隐动脉及其分支示意图。
A. 暴露隐动脉及其穿支；B. 以隐动脉后侧及远端的交通支作为皮瓣的血管蒂

没有合适的隐动脉前侧的皮穿支，可以将隐动脉后侧及远端的交通支作为皮瓣的血管蒂（图18.9B），此时皮瓣的位置应该向后侧及远端移动，以交通支的位置作为皮瓣的中心。

5. 注意事项

（1）在切取皮瓣浅层软组织时，应该注意保护大隐静脉。一般在远端将其结扎，近端部分则进一步向近端游离，保留一定的血管蒂长度与受区静脉吻合。

（2）如果需要通过该皮瓣重建受区感觉，则在切取时将股内侧皮神经的分支予以保留，可以通过其重建皮瓣近端部分的感觉。如果切取时将隐神经保留在皮瓣内即可重建皮瓣远端部分的感觉。

（3）当皮瓣的血供同时来自隐动脉前侧及后侧的分支时，需要将缝匠肌最远端的腱性部分切断以保证皮瓣的血供。

■ 病例六

患者55岁男性，工人，已婚。因车祸导致左膝关节周围开放伤，于当地医院行急诊清创及外固定支架跨关节固定，术后来我院门诊就诊，进一步治疗。门诊查体：左膝前内侧皮肤软组织缺损，面积10 cm×8 cm，外固定支架固定中。以膝降动脉穿支作为血管蒂，在小腿内侧设计11 cm×9 cm皮瓣，切取皮瓣后带蒂局部转移，皮瓣覆盖创面，供区植皮（图18.10）。

七、小腿近端区域修复方法

（一）腓肠动脉穿支皮瓣（sural artery perforator flap，SAP flap）

1. 优点

（1）由于小腿后侧的浅筋膜层较薄，因此腓肠动脉穿支皮瓣的厚度也较薄，且皮瓣延展性较好，修复后外观满意。

（2）供区损伤较小，不损伤主干血管。

（3）皮瓣切取既可以在俯卧位下进行，也可以

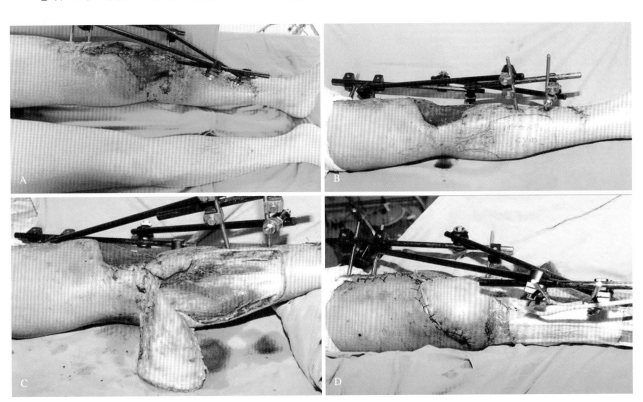

图18.10　膝降动脉穿支皮瓣修复左膝前内侧皮肤软组织缺损。

A. 术前外观；B. 以膝降动脉穿支作为血管蒂设计皮瓣；C. 切取皮瓣，显露穿支；D. 皮瓣覆盖创面，供区植皮

在仰卧位下切取。

（4）血管蒂较长，管径较粗。

2. 缺点

（1）腓肠动脉穿支变异较多，需要在术中探及穿支位置后重新设计皮瓣。

（2）腓肠动脉穿支伴行静脉解剖变异较多，切取皮瓣时需要保留浅静脉增加皮瓣静脉回流。

（3）腓肠动脉穿支以肌皮穿支为主，分离较为困难。

3. 解剖特点

小腿后侧区域皮肤及浅筋膜的血供主要来自浅层的筋膜血管网（直接／肌间隔穿支）以及深层的肌筋膜血管网（间接／肌穿支）两套血供系统，且其供血方式以逆行为主，由此可见这些穿支无论是管径还是数量都是比较理想的。

在大多数情况下，腓肠肌内外侧头均有独自的供养血管，但是也有极少数情况下，腓肠肌外侧头供养血管解剖缺失，因此本章将着重讨论腓肠内侧动脉穿支皮瓣（medial sural artery perforator flap, MSAP flap）。两侧腓肠动脉均由腘动脉发出，或偶尔由一条腓肠动脉主干发出，该主干通常在膝关节平面水平从腘动脉发出。在起始端，两条腓肠动脉的外径为 3 mm，并有两条伴行静脉，静脉的外径为 3.5 mm。腓肠内外侧动脉沿着筋膜间隙走行并逐步分支穿腓肠肌直到跟腱水平。两侧动脉之间的交通支可以使即便一侧肌肉的腓肠动脉缺失或损伤，另一侧也可以完全存活。

腓肠动脉的大部分肌皮穿支分布在腓肠肌远端部分，并在腓肠肌内外侧头分叉部位水平发出，这些穿支主要从两侧腓肠动脉较为浅表的分支发出，这些分支大部分靠近腓肠肌后侧部分，接近深筋膜层。与其他穿支直接从肌肉到皮肤的垂直走行不同，这些穿支在筋膜下层和筋膜浅层均会平行走行较长一段距离。解剖学研究发现，腓肠动脉血管蒂的长度平均为 15 cm（10~17.5 cm）。

腓肠动脉穿支皮瓣的静脉回流也有所不同，在之前的解剖学研究中发现，其伴行静脉在中线以外部分沿动脉走行。在笔者的临床研究中发现，穿支的伴行静脉经常向腓肠内侧皮神经伴行血管的静脉分支移行。因此当游离穿支时发现其伴行静脉走行不确定时，应该在皮瓣内保留一条浅静脉来保证皮瓣的静脉回流。

腓肠肌的运动神经来自胫神经，其分支分别沿腓肠动脉进入腓肠肌，并沿两侧腓肠动脉的主干下行。腓肠肌内侧头表面的皮肤感觉主要由隐神经或者股后侧皮神经支配，而笔者最近的解剖学研究发现腓肠内侧皮神经在该区域发出分支到达皮下。腓肠肌外侧头表面的皮肤感觉由腓肠外侧皮神经支配，因此可以通过联合切取腓肠内侧动脉穿支皮瓣和腓肠外侧动脉穿支皮瓣，使其成为感觉皮瓣。

4. 手术技巧

手术的体位根据创面的位置选择俯卧位或者仰卧位，俯卧位情况下容易显露整个小腿后侧区域，对于皮瓣的切取较为容易；如果选择仰卧位，则需要将髋部充分外旋外展，同时屈曲膝关节。如果患者的髋关节被动活动受限，则无法采取仰卧位手术，此时患者可以选择 45° 斜侧卧位，供区小腿在上。

术前应用超声多普勒可以定位两侧腓肠动脉的穿支位置。尽管大部分的穿支位于小腿远端部分，且在中线位置的穿支管径均较细、解剖位置变异也较多。Kim 和 Shim 等发明了一个用于定位腓肠内侧动脉穿支皮瓣的方法：首先出腘窝中点和内踝尖顶点的连线，并提出第一个穿支的位置通常位于该连线离腘窝中点 8 cm，半径为 2 cm 半圆内，但是该穿支会随着患者的身高发生变异。而第二个穿支则位于该连线离腘窝中点 15 cm 的直径为 3 cm 的圆内，该穿支的解剖变异较小（图 18.11）。

以近端穿支点设计腓肠动脉穿支皮瓣时需要以术中分离所见为主，即穿支的直径及长度均较为合适，且可以作为游离皮瓣进行切取。以远端的穿支作为血管蒂时，则可以游离较长的血管蒂，并可以

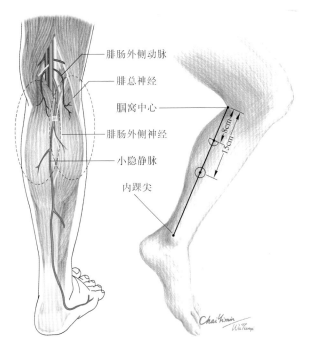

图 18.11　腓肠动脉的穿支分布和定位方法。

作为局部带蒂皮瓣转移，覆盖膝关节部位的软组织缺损。对于小面积的缺损，皮瓣可以以穿支点为中心任意设计，对于较大面积的缺损重建，则应尽量使皮瓣的长轴和腘窝中点以及外踝连线一致，使尽可能多的穿支包含在皮瓣内。

尽管目前关于腓肠动脉穿支皮瓣的最大切取面积还未见相关研究，但是依靠深筋膜血管网的丰富血供，腓肠内侧动脉穿支皮瓣以及腓肠外侧穿支皮瓣都可以切取近乎整个小腿后侧范围的面积。Walton 和 Bunkis 指出，小腿后侧深筋膜血管网供养的皮瓣面积可从腘窝至小腿中下 1/3 交界处、从小腿内侧中线至外侧中线。但如果要直接缝合供区，则皮瓣的宽度不能超过 7 cm。

皮瓣切取时一般从皮瓣的前界开始切取，切开至深筋膜平面并在其与肌膜之间分离至穿支。很多时候需要根据手术中实际的穿支位置重新设计皮瓣。在切开皮瓣近端时，需要注意游离保护浅静脉。如果需要切取感觉皮瓣，可以在中线附件寻找股后皮神经并将其包含在皮瓣内（腓肠内侧动脉穿支皮瓣），对于腓肠外侧动脉穿支皮瓣，只需要将腓肠外侧皮神经游离保留在皮瓣内，并与受区感觉

神经吻合即可。

5. 注意事项

（1）由于腓肠动脉的穿支解剖变异较高，因此切取皮瓣时应该先切开一侧（常选择皮瓣前缘），探查确认合适穿支后再重新设计皮瓣进行切取。

（2）腓肠动脉穿支的伴行静脉常常管径较粗，与受区静脉吻合时需采用端侧吻合的方法。

（3）如果患者对外观有较高要求，应尽量使供区获得直接闭合，避免植皮影响外观的美观效果。

（二）腓肠肌肌瓣（gastrocnemius flap）

1. 优点

（1）血管蒂解剖位置恒定，极少出现解剖变异；切取方便，肌瓣血供可靠，存活率高。

（2）修复范围较大，可修复膝关节至小腿中段区域。

2. 缺点

（1）皮瓣切取对体位有要求，需要在侧位或者俯卧位下进行。

（2）如果患者合并膝关节僵硬或者活动受限，会对蒂部解剖造成影响。

3. 解剖特点

股动脉在股骨髁延续为腘动脉，其从腘窝菱形结构的内上缘进入腘窝，从外下缘离开，腘动脉从其近端至远端，依次发出外侧支（营养股外侧肌、股二头肌、大腿下 1/3 外侧部分，并与股深动脉穿支形成交通支吻合），膝上内侧及外侧动脉（分别绕股骨内侧及外侧髁走行），腓肠动脉（分为腓肠内侧动脉及外侧动脉，分别营养腓肠肌内侧头和外侧头，在有些情况下，腘动脉会发出一条腓肠总动脉，继而分为腓肠内侧动脉及外侧动脉），膝中动脉（营养后交叉韧带），膝下内侧及外侧动脉（分别围绕胫骨内侧及外侧平台走行）。

可见，腓肠肌肌瓣的血供主要来自于近端的腓肠内侧及外侧动脉，而其静脉回流则是通过腓肠动

脉的伴行静脉完成的，最后回流至腘静脉。此外，腘静脉还接受小隐静脉的回流。

腓肠肌肌瓣的运动神经分支由胫神经发出（内侧支较外侧支发出平面高 1~2 cm），内侧分支和外侧分支均与腓肠内外侧动脉伴行（图 18.12，表 18.8）。

表 18.8　腓肠肌肌瓣的解剖特点

体表标志	皮瓣位于膝关节及大腿的内侧部分，前界为髌骨内侧缘；后界为腘窝的内侧缘，下界为髌骨上缘，上缘至大腿中上部
皮瓣类型	筋膜皮瓣
切取面积	25 cm × 10 cm
供养血管	该皮瓣有两套血供系统：一是来自隐动脉的穿支血管，血管蒂长 3~5 cm，管径 1~2 mm；另一套来自膝降/升内侧动脉，血管蒂长 5~15 cm，管径 1.5~2 mm。两套血管蒂均在内收肌管内走行，隐动脉大多起源于膝降脉，并在起源处 2 cm 穿内收肌管向浅部走行，沿途发出穿支供养浅层的筋膜及皮肤。在膝关节处，隐动脉和膝降内侧动脉有广泛交通支连接，因此常以靠近膝关节处作为皮瓣的旋转点
静脉回流	膝降/升内侧动脉存在两条伴行静脉，回流至股浅静脉，静脉直径 2~2.5 mm。大隐静脉也可以作为皮瓣的回流静脉向深部静脉引流
神经支配	该皮瓣同样有两套感觉神经支配：一套来自股内侧皮神经，由股神经发出，沿缝匠肌走行，支配大腿内侧远端 1/3 区域感觉。另一套为隐神经，同样由股神经发出，与隐动脉伴行，支配膝关节内侧区域感觉，在远端其与大隐静脉伴行，支配小腿前内侧区域感觉

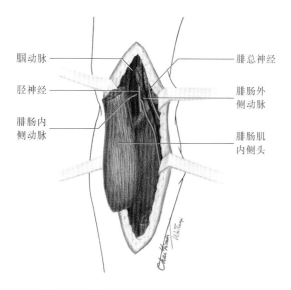

图 18.12　腓肠肌肌瓣的血供和运动神经分支。

（图中标注：腘动脉、胫神经、腓肠内侧动脉、腓总神经、腓肠外侧动脉、腓肠肌内侧头）

4. 手术技巧

一般以胫骨后缘向后 2 cm 作为皮肤的切口，在近端切口转向小腿后侧腘窝处。在切开皮肤时应注意避免损伤大隐静脉及隐神经，切至深筋膜深层后，将皮肤向两侧牵拉。暴露腓肠肌后，将内外侧头向两侧牵拉，即可显露之间的腓肠神经和小隐静脉。腓肠神经和小隐静脉一般沿腓肠肌内侧头的外侧缘下行，并被部分腓肠肌的肌纤维和肌膜覆盖，沿着神经血管束向近端继续分离。

腓肠肌和比目鱼肌的间隙在小腿内侧的切口进行辨认，辨认后沿着腓肠肌比目鱼肌间隙钝性分离，注意结扎比目鱼肌和腓肠肌之间的穿支血管。

肌瓣切取后将其转移至受区覆盖。

5. 注意事项

（1）股薄肌和半腱肌的腱性部分有时会影响肌瓣的旋转，必要时需要进行肌肉内隧道转移。

（2）腓肠肌内侧头在转移时可以将肌性部分切断，通过血管蒂进行转移从而增加修复范围。

（3）腓肠肌内侧头的神经血管蒂一般在腘窝的平面进行解剖，其在腓肠肌内侧头的外侧缘下行。

■ 病例七

患者 34 岁男性，工地工人，已婚。因车祸导致右胫腓骨开放性骨折，在外院急诊行右小腿清创外固定支架固定术。由于胫前皮肤挫伤严重，术后发生小腿近端至中段前侧皮肤坏死，胫骨外露，外院再次行清创手术后转诊至我院。门诊体检发现：患者右胫骨皮肤软组织缺损，面积约 27 cm × 8 cm，右胫骨近端及中段部分外露，右胫骨近端骨外露部分血运差，患肢外固定支架固定中（图 18.13）。

1. 修复方案

（1）面临问题：

• 修复的目标是什么？

• 胫骨外露部分可以保留吗？

• 该创面条件可以行软组织覆盖手术吗？

• 选择何种覆盖方法？供区的选择？

（2）制定方案：骨外露的覆盖要求移植物血供

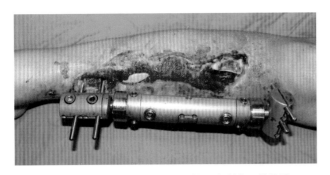

图 18.13　小腿近端至中段前侧皮肤软组织缺损，骨外露。

丰富，不仅可以增加局部外露骨组织的血液供应，同时也能起到抗感染或预防感染的作用，因此肌瓣、肌皮瓣以及筋膜皮瓣常被用于覆盖伴有骨外露的软组织缺损。小腿近端的软组织缺损合并骨外露是腓肠肌肌瓣的最佳适应证，对于该患者来说，近端的胫骨外露部分，可以通过腓肠肌内侧头转移进行覆盖，现在需要解决的主要问题是胫骨中段骨外露的部分应该采用何种覆盖方法。经过对周围软组织条件的检查，发现小腿及膝关节内侧面的软组织条件尚可，因此考虑采用顺行的隐神经筋膜皮瓣转移覆盖胫骨中段骨外露的部分。

在临床上，由于小腿前内侧软组织少，因此在外伤后前内侧软组织缺损发生较多。所以腓肠肌内侧头使用也相对较多。腓肠肌内侧头的血管蒂位置较高，通常位于膝关节间隙水平，因此在游离血管蒂时可以尽量向近端游离。如果从股骨内髁将其起点切断，可以增加 3~5 cm 的旋转半径。

腓肠肌外侧头的切取通常取后外侧切口或后正中切口，在切口皮肤及皮下组织时，注意探查保护腓肠神经和小隐静脉，并以此为腓肠肌内外侧头的分界线，从后正中线分离腓肠肌外侧头肌性部分后沿比目鱼肌浅层将其钝性分离。腓肠肌外侧头的供养血管（腓肠外侧动脉）位置偏低，在分离时需要额外注意。同样，如果从股骨外髁将其起点切断，可以增加 2~4 cm 的旋转半径。在转移腓肠肌外侧头时，需要注意腓总神经的位置，其在腘窝处走行于小隐静脉的外侧，转移肌瓣时应避免卡压。

在考虑该患者胫骨中段骨外露的覆盖方案时，有许多备选方案可以采用：包括腓肠肌外侧头、逆行腓浅神经皮瓣、顺行隐神经皮瓣以及腓肠神经皮瓣。结合血管蒂位置、缺损部位以及腓肠肌内侧头切取等因素，笔者决定采用顺行隐神经皮瓣覆盖。该方案在这个病例中的主要优势包括：①在同一供区操作，减少第二供区损伤；②皮瓣血管蒂离受区位置相对较近，减少蒂部扭转等风险；③顺行隐神经皮瓣血供可靠，且作为筋膜皮瓣用于覆盖骨外露效果较好。

隐神经皮瓣属于 Masquelet 在 1992 年提出的小腿三类神经皮瓣之一，后经过 Nayak 等的解剖学研究发现，胫后动脉穿支血管与隐神经及大隐静脉之间存在广泛交通支，因此如果将隐神经、大隐静脉保留在皮瓣内，可以大大提高皮瓣的存活率及切取面积。穿支的伴行静脉同样可以改善皮瓣的静脉回流，减少皮瓣静脉淤血的发生。基于上述的研究，隐神经皮瓣在近几年来被广泛应用于小腿前侧、内侧及踝部软组织缺损的修复，其设计灵活，可以作为顺行岛状皮瓣、逆行岛状皮瓣、穿支螺旋桨皮瓣（propeller flap）以及局部转移皮瓣进行切取覆盖（表 18.9）。

对于本例患者，皮肤缺损及骨外露部位在胫前中段，因此可以采用局部转移皮瓣的方法切取隐神经皮瓣用于覆盖。

表 18.9　隐神经皮瓣解剖特点

体表标志	小腿后侧最浅层肌肉，其肌性部分主要占小腿上 1/3
皮瓣类型	肌瓣；分为内侧头和外侧头，内侧头较大且肌肉纤维较多
切取面积	20 cm × 8 cm
肌肉解剖	腓肠肌内侧头由股骨内髁止于跟骨；腓肠肌外侧头由股骨外髁止于跟骨，远端的腱性部分与比目鱼肌腱性部分相互融合成跟腱
供养血管	内侧头的供养血管为腓肠内侧动脉，由腘动脉发出，血管蒂长 6 cm，直径 2 mm，发出位置为腘窝内侧；外侧头由腓肠外侧动脉供养，也由腘动脉发出，血管蒂长 6 cm，直径 2 mm，发出位置较内侧头低
静脉回流	静脉回流通过腓肠内侧动脉及腓肠外侧动脉的伴行静脉
神经支配	该肌肉的神经支配来自胫神经的分支，走行沿其血管蒂的后方进入肌肉支配腓肠肌内侧头及外侧头

2. 手术步骤

患者行硬膜下麻醉并取仰卧位，患肢髋关节外旋外展同时屈曲膝关节，患肢给予充气式止血带。首先再次对创面进行清创，切除创面周围 0.5 cm 皮缘。清创后给予双氧水、碘伏及生理盐水冲洗创面。

设计隐神经皮瓣，以隐神经 - 大隐静脉的走行为皮瓣长轴，皮瓣的旋转点为小腿近端内侧胫骨后缘处，皮瓣的长度应为转转点至缺损远端再加上 3~4 cm，以防止旋转后蒂部张力过高。切取腓肠肌内侧头时采用皮瓣后缘切口，以小隐静脉 - 腓肠神经为界剥离内外侧头，并从比目鱼肌浅层钝性从远端向近端剥离腓肠肌内侧头。充分游离后从皮下隧道转移至胫骨近端骨外露处。再切取隐神经皮瓣，将大隐静脉和隐神经包含在皮瓣内，转移覆盖胫前中段骨缺损处。肌瓣表面取中厚皮植皮覆盖（图 18.14）。

3. 注意事项

（1）如果切取双侧腓肠肌，下肢跖屈功能也能由比目鱼肌代偿。如果切取腓肠肌的一侧头，跖屈功能可以由剩下的另一侧头和一半的比目鱼肌提供。

（2）过去采用的逆行腓肠肌肌瓣和 V-Y 推进肌瓣其血供不可靠，因此不建议在临床上采用。

（3）在切取腓肠肌肌瓣时携带一侧或双侧筋膜不仅可以增加肌瓣的覆盖面积，还可以增加植皮的成活率。植皮后使用负压吸引技术可以减少植皮区域对下方组织的相对活动，也可以增加植皮的成活率。

（4）在切取腓肠肌肌瓣的过程中，最好使用下肢止血带，尤其是在分离蒂部血管以及胫神经和腓总神经时，可以减少出血造成的操作困难。

（5）腓肠肌内侧头较外侧头的适用范围大，因为其肌肉组织量大、转移范围大，同时可以避免分离保护腓总神经时对其造成的医源性损伤。

（6）患者下肢严重创伤时，应在术前行血管造影，确定腓肠内侧或外侧动脉完整后再计划腓肠肌肌瓣的切取。

（7）患者如果有近期下肢血栓病史或者长期复

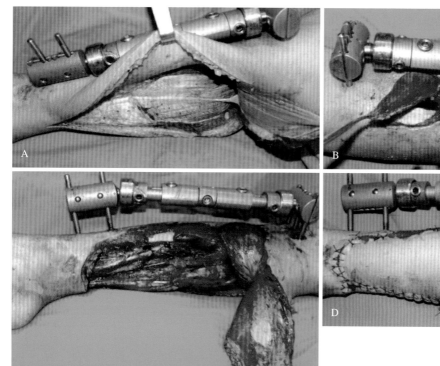
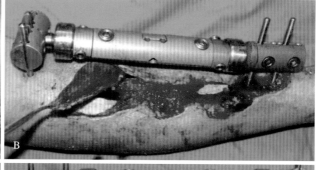
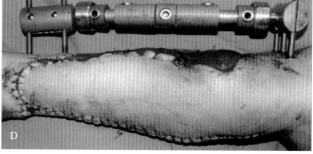

图 18.14 隐神经皮瓣修复小腿前侧皮肤软组织缺损、骨外露。
A. 切取腓肠肌内侧头肌瓣；B. 将腓肠肌内侧头肌瓣转移覆盖骨外露；C. 切取顺行隐神经皮瓣；D. 隐神经营养血管皮瓣覆盖肌肉供区

发性下肢深静脉血栓病史，则是腓肠肌肌瓣转移覆盖的禁忌证。

■ **病例八**

患者 30 岁男性，个体经营者，已婚，10 年吸烟史。因车祸导致左膝部及左小腿严重开放伤，在外院急诊行右小腿清创术。由于膝关节前外侧及小腿近端软组织缺损严重，外院建议行截肢手术，患者要求保肢治疗，遂转院至我院。在门诊体检时发现：患者左膝前侧及外侧皮肤软组织缺损，面积约 25 cm×13 cm，左胫骨近端前侧及外侧皮肤软组织缺损，面积为 12 cm×8 cm，后侧皮肤部分脱套伤；下肢远端感觉血运可（图 18.15）。

1. 修复方案

（1）面临问题：

- 修复的目标是什么？
- 膝关节及胫骨外露部分可以保留吗？
- 该创面条件可以行软组织覆盖手术吗？
- 选择何种覆盖方法？供区的选择？

（2）制定方案：关节周围的软组织覆盖一直是修复医生的一大难题，术后关节粘连以及关节内感染（表 18.10）是需要解决的最大问题。关节周围软组织缺损的修复原则是早期采用抗感染能力较强的软组织覆盖，预防移植物与下方软组织粘连以及早期预防感染。

表 18.10　关节内感染的影响因素

糖尿病患者	尿路感染
肥胖（BMI > 28）	手术时间长
低钾血症	使用皮质醇类药物
类风湿关节炎	吸烟

对于该患者来说，由于创伤造成膝关节外露，且膝关节周围污染较重，因此需要安全性更高且抗感染能力更强的软组织覆盖。另一方面，该患者的缺损面积较大，如果从一处供区切取皮瓣，将对供区造成较大的损伤。如果采用大面积游离皮瓣移植，由于周围皮肤存在脱套伤，受区的血管条件不佳，可能会增加血管吻合的栓塞率。因此，笔者考虑对

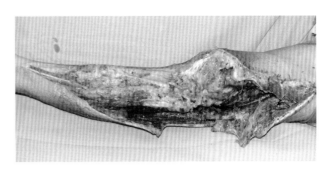

图 18.15　车祸致膝关节前外侧及小腿近端软组织缺损严重。

于膝关节和小腿近端的创面选择不同的覆盖方法。

膝关节周围的覆盖方法包括筋膜皮瓣、肌皮瓣等，但是由于缺损面积较大，普通供区的筋膜瓣很难达到这样的修复范围，因此考虑采用可切取较大面积的腓肠神经营养血管皮瓣来修复该部位。另外一方面，由于外伤后污染较重，感染发生率较高。因此决定采用较为安全的通过交腿皮瓣的带蒂转移方法。

穿支蒂腓肠神经营养血管皮瓣是目前最常用的筋膜皮瓣，其血供可靠、切取范围大、供区损伤小等优点使得其临床应用越来越广泛（表 18.11）。在本病例中，使用穿支蒂腓肠神经营养血管皮瓣主要优点包括：①皮瓣血供丰富，可以起到抗感染的作用；②筋膜皮瓣不易与下方组织粘连，术后对关节活动影响较小；③覆盖范围大，可以减少第二供区的损伤。

在设计交腿皮瓣时，应将靠近蒂部的皮瓣部分放在小腿近端的位置，这样在断蒂后，可以将该部分的皮瓣覆盖在小腿近端的缺损部位。

表 18.11　腓肠神经营养血管皮瓣的解剖特点

体表标志	腓肠神经营养血管皮瓣切取部位主要在小腿的后侧，其皮瓣的轴线为腘窝中点至跟腱外踝中点的连线
皮瓣类型	筋膜皮瓣
切取面积	30 cm×14 cm
供养血管	腓动脉穿支血管，长度为 4~7 cm，管径为 1.5~2.5 mm，恒定穿支点为外踝上 5~7 cm 及 20 cm 处
静脉回流	主要依靠穿支的伴行静脉回流
神经支配	腓肠内外侧皮神经的分支分布于皮瓣区域

2. 手术步骤

患者行硬膜下麻醉并取仰卧位，患肢给予充气式止血带。首先再次对创面进行清创，切除创面周围 0.5 cm 皮缘。清创后给予双氧水、碘伏及生理盐水冲洗创面。

皮瓣设计以小隐静脉 - 腓肠神经的走行为长轴，以外踝上 5 cm 处穿支点为旋转点，皮瓣面积 25 cm× 12 cm（图 18.16A）。

由于该患者的缺损面积较大，在设计穿支蒂腓肠神经营养血管皮瓣时选择其最大的皮瓣面积进行切取：首先切开蒂部一侧皮肤，观察穿支血管的位置和条件。然后开始向近端沿皮瓣设计的边缘切开皮肤及皮下组织。由于腓肠神经和小隐静脉在腓肠肌内外侧头之间穿出，因此在皮瓣近端解剖时，需要在腓肠肌内外侧头之间分离寻找腓肠神经及小隐静脉，并将其保留在皮瓣内。

完整切取皮瓣后，将皮瓣转移至患肢创面上，调整双下肢的相对位置，直到蒂部无明显张力。可以将皮瓣蒂部的皮肤缝合成皮管，另外需要注意的是将皮瓣蒂部皮肤放置在患侧胫骨近端皮肤缺损处，以便在断蒂后将该部分皮瓣覆盖在胫骨近端骨外露的创面上。供区部分取大腿中厚皮植皮覆盖。使用外固定支架临时固定双下肢的体位，防止术后患者因变动体位发生皮瓣从受区扯出。

皮瓣覆盖受区后，供区取大腿中厚皮植皮覆盖，使用外固定支架临时固定双下肢相对位置（图 18.16B、C）。术后 6 周将皮瓣进行断蒂手术，将蒂部的皮瓣覆盖至胫骨近端骨外露部位。

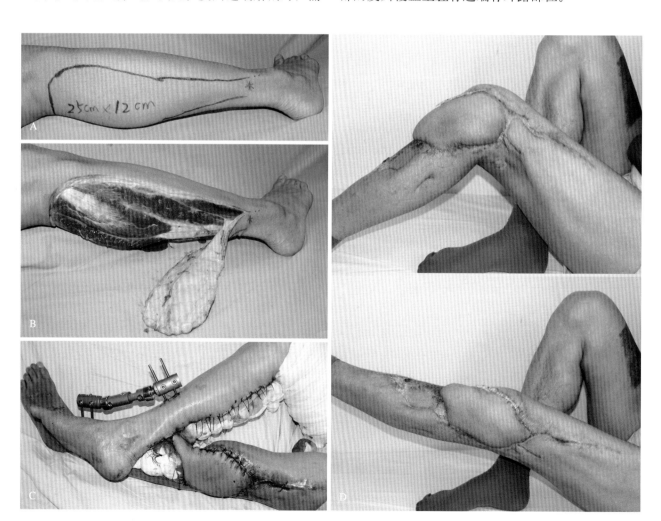

图 18.16 穿支蒂腓肠神经营养血管皮瓣通过交腿皮瓣的带蒂转移方法，修复膝关节前外侧及小腿近端软组织缺损。
A. 设计皮瓣；B. 切取皮瓣；C. 皮瓣覆盖受区，供区取大腿中厚皮植皮覆盖，固定双下肢相对位置；D. 术后 3 个月外观和功能

患者术后 3 个月来随访，皮瓣完全存活，膝关节活动范围 0~80°，供区植皮处未见坏死感染迹象（图 18.16D）。

3. 注意事项

（1）逆行腓肠神经营养血管皮瓣血供稳定，切取范围较大，且作为筋膜皮瓣其抗感染能力较强，术后粘连发生率低，对大面积皮肤软组织缺损，或伴有骨或关节外露的创面是较好的手术方案。

（2）无论是设计交腿皮瓣转移还是用于局部转移，蒂部皮肤的宽度应设计大于 3 cm，设计交腿皮瓣时应大于 5 cm，如果皮肤过窄会导致蒂部张力过高，对皮瓣的动脉供血和静脉回流都会造成影响。

（3）如果患者存在影响皮瓣成活的基础疾病，例如周围血管疾病、糖尿病等时，可以考虑采用延迟皮瓣（delayed flap）的技术，切取皮瓣后再次将皮瓣缝合至原位，2 周后再次切取转移。

（4）大面积的腓肠神经营养血管皮瓣最常见的术后并发症为静脉回流障碍，此时需要注意检查皮瓣下方有无积血，各个部位有无张力过高，蒂部有无过度扭转和卡压等，充分引流皮瓣以及拆除过紧的缝线可以解决大部分静脉淤血情况。

（5）切取腓肠神经后造成的足背麻木等现象会在术后 6 周逐渐改善。

■ 病例九

患者 42 岁女性，工厂工人，已婚。因车祸伤致右下肢严重开放伤，伤后 4 小时来我院急诊就诊。急诊查体：患者生命体征平稳，血压及心率正常，左大腿下段及膝部前侧及外侧皮肤软组织缺损，可见肌肉及筋膜组织外露，创面污染情况一般，肢体远端感觉及血运正常（图 18.17）。

1. 修复方案

（1）面临问题：
• 修复的目标是什么？
• 选择何种覆盖方法？供区的选择？
• 该创面可以一期修复吗？

（2）制定方案：该患者面临的主要问题是大腿

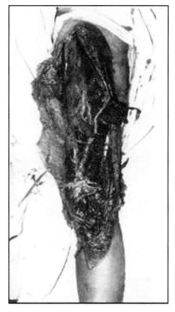

图 18.17　左大腿下段及膝部前侧及外侧皮肤软组织缺损，肌肉及筋膜组织外露。

及膝盖前外侧的皮肤软组织缺损。大腿部位由于肌肉组织丰富，且功能要求相对较低，因此可以将脱套的皮肤清创后打薄回植覆盖。对于关节周围的软组织缺损，其修复的功能要求则相对较高。

膝关节周围韧带结构较多，长期制动容易发生粘连影响关节活动，且膝关节周围软组织随膝关节运动时活动度较大，应该避免选择延展性较差的修复方法，如植皮术等。

膝关节周围软组织重建的方式以游离皮瓣为主，供区包括股前外侧皮瓣、背阔肌皮瓣以及腹股沟皮瓣。其中，股前外侧皮瓣（ALT flap）的应用范围相对较广（表 18.12），其用于修复的膝关节周围皮肤软组织缺损的主要优点包括：①皮瓣切取容易，解剖位置相对恒定；②皮瓣切取范围较大；③皮瓣蒂部较长，血管管径较粗，可以与膝关节周围大部分受区血管吻合，且无须静脉移植；④皮瓣切取时可以携带阔筋膜来重建膝关节周围韧带组织。

股前外侧皮瓣的主要缺点包括：①皮瓣相对较臃肿，有时需要在显微镜下进行修薄处理后再转移至受区；②皮瓣的宽度若 ≥ 8 cm 时无法一期闭合，需要植皮协助关闭供区，此时将影响美观。

表 18.12　股前外侧皮瓣解剖特点

体表标志	股前外侧皮瓣位于大腿前外侧区域，从髂前上棘远端 10 cm 至髌上 7 cm 为上下界，内侧界为股直肌中线，外侧界为大腿外侧中线
皮瓣类型	肌瓣、肌皮瓣、筋膜皮瓣、筋膜瓣
切取面积	25 cm×35 cm，皮瓣宽度若小于 8 cm，则可以一期关闭供区
供养血管	旋股外侧动脉降支的肌间隔穿支和肌穿支，长度 12 cm，管径 2 mm。降支发出后，沿股外侧肌的内侧缘下行，许多肌穿支沿途发出，因此在解剖穿支时，大多数情况下需要在股外侧肌肉中进行探查分离。另一部分肌间隔穿支在股外侧肌与股直肌之间发出，在大腿近端 1/3 较常见
静脉回流	依靠穿支血管的伴行静脉回流
神经支配	股外侧皮神经，于髂前上棘内侧 1 cm 处下行，分为前支和后支，前支在阔筋膜深层下行 10 cm 后穿出阔筋膜支配大腿前外侧区域皮肤感觉。后支在前支近端穿出阔筋膜支配大腿近端外侧区域皮肤感觉

选择一期修复还是分期修复的依据在于创面的条件以及修复区域的功能要求。首先，创面条件好，污染较轻，坏死局限的情况下可以选择一期进行修复；对于污染较重，坏死广泛，一期清创无法完全清除，或大部分清除坏死组织的情况下，需要考虑二期修复手术。其次，受区对功能的要求也是需要考虑的重要因素，如果受区位于关节周围，应该尽量选择一期修复，以便患者早期开始功能锻炼，以免影响关节功能。此外，患者全身情况、系统性疾病史等都是影响一期修复还是分期修复的重要因素，详细内容请参阅本书第五章。

对于本例患者，最终决定选择予一期行股前外侧皮瓣游离移植修复术。

2. 手术步骤

患者行硬膜下麻醉并取仰卧位，患肢给予充气式止血带。首先再次对创面进行清创，切除创面周围 0.5 cm 皮缘。清创后给予双氧水、碘伏及生理盐水冲洗创面。

设计皮瓣时，首先做髂前上棘和髌骨外侧缘的连线，并将连线的中点作为穿支点。从皮瓣的内侧缘开始切开皮肤及皮下组织至深筋膜层，暴露股直肌。然后从筋膜下层分离皮瓣至股直肌与股外侧肌

分界处，向内侧牵拉股直肌可探查见旋股外侧动脉降支的穿支从肌间隔穿出，进一步保护并分离该穿支，游离至旋股外侧动脉降支发出该穿支部位。在有些情况下，穿支是以肌穿支的形式发出，此时需要分离股直肌肌性部分并向深层分离保护穿支。如果受区需要的血管蒂较长，则需要进一步游离旋股外侧动脉降支，并将其作为血管蒂。当血管蒂充分游离后，可切开皮瓣其他边缘并将皮瓣完整切下，观察皮瓣的血运并确保皮瓣周围皮缘有活动性渗血时，可将血管蒂结扎切断（图 18.18A）。

将皮瓣转移至受区（左膝前外侧）后，先将皮瓣与周围皮肤临时固定，再将血管蒂与患肢胫后动静脉做端侧吻合（图 18.18B），血管吻合后，观察皮瓣血运情况，等皮瓣周围皮肤均灌注后缝合皮瓣及周围皮肤，放置引流，大腿前侧皮肤缺损处取撕脱皮肤打薄回植，加压包扎（图 18.18C）。

患者术后转入监护病房，患肢用气垫抬高，使用抗生素预防感染、低分子肝素抗凝以及罂粟碱抗血管痉挛，术后第一天每 4 小时监测皮温，术后 2~5 天每 8 小时监测皮温，术后 5 天以后每 12 小时监测皮温。患者术后 7 天观察皮瓣及大腿植皮区域完全成活，术后第 10 天开始膝关节被动功能锻炼，术后 3 周开始主动功能锻炼。

患者 1 年后随访，皮瓣外观满意，膝关节主动活动 ROM：0~140°（图 18.18D~F）。

3. 注意事项

（1）膝关节外侧作为受区的情况下，其可用于吻合的血管数量有限，且管径较细，因此常常需要选择可切取较长血管蒂的供区，例如股前外侧皮瓣、背阔肌皮瓣以及腹股沟皮瓣等。

（2）关节周围软组织覆盖必须选择延展性较好的组织，例如筋膜皮瓣、肌皮瓣等，尤其是关节前侧以及后侧的软组织重建，其活动范围较大，如果采用植皮术的话会对关节活动造成影响。

（3）关节周围软组织重建应尽量在一期进行，可以减少因为制动引起的关节周围组织粘连，减少患者功能锻炼的时间。

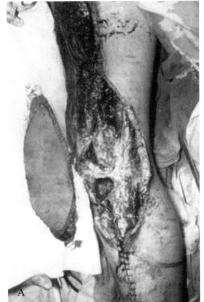
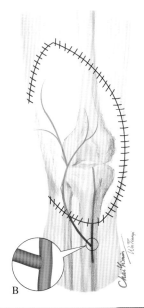
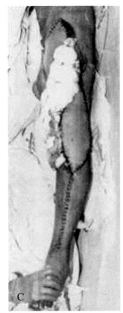
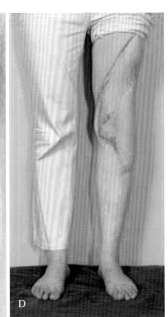

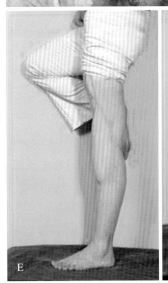
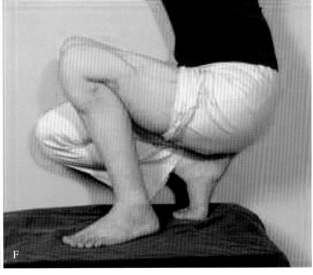

图 18.18　股前外侧皮瓣游离移植修复大腿及膝盖前外侧的皮肤软组织缺损。

A. 充分游离血管蒂后切取皮瓣；B. 血管蒂与患肢胫后动静脉做端侧吻合；C. 观察皮瓣血运情况后，放置引流，大腿前侧皮肤缺损处取撕脱皮肤打薄回植，加压包扎；D~F. 术后 1 年随访，皮瓣外观、功能满意

■ 病例十

患者 34 岁男性，公司职员，已婚。两年前因车祸伤致右膝关节开放伤，外院清创缝合后伤口感染，经过多次清创后伤口愈合。目前 1 年内反复窦道形成，右膝外侧周围皮肤瘢痕组织形成，来我院就诊。门诊查体：右膝关节外侧大量瘢痕组织，膝关节主动活动稍受限（图 18.19）。

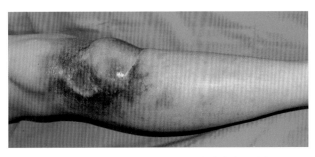

图 18.19　右膝关节开放性损伤后反复感染窦道形成。

1. 修复方案

（1）面临问题：

• 修复的目标是什么？

• 选择何种覆盖方法？供区的选择？

• 该创面可以一期修复吗？

（2）制定方案：该患者目前的诊断是右膝关节

开放性损伤后反复感染窦道形成，主要的修复目标是彻底清创同时封闭死腔。目前对于感染性腔隙主要的治疗原则是消除死腔。报道的方法主要包括抗生素骨水泥填塞、抗生素链珠填塞以及软组织填塞等方法。软组织填塞主要是指将血供良好的组织瓣移植填塞空腔，从而达到控制感染的目的。

血供较好的组织瓣主要包括筋膜瓣和肌瓣。筋膜瓣的供区较多，创面周围局部筋膜组织均可作为筋膜瓣进行转移，若创面较多、死腔较深时，则需要切取有穿支血供或者节段性动脉供养的筋膜瓣。用于游离移植的筋膜瓣供区包括股前外侧、腹股沟、背阔肌等部位。肌瓣的供区同样广泛，包括腓肠肌内外侧头、背阔肌、股外侧肌等。

对于本例患者，由于死腔的容积较大，周围局部的筋膜瓣和肌瓣无法满足要求，因此需要考虑切取游离的筋膜瓣或者肌瓣进行填塞。因此笔者决定切取游离背阔肌肌瓣进行移植填塞死腔。

2. 手术步骤

患者行硬膜下麻醉并取仰卧位，患肢给予充气式止血带。首先再次对膝关节外侧死腔进行彻底清创，用磨钻刮除死腔周围炎性组织，清创后给予双氧水、碘伏及生理盐水冲洗创面。

背阔肌肌瓣解剖见第十三章。

在本病例中，设计带皮肤的背阔肌肌瓣用于填塞骨感染清创后缺损处。术中首先沿背阔肌表面切开皮肤，暴露背阔肌，按死腔的大小以胸背动脉为蒂切取了 16 cm×8 cm 的背阔肌肌瓣。切取完成后在腋窝分离胸背动脉血管蒂并将其结扎切断，将肌瓣转移填塞至受区后，将胸背动脉血管蒂和膝下外侧动脉吻合（图 18.20A、B）。肌瓣表面植全厚皮覆盖，术后 2 周肌瓣和植皮均完全存活（图18.20C）。

3. 注意事项

（1）感染性腔隙的填塞一定要选择抗感染能力

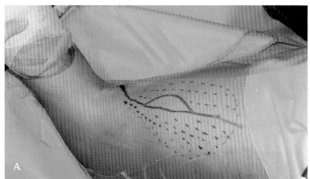
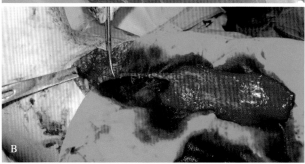
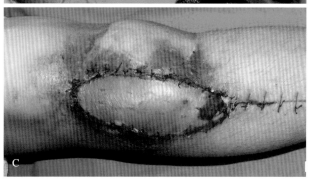

图 18.20 游离背阔肌肌瓣进行移植填塞膝关节外侧死腔。
A. 设计带皮肤的背阔肌肌瓣；B. 切取背阔肌肌瓣，可见游离的长段胸背动脉主干；C. 术后 2 周肌瓣和植皮完全存活

强的移植物，填塞之前一定要进行充分的清创。如果腔隙较大，可以选择多次清创的方法，每次清创后放置引流观察是否有渗出物，如果清创后再次出现渗出时，需要考虑是否有位置较为隐蔽的腔隙存在。

（2）在关节周围的腔隙可能与关节腔相通，因此清创时需要对关节腔一并进行灌洗清创，经过多次清创引流和确保无渗出，且培养阴性才可覆盖创面。

（曾炳芳　江朝胤）

参考文献

［1］ Steinau H U, Clasbrummel B, Josten C, et al.The interdisciplinary approach in reconstructive surgery of the extremities[J]. Chirurg, 2004, 75:390.

［2］ Saddawi-Konefka D, Kim H M, Chung K C. A systematic review of outcomes and complications of reconstruction and amputation for type ⅢB and ⅢC fractures of the tibia[J]. Plast Reconstr Surg, 2008, 122:1796.

［3］ Chung K C, Saddawi-Konefka D, Haase S C, et al. A cost-utility analysis of amputation versus salvage for Gustilo type ⅢB and ⅢC open tibial fractures[J]. Plast Reconstr Surg, 2009, 124:1965.

［4］ Micheal R Z, Glyn J. Reconstructive Surgery: Anatomy, Technique, and Clinical Applications[M] St. Louis, Quality Medical Publishing, 2012:143–145.

［5］ Masquelet A C, Romana M C, Wolf G. Skin island flaps supplied by the vascular axis of the sensitive superficial nerves: anatomic study and clinical experience in the leg[J]. Plast Reconstr Surg, 1992, 89(6):1115–1121.

［6］ Nayak B B, Thatte R L, Thatte M R, et al. A microneurovascular study of the great saphenous vein in man and the possible implications for survival of venous flaps[J]. Br J Plast Surg, 2000, 53(3):230–233.

［7］ Wilson M G, Kelley K, Thornhill T S. Infection as a complication of total knee-replacement arthroplasty: risk factors and treatment in sixty-seven cases[J]. J Bone Joint Surg Am, 1990 72:878–883.

［8］ Peersman G, Laskin R, Davis J, et al. Infection in total knee replacement: a retrospective review of 6489 total knee replacement[J]. Clin Orthop Relat Res, 2001, 392:15–23.

［9］ Chiou H M, Chang M C, Lo W H. One-stage reconstruction of skin defect and patellar tendon rupture after total knee arthroplasty. A new technique[J]. J Arthroplasty, 1997, 12:575–579.

［10］ Ulusal A E, Ulusal BG, Lin Y T, et al. The advantages of free tissue transfer in the treatment of posttraumatic stiff knee[J]. Plast Reconstr Surg, 2007, 119:203–210.

［11］ Miyamoto S, Fujiki M, Nakatani F, et al. Free flow-through anterolateral thigh flap for complex knee defect including the popliteal artery[J]. Microsurgery, 2015, 35(6):485–488.

［12］ Kang J S, Choi H J, Tak M S. Reconstruction of heel with propeller flap in postfasciotomy and popliteal artery revascularization state[J]. Int J Low Extrem Wounds, 2016, 15(2):132–135.

［13］ Kuo Y R, An P C, Kuo M H, et al. Reconstruction of knee joint soft tissue and patellar tendon defects using a composite anterolateral thigh flap with vascularized fascia lata[J]. J Plast Reconstr Aesthet Surg, 2008, 61(2):195–199.

［14］ Acland R D, Schusterman M, Godina M, et al. The saphenous neurovascular free flap[J]. Plast Reconstr Surg, 1981, 67:763–774.

［15］ Koshima I, Endou T, Soeda S, et al. The free or pedicled saphenous flap[J]. Ann Plast Surg, 1988, 21:369–374.

［16］ Hallock G G. Direct and indirect perforator flaps: the history and the controversy[J]. Plast Reconstr Surg, 2003, 111:855–866.

［17］ Walton R L, Rothkopf D M. Fasciocutaneous flaps about the knee[M]// Hallock G G. Fasciocutaneous Flaps. Boston: Blackwell Scientific Publications, 1992.

［18］ Potparic Z, Colen L B, Sucur D, et al. The gastrocnemius muscle as a free-flap donor site[J]. Plast Reconstr Surg, 1995, 95:1245–1252.

［19］ Cormack G C, Lamberty B G. The vascular territories and the clinical application to the planning of flaps[M]// Cormack G C, Lamberty B G. The Arterial Anatomy of Skin Flaps. 2nd ed. Edinburgh: Churchill Livingstone, 1994.

［20］ Tsetsonis C H, Kaxira O S, Laoulakos D H, et al. The inferiorly based gastrocnemius muscle flap: anatomic aspects[J]. Plast Reconstr Surg, 2000, 106:1312–1315.

［21］ Al-Qattan M M. A modified technique for harvesting the reverse sural artery flap from the upper part of the leg: inclusion of a gastrocnemius muscle "cuff" around the sural pedicle[J]. Ann Plast Surg, 2001, 47:274–278, discussion (Hallock GG) 274–278.

［22］ Hallock G G. Colgajo sensible basado en perforantes de la arteria sural lateral(A sensate lateral sural artery muscle perforator flap)[J]. Circ Plast Iberolatinoam, 2006, 32:293–297.

［23］ Taylor G I, Gianoutsos M P, Morris S F. The neurovascular territories of the skin and muscles: anatomic study and clinical implications[J]. Plast Reconstr Surg, 1994, 94:1–36.

［24］ Kim HH, Jeong J H, Seul J H, et al. New design and identification of the medial sural perforator flap: an anatomical study and its clinical applications[J]. Plast Reconstr Surg, 2006, 117:1609–1618.

［25］ Shim J S, Kim H H. A novel reconstruction technique for the knee and upper one third of lower leg[J]. J Plast Reconstr Aesthet Surg, 2006, 59:919–926.

［26］ Hallock G G. Chimeric gastrocnemius muscle and sural artery perforator local flap[J]. Ann Plast Surg, 2008, 61:306–309.

［27］ Hallock G G. A primer of schematics to facilitate the design of the preferred muscle perforator flaps[J]. Plast Reconstr Surg, 2009, 123:1107–1115.

［28］ Walton R L, Bunkis J. The posterior calf fasciocutaneous free flap[J]. Plast Reconstr Surg, 1984, 74:76–85.

第十九章
小腿中段及远端的软组织重建

由外伤造成的下肢开放性骨折十分常见，约占所有开放性骨折的 80%，尤其是胫骨的开放性骨折更为常见，因为其前侧及前内侧缺乏软组织的保护，且又承担了人体 85% 的重量，在遭遇高能量损伤时极易造成严重损伤。在美国，每年约有 3 500 例胫腓骨骨折需要截肢治疗。1984 年，Gustilo 根据胫骨周围软组织损伤的范围以及是否有血管神经合并伤，对胫腓骨开放性骨折进行分型。其中 Ⅲ B 和 Ⅲ C 型的损伤由于存在大范围的骨膜剥离、软组织损伤、骨外露及血管神经损伤，是最为严重的胫腓骨开放性损伤类型。这种类型的损伤将会导致较高的骨不连、深部感染、二期截肢、术后并发症等的发生率，也会对患者的生活质量造成极大的影响。另一方面，据统计发生该类型开放性骨折的绝大多数为男性，平均年龄为 43 岁，都具有较长的预期寿命，这意味着对家庭社会造成的影响将是十分巨大的。

近二十年来，由 Gustilo Ⅲ 型开放性骨折造成的小腿中段及远端的软组织缺损一直是困扰修复医生的一大难题。其主要矛盾反映在两大方面，一个是临床决策的制定，另一方面则是由于缺乏循证医学证据导致的修复方案不确定性。下肢严重开放骨折的患者无论是生理上还是心理上都受到巨大的创伤，加上创伤后焦虑、疼痛等造成的影响，通常无法自主参与治疗方案的选择，而家属由于缺乏相关疾病的认识，造成大部分的最后

选择权落到临床医生的手中。究竟该如何评估患者的伤情并相应制定最为合适的治疗方案，成为近几年来争论的焦点。在选择软组织修复方法方面，考虑到修复方法的安全性、供区的损伤、术后功能恢复等多方面的因素（表 19.1），也一直未能达成共识。

表 19.1　影响小腿中段及远端修复效果的因素

缺损部位	创面的条件
缺损组织的类型	远端血供条件
缺损组织量	供区损伤
创面的大小	术后外观效果

超过 85% 的小腿中段及远端软组织缺损都合并了该部位胫腓骨的骨折。因此，组织瓣的移植覆盖不仅是一种创面覆盖的方法，同时也应该兼备促进骨折部位血运循环以及预防感染的能力。在过去，游离组织瓣移植是小腿中段及远端常规修复方法，但是也有很多患者由于多发伤或基础疾病等因素并不适于游离组织瓣的手术。越来越多的修复医生开始思考，在一些情况下采用局部转移皮瓣也能够达到很好的修复效果。近几年来，随着穿支皮瓣以及皮神经营养血管皮瓣的深入研究和广泛开展，局部转移皮瓣开始逐渐应用于该区域的软组织缺损中，尽管局部转移皮瓣受到局部软组织条件、供区血管等因素的制约，但是其切取方便、血供可靠、供区损伤小等特点使

得其在中等面积软组织缺损覆盖方面取得广泛的认同。

小腿中段和远端软组织按照其特点及对功能的要求可以进一步分为三个区域：①前内侧区域；②前外侧区域；③后侧区域。

一、小腿中段及远端前内侧区域

小腿中段及远端前内侧区域是下肢软组织缺损最为高发的部位，该部位因皮下筋膜层较薄，且缺乏肌肉组织保护，在受到外伤时极容易直接或间接造成骨外露。在重建的过程中，最主要的问题就是合并该部位的骨折，无论是对骨折部位的覆盖，还是对于内植物的覆盖，都需要血供较好的组织瓣促进骨折的愈合并预防内植物感染。

在传统观念中，小腿周围缺乏良好的供区，在面对中等至较大面积的软组织缺损时常常依赖游离皮瓣进行覆盖。而近年来，随着 Taylor 等对穿支皮瓣概念不断地研究及普及，凭借对供区损伤小以及操作方便的优势，局部穿支皮瓣逐渐成为小腿中远段小到中等面积软组织缺损的主流修复方案。而 Masquelet 等在 1992 年提出皮神经营养皮瓣概念后，小腿局部皮瓣的修复选择更加多样。笔者在此基础上进行解剖学研究，发现腓动脉、胫后动脉穿支、胫前动脉穿支穿出深筋膜层后，与腓肠神经、隐神经及腓浅神经的营养血管存在广泛的交通支，并以此进一步进行动物实验，结果显示以穿支为蒂的皮神经皮瓣存活面积要比筋膜蒂的皮神经皮瓣要大。在此基础上，笔者进一步开展临床应用，并获得良好的临床效果。

因此从笔者的观点出发，对于小腿中段及远端前内侧区域小到中等面积的软组织缺损，如果术前检查发现受区周围具有良好的穿支血管时，应尽量选择穿支皮瓣进行修复。而对于较大面积的软组织缺损，如果合并骨缺损时，可选择游离复合组织瓣进行移植修复。而对于单纯的软组织缺损，游离皮瓣以及局部的穿支蒂皮神经营养血管皮瓣都是比较好的修复方案（表 19.2）。

表 19.2　小腿中段及远端前内侧区域修复方案

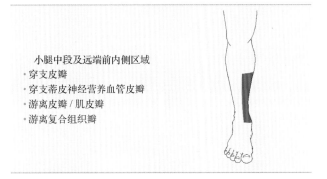

小腿中段及远端前内侧区域
- 穿支皮瓣
- 穿支蒂皮神经营养血管皮瓣
- 游离皮瓣/肌皮瓣
- 游离复合组织瓣

■ 病例一

患者 31 岁男性，工人，已婚，有吸烟史。6 个月前因车祸伤至右小腿开放性骨折，于外院行清创外固定术，术后 3 周拆除外固定支架行右胫骨髓内钉固定。患者术后随访期间右胫前内侧伤口感染，愈合不良，术后 2 个月来我院门诊就诊。查体：右小腿陈旧手术瘢痕，中下段前内侧见一 5 cm×3 cm 皮肤软组织缺损，可见胫骨外露（图 19.1A），周围见大量瘢痕组织，膝关节与踝关节活动可。清创完成后，切开小腿内后侧皮肤，暴露腓肠肌内侧头，在腓肠肌内侧头上缘将其切断，沿腓肠肌比目鱼肌间隙向远端分离（图 19.1B）；在定位的穿支周围，仔细寻找胫后动脉穿支，探及穿支后向深部分离该穿支（图 19.1C）。穿支分离完成后，松止血带检查肌瓣血运；将肌瓣逆时针转移至受区与周围皮肤吻合，供区一期闭合，肌瓣表面切取大腿中厚皮植皮覆盖（图 19.1D、E）。术后 1 年随访，肌瓣及植皮处外观良好（图 19.1F）。

二、小腿中段及远端前外侧区域

小腿前外侧区域与前内侧区域相比较，其皮下筋膜层较厚且有腓骨长短肌及趾伸肌保护，因此因软组织缺损造成骨外露的概率也较小。但是，由于小腿前外侧室间隔是最容易因为骨筋膜室高压造成肌肉缺血坏死的间室，最终造成足下垂的结局。因此，对于小腿该区域的软组织缺损，最为棘手的问题就是前外侧室间隔内肌肉坏死或创伤后缺损的功能重建。

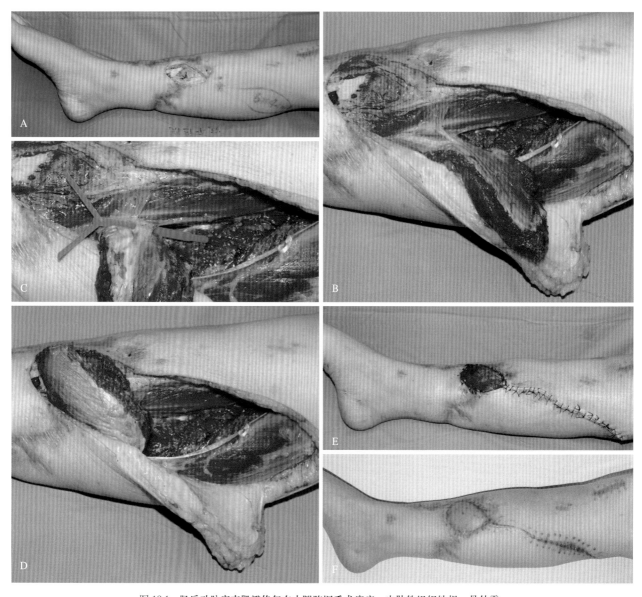

图 19.1　胫后动脉穿支肌瓣修复右小腿陈旧手术瘢痕、皮肤软组织缺损、骨外露。

A. 术前外观；B. 暴露腓肠肌内侧头，在其上缘切断，沿腓肠肌比目鱼肌间隙向远端分离；C. 探及穿支后向深部分离该穿支；D. 肌瓣逆时针
转移至受区；E. 肌瓣与周围皮肤吻合，表面切取大腿中厚皮植皮覆盖，供区一期闭合；F. 术后 1 年外观

　　单纯的软组织缺损可以通过游离植皮、筋膜皮瓣以及穿支皮瓣等方法进行修复，而合并肌肉缺损或坏死的创面则需要进行功能重建。功能性肌瓣转移（free functional muscle transfer，FFMT）最早的动物实验由 Tamai 在 1970 年完成，最早的临床应用分别由多个临床中心完成，包括 Harii 等使用股薄肌瓣重建面瘫患者面部肌肉；我院使用胸大肌肌瓣治疗 Volkmann 缺血性肌挛缩引起的手指屈曲受

限；而功能性肌瓣最重要的推广者应归功于 Manktelow 和 Zuker，他们将其广泛应用于上肢的功能重建并报道了良好的效果。在这之后，功能性肌瓣获得广泛的认可并逐步在整形外科及修复重建外科成为标准的手术方式（表 19.3）。传统的功能性肌瓣供区包括胸大肌、股薄肌、背阔肌等，随着不断深入研究，股直肌、腓肠肌、阔筋膜张肌、前锯肌等也逐步成为主要的重建方式。

表 19.3　小腿中段及远端前外侧区域修复方案

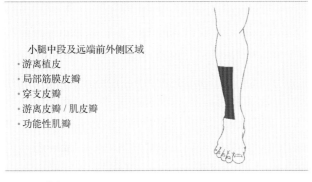

小腿中段及远端前外侧区域
· 游离植皮
· 局部筋膜皮瓣
· 穿支皮瓣
· 游离皮瓣 / 肌皮瓣
· 功能性肌瓣

■ 病例二

患者 36 岁男性，工人，已婚，有吸烟史。外伤致左小腿开放伤，术后创面长期不愈合，外院多次清创后小腿后外侧皮肤软组织缺损合并腓骨外露。查体：

左 小 腿 中 下 段 外 侧 组 织 缺 损， 缺 损 面 积 约 11 cm×6.5 cm，腓骨外露，右足背伸部分受限，血运、感觉尚可。设计胫后动脉穿支加强蒂隐神经营养血管皮瓣转移覆盖创面，供区植皮覆盖。术后 1 个月随访，皮瓣和供区植皮部位完全存活（图 19.2）。

三、小腿中段及远端后侧区域

小腿中段后侧区域有丰富的皮下组织和肌肉（腓肠肌、比目鱼肌）保护，极少因外伤造成骨外露，很多浅表的单纯皮肤缺损通过游离植皮即可获得较好的效果。如果患者对功能外观要求较高，小面积的软组织缺损可以通过局部皮瓣转移术（V-Y

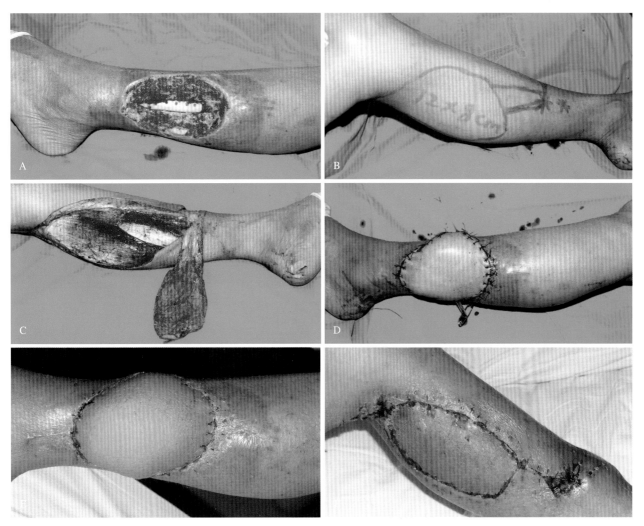

图 19.2　胫后动脉穿支加强蒂隐神经营养血管皮瓣转移修复小腿后外侧皮肤软组织缺损合并腓骨外露。
A. 术前外观；B. 设计皮瓣；C. 皮瓣切取后；D. 术后外观；E、F. 术后 1 个月皮瓣与供区外观

皮瓣、旋转皮瓣等）进行修复。中等及大面积的软组织缺损则需要通过游离组织瓣进行修复。

小腿远端后侧区域的软组织缺损常常合并腓肠肌及跟腱腱腹交界部位的外露，植皮成活率低且容易造成瘢痕粘连，影响跟腱的滑动，较为合适的修复方案是使用穿支皮瓣进行修复。对于大面积的缺损则切取游离筋膜皮瓣进行修复（表19.4）。

表19.4 小腿中段及远端后侧区域修复方案

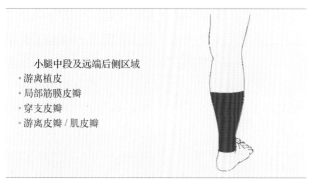

小腿中段及远端后侧区域
· 游离植皮
· 局部筋膜皮瓣
· 穿支皮瓣
· 游离皮瓣/肌皮瓣

■ **病例三**

患者64岁男性，退休，已婚，有高血压病史，有吸烟史。4个月前因车祸导致左胫腓骨开放性骨折，于当地医院急诊行清创内固定术。术后伤口愈合不佳，出现深部组织感染。2个月后转至其他医院，给予行清创外固定支架术，术后预后不佳，2个月后来我院门诊就诊。门诊查体：左下肢外固定支架固定中，后外侧皮肤软组织缺损，面积约12 cm × 4 cm，可见腓骨及钢板外露，创面可见渗出物。远端血运可，足底感觉存在。患者一般情况可，有高血压病史，无糖尿病史，有30年吸烟史。设计18 cm × 8 cm腓动脉穿支皮瓣，并用多普勒超声对穿支进行定位。术中分离皮瓣并游离足够长的穿支；将皮瓣转移覆盖受区，供区取中厚皮植皮覆盖（图19.3）。

根据二十多年来在临床遇到的各种类型的小腿中段及远端开放性骨折合并软组织缺损的病例，以及采用各种修复方法和最终达到的治疗效果，笔者总结了简化的修复方案流程（图19.4）。笔者认为可靠安全的修复方法不仅可以减少患者二次手术造成的生理、经济等各方面的影响，同时也能缓解患

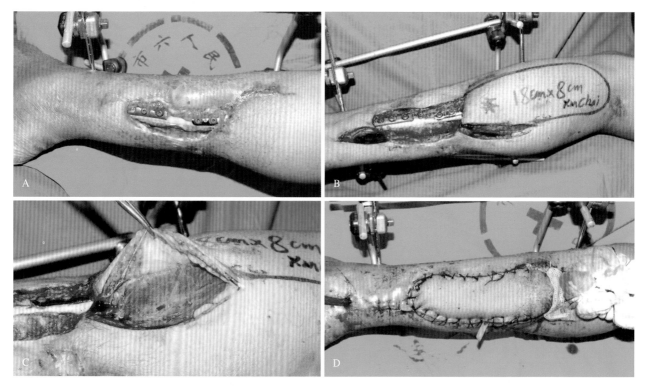

图19.3 腓动脉穿支皮瓣修复小腿后外侧皮肤软组织缺损。
A. 术前外观；B. 设计皮瓣并定位穿支；C. 分离皮瓣并游离足够长的穿支；D. 皮瓣转移覆盖受区，中厚皮植皮覆盖供区

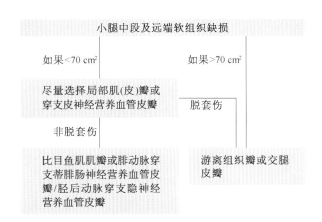

图 19.4　小腿中段及远端软组织缺损修复方案。

者由于创伤造成的心理负担，对术后的早期功能锻炼以及回归工作等也能带来积极的效应。

四、小腿中段及远端软组织缺损修复较为常用的局部皮瓣

（一）胫后动脉穿支皮瓣（posterior tibial artery perforator flap，PTAP flap）

1. 优点

（1）供区损伤小，保留了胫后动脉主干以及周围肌肉的功能。

（2）皮瓣厚度较薄，延展性较好，与受区外观相近，外观满意。

（3）皮瓣可以覆盖小腿前内侧区域以及内踝区域等常见部位的皮肤软组织缺损，应用范围较大。

2. 缺点

（1）穿支解剖位置不固定，容易发生解剖变异。

（2）穿支血管蒂长度较短，如果分离长度不够容易发生扭转卡压。

（3）供区位置较明显，如果不能直接闭合而采用植皮术覆盖，对外观影响较大。

3. 解剖特点

胫后动脉几乎没有解剖变异，且一般情况下是腘动脉的最大终末支。胫后动脉在腘肌的下缘由腘

动脉移行而来，进一步向下沿胫骨后侧面的内侧缘走行，沿途发出营养胫骨的分支。胫后动脉位于小腿后侧浅层间室与深层间室之间的深筋膜内，在踝关节平面，胫后动脉走行于由趾长屈肌、比目鱼肌以及跟腱包裹形成的浅筋膜通道内。胫后动脉有两条伴行静脉，胫后神经则在其深面。胫后动脉的皮穿支发出位置不固定，且在同一患者的两侧下肢也不相同。

Whetzel 等将小腿从胫骨结节平面到内踝平面分为 10 等分区域，并且发现其穿支从两个肌间隔层走行至皮肤，其中最为常见的肌间隔是比目鱼肌与趾长屈肌之间的肌间隔，且在这之中有 95.5% 的穿支主要集中在远端的 6 个区域。而在趾长屈肌与胫骨内侧面之间的肌间隔内，由 10.6% 的穿支集中在第 2~5 区域内。Schaverien 和 Saint-Cyr 通过解剖学研究发现对穿支发出位置提出了更具有实际意义的观点：以内踝最远端为起点，根据穿支点至内踝的距离将穿支分为三个区：① 4~9 cm；② 13~18 cm；③ 21~26 cm。每个区包括至少胫后动脉 23% 的穿支数量，且他们的尸解研究显示每个区至少包含一条胫后动脉的穿支。

胫后动脉直径较粗的穿支集中在小腿近端 2/3 部分，且这些穿支大部分以垂直的方向穿出深筋膜层到达皮下，如果以这些穿支作为螺旋桨皮瓣（propeller flap）的蒂部时，其发生蒂部扭转卡压的概率也较低。有时，胫后动脉的穿支会从外侧肌间隔发出。胫后动脉的肌皮穿支主要经过腓肠肌和比目鱼肌，并分布在整个小腿的长度，但大部分还是集中在近端。穿支的伴行静脉同穿支动脉一同走行，并有部分在小腿远端汇入大隐静脉，因此当皮瓣设计在远端时，可以将大隐静脉作为皮瓣回流的另一途径。如果需要重建感觉，可以将隐神经切取在皮瓣内。

4. 手术技巧

手术既可以选择仰卧位也可以选择侧卧位。设计皮瓣时首先画胫骨内侧缘向后 1 cm、与内踝至胫骨平台内侧缘连线平行的轴线。在术前用超声多普

勒即可确定胫后动脉的走行，并根据创面的位置，在其周围定位合适的穿支，并根据穿支的位置设计皮瓣；皮瓣的轴线尽量与连线一致。

在不驱血的条件下使用止血带可以更好地显露血管解剖，包括静脉回流情况。如果穿支的位置不确实，则可以选择先切开皮瓣的前缘，随后从深筋膜层直接切开至胫骨骨膜，在皮缘做固定缝线可协助进一步显露并牵开皮肤。随后在趾长屈肌腱肌膜层与筋膜下间隙分离皮瓣至合适的穿支。为了更好地暴露穿支，可以将切口向远端延长并在远端显露胫后动脉，在分离时，将胫后动脉向比目鱼肌方向牵拉，可以充分显露外侧肌间隔。在探查见穿支后继续向深部分离，直至其在胫后动脉的起始部位。

穿支分离后可以继续切开皮瓣后缘直至比目鱼肌，到达筋膜下层，将比目鱼肌向后牵拉，将皮瓣向上提起，可以见到穿支所在的外侧肌间隔。切开穿支周围的肌间隔后可以将皮瓣完整切取。如果将皮瓣设计为 V-Y 皮瓣或螺旋桨皮瓣时可以直接闭合。

5. 注意事项

（1）胫后动脉的先天解剖缺失比较少见，但是周围血管疾病易导致胫后动脉的穿支或分支发生闭塞，因此在切取皮瓣时应该判断穿支的血流情况。

（2）一般情况下，胫后动脉的穿支分布在近端、中段和远端三个区域，但不能排除存在较大的血管变异，因此在术前应该常规进行影像学检查定位血管穿支。

（3）在胫后动脉穿支皮瓣供区植皮会影响外观，另外深筋膜层缝合张力过高会导致医源性骨筋膜室综合征发生。

■ **病例四**

患者 29 岁男性，职员，已婚，无吸烟史。外伤致左踝开放性骨折，伴内踝组织缺损。查体示：左内踝组织缺损，面积约 10 cm×6 cm，骨折端外露，左足背伸部分受限，血运感觉尚可。设计 16 cm×8 cm 穿支加强蒂隐神经营养血管皮瓣；术中游离皮瓣并保留蒂部，切取皮瓣并覆盖创面，供区植皮打包加压。术后 2 周皮瓣完全成活（图 19.5）。

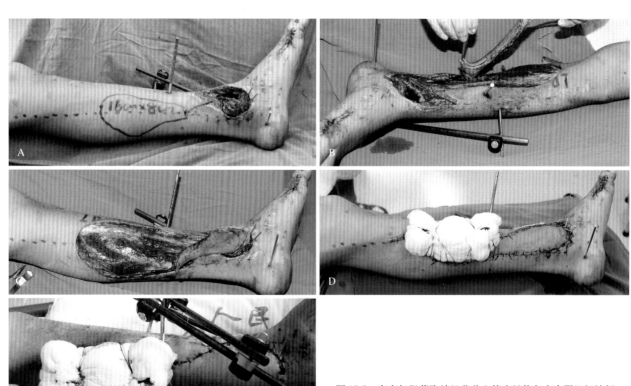

图 19.5　穿支加强蒂隐神经营养血管皮瓣修复左内踝组织缺损。
A. 设计皮瓣；B. 皮瓣游离并保留蒂部；C. 皮瓣切取并覆盖创面；D. 皮瓣覆盖创面，供区植皮打包加压；E. 术后 2 周外观

（二）腓动脉穿支皮瓣（peroneal artery perforator flap，PAP flap）

1. 优点

（1）供区损伤小，保留腓动脉主干。

（2）皮瓣设计灵活，覆盖范围大。

（3）皮瓣切取容易，不需要显微吻合血管。

2. 缺点

（1）近端穿支以肌穿支为主，需要进行肌肉内分离穿支，难度较大。

（2）供区位置较为明显，如果不能直接闭合创面容易影响外观。

3. 解剖特点

腓动脉在起始端的平均直径为 3.7 mm（2.0~5.3 mm），在胫腓骨骨间膜下行，并在踝关节近端与胫后动脉形成广泛交通支，还发出穿支与胫前动脉在踝关节前方形成血管网，另外还包括跟骨外侧分支。在踝关节近端平面穿过骨间膜后，腓动脉穿支在外踝上 5 cm 平面发出 1~3 条向上走行的皮穿支以及一条向下走行的皮穿支。其中向上走行的穿支供养小腿外侧大片区域的血供，而向下走行的分支则在踝穴平面汇入外踝前动脉（由胫前动脉发出）。

腓动脉与胫前动脉及胫后动脉一般在外踝上（6.1±2.4）cm 平面形成交通支。

腓动脉在小腿外侧发出肌间隔穿支及肌穿支营养小腿外侧区域皮肤。

Yoshimura 等通过大量解剖学研究发现，腓动脉穿支的平均数量为 4.8±1.4，平均直径为（0.6±0.2）mm。在这些穿支中，71% 为肌肉穿支（25% 穿比目鱼肌，73% 穿姆长屈肌，2% 穿腓骨长肌），另外 29% 为肌间隔穿支。肌间隔穿支走行于腓骨干和姆长屈肌之间，随后在比目鱼肌和腓骨长肌之间穿出进入皮下。Yoshimura 还发现腓动脉大部分皮肤穿支主要分布在腓骨 8/10 节段区域（将腓骨总长度进行 10 等分，从最近端 1/10 区域至最远端的 10/10 区域）。Morris 等采用凝胶氧化铅法对解剖灌注进行改良，发现腓动脉 ≥ 0.5 mm 直径的穿支平均数量为 5±1，其中 30% 的穿支为肌间隔穿支，而另外 70% 的则为肌穿支；穿支的平均内径为（0.8±0.3）mm，蒂部的平均长度为（36±20）mm；腓动脉供养的皮肤平均面积为（172±42）cm²，占小腿整个皮肤面积的（19±5）%，其中穿支的供养面积为（36±11）cm²。

腓动脉的穿支分布并不是沿腓骨走行的，而是沿着外踝至腓骨头从后侧向前以斜行方向分布的。而笔者的临床经验发现，在股骨外侧髁与跟腱连线的 3/4 处存在腓动脉的恒定穿支，且远端的穿支大部分以肌间隔形式发出。

4. 手术技巧

术前可以通过超声多普勒、彩色多普勒或 CT 血管造影来定位穿支的位置。但也有些学者认为，腓动脉的穿支可以在术前完全清晰地在外侧肌间隔辨认而不需进行术前定位。

手术一般采用侧卧位，将患肢放置于健侧肢体上，并将髋关节和膝关节各屈曲 90° 以便暴露小腿的外侧及后侧面。

腓动脉穿支皮瓣的设计十分灵活，不仅可以作为传统的穿支皮瓣切取，还可以设计为穿支蒂的腓骨骨皮瓣（fibula osteocutaneous flap）、逆行腓动脉皮瓣（reverse sural artery flap）以及跟骨外侧动脉皮瓣（lateral calcaneal artery flap）。这些皮瓣的切取方式不尽相同，其主要的核心步骤便是仔细分离保护供养皮瓣的穿支血管。

为了避免对腓总神经的影响，一般从距腓骨头 5~8 cm 的距离在外侧肌间隔前方开始切开皮肤及皮下组织，沿腓骨长肌表面做 15 cm 的切口。出于安全考虑，通常在距离外侧肌间隔 3 cm 的距离切开肌间隔筋膜，并在肌间隔筋膜的深面探查穿支血管。如果探及两条以上穿支，则可以保留较粗较长的一条穿支作为皮瓣的血管蒂。并沿着该穿支逆行向腓动脉方向游离该穿支。如果该穿支穿比目鱼肌或姆长屈肌走行，则需要进行肌肉内解剖分离该穿支，并结扎该穿支在肌肉内发出的肌肉分支。可以保留一定厚度的肌袖来保护该穿支不受手术分离的损伤。

常用的腓动脉穿支皮瓣是直接以腓动脉穿支作为血管蒂的局部岛状皮瓣，皮瓣的位置完全取决于术前对穿支的定位，而穿支的选择应该尽量靠近受区。通常来说近端的穿支血管蒂部较长，但大部分以穿肌肉走行为主。远端的穿支尽管大部分以肌间隔走行为主，但这些穿支蒂的长度较短。

腓动脉同时通过骨膜外及骨膜内血管网滋养腓骨。传统的腓骨骨皮瓣通过切取外侧肌间隔的筋膜层供养皮瓣的血供，笔者的改良则是通过腓动脉的外侧肌间隔的肌间隔穿支来携带皮瓣，并通过携带腓肠神经来扩大皮瓣的切取面积。因此该皮瓣应该称为穿支蒂腓肠神经营养腓骨骨皮瓣（perforator pedicled sural fibular osteocutaneous flap）。

使用彩色多普勒可以直观定位外踝上 4~7 cm 处腓动脉的恒定上行穿支，其供养的皮肤范围最大可达 7 cm 宽。该皮瓣的轴线应与小腿后侧正中线一致，在切取皮瓣时，可以将小隐静脉以及腓肠神经包括在皮瓣内增加皮瓣的切取面积。当设计为局部带蒂转移皮瓣时，需要注意蒂部皮肤的宽度，如果蒂部皮肤宽度较窄，可能导致缝合蒂部时张力过大而影响皮瓣的静脉回流。该皮瓣的应用范围较广，可以覆盖所有小腿远端、踝部以及足背的创面。

跟骨外侧动脉在外踝平面处距离跟腱 5~8 mm，其向后弯曲并在外踝下 3 cm 处腓骨长短肌腱表面走行至第 5 跖骨头部位。有两条以上的穿支在其弯曲的部位向足跟底部位发出，以该动脉为血管蒂设计皮瓣时，一般将皮瓣设计为顺行局部转移皮瓣，皮瓣的轴线为外踝与跟腱连线中点斜向下前方向。该皮瓣可用于覆盖前踝及后踝部位小面积的软组织缺损。

5. 注意事项

（1）腓动脉在近端的穿支以肌穿支为主，远端以肌间隔穿支为主，切取皮瓣时应该先切开皮瓣的前缘，并沿着深筋膜深层向后方逐步分离探查穿支。

（2）如果将腓动脉穿支皮瓣用于修复负重区软

组织缺损时，应该等到皮瓣与周围组织完全愈合（通常需要 6~8 周）后才可以开始部分负重。

（3）穿支蒂皮瓣与筋膜蒂皮瓣相比较，其静脉回流障碍的发生率较低，尤其在切取逆行腓动脉穿支皮瓣时，应该尽量游离一定长度的穿支蒂从而保证其转移后不受卡压扭转。

■ 病例五

患者 41 岁男性，工人，已婚，无吸烟史。外伤致左胫骨下段开放性骨折，伴内踝组织缺损。查体示：右内踝组织缺损，面积约 8 cm × 6 cm，骨折端外露，右足活动尚可，血运、感觉尚可。设计穿支加强蒂腓肠神经营养血管肌皮瓣，术中显露穿支，切取皮瓣并保留蒂部，转移肌皮瓣覆盖骨折端，供区一期闭合（图 19.6）。

五、典型病例讨论及分析

■ 病例六

患者 16 岁女性，在校学生，未婚。骑自行车与货车相撞，小腿遭到车轮碾压，6 小时后送至我院急诊就诊。急诊查体发现：右胫腓骨远端开放性骨折，Gustilo ⅢC 型，大量肌肉挫伤，创面污染严重，皮肤软组织缺损面积约为 18 cm × 10 cm，远端血运可，足底感觉存在。X 线摄片示右腓骨远端骨折（图 19.7）。

1. 修复方案

（1）面临问题

• 保肢，截肢？

• 保肢手术该如何制定计划？

• 如何最大限度保留踝关节功能？

• 该创面条件可以行软组织覆盖手术吗？

• 选择何种覆盖方法？供区的选择？

（2）制定方案：对于该患者来说，其保肢的意义包括：① MESS（mangled extremity severity score）=6；②年轻女性，预期寿命长，且对外观要求较高；③肢体远端血运存在，足底感觉存在，预后较好；④患者一般情况好，生命体征稳定。

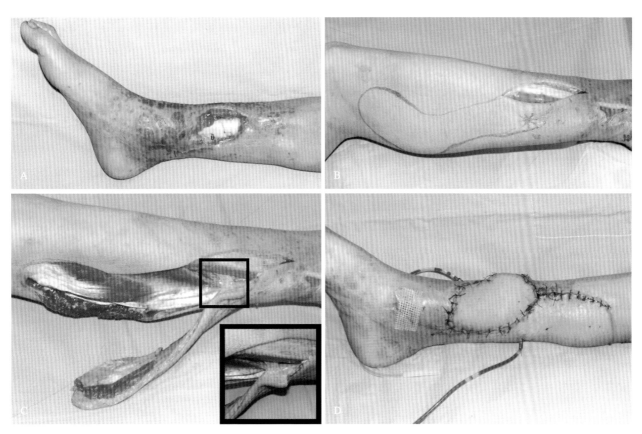

图 19.6　加强蒂腓肠神经营养血管肌皮瓣修复右内踝组织缺损。
A.创面外观；B.设计肌皮瓣；C.显露穿支，切取皮瓣并保留蒂部；D.肌皮瓣覆盖创面

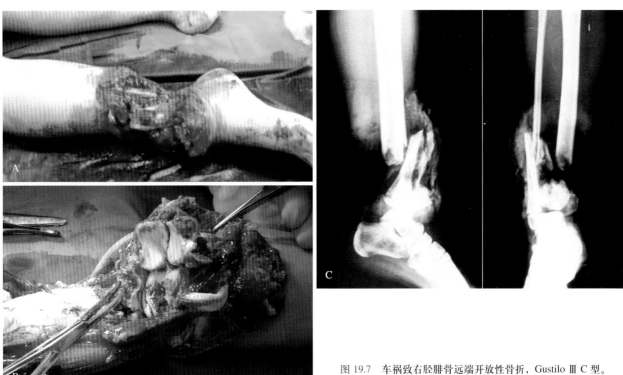

图 19.7　车祸致右胫腓骨远端开放性骨折，Gustilo Ⅲ C 型。
A.伤口外观；B.胫骨远端关节面；C.急诊摄片

接下来面对的问题是如何制定修复方案,应该选择早期软组织重建还是选择分期手术？Godina 在 1986 年回顾了 532 例下肢严重开放骨折病例后,提出了关于创伤性肢体修复的三个阶段。

(1) 早期急性期:伤后 72 小时,经过彻底清创表现为相对清洁的创面。

(2) 亚急性期:伤后 3 天至 3 个月,创面感染率升高,出现纤维化,肉芽组织生长,创面界限明显化。

(3) 慢性期:伤后 3 个月,创面条件趋向稳定,如果合并慢性感染将会出现窦道,骨不连的迹象也趋于明显。

Godina 的研究发现,在上述三个阶段内,72 小时以内行游离皮瓣移植术的患者并发症率最低,皮瓣坏死率仅为 0.75%,感染率为 1.5%。亚急性组的坏死率为 12%,感染率为 17.5%。到 3 个月后慢性期,皮瓣坏死率降低至 9.5%,感染率降低为 6%。Godina 认为,急性期皮瓣成活率高、并发症率低的主要原因是创面纤维化程度低,对血管吻合的影响较小。另外一个因素是创面瘢痕较少,血供较差的组织较少。如果急性期无法行软组织重建手术,则建议在慢性期再进行二期手术。关于这个观点,目前存在着比较大的争议。很多学者认为,如果将二期手术推迟到 3 个月后,骨不连以及关节僵硬的发生率会显著升高,这对于患者的术后康复是十分不利的。在近几年的研究中,学者们在肯定早期软组织重建手术效果的基础上,对于早期时间窗的范围开始逐渐放宽。Heller 等认为伤后 7 天以内行二期修复手术的效果最好。Francel 等对 72 例 Gustilo Ⅲ B 型开放性骨折进行回顾性研究后发现,15 天以内行重建手术的皮瓣坏死率以及感染发生率最低。超过 2 周后皮瓣坏死率升高到 13.6%,感染率升高至 11.4%。对于本例患者,笔者决定采用一期彻底清创,固定骨折,二期行软组织重建手术的方案。

选择软组织重建方法时,由于该患者后内侧肌肉挫伤严重,比目鱼肌的血管蒂损伤,因此无法采用比目鱼肌肌瓣转移覆盖。考虑到创面位于小腿远端前侧及内侧,因此考虑应用胫后动脉穿支隐神经营养血管皮瓣 (表 19.5)。

表 19.5 胫后动脉穿支隐神经营养血管皮瓣解剖特点

体表标志	隐神经营养血管皮瓣位于小腿内侧面,其皮瓣轴线为胫骨后缘,皮瓣旋转点可为内踝上 7 cm、13 cm、20 cm 三处
皮瓣类型	筋膜皮瓣
切取面积	24 cm × 12 cm
供养血管	胫后动脉穿支,长度为 3~5 cm,管径为 1.5~2.5 mm
静脉回流	主要依靠穿支的伴行静脉回流
神经支配	隐神经支配该区域皮肤感觉

2. 手术步骤

患者行硬膜下麻醉并取仰卧位。患肢给予充气式止血带,首先再次对创面进行清创,切除创面周围 0.5 cm 皮缘。清创后给予双氧水、碘伏及生理盐水冲洗创面。骨折复位固定 (图 19.8A、B)。

设计隐神经皮瓣,以隐神经-大隐静脉的走行为皮瓣长轴,皮瓣的旋转点为内踝上 20 cm 处,皮瓣的长度应为旋转点至缺损远端再加上 2 cm,以防止旋转后蒂部张力过高。采用硬纸片模板描绘出创面形状,将硬纸片以穿支点旋转至小腿近端,皮瓣设计时需要将硬纸片描绘的面积周围增加 0.5~1 cm (图 19.8C)。切取皮瓣时首先沿蒂部的一侧切开皮肤及皮下组织,将皮瓣从深筋膜下向前掀起,观察胫后动脉肌间隔穿支血管的位置,再对皮瓣切取范围做适当的调整。对修复小腿远端时,皮瓣轴点每下降 1 cm,皮瓣倒转重叠的长度就可减少 2 cm,所需皮瓣的长度也减少 2 cm。确定合适的穿支血管蒂后,即可沿皮瓣四周切开、游离,将隐神经和大隐静脉切断,包含在皮瓣内。分离至蒂部时应特别小心,辨清胫后动脉在内侧肌间隔发出的穿支血管,防止损伤。

隐神经皮瓣在设计时,皮瓣的前缘最好不要超过胫骨后缘向前 2 cm,否则在切取皮瓣后可能造成胫骨前内侧缘外露。由于皮瓣切取面积较大,在切取皮瓣后,先将供区周围的皮肤向中心减张缝合,再进行植皮覆盖 (图 19.8D、E)。

术后 6 周皮瓣完全存活,供区植皮处未见感染

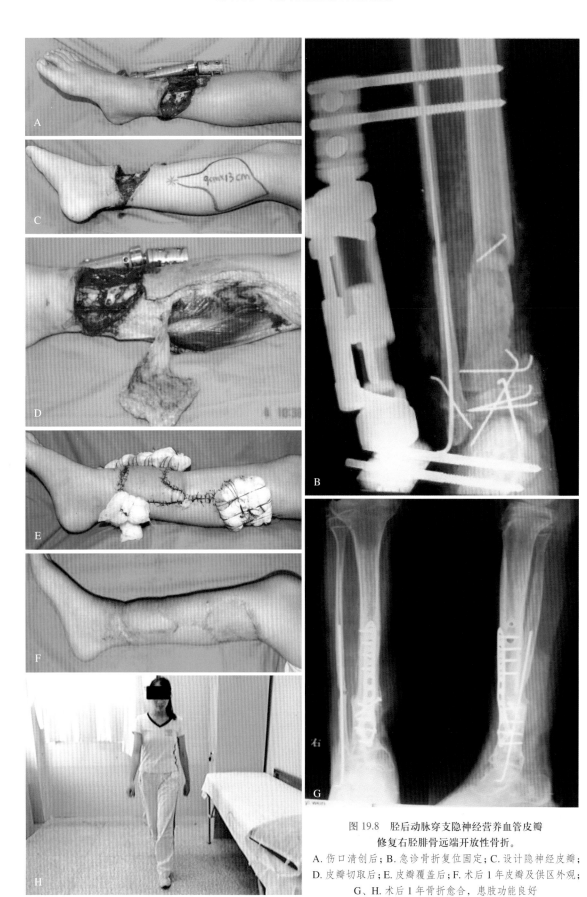

图 19.8 胫后动脉穿支隐神经营养血管皮瓣
修复右胫腓骨远端开放性骨折。
A. 伤口清创后；B. 急诊骨折复位固定；C. 设计隐神经皮瓣；
D. 皮瓣切取后；E. 皮瓣覆盖后；F. 术后 1 年皮瓣及供区外观；
G、H. 术后 1 年骨折愈合，患肢功能良好

坏死畸形，患者再次入院更换内固定。1 年后随访，皮瓣外观满意，胫骨骨折部位完全愈合，患肢功能良好（图 19.8F~H）。

3. 注意事项

（1）早期彻底去除失去血运的组织可以明显减少感染及骨不连的发生率。

（2）如果创面条件较差，可以间隔 2~3 天多次反复清创。

（3）二期重建手术最好是伤后 7 天内进行，在配合反复清创以及负压吸引技术（VAC）时可以将时间窗适当放宽。

（4）大多数情况下，骨折的固定和软组织重建一般采用分期手术的方案，但是也有报道对于合并骨缺损的患者，可以采用一期复合组织移植的方法进行重建，同样可以达到良好的效果。

（5）胫后动脉穿支较腓动脉穿支长度短，分离蒂部血管时应尽可能松解周围的软组织，防止皮瓣旋转后蒂部发生扭转卡压。

（6）隐神经切取后，该区域皮肤感觉麻木的症状在半年内可以逐渐缓解。

■ 病例七

患者 31 岁男性，工人，已婚，有吸烟史。因车祸碾挫伤 6 小时来我院急诊就诊。急诊查体：左小腿前外侧大面积皮肤软组织挫伤合并缺损，缺损面积约 45 cm×16 cm，合并腓骨及肌腱等其他软组织外露，胫前肌及腓骨长短肌大部分毁损（图19.9）。

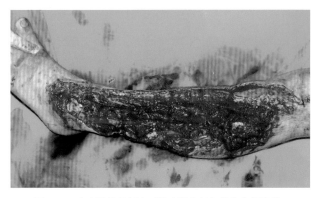

图 19.9　左小腿前外侧大面积皮肤软组织挫伤合并缺损。

1. 修复方案

（1）面临问题：

• 该创面能否行软组织覆盖？

• 一期覆盖还是二期覆盖？

• 选择何种修复方式？

（2）制定方案：该创面主要特点包括：① 创面面积较大；② 合并骨和其他肌腱软组织外露；③ 碾挫伤致软组织损伤严重。

由于患者的缺损情况较复杂，在制定修复方案时，需要对创面进行详细的评估，综合各方面因素制定最适宜患者的方案。从修复医生角度出发，决定具体采用何种软组织修复方法主要由两方面因素所决定：创面相关因素以及治疗相关因素。

2. 创面相关因素

（1）创面位置：在第十二章中提到了关于上肢修复单位及亚单位、低抗压区域（low-resistance zones）以及软组织 / 骨功能单位（soft tissue/bone functional unit）的概念，这些概念中涉及的对于各个不同部位功能、抗压能力以及外观的特点都是修复医生需要考虑的因素。

在抗压能力方面，必须注意低抗压区域中那些缺少肌肉缓冲作用的部位，该区域的皮肤容易受到外力与骨组织之间直接作用力的影响，缺血坏死的发生率较高。该区域的皮肤软组织缺损不建议行游离植皮覆盖术。

（2）受伤类型：首先，可以将创面分为急性创面和慢性创面两大类。急性创面的病因一般包括机械外力、物理因素（烧伤、冻伤、放射伤）、化学因素（侵蚀伤）、微生物因素（感染）以及复合因素。而慢性创面大多是由感染、放射治疗、局部动脉栓塞、手术后瘢痕愈合以及神经源性疾病造成的。

其次，在遇到有皮肤软组织明显缺损的患者时，还需要检查是否合并潜在的脱套伤。对于皮肤软组织缺损的患者，笔者将其分为三类：① 皮肤软组织缺损深度至筋膜层（A 类缺损）；② 皮肤软组织缺损合并肌肉等其他软组织缺损（B 类缺损）；③ 软组织和骨复合缺损（C 类缺损）。

A 类和 B 类软组织缺损大多数由急性创伤造成，其中，A 类缺损的患者由于肌肉缺血时间较长，在急诊清创时需要将坏死的肌肉组织清除，将 A 类缺损转变为 B 类缺损。

Tscherne 和 Oestern（1982）以及 Gustilo 等（1982）对 C 类缺损进行了更进一步的分类，特别是 Gustilo ⅢC 型开放性骨折的患者，目前对于其手术方法的选择仍存在较大争议。

3.治疗相关因素

治疗相关因素涵盖面较广，包括治疗的目标、重建的技术、修复医生的经验以及治疗的硬件设施等。

（1）治疗的目标：一个成功的修复手术方案需要满足以下条件：①创面的临时覆盖；②创面覆盖的完整性；③创面覆盖的持久性；④肢体功能的重建；⑤满意的外观；⑥术后康复时间以及恢复日常生活的时间；⑦对患者生理和心理造成的损伤；⑧治疗的费用。

（2）治疗时机：可以将软组织缺损的重建时机分为 4 个节点：

• 急性修复（< 6 小时）

软组织缺损创面的急性修复指针相对较严格，根据文献的报道，笔者将其总结如下：

—— 不全或完全离断的肢体且符合断肢再植的手术指针。

—— 合并血管神经组织外露的创面。

—— 关节部位外露或者大段无骨膜覆盖的骨块外露（创面污染较轻）。

—— 离断部分可以提供完整的组织进行覆盖（残肢皮瓣）。

• 一期修复（< 24 小时）

通过一期创面的修复，可以在一定程度避免由于缺乏软组织供养以及感染造成的二次组织损伤。除此以外，还可以避免多次手术给患者带来的额外负担。但是，由于患者一般条件（生命体征等）的限制，一期修复的手术时间不宜过久，否则会造成补液过多引起的一系列并发症。由此，一期修复不

仅对创面的条件有要求，对术者的经验和技术也有一定的要求。

• 亚急性修复（2~7 天）

在创伤的亚急性期内，文献报道的感染发生率并无明显升高。该时期修复的优势在于：通过一期清创后可以对创面进行二次评估，并给修复医生更多时间决定具体的修复方案；肢体的水肿程度有一定程度减轻，减少了手术操作的难度以及皮肤坏死的发生率。亚急性修复主要针对那些污染较严重，软组织受累范围难以在急诊评估的创面。对于该类型的创面，可以在急诊时先进行彻底的清创，联合负压吸引装置（vacuum assisted closure，VAC）临时覆盖创面，5~7 天后拆除负压装置，行二次清创并制定重建方案。

• 二期修复（> 3 周）

二期修复的创面大多是等待感染控制，或者是肿瘤切除的患者。尽管有很多文献报道切取血运丰富的组织覆盖感染创面可以有效控制感染，通过改善局部的血运、增加氧供的同时增加免疫细胞的聚集，可以促进组织的愈合。但是另一方面，感染以及大量皮瓣下渗出液的聚集都是皮瓣坏死的危险因素。笔者认为，寻找以上两种力量的平衡点是重建手术成功的重要基础，在感染尚未控制的情况下行二期修复手术无疑会增加皮瓣坏死的风险，而在感染控制的情况下行肌瓣或筋膜瓣等血运丰富的组织覆盖可以有效促进感染的控制。因此，对于感染创面，可以首先通过全身敏感抗生素对病原微生物进行清除，等到局部创面趋于稳定后，行二期修复手术可达到事半功倍的效果。

本例患者的软组织缺损面积较大，且受区部位软组织碾挫严重，可吻合的血管数量不多且条件不佳。如果选择传统的带蒂皮瓣，其修复面积有限，无法切取患者需要的修复面积，因此需要选择切取面积最大的肌皮瓣进行覆盖创面，从而达到一期修复及预防感染的作用。

4.手术步骤

本例患者行硬膜下麻醉并取仰卧位。患肢给予

充气式止血带，首先再次对创面进行清创，切除创面周围 0.5 cm 皮缘。清创后给予双氧水、碘伏及生理盐水冲洗创面。

清创后患者转为侧卧位，根据创面的大小设计 43 cm×13 cm 背阔肌肌瓣（解剖特点和切取方法详见第十三章），切取肌皮瓣后转移至受区，将背阔肌肌皮瓣内胸背动脉血管蒂与受区腓动脉近端血管蒂吻合。确认皮瓣血供后将皮瓣与周围皮肤缝合，

放置引流。术后 2 周皮瓣完全存活（图 19.10）。

患者 1 个月后开始功能锻炼，由于足背伸功能动力肌大部分毁损，患者踝关节背伸受限。术后 6 个月后再次入院重建踝关节背伸功能。术中取胫后肌近端从骨间膜之间穿过与远端胫前肌腱残端及腓骨长短肌腱残端缝合。术后石膏保护 6 周，6 周后即开始功能锻炼。患者术后 3 个月复查，皮瓣外观满意，术后 1 年随访，患肢功能满意（图 19.11）。

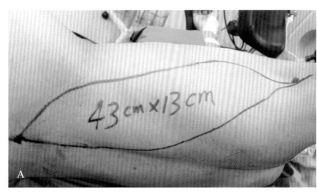
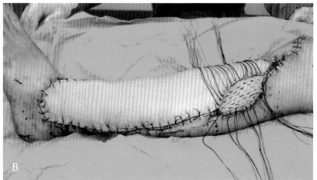

图 19.10　背阔肌肌皮瓣修复左小腿前外侧大面积皮肤软组织缺损。
A. 根据创面设计背阔肌肌皮瓣；B. 皮瓣内胸背动脉血管蒂和受区腓动脉近端血管蒂吻合，皮瓣与周围皮肤缝合

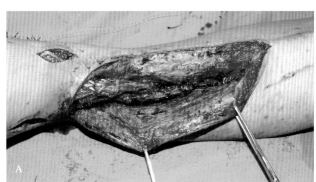
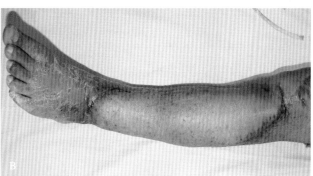
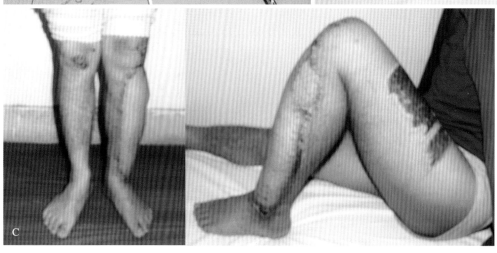

图 19.11　二期重建踝关节背伸功能。
A. 行胫后肌腱转位及皮瓣修整术；B. 术后 2 个月外观；C. 术后 1 年患肢功能

5. 注意事项

（1）对于碾挫伤的创面应该在急诊进行彻底的清创，术中注意对累及组织血运的判断。

（2）合并骨和软组织外露的创面在技术条件允许时应该尽可能一期重建软组织。

（3）肌皮瓣和筋膜皮瓣的血供较好，抗感染能力较强。

（4）对于切取大面积的组织瓣时，应该注意对切取范围的判断，尤其是静脉回流能力的判断，避免术后静脉回流障碍导致皮瓣周围坏死。

■ **病例八**

患者 35 岁女性，工人，已婚，无吸烟史。2 个月前因右胫腓骨开放性骨折在外院急诊就诊，行急诊清创缝合术，术后 6 天行胫腓骨内固定术。术后发生感染，多次清创后右胫腓骨切口周围皮肤大面积缺损，合并内植物外露，转我院就诊。门诊查体：右小腿后外侧皮肤软组织缺损 11 cm×6 cm，可见腓骨及腓骨钢板外露，前内侧皮肤软组织缺损 12 cm×6 cm，可见胫骨及胫骨钢板外露（图 19.12）。小腿远端后侧皮肤软组织缺损 5 cm×4 cm。

1. 修复方案

（1）面临问题：

• 内植物需要取出吗？

• 该创面条件可以行软组织覆盖吗？

• 选择何种重建方法？供区的选择？

（2）制定方案：经过外院多次清创术，患者创面无明显感染迹象，且入院后细菌培养为阴性，因此可以考虑行软组织覆盖术。对于有内植物和骨外露的创面应该如何覆盖？

修复医生在临床工作中会遇到很多外露的内植物需要软组织覆盖，不仅有钢板，还有螺钉、假体、填充物等。而覆盖物的选择也林林总总，从一期闭合到植皮术，从局部皮瓣到远端皮瓣，再到游离皮瓣，其原则依然是以最小的供区损伤获得最大的覆盖效果（图 19.13）。其中，负压吸引技术（VAC）是作为临时覆盖的一个重要手段，可以起到促进肉芽生长、促进伤口引流以及减轻周围组织水肿的作用。但是在合并感染活动期的创面中其效果尚不确定。对于合并死腔的外露内植物，例如钢板或假体时，最好采用肌瓣或筋膜瓣进行填塞，可以起到引流渗出以及降低感染发生率的效果。在进行组织瓣移植时，可以将组织瓣与假体周围缝合固定，同时在其周围放置引流。

当遇到有需要反复灌洗治疗的创面时，则需要选择耐受能力较强的组织瓣。相比肌皮瓣和筋膜皮瓣，中厚皮或全厚皮移植耐磨性较差，不适用于该类型的创面覆盖。另一方面，如果计划需要多次手术的创面，例如二期肌腱移植、内固定取出等时，筋膜皮瓣较肌皮瓣具有更明显的优点：筋膜皮瓣与周围组织结构相似，在二次手术时，其愈合能力较强，减少了皮瓣坏死的发生率。

对于下肢严重毁损伤的患者，对覆盖物的选择应尤为谨慎，应该在术前进行下肢血管的造影检

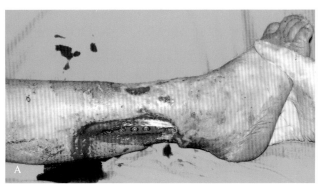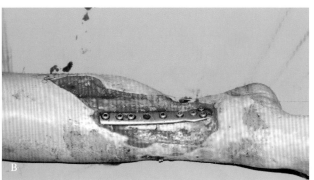

图 19.12　右小腿后外侧和前内侧皮肤软组织缺损，胫腓骨及胫腓骨钢板外露。
A. 小腿后外侧观；B. 小腿前内侧观

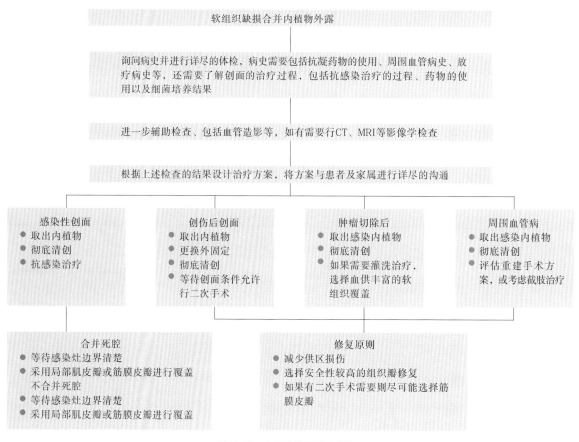

图 19.13　内植物外露覆盖方法。

查，确保选用的受区血管对下肢的血供不产生影响。穿支皮瓣凭借其设计灵活、供区损伤小的特点在该类型损伤中比较常见。近年来随着穿支皮瓣以及皮神经营养血管皮瓣概念的深入，穿支蒂皮神经营养血管皮瓣在下肢创面修复中的应用越来越广泛，对覆盖下肢内植物外露的创面也具有明显的临床效果。

对于本例患者，由于多发创面的特殊性，笔者决定采用分叶皮瓣进行修复。考虑到创面的面积较大，因此决定采用股前外侧皮瓣（股前外侧皮瓣解剖特点见表 18.12）进行修复。

（3）切取方法：设计皮瓣时，首先做髂前上棘和髌骨外侧缘的连线，并将连线的中点作为穿支点，从皮瓣的内侧缘开始切开皮肤及皮下组织至深筋膜层，暴露股直肌。然后从筋膜下层分离皮瓣至股直肌与股外侧肌分界处，探查时向内侧牵拉股直肌可见旋股外侧动脉降支的穿支从肌间隔穿出，进一步保护并分离该穿支，游离至旋股外侧动脉降支发出该穿支部位。在有些情况下，穿支是以肌穿支的形式发出，此时需要分离股直肌肌性部分并向深层分离保护穿支，如果受区需要的血管蒂较长，则需要进一步游离旋股外侧动脉降支，并将其作为血管蒂。当血管蒂充分游离后，可切开皮瓣其他边缘并将皮瓣完整切下，观察皮瓣的血运并确保皮瓣周围皮缘有活动性渗血时，可将血管蒂结扎切断。

在切取筋膜皮瓣时，先沿切口切开皮肤至筋膜浅层，向内侧游离至皮瓣边缘后再向深层切开筋膜，同样在筋膜下层分离皮瓣。

旋股外侧动脉降支的穿支直接到达皮肤的真皮层血管网，因此可以仅保留蒂部周围的浅筋膜，而将其余部位的筋膜层去除，使其成为比一般筋膜皮瓣更薄的组织瓣。

2. 手术步骤

患者行硬膜下麻醉后取侧卧位，首先再次对创面进行清创，切除创面周围 0.5 cm 皮缘。清创后给予双氧水、碘伏及生理盐水冲洗创面。

根据多发创面的位置和大小设计股前外侧分叶皮瓣，外侧叶大小 11 cm×5 cm，内侧叶大小 12 cm×6 cm，中间由 5 cm×4 cm 皮桥连接。皮瓣外侧叶由旋股外侧动脉降支的穿支营养，内侧叶由旋股外侧动脉的主干分支营养。切取皮瓣后覆盖创面（图 19.14）。

3. 注意事项

（1）在所有合并内植物外露的软组织缺损创面行修复手术前，均需要对创面进行评估，确定有无感染或潜在的感染因素。

（2）在选择覆盖物时，还需要考虑患者有无二次手术的计划，包括肌腱移植、内固定取出等，如果有需要的话，则建议选择筋膜皮瓣进行创面覆盖。

（3）内植物是否需要取出主要由创面条件决定，如果患者感染无法控制，有大量坏死组织以及骨髓炎迹象时，需要尽早取出内植物，同时抗感染治疗。

（4）负压吸引技术（VAC）对感染性创面的治疗效果目前仍存在争议，因此应谨慎使用。

（5）合并死腔的创面建议采用肌皮瓣或筋膜皮瓣将其充分填塞，并放置引流。

（6）穿支蒂腓肠神经营养血管皮瓣以螺旋桨皮瓣切取时，需要将蒂部充分游离至少 5 cm，防止在皮瓣旋转后对蒂部造成扭转而影响静脉回流。如果术后出现静脉回流障碍，应及时探查，检查蒂部有无扭转，如果存在，则将皮瓣转回原位等回流障碍解除后再次手术。

▨病例九

患者 14 岁女性，学生。10 周前因左胫腓骨开放性骨折于外院治疗，急诊给予清创缝合，术后 2 周行骨折内固定治疗，术后创面感染，外院多次清创后转入我院治疗。门诊查体：左小腿中段及远端

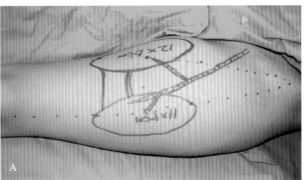
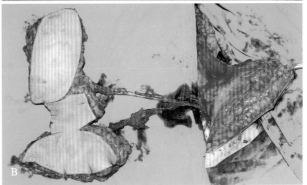
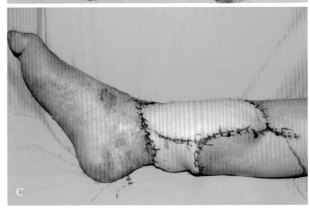

图 19.14 股前外侧分叶皮瓣修复多发创面。
A. 根据多发创面的位置和大小设计分叶皮瓣；B. 皮瓣中间由皮桥连接，皮瓣外侧叶由旋股外侧动脉降支的穿支营养，内侧叶由旋股外侧动脉的主干分支营养；C. 皮瓣覆盖创面后

从前内侧至外侧大面积皮肤软组织缺损，缺损面积约 22 cm×20 cm，可见胫腓骨及胫骨内植物外露，胫前肌及腓骨长、短肌缺失。

1. 修复方案

（1）面临问题：

• 该创面条件可以行软组织覆盖吗？

• 选择何种重建方法？供区的选择？

（2）制定方案：该患者的情况与病例八相似，

同样可以在保留内植物的情况下选择血供良好的抗感染能力强的软组织覆盖骨和内植物外露部分。

在该病例中，笔者决定对切取方法进行改良，采用游离股前外侧筋膜瓣联合中厚皮移植的方法。皮瓣解剖特点和切取方法详见病例八。

2. 手术步骤

患者行硬膜下麻醉后取侧卧位，首先再次对创面进行清创，切除创面周围 0.5 cm 皮缘。清创后给予双氧水、碘伏及生理盐水冲洗创面。

由于胫前肌腱及腓骨长、短肌肌腱缺损严重，采用同种异体肌腱移植重建胫前肌腱，腓骨长、短肌肌腱及滑车（图 19.15A）。

根据创面的大小设计 23 cm×22 cm 股前外侧筋膜瓣，同时切取浅筋膜和深筋膜。吻合蒂部血管后取大腿外侧中厚皮植皮覆盖筋膜瓣。术后 1 个月筋膜瓣以及植皮完全存活（图 19.15B~F）。

3. 注意事项

（1）切取筋膜瓣联合植皮与传统的筋膜皮瓣相比较供区损伤更小，且外观不臃肿。

（2）筋膜瓣联合植皮对二次手术的耐受力较筋膜皮瓣差，因此往往适用于一期完全重建手术后软组织覆盖。

（3）筋膜瓣表面植皮应该尽量选择刃厚皮进行覆盖，增加植皮成活率。

（4）肌瓣联合植皮的方法与上述方法类似，也具有成活率高、供区损伤小、抗感染能力强等优点。

■ 病例十

患者 9 岁男性，学生，无吸烟史。在穿越马路时遭遇货车相撞，左小腿遭受车轮碾压，8 小时后送至我院急诊就诊。急诊查体：患者口唇苍白，呼吸急促，神志淡漠。左小腿、左踝以及部分足背开放性伤口，面积约 30 cm×12 cm，创面污染严重，

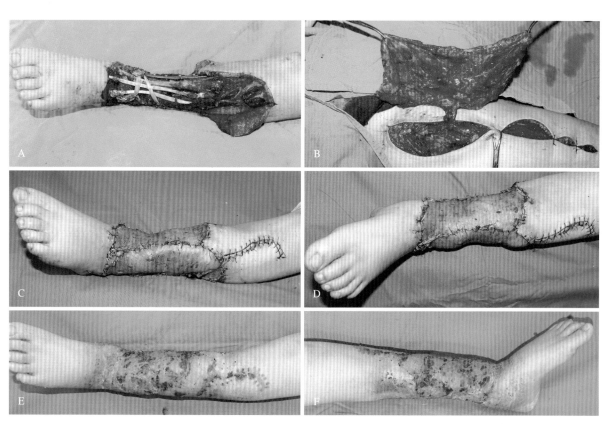

图 19.15　游离股前外侧筋膜瓣联合中厚皮移植修复左小腿大面积皮肤软组织缺损。
A. 同种异体肌腱移植重建胫前肌腱，腓骨长、短肌肌腱及滑车；B. 设计股前外侧筋膜瓣，同时切取浅筋膜和深筋膜；C、D. 吻合蒂部血管后取大腿外侧中厚皮植皮覆盖筋膜瓣；E、F. 术后 1 个月外观

可见骨髓腔内大量异物，胫前动静脉挫伤伴血栓形成，远端血运尚可，足底感觉存在。X 线摄片示：胫腓骨远端骨折，胫骨远端骨缺损（图 19.16）。

1. 修复方案

（1）面临问题：

• 保肢？截肢？

• 一期重建还是分期重建？

• 踝关节功能可以保留吗？

• 该创面条件可以行复合组织移植手术吗？

• 选择何种重建方法？供区的选择？

（2）制定方案：对于该患者来说，其保肢的意义及依据在于：

• MESS（mangled extremity severity score）=7。

• 儿童，预期寿命长，且对外观要求较高。

• 肢体远端血运存在，足底皮肤感觉存在，预后较好。

• 家属保肢意愿强烈。

本例患者由于其软组织缺损位置在小腿远端以及踝关节，缺损范围较大（30 cm×12 cm），骨缺损长度约为 7 cm，如果采用复合组织游离移植，供区损伤太大，特别对于儿童，如果在同一部位切取大面积皮瓣以及骨瓣将会失去复合组织移植的意义。因此笔者考虑采用不同供区分别切取软组织瓣及骨瓣的方案。

游离肌皮瓣或筋膜皮瓣一直是修复小腿远端

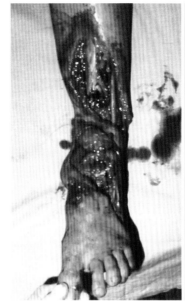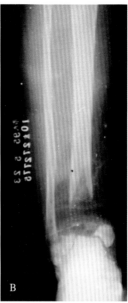

图 19.16　左小腿车轮碾压伤。

A. 左踝以及部分足背开放性伤口，创面污染严重；B. 急诊 X 线片

以及踝关节软组织缺损的优先方案，肌皮瓣和筋膜皮瓣由于组织量大，血供丰富，可以为该区域提供良好的组织覆盖。但是两者的具体适应证还存在较多争议，因此在很多情况下，对于两者的选择主要依赖于修复医生的临床经验（表 19.6）。背阔肌皮瓣是修复医生使用最早的组织瓣之一，也是目前对于该类型软组织缺损使用最广泛的肌皮瓣，背阔肌皮瓣血管蒂长、管径粗，对于小腿受区血管来说，匹配良好。如果同时游离胸背动脉的前锯肌分支，可以将背阔肌和前锯肌一同切取，从而扩大修复范围。

表 19.6　筋膜皮瓣与肌皮瓣的比较

骨髓炎	肌瓣治疗骨髓炎有着长久的历史，但是近年来也有学者提出采用筋膜皮瓣来覆盖感染性骨外露，两者在治疗骨髓炎方面均有很好的临床效果。但是筋膜皮瓣的骨附着及填塞能力较差，两者的抗感染能力有待进一步研究报道
创伤	文献报道中，两者用于修复外伤后软组织缺损的效果差别不大，因此，需要修复医生通过两者的风险、安全性评估来决定具体的修复方案。有些情况下，缺损部位也决定了两者的选择，比如在小腿近端，很多修复医生习惯使用腓肠肌肌瓣来覆盖缺损，而在小腿中段，则习惯使用穿支筋膜瓣来修复创面
移植物覆盖	在过去，考虑到肌瓣抗感染能力强，切取面积大等优点，大多数修复医生会采用肌瓣覆盖创面。但是近几年研究发现，筋膜皮瓣对于二次手术的耐受性较强，如内植物去除、植骨等二次手术。因此有需要行二次手术的患者建议采用筋膜皮瓣覆盖
功能及感觉重建	在功能重建方面，背阔肌、股薄肌和股直肌等应用较广泛。在感觉重建方面，隐神经皮瓣、股前外侧皮瓣等则适应证较广

在修复小腿远端以及踝关节部位软组织缺损时，需要考虑的因素还需要包括：骨折严重程度、软组织缺损的深度以及是否合并死腔。如果骨折程度严重，软组织缺损程度较深且合并深部死腔，则需要考虑切取游离肌皮瓣进行填塞，包括背阔肌前锯肌肌瓣、股薄肌肌瓣等。如果缺损没有合并深部的死腔，则可以考虑采用筋膜皮瓣覆盖。筋膜皮瓣对于骨外露有较好的覆盖效果且外观不臃肿。另一方面，筋膜皮瓣对于二次手术的耐受度较大，比如内固定去除、肌腱移植、骨移植等。除此之外，筋膜皮瓣因其恢复了皮肤及皮下组织的完整性，还有利于肢体远端的淋巴回流。在外观上，筋膜皮瓣的质地及颜色与周围正常皮肤较接近，也优于肌瓣。

在骨（皮）瓣的选择方面，腓骨骨（皮）瓣一直是长段骨缺损的首先供区，其优点包括①可以切取长段皮质骨用于负重骨的重建；②切取容易，血管蒂长且管径较大；③供区损伤小；④皮瓣部分切取范围大。

除了腓骨瓣以外，髂骨 - 腹股沟复合组织瓣、肋骨 - 前锯肌复合组织瓣都是比较理想的骨瓣以及复合组织瓣的供区。但是上述两种骨瓣的缺点是非长段皮质骨，对于重力负荷承受能力不如腓骨瓣，且外形不规则，骨瓣的固定有一定困难（表 19.7）。因此，对于该患者来说，腓骨瓣无疑是重建胫骨远端缺损的最理想供区。

表 19.7　各种骨瓣的比较

骨瓣类型	供养动脉	血管蒂长度（cm）	血管蒂直径（mm）	静脉直径（mm）	皮瓣面积	
					皮瓣（cm）	骨瓣（cm）
腓骨瓣	腓动脉	2 (2~4)	1.5 (1~2.5)	3 (2~4)	长：10~32 宽：4~14	长：16（6~26）厚：2（1~3）
髂骨瓣	旋髂深动脉	9 (8~10)	2.8 (2~3)	3.6 (2~5)	长：15 宽：8~10	长：7~16 宽：4~7
肋骨瓣	胸背动脉分支	5.5	2	3	长：12~16 宽：8~9	长：12~16 宽：0.7~1
股骨内髁瓣	膝降动脉	6.2~8	1.5	2	长：3~29* 宽：2~8	长：4 宽：4

*隐神经皮瓣：以隐动脉穿支为蒂。

考虑上述因素后，决定对该患者采用背阔肌肌皮瓣以及腓骨瓣联合移植。同时由于该患者胫骨远端关节面缺损严重，因此胫距关节面无法修复，考虑将腓骨瓣一期与胫骨融合。

2. 手术步骤

患者行全身麻醉后先取侧卧位，将供区侧上臂前举置于搁手台上。术者可以先标出供区侧肩胛下角，髂嵴的位置，再根据受区缺损的大小来设计背阔肌皮瓣（背阔肌皮瓣解剖特点见表 13.9）。

由于胸背动脉进入背阔肌后分为横支和降支，因此在切取皮瓣时需要将皮瓣设计在两支走行的区域，横支为内上方区域，降支为外下方区域。降支分布的区域较大，如果需要设计的皮瓣面积较大，应将皮瓣放在外下方区域。另一种切取皮瓣的方法是以胸背动脉穿支为蒂设计皮瓣，胸背动脉的穿支主要沿其降支走行分布，可以术前采用多普勒超声沿降支寻找其穿支位置，标出穿支位置后设计皮瓣。

皮瓣切取可以从其外侧缘开始，如果切取肌瓣时，可以从外侧缘切口寻找背阔肌的边缘，从肌肉下方开始剥离。如果只切取皮瓣时，需要从肌肉浅层开始剥离，由于胸背动脉穿支均为肌穿支，因此剥离时需额外小心。探查间穿支后从穿支肌肉位置周围分离肌肉组织向深层探查，直至探查到胸背动脉降支，再将其结扎切断。切取肌瓣则相对容易，只需沿设计的肌瓣边缘将其切断，最后向近端游离胸背动脉至肩胛下动脉结扎后并切断，在分离蒂部时需要注意保护胸背神经和胸长神经。

切取腓骨瓣时，患者取仰卧位，供区侧臀部下方垫高，先在小腿外侧标出腓骨头和外踝体表标注，其连线即为腓骨瓣（表19.8）的轴线。

表19.8　腓骨瓣解剖特点

体表标志	腓骨位于小腿外侧，腓骨头和外踝可从体表触及，可以此作为腓骨瓣轴线进行切取。腓骨承担小腿负重约15%
皮瓣类型	骨瓣、骨皮复合瓣
切取面积	骨瓣长度为25 cm，皮瓣长度25 cm×14 cm（腓动脉穿支蒂腓肠神经营养皮瓣）
供养血管	腓动脉为腓骨的主要供养血管；血管蒂最长4 cm，管径1.5~2.5 mm。腓动脉走行于胫后肌后侧筋膜内，到踝关节平面从外踝后下方绕过外踝延伸为足跟外侧动脉
静脉回流	依靠腓动脉伴行静脉回流，静脉管径可达3.5 mm
神经支配	腓浅静脉；腓骨瓣一般不作为感觉皮瓣切取

切取腓骨瓣时，从骨瓣的轴线切开皮肤及皮下组织，从后外侧肌间隙可分离至腓骨，剥离腓骨

时，需要保留至少3 mm厚的肌袖组织提供骨膜血供。在分离上段腓骨时，需要注意对腓总神经的保护。暴露腓骨外侧面后，用直角钳贴骨膜分别从上段及下段截骨处穿过骨间膜，将线锯绕骨后在标记处截骨。截骨后分别用两把持骨器夹住骨瓣两端，将骨瓣轻轻向外翻转，仔细分离后切开骨间膜，在骨间膜下方即可找到腓动静脉。沿腓动静脉向近端游离，暴露足够长的血管蒂后可结扎切断腓动静脉。腓骨远端至少保留内踝上6 cm，以防止对踝关节稳定性的影响。

将腓骨瓣近端与胫骨断端用螺钉固定，远端与距骨融合固定。然后解剖出背阔肌皮瓣中胸背动脉的横支，将其与腓动脉吻合，再将胸背动脉与胫前动脉断端吻合，形成串联式嵌合皮瓣。最后将皮瓣覆盖创面与周围组织吻合。安置组合支架固定于胫骨近端和跟骨（图19.17A~C）。

术后5个月复查，见腓骨与胫骨及距骨愈合良好，拆除外固定支架，开始部分负重锻炼。术后2年复查腓骨与胫骨及距骨已完全愈合。但是重塑过程较慢，考虑其应力骨折发生的风险，再次收治入院行腓骨转位固定术，即将患肢腓骨近端截骨后与胫骨断端融合固定，远端与踝关节融合固定，从而加固远端负重能力。一年后复查见愈合良好（图19.16D）。

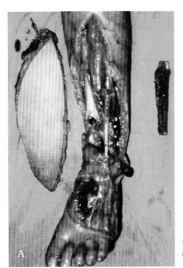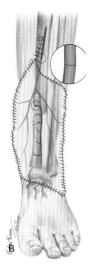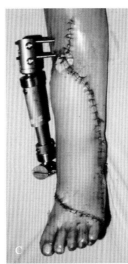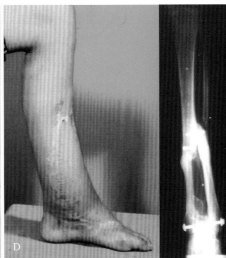

图19.17　背阔肌肌皮瓣及腓骨瓣联合移植修复小腿碾压伤。
A. 背阔肌皮瓣及腓骨瓣切取后；B. 手术设计图；C. 术后外观；D. 腓骨转位固定术后1年外观及功能

3. 注意事项

（1）背阔肌皮瓣是许多整形修复医生最先接触的组织瓣，其适应证十分广泛。且血管蒂位置恒定，长度较长，管径较粗，切取范围也较大，因此其安全性也相对较高。

（2）在分离血管蒂时，需要仔细分离胸背神经，因其可能与胸背动脉走行于同一血管神经鞘内，极有可能在结扎血管蒂时将其一同结扎。

（3）胸背动脉在进入背阔肌后，分为横支与降支两大分支，可以此解剖基础将背阔肌设计为分叶皮瓣进行使用。另外，在设计皮瓣时，也应根据该分支的走行分布，以免造成对皮瓣血供的影响。

（4）腓骨瓣是重建下肢长段骨缺损的最佳供区选择，在切取时，远端内踝上 6~8 cm 部分需要保留，以免对踝关节稳定性造成影响。

（5）在切取腓骨骨皮复合瓣时，有两种切取方法，一种以较宽的筋膜作为皮瓣的蒂部，该皮瓣设计需要沿腓骨的走行设计，且皮瓣移动范围有限，现较少使用。另一种则以腓动脉穿支为蒂，以腓肠神经营养血管作为皮瓣轴线，在切取时应先沿皮瓣一侧切开分离腓动脉穿支，在确定穿支位置后再切取腓骨瓣。该方法切取的皮瓣面积较大，且设计较灵活，在临床上已逐渐被广泛应用。

（6）在小于 9 岁儿童切取腓骨瓣时，有可能导致术后踝关节外翻，因此需要进行相对的矫形

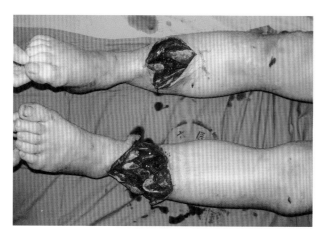

图 19.18　车祸致双侧小腿远端开放性损伤。

治疗。

■ 病例十一

患者 28 岁男性，职员，已婚，无吸烟史，无高血压、糖尿病史。驾驶汽车与货车相撞发生车祸，伤后 3 小时后送入我院急诊。入院后体检发现：双侧小腿远端开放性伤口，胫腓骨开放性骨折（Gustilo Ⅲ B）合并左胫骨节段性缺损，伤口污染程度中等，足背动脉搏动弱，远端血运可，足底感觉存在（图 19.18）。X 线摄片示：双侧胫腓骨骨折。

1. 修复方案

（1）面临问题：

* 一期重建还是分期重建？
* 如何最大程度保留踝关节功能？
* 该创面条件可以行复合组织移植手术吗？
* 选择何种重建方法？供区的选择？

（2）制定方案：

* 分期治疗

对于该患者类型的下肢复合组织缺损的病例，由于过去报道的一期自体松质骨移植联合肌瓣覆盖创面的方法，其结果并不理想，骨不连及感染发生率高。所以，长久以来常用的方案是 Yaremchuk 等主张的分期治疗的方法：先早期彻底清创，筋膜皮瓣或肌瓣覆盖创面，9 周后采用自体松质骨移植或带血运的骨移植。Malizos 等报道了 17 例分别采用一期和分期治疗下肢复合组织缺损的患者，其中 8 例采用分期方案的患者，仅有 1 例发生移植骨不连，另外 9 例采用一期治疗方案的病例近一半发生骨不连。基于这些报道，很多学者认为在骨重建前先进行软组织重建可以增加局部血运，从而起到帮助移植骨愈合以及抗感染的作用。

* 一期治疗

近年来，随着显微外科技术的发展，越来越多的学者开始主张一期治疗。特别是对于长段骨缺损的患者，带血运的腓骨移植、髂骨以及肋骨都可以用于复杂组织缺损的重建中。这种复合组织移植（composite tissue transfer）的技术不仅可以提供血运丰富的软组织覆盖，同时也提供了带血运的移植

骨。很多随访研究发现，这些移植骨不仅可以承担人体重力负荷，还可以在负重环境下发生重塑（remolding）。Doi 等报道了 26 例感染性胫骨骨不连的患者进行了感染灶清除以及一期复合组织移植术，所有患者术后移植骨完全愈合，均无感染发生。他认为彻底清创以及带血运的复合组织移植是降低骨不连及感染发生的关键。Peat 等报道了 5 例一期应用复合组织瓣移植、18 例采用分期治疗的病例，一期治疗的患者无一例发生感染。Yazer 等应用一期复合组织移植治疗 Gustilo Ⅲ B 和Ⅲ C 的患者，皮瓣坏死率仅为 3%，骨折愈合率达 97%。

上述研究表明了，对于下肢高能量损伤造成的骨与软组织缺损患者，一期复合组织移植可以取得满意的临床效果，但这都是基于彻底清创以及考虑周全的组织瓣设计。当这些条件都具备时，一期复合组织重建同样可以达到分期治疗达到的效果。不仅如此，还减少了患者的手术次数，减少受区血管的使用从而减少受区损伤，还能早期开始功能锻炼，减少康复需要时间。在有些病例中，由于软组织缺损面积过大，所切取复合组织瓣的皮瓣部分无法覆盖全面创面时，仍需要通过分期手术行第二次软组织进行修复（图 19.19）。有关四肢复合组织缺损的修复将在第二十二章进行完整叙述。

在本病例中，经过彻底清创后发现创面较清洁，软组织缺损 16 cm × 12 cm，骨缺损长度为 10 cm，因此笔者设计了腹股沟 - 髂骨复合组织瓣来分别重建其软组织及骨缺损。

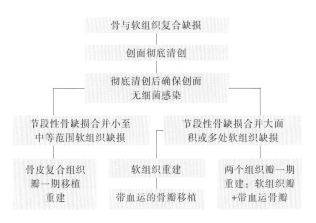

图 19.19　复合组织缺损修复方案。

腹股沟皮瓣是所有整形和修复外科医生必不可少的软组织缺损修复方法，其适应证非常广泛，包括四肢严重开放性骨折、骨髓炎等均有大量文献报道。腹股沟皮瓣的优点包括：血管蒂解剖恒定、管径粗、切取范围大、供区隐蔽等。周围组织与其血管蒂的丰富交通支使其可以进一步扩展为嵌合皮瓣进行游离移植，另一方面，由于腹股沟皮瓣切取面积大，可以充分包裹长段骨骨外露的部分，因此常被用于修复下肢合并严重软组织缺损的骨外露的手术中。

2. 手术步骤

患者行硬膜下麻醉后取仰卧位，将供区侧臀下垫高，首先再次对创面进行清创，切除创面周围 0.5 cm 皮缘。清创后给予双氧水、碘伏及生理盐水冲洗创面。

（1）解剖特点：腹股沟皮瓣主要由旋髂浅动脉供应，该动脉起自股动脉、腹股沟韧带下方 1~3 cm 处（表 19.9）。在起始段，旋髂浅脉的直径 1~2 mm。之后沿腹股沟韧带方向向外上走行。旋髂浅动脉起始段在筋膜下层，并在中间段发出分支营养缝匠肌。穿过筋膜层后，其在髂前上棘下方 2.5 cm 处发出皮支营养该区域皮肤及浅筋膜层，同时向深层发出分支营养髂骨翼部。在该部位，旋髂浅动脉与旋髂深动脉的分支相互吻合形成交通支。通常情况下，腹股沟皮瓣的切取范围可到达髂前上棘上方 5~8 cm 处。

表 19.9　腹股沟皮瓣解剖特点

体表标志	腹股沟皮瓣的轴线为耻骨联合和髂前上棘的连线，即腹股沟韧带的体表投影，也是旋髂浅动脉的走行标志
皮瓣类型	筋膜皮瓣
切取面积	皮瓣面积 (16~22) cm × (8~10) cm（供区一期闭合）
供养血管	旋髂浅动脉，血管蒂长 8~10 cm；管径 2~2.5 mm
静脉回流	依靠旋髂浅动脉伴行静脉回流
神经支配	感觉部分由肋下神经、髂腹下神经以及生殖股神经的生殖股支分布支配
修复范围	带蒂修复手部包括手掌手背的大面积皮肤软组织缺损、腕部的软组织缺损及前臂部分皮肤软组织缺损 游离移植修复负重区域等特殊部位，或复合组织缺损
其他切取方式	双叶腹股沟皮瓣 带感觉的筋膜皮瓣 带髂骨的复合组织瓣 腹股沟 - 背阔肌串联皮瓣

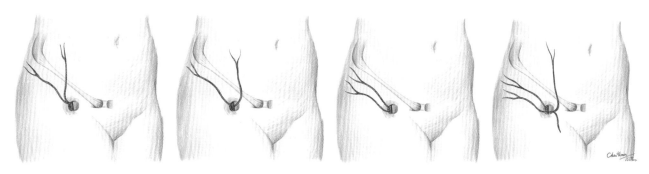

图 19.20　旋髂浅动脉的起始端变异示意图。

旋髂浅动脉的起始端有时会出现变异，有42%~52%的人群旋髂浅动脉和腹壁浅动脉各自分别从股动脉发出，而在剩下部分的人群中，这两条动脉由股动脉发出的共同主干分出。还有9%~17%的人群同时发出两条旋髂浅动脉（图19.20）。

腹股沟皮瓣的静脉回流有两条途径，其中一条是经过旋髂浅静脉，汇入大隐静脉，另一条途径是经过旋髂浅动脉的伴行静脉。皮肤的浅静脉在该区域管径较粗，一般大于2 mm，可以充分引流皮瓣的静脉回流。动脉一般在其旁边含有两条伴行静脉，在靠近皮瓣轴线部分，浅静脉流向隐静脉裂孔，随后流入股静脉。旋髂浅静脉的走行与动脉走行接近。

腹股沟区域没有特异性的神经感觉支配。肋下神经的终末分支支配皮瓣外侧的部分，腹股沟韧带内上部分的皮肤感觉则由髂腹下神经支配，腹股沟韧带下方区域的皮肤感觉则由生殖股神经的生殖支支配。

（2）切取方法：

• 腹股沟皮瓣的切取

切取腹股沟皮瓣时，患者一般采用仰卧位，将切取皮瓣侧的臀部垫高，并保持下肢可活动状态，以便通过屈曲髋部和膝部来减少关闭供区时的皮肤张力。在设计皮瓣时，首先定位几个重要的体表标志：髂前上棘、腹股沟韧带、股动脉搏动点。皮瓣的轴线即腹股沟韧带，旋髂浅动脉的穿出点在股动脉搏动点上方2 cm处。切取皮瓣时，可以从皮瓣的外侧缘开始切取，切取平面在筋膜下层，然后从皮瓣的上缘开始切取，注意结扎腹

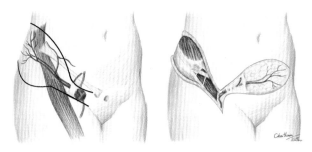

图 19.21　腹股沟皮瓣设计和切取示意图。

壁浅动脉和腹壁浅静脉（图19.21）。另外在缝匠肌的内侧缘会有旋髂浅动脉的分支穿出，注意结扎该分支。当在髂前上棘附近切取皮瓣时，需要注意保护股外侧皮神经，该神经一般在缝匠肌和阔筋膜张肌之间走行。逐渐向蒂部分离，并注意保护旋髂浅动脉的穿出点。由于旋髂浅动脉穿出筋膜后在浅筋膜内走行，在皮瓣的远端可以适当地去除部分浅筋膜组织。

在设计蒂部的宽度时，需要根据患者浅筋膜层的厚度，如果患者的脂肪组织较厚，在将蒂部的皮瓣制作成皮管时也会带来一定的风险，此时可以考虑在蒂部的另一面采用中厚皮植皮的方法覆盖，术后的体位放置也十分关键，需要保持蒂部不被拉扯、扭转、卡压。如果术后发现皮瓣远端静脉回流障碍，第一需要考虑的是皮瓣蒂部是否存在上述情况并立即予以解除。

• 双叶腹股沟皮瓣的切取

双叶腹股沟皮瓣的设计是根据旋髂浅动脉以及腹壁浅动脉的走行来决定的，术前需要应用多普勒超声对旋髂浅动脉以及腹壁浅动脉的发出点和走行进行定位，并以此设计皮瓣。

• 带感觉的筋膜皮瓣的切取

在支配腹股沟区域的感觉神经中，常用肋下神经的分支作为皮瓣的感觉支。其从髂前上棘的后方3~5 cm处穿出深筋膜支配皮肤感觉。通过将其与受区的皮神经进行吻合可以恢复皮瓣的感觉。

• 腹股沟 – 髂骨复合组织瓣切取

在设计髂骨复合组织瓣时，需要将皮瓣部分向后上方移动。首先从皮瓣下缘切开皮肤及皮下组织，从股动脉搏动点外侧向深层解剖，可在腹横筋膜深面探及旋髂浅动脉发出点，并沿动脉走行切开腹横筋膜，至髂前上棘处时，从髂骨外侧缘凿取骨瓣。再从皮瓣另一侧切开至腹横筋膜处，小心分离至血管蒂，观察骨膜及皮瓣渗血情况后再结扎切断血管蒂。在髂前上棘前侧分离时需要注意保护股外侧皮神经。由旋髂深动脉发出至皮瓣的穿支在髂前上棘后约5 cm处，在分离至该区域时需要保护旋髂深动脉发出的穿支，避免对皮瓣血供的影响。

• 背阔肌皮瓣 – 腹股沟串联皮瓣的切取

串联皮瓣通过将背阔肌皮瓣和腹股沟皮瓣通过两个皮瓣中间的皮肤软组织连接，完成超长皮瓣的切取。可以将皮瓣划分为三个区域：背阔肌皮瓣区、腹股沟皮瓣区和连接区。其中，背阔肌皮瓣区的血供由蒂部的胸背动脉供应，腹股沟皮瓣区的血供则通过吻合旋髂浅动脉和受区的桡动脉腕背支供应，连接区的血供则由另外两个区域内到达该区域的交通支供应。

切取时，首先切取背阔肌皮瓣，仔细分离保护胸背动脉，然后切取连接区的皮肤软组织，最后切取腹股沟皮瓣，并在蒂部将旋髂浅动脉结扎，将其与受区的动脉吻合。

（3）适应证和禁忌证：腹股沟皮瓣切取方便，血供稳定，适用于手腕部的大面积皮肤软组织缺损，尤其是急诊需要修复的神经血管肌腱创面的一期修复，双叶皮瓣可以同时修复手部多发的皮肤软组织缺损。还可以切取游离腹股沟皮瓣，用于修复肢体其他部位的大面积皮肤软组织缺损，如果同时切取肋下神经作为感觉皮瓣，可以将其用于修复特殊区域，例如足底负重区域的重建。而联合切取髂骨成为复合组织瓣可以修复肢体部位的复杂组织缺损。但是由于皮瓣的浅筋膜层较厚且血管蒂部较短，因此该皮瓣不适用于手背或足背的修复。

（4）优点：

• 血供可靠，手术操作简便，适应证广泛。

• 皮瓣切取范围大，供区可一期闭合。

• 可切取复合组织瓣。

（5）缺点：

• 皮瓣较厚。

• 带蒂移植需要制动易造成患肢关节僵硬。

• 感染风险较大。

• 需要多次手术。

本病例设计皮瓣时，以腹股沟韧带中点下方1 cm处为皮瓣蒂部，以腹股沟韧带走行为皮瓣轴线，在设计髂骨复合组织瓣时，需要将皮瓣部分向后上方移动。首先从皮瓣下缘切开皮肤及皮下组织，从股动脉搏动点外侧向深层解剖，可在腹横筋膜深面探及旋髂浅动脉发出点，并沿动脉走行切开腹横筋膜，至髂前上棘处时，从髂骨外侧缘凿取骨瓣。再从皮瓣另一侧切开至腹横筋膜处，小心分离至血管蒂，观察骨膜及皮瓣渗血情况后再结扎切断血管蒂。在髂前上棘前侧分离时需要注意保护股外侧皮神经。由旋髂深动脉发出至皮瓣的穿支在髂前上棘后约5 cm处，在分离至该区域时需要保护旋髂深动脉发出的穿支，避免对皮瓣血供的影响。

皮瓣完整切取后，先将髂骨瓣部分用克氏针与胫骨缺损两端固定，在胫骨的近端及远端各置入3枚半钉，安装外固定支架固定胫骨。再将旋髂浅动脉与胫前动脉近端处吻合，观察骨瓣和皮瓣渗血情况后将皮瓣与缺损创面周围皮肤缝合，放置引流（图19.22A~D）。

术后1年复查，移植髂骨与胫骨愈合良好（图19.22E），拆除外固定支架后开始部分负重。术后3年再次复查时髂骨与胫骨处完全愈合，皮瓣成活良好，供区无感染等并发症（图19.22F）。

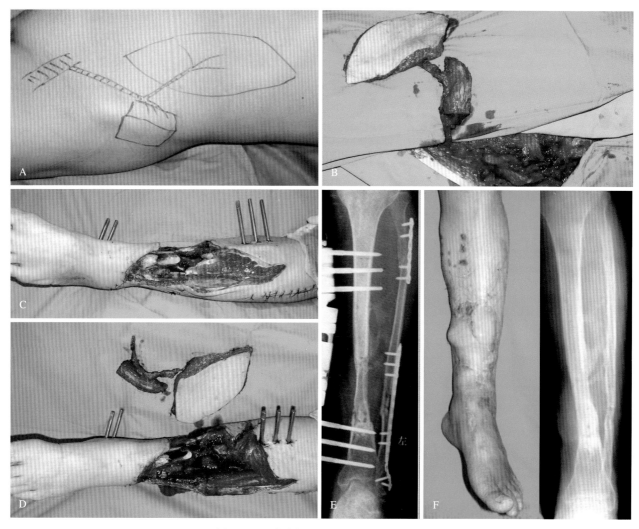

图 19.22　游离髂骨瓣修复小腿复合组织缺损。

A.皮瓣设计及其血供示意图；B.皮瓣完成游离，尚未切断蒂部；C.左小腿外观；D.髂骨骨皮瓣切取后转移至受区；
E.术后 1 年 X 线片；F.术后 3 年皮瓣外观及 X 线片

3. 注意事项

（1）旋髂深动脉沿髂骨内侧缘走行，在分离血管蒂时，应该从内侧面将其分离，在凿取髂骨瓣时，需要注意勿损伤该动脉。

（2）股外侧皮神经大多数情况下在髂前上棘内侧走行，也有变异情况在其外侧走行，在切开皮下组织时，需要仔细分离保护该神经。

（3）在关闭供区时，需要逐层缝合皮下组织，尤其是腹横筋膜，以避免切口疝形成。

（4）在切取骨瓣后，由于骨松质出血较多，应在其表面覆盖骨蜡和明胶海绵，防止皮下血肿形成。

（5）腹股沟-髂骨的复合组织瓣在头面部的复合组织重建中比较常用，由于髂骨承受压力负荷的能力没有腓骨瓣强，因此其内固定或外固定应保留较长时间，患者开始负重时间一般在手术 5 个月后，过早负重可能会发生应力骨折。

（6）如果对旋髂深动脉穿支位置不能准确定位时，可以先从皮瓣上缘切开，在深筋膜下层仔细分离该穿支，找到穿支后再从旋髂深动脉蒂部开始对其解剖分离。

（7）皮瓣切取后若供区张力过高，需要嘱患者术后将供区侧下肢屈曲，并保持排便通畅，避免咳嗽等增加腹压的动作。

（蔡培华　康庆林）

参考文献

［1］ Court-Brown C M, Rimmer S, Prakash U, et al. The epidemiology of open long bone fractures[J]. Injury, 1998, 29:529–534.

［2］ Gustilo R B, Mendoza R M, Williams D N. Problems in the management of type Ⅲ (severe) open fractures: a new classification of type Ⅲ open fractures[J]. J Trauma, 1984, 24:732–746.

［3］ Caudle R J, Stern P J. Severe open fractures of the tibia[J]. J Bone Joing Surg Am, 1987, 69:801–807.

［4］ MacKenzine E J, Bosse M J, Kellam J F, et al. Early predictors of long-term work disability after major limb trauma[J]. J Trauma, 2006, 61: 688–694.

［5］ Saddawi-Konefka D, Kim H M, Chung K C. A systematic review of outcomes and complications of reconstruction and amputation for type Ⅲ B and Ⅲ C fractures of the tibia[J]. Plast Reconstr Surg, 2008, 122:1796–1805.

［6］ Godina M. Early microsurgical reconstruction of complex trauma of the extremities[J]. Plast Reconstr Surg, 1986, 78:285–292.

［7］ Heller L, Levin L S. Lower extremity microsurgical reconstruction[J]. Plast Reconstr Surg, 2001, 108:1029–1041.

［8］ Francel T J. Improving reemployment rates after limb salvage of acute severe tibial fractures by microvascular soft tissue reconstruction[J]. Plast Reconstr Surg, 1994, 93:1028–1034.

［9］ Yaremchuk M J, Brumback R J, Manson P N, et al. Acute and definite management of traumatic osteocutaneous defects of lower extremity[J]. Plast Reconstr Surg, 1987, 80:1–14.

［10］ Malizos K N, Nunley J A, Goldner R D, et al. Free vascularized fibula in traumatic long bone defects and in limb salvaging following tumor resection: comparative study[J]. Microsurgery, 1993, 14:368–374.

［11］ Doi K, Kawakami F, Hiura Y, et al. One-stage treatment of infected bone defects of the tibia with skin loss by free vascularized osteocutaneous grafts[J]. Microsurgery, 1995, 16:704–712.

［12］ Peat B G, Liggins D F. Microvascular soft tissue reconstruction for acute tibial fractures-late complications and the role of bone grafting[J]. Ann Plast Surg, 1990, 24:517–520.

［13］ Yazar S, Lin C H, Wei F C. One-stage reconstruction of composite bone and soft-tissue defects in traumatic lower extremities[J]. Plast Reconstr Surg, 2004, 114:1457–1466.

［14］ Yazar S, Lin C H, Lin Y T, et al. Outcome comparison between free muscle and free fasciocutaneous flaps for reconstruction of distal third and ankle traumatic open tibial fractures[J]. Plast Reconstr Surg, 2006, 117:2468–2475.

［15］ Lin C H, Lin Y T, Yeh J T, et al. Free functioning muscle transfer for lower extremity posttraumatic composite structure and functional defect[J]. Plast Reconstr Surg, 2007, 119:2118–2126.

［16］ Agency for Health Care Policy and Research. The outcome of outcomes research at AHCPR: final report, 1999. Available at *www.abrq.gov/ clinic/out2res*.

［17］ Clancy C M, Eisenberg J M. Outcomes research: measuring the end results of health care[J]. Science, 1998, 282:245–246.

［18］ Taylor G I, Palmer J M. The vascular territories (angiosomes) of the body: experimental study and clinical observation. Br J Plast Surg, 1987, 40:113.

［19］ Taylor GI, Doyle M, McCarten G. The Doppler probe for planning flaps: anatomical study and clinical applications[J]. Br J Plast Surg, 1990, 43:1.

［20］ Masquelet A C, Romana M C, Wolf G. Skin island flaps supplied by the vascular axis of the sensitive superficial nerve: anatomic study and clinical experience in the leg[J]. Plast Reconstr Surg, 1992, 89:1115–1121.

［21］ Tamai S, Komatsu S, Sakamoto H, et al. Free muscle transplants in dogs, with microsurgical neurovascular anastomoses[J]. Plast Reconstr Surg, 1970, 46:219–225.

［22］ Harii K, Ohmori K, Torii S. Free gracilis muscle transplantation, with microneurovascular anastomoses for the treatment of facial paralysis: a preliminary report[J]. Plast Reconstr Surg, 1976, 57:133–143.

［23］ Manktelow R T, McKee N H. Free muscle transplantation to provide active finger flexion[J]. J Hand Surg Am, 1978, 3:416–426.

［24］ Zuker R M, Egerszegi E P, Manktelow R T, et al. Volkmann's ischemic contracture in children: the results of free vascularized muscle transplantation[J]. Microsurgery, 1991, 12:341–345.

［25］ Tang M, Mao Y, Almutairi K, et al. Three-dimensional analysis of perforators of the posterior leg[J]. Plast Reconstr Surg, 2009, 123:1729–1738.

［26］ Hallock G G, Anous M M, Sheridan B C. The surgical anatomy of the principal nutrient vessel of the tibia[J]. Plast Reconstr Surg, 1993, 92:49–54.

［27］ Carriquiry C, Costa A, Vasconez L O. An anatomic study of the septocutaneous vessels of the leg[J]. Plast Reconstr Surg, 1985, 76:354–361.

［28］ Whetzel T P, Barnard M A, Stokes RB. Arterial fasciocutaneous vascular territories of the lower leg[J]. Plast Reconstr Surg, 1997, 100:1172–1183.

［29］ Schaverien M, Saint-Cyr M. Perforators of the lower leg: analysis of perforator locations and clinical application for pedicled perforator flaps[J]. Plast Reconstr Surg, 2008, 122:161–170.

［30］ Jakubietz RG, Schmidt K, Zahn RK, et al. Subfascial directionality of perforators of the distal lower extremity. An anatomic study regarding selection of perforators for 180-degree propeller flaps[J]. Ann Plast Surg. 2012, 69(3):307–11.

［31］ Robotti E, Carminati M, Bonfirraro P P, et al. "On Demand" posterior tibial artery perforator flaps: a versatile surgical procedure for reconstruction of soft tissue defects of the leg after tumor excision[J]. Ann Plast Surg, 2010, 64:202–209.

［32］ Chen Y, L, Zheng B, G, Zhu J, M, et al. Microsurgical anatomy of the lateral skin flap of the leg[J]. Ann Plast Surg, 1985, 15:313–318.

［33］ Kim D, Orron D E, Skillman J J. Surgical significance of popliteal arterial variants. A unified angiographic classification[J]. Ann Surg, 1989, 210:776–781.

［34］ Voche P, Merle M, Stussi J D. The lateral supramalleolar flap: experience with 41 flaps[J]. Ann Plast Surg, 2005, 54:49–54.

［35］ Yoshimura M, Shimada T, Hosokawa M. The vasculature of the peroneal tissue transfer[J]. Plast Reconstr Surg, 1990, 85:917–921.

［36］ Ahmadzadeh R, Tang M, Morris S F. Anatomical basis to the peroneal artery perforator flap (PAP) [J]. Can J Plast Surg, 2008, 16:128–132.

［37］ Ozalp T, Masquelet A C, Begue T C. Septocutaneous perforators of the peroneal artery relative to the fibula: anatomical basis of the use of pedicled fasciocutaneous flap[J]. Surg Radiol Anat, 2006, 28:54–58.

［38］ Lin SD, Chou CK, Lin TM, et al. The distally based lateral adipofascial flap[J]. Br J Plast Surg, 1998, 51:96–102.

［39］ Blondeel P N, Morris S F, Hallock G G, Neligan P C. Perfoator Flaps: Anatomy, Technique & Clinical Applications[M]. 2nd ed. St Louis: Missouri, 2011.

第二十章
踝部及足背部的软组织重建

足踝部的开放性损伤在下肢外伤中十分常见，且大部分都伴随骨、肌腱、血管、神经等重要组织的外露。因此选择合适的软组织覆盖方法不仅对于足踝部重要组织的保护十分重要，更有利于足踝部功能以及外观的恢复。

踝部及足背软组织修复的方法主要包括：一期闭合创面，二期植皮术、局部皮瓣转移术以及游离皮瓣转移术等。具体选择何种修复方法取决于患者的一般情况、软组织缺损的部位和范围以及是否需要功能重建等。所以在制定最终的修复方案时，临床医生需要将每一种可行的方法考虑在内，研究其是否适用于该患者的治疗，最终起到有效覆盖创面、减少感染发生率、降低供区损伤以及最大限度帮助患者早期功能锻炼的效果。

在实际临床工作中，修复医生首先要做的第一步是对患者以及创面进行详尽的评估：包括患者的生命体征、职业习惯、吸烟史、是否合并影响创面愈合的基础疾病等。对创面的评估包括：

（1）创面污染是否严重，是否合并感染；

（2）创面的部位、范围以及深度，周围组织累及的情况，是否合并脱套伤、放疗史、陈旧手术瘢痕等；

（3）对远端血运和感觉的判断，必要时行 CTA 或 DSA 检查；

（4）是否合并骨折或肌腱损伤 / 缺损，一期修复还是二期重建。

在最后确定方案前，需要与患者及家属进行充分的沟通：患者能否耐受多次手术，患者最终要求达到的功能结果以及经济等各方面的因素。有时，经过多次手术，耗费大量人力及费用，所换来的肢体功能结果并不一定比膝下截肢安装假肢要好。所以，衡量各种方案最终对患者生活质量的影响，也是制定方案中至关重要的环节。

随着近几年来对四肢解剖学研究的不断深入以及对于各个区域供养血管的深入研究，局部转移皮瓣的安全性得到了很大的提高，在临床上也获得了广泛的应用，尤其是在手部以及足部，近年来有大量文献报道了新型皮瓣的设计和应用。在此基础上，有学者根据各个皮瓣的修复范围对其进行了归类（图 20.1）。

也有学者指出，足踝部的开放性损伤对于二次手术的依赖性相对较高，因此在选择软组织覆盖时，应该将其也考虑在内。比如合并伸肌腱缺损的足背创面，如果患者需要行二次肌腱重建手术，则不应该采用植皮术覆盖足背创面，而应该选择筋膜皮瓣来覆盖，从而避免二次手术时造成皮肤坏死。此外，修复后软组织的厚度及耐磨性也是必须考虑的方面，关系到患者能否正常穿戴鞋袜以及步行的距离。耐磨性较差的软组织在长时间摩擦后容易发生溃疡，且较难愈合。所以，在足外侧缘、足跟后侧等较易摩擦的部位，最好采用带有感觉神经的局部转移皮瓣（sensate flap）进行重建，可以有效降

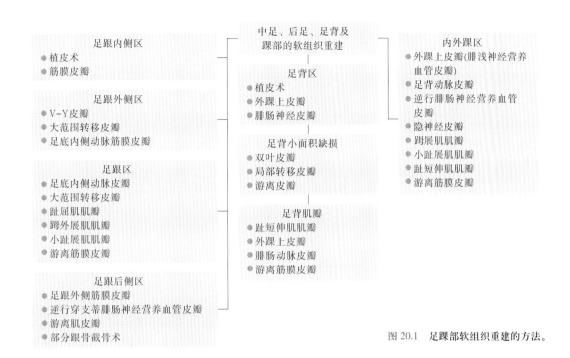

图 20.1　足踝部软组织重建的方法。

低溃疡的发生率。

踝部及足背的软组织按照其特点及对功能的要求，可以进一步分为三个区域：①踝前及足背区域；②后踝区域；③内踝 / 外踝区域。

一、踝前及足背区域

踝前及足背区域皮肤菲薄，下方无肌肉组织保护，受外伤后极易造成软组织缺损，因此是十分常见的修复区域。该区域主要为踝背伸的重要功能区域，如果受伤累及胫前肌腱以及伸趾肌腱将会导致足下垂的发生。

在修复该区域皮肤软组织缺损时，不仅需要考虑功能的因素，还需要考虑美观的要求，用于修复的组织瓣不能过于臃肿，否则将会导致患者无法正常穿戴鞋袜。在实际的临床工作中，踝部及足背的软组织一直是困扰外科医生的一大难题。对于一些缺损面积较小的且条件较好的患者，可以采用局部组织转移覆盖。传统的修复方法包括逆行的比目鱼肌瓣、带蒂筋膜皮瓣（外踝上皮瓣、足底内侧皮瓣等）等。1992 年，Masquelet 等提出了神经营养皮瓣的概念后，逆行的腓肠神经皮瓣

（distally based sural flap）成为修复踝部及足背软组织缺损最为有效的方法之一。该皮瓣的血供来源是腓动脉的远端穿支，其恒定的解剖位置位于外踝上 4~7 cm，通过腓动脉穿支和腓肠神经以及小隐静脉之间丰富的交通支，使皮瓣的血供更为安全，切取面积也进一步扩大。除此之外，笔者还在临床上应用以胫前动脉或腓动脉穿支为蒂的腓浅神经营养血管皮瓣修复足背区域的软组织缺损，该皮瓣同样具有血供可靠、切取范围大、操作简单的特点。如果患者缺损的面积较大时，则需要考虑切取游离组织瓣来修复皮肤软组织缺损，常用的游离组织瓣包括股前外侧皮瓣、桡动脉皮瓣、背阔肌皮瓣等。在过去，桡动脉皮瓣由于其血供可靠，组织瓣厚度较薄且延展性较好，是较为常用的供区。但是随着对供区损伤问题的不断重视，股前外侧皮瓣逐步成为主流的修复方法。相比较桡动脉皮瓣，股前外侧皮瓣不仅保留了主要的血管主干，减少了供区损伤，而且其切取面积大，供区可直接缝合，在美观上也优于桡动脉皮瓣。而背阔肌皮瓣外观相对臃肿，需要多次手术去除皮瓣的浅筋膜层，因此常常作为备选的修复方案（表 20.1）。

表 20.1　踝前及足背区域修复方案

踝前及足背区域
- 游离植皮
- 带蒂皮瓣（外踝上皮瓣、足底内侧皮瓣）
- 逆行腓肠神经皮瓣
- 逆行腓浅神经皮瓣
- 游离股前外侧皮瓣
- 逆行足内侧动脉穿支皮瓣

■ 病例一

患者 40 岁男性，工人，已婚，10 年吸烟史。

外伤致左足开放伤，左足背局部组织缺损，伤后 3 周，创面未愈合。查体示：患者左足背局部组织缺损，面积约 4 cm×4 cm，左足趾血运感觉活动均无明显障碍。设计 5 cm×5 cm 足内侧皮瓣，切取皮瓣后，保留蒂部，皮瓣通过皮下隧道转移覆盖创面，供区植皮。术后 3 个月随访，外观良好（图 20.2）。

■ 病例二

患者 47 岁男性，工人，已婚，5 年吸烟史。外伤至左足背疼痛流血 3 小时余至我院急诊。查体示：左足背局部皮肤软组织缺损，面积约 4.5 cm×4 cm，肌腱外露，右足第 3~5 趾下垂。急诊清创后予以肌

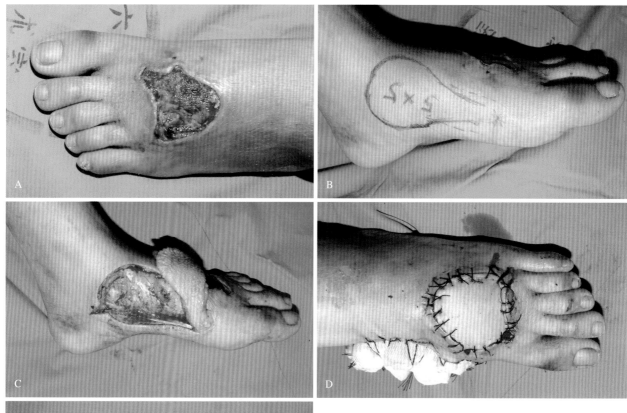

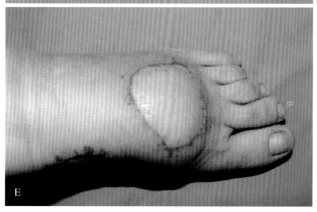

图 20.2　足内侧皮瓣修复足背局部组织缺损。
A. 术前外观；B. 设计足内侧皮瓣；C. 切取皮瓣，保留蒂部；D. 皮瓣通过皮下隧道覆盖创面，供区植皮；E. 术后 3 个月外观

腱修复，并行腓动脉远端穿支皮瓣转移覆盖术，皮瓣覆盖创面，供区植皮（图 20.3）。

■ **病例三**

患者 35 岁女性，工人，已婚，无吸烟史。外

伤致左足第 3~5 趾毁损，截趾术后。查体示：左足 3~5 趾缺损，足背靠近残端部分皮肤软组织缺损，面积约 4.5 cm × 3 cm。设计胫前动脉肌瓣修复（图 20.4）。

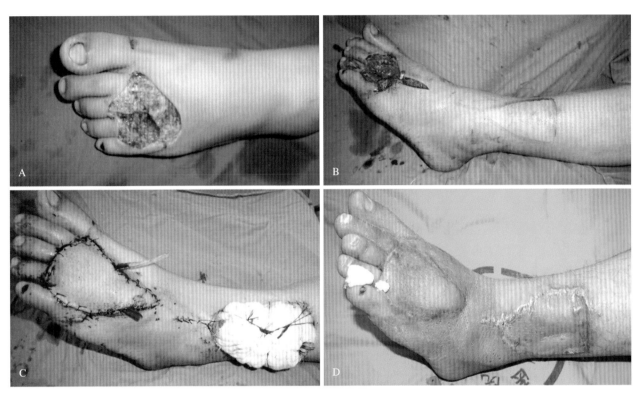

图 20.3　腓动脉远端穿支皮瓣修复足背局部皮肤软组织缺损。
A. 清创后外观；B. 修复肌腱，设计皮瓣；C. 皮瓣覆盖创面，供区植皮；D. 术后 1 年外观

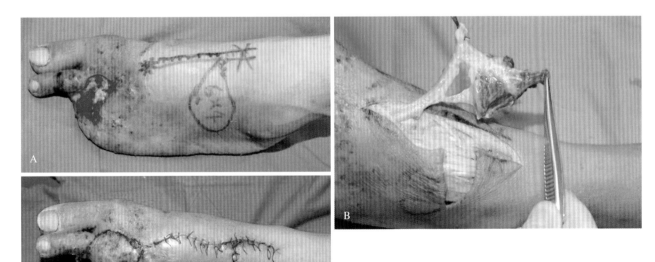

图 20.4　胫前动脉肌瓣修复足背部分皮肤软组织缺损。
A. 创面外观，设计胫前动脉肌瓣；B. 切取肌瓣，近端胫前动脉结扎切断，以远端为蒂翻转肌瓣覆盖创面，肌瓣植皮覆盖，供区皮肤缝合；C. 术后 2 周外观

■病例四

患者 47 岁女性，工人，已婚，无吸烟史。外伤致右踝 Pilon 骨折，于外院行内固定术，术后踝前部分皮肤软组织坏死，钢板外露，面积约 1.5 cm × 1.5 cm。入我院后以远端蒂隐神经营养血管皮瓣修复（图 20.5）。

二、后踝区域

后踝部位皮肤薄，且血供较差。造成皮肤软组织缺损的最常见两大原因包括外伤以及术后伤口并发症。外伤有时会导致后踝皮肤软组织合并跟腱缺损。如果为单纯的后踝皮肤软组织缺损，在修复时需要同时考虑功能及外观的因素，既不影响跟腱活动，且不能过于臃肿妨碍患者正常穿鞋。对于合并跟腱缺损的患者，需要在重建软组织的同时重建缺损的跟腱。

如果创面表面的肉芽组织丰富，游离植皮可以获得较好的效果。负压吸引（VAC）的广泛应用，使得很多一期创面获得稳定的控制，肉芽组织的生长得到极大的改善。但是对于存在肌腱、骨或关节外露的创面，则不可避免地需要使用组织瓣进行覆盖。有时候，局部皮瓣并不需要覆盖全部的创面，只需要覆盖外露的骨、肌腱或关节等组织，其他部位的创面可以通过游离植皮进行覆盖。局部皮瓣包括旋转皮瓣、双叶皮瓣以及推进皮瓣等都是临床上非常实用的修复手段。常用的带蒂皮瓣包括外踝上皮瓣（supramalleolar flap）、逆行腓肠神经皮瓣（retrograde sural flap）、足底内侧皮瓣（medial plantar flap）、姆展肌皮瓣（abductor hallucis muscle flap）、趾短伸肌皮瓣（extensor digitorum brevis muscle flap）等。如果遇到较大的软组织缺损，则需要切取游离组织瓣覆盖，包括游离筋膜皮瓣以及游离肌瓣联合植皮术。而对于合并跟腱缺损的患者，可以采用异

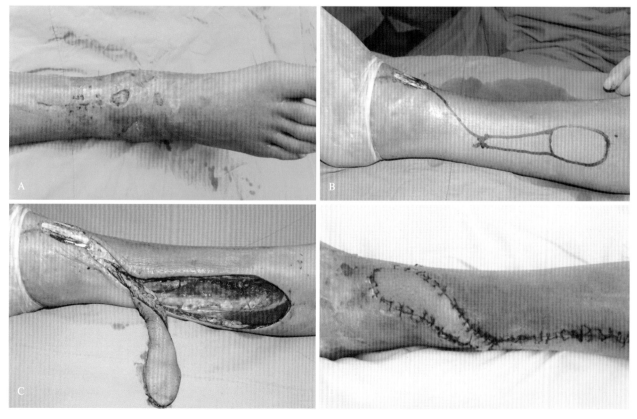

图 20.5 远端蒂隐神经营养血管皮瓣修复踝前部分皮肤软组织缺损。
A. 术前外观；B. 设计远端蒂隐神经营养血管皮瓣；C. 切取皮瓣并保留蒂部；D. 术后 10 天外观

体肌腱移植（allograft）联合带蒂或游离组织瓣移植，或复合组织移植的方法。复合组织瓣的供区包括股前外侧 - 阔筋膜张肌皮瓣 / 旋股外侧动脉穿支皮瓣 - 阔筋膜张肌（lateral circumflex femoris artery perforator-tensor fascia lata flap，LCFAP-tfl flap）等（表 20.2）。

pedicled saphenous neurocutaneous flap）作为常规的修复方法，修复了大量踝关节周围皮肤软组织缺损的患者，获得满意的效果（表 20.3）。这类以穿支为蒂的神经营养皮瓣不仅血供可靠，切取面积大，且供区损伤小，外观与周围组织相似。此外，游离组织瓣也是可以选择的修复方法。

表 20.2　后踝区域修复方案

后踝区域
- 游离植皮
- 局部皮瓣
- 带蒂皮瓣（外踝上皮瓣、足底内侧皮瓣）
- 逆行腓肠神经皮瓣
- 踇展肌皮瓣
- 趾短伸肌皮瓣
- 股前外侧 - 阔筋膜张肌复合皮瓣

■ **病例五**

患者 53 岁男性，工人，已婚，无吸烟史。外伤致右跟腱区皮肤软组织缺损，于外院行清创 VSD 术，2 周后来我院就诊。查体示：右跟腱区皮肤软组织缺损，面积约 6 cm×4 cm，见肉芽组织生长，设计 7 cm×4.5 cm 足内侧胫后动脉穿支皮瓣修复，皮瓣覆盖创面，供区植皮（图 20.6）。

三、内踝 / 外踝区域

内外踝区域也是创伤后容易引起皮肤软组织缺损的区域，且容易造成骨外露。其修复的原则与踝关节其他部位相似，主要的修复要求是避免外观臃肿。

除了传统的带蒂皮瓣外，目前在临床上最为常用的修复方法是穿支皮瓣，即以腓动脉、胫后动脉穿支为蒂的局部皮瓣，这些皮瓣不仅供区损伤小，切取方便，且血供可靠，外观也较为满意。对于面积较大的皮肤软组织缺损，笔者将腓动脉穿支蒂腓肠神经营养皮瓣（peroneal artery perforator pedicled sural neurocutaneous flap）以及胫后动脉穿支蒂隐神经营养皮瓣（posterior artery perforator

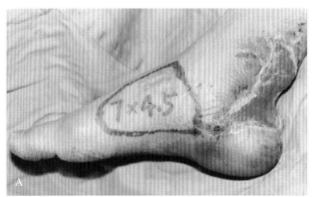
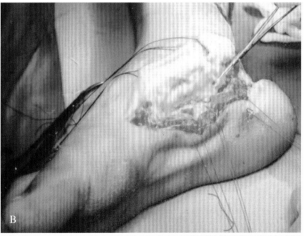
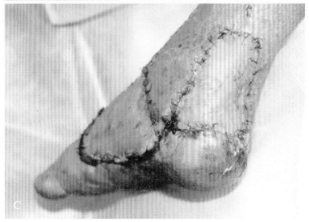

图 20.6　足内侧胫后动脉穿支皮瓣修复右跟腱区皮肤软组织缺损。
A. 设计足内侧皮瓣；B. 显露胫后动脉穿支；C. 术后 12 天外观

表 20.3　内踝 / 外踝区域修复方案

内踝 / 外踝区域
- 游离植皮
- 局部皮瓣
- 皮神经营养血管皮瓣
- 腓动脉穿支蒂腓肠神经营养皮瓣
- 胫后动脉穿支蒂隐神经营养皮瓣
- 游离股前外侧皮瓣

■ **病例六**

患者 51 岁男性，工人，已婚，30 年吸烟史。因外伤致右足损伤，外院清创后转入我院。查体：内踝近端形成骨缺损窦道合并皮肤软组织缺损，面积约 6 cm×4 cm，足血运和感觉、运动功能正常。设计胫后动脉穿支蒂隐神经营养血管筋膜皮瓣修复（图 20.7）。术中将隐神经及大隐静脉保留在皮瓣内，切取筋膜皮瓣时保留蒂部，将筋膜组织填塞骨缺损窦道，皮瓣覆盖皮肤缺损，供区植皮覆盖（图 20.7）。

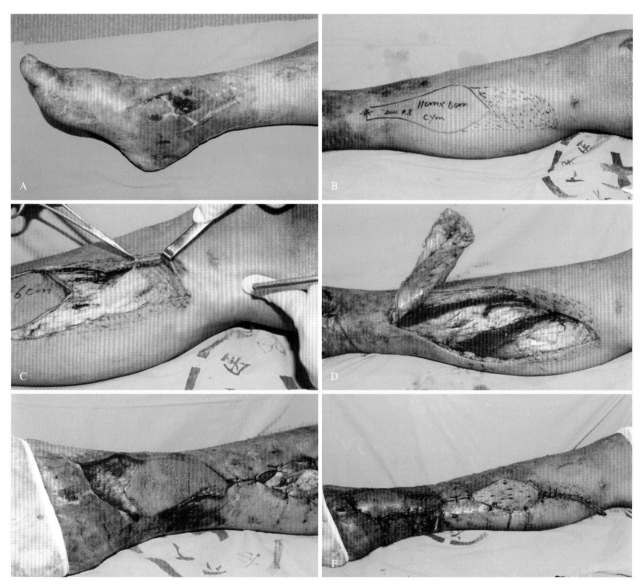

图 20.7　胫后动脉穿支蒂隐神经营养血管筋膜皮瓣修复内踝近端骨缺损窦道合并皮肤软组织缺损。
A. 创面外观；B. 设计皮瓣；C. 将隐神经及大隐静脉保留在皮瓣内；D. 切取筋膜皮瓣并保留蒂部；E. 筋膜组织填塞骨缺损窦道，皮瓣覆盖皮肤缺损；F. 供区植皮覆盖

■ 病例七

患者 51 岁男性，工人，已婚，无吸烟史。因外伤致左双踝骨折，术后伤口不愈合致皮肤坏死。清创后左足内踝皮肤软组织缺损合并内植物外露，设计腓浅神经营养血管皮瓣转移修复（图 20.8）。

■ 病例八

患者 53 岁男性，工人，已婚，30 年吸烟史。因外伤致右胫骨开放性骨折，右外踝皮肤软组织挫伤，后右外踝皮肤坏死，导致右外踝皮肤软组织缺损。设计 11 cm×8 cm 穿支加强蒂腓肠神经营养血管皮瓣转移修复（图 20.9）。

■ 病例九

患者 19 岁男性，学生，未婚，无吸烟史。因外伤致左外踝损伤，查体示：左外踝皮肤软组织缺损，面积约 11 cm×6 cm，肌腱外露，左足活动、感觉、血运尚可。设计腓肠外侧皮神经营养血管皮瓣修复（图 20.10）。

四、典型病例讨论及分析

■ 病例十

患者 25 岁男性，公司职员，已婚，无吸烟史。患者骑自行车与货车相撞，患者右足遭到车轮碾压，4 小时后被送外院急诊就诊，诊断为右足开放性骨折，X 线摄片示 3~5 跖骨骨折（图 20.11A）。急诊行清创缝合术，术后出现伤口周围皮肤坏死。7 天后于外院行清创术，切除坏死组织后见右足背侧约 3 cm×5 cm 皮肤软组织缺损区域，合并 3~5

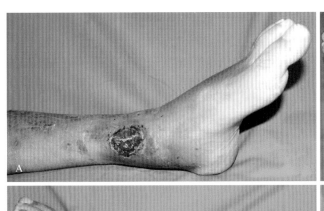
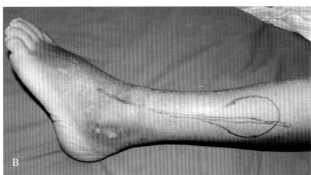
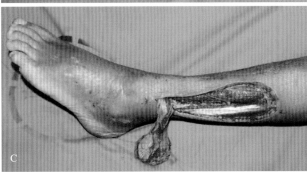
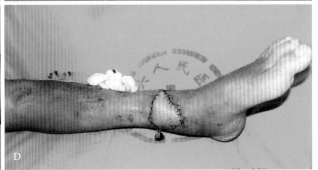
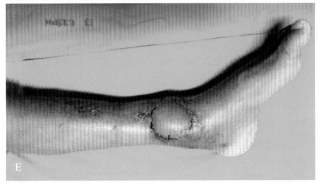

图 20.8　腓动脉穿支蒂腓浅神经营养血管皮瓣修复内踝皮肤软组织缺损合并内植物外露。

A. 术前外观；B. 设计皮瓣；C. 皮瓣切取并保留蒂部；D. 皮瓣覆盖创面，供区植皮；E. 术后 40 天外观

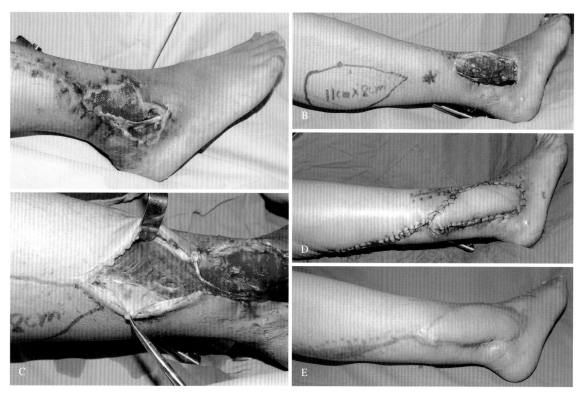

图 20.9　穿支加强蒂腓肠神经营养血管皮瓣修复外踝皮肤软组织缺损。
A. 创面外观；B. 设计皮瓣；C. 显露穿支；D. 皮瓣覆盖创面，供区直接缝合；E. 术后 1 年外观

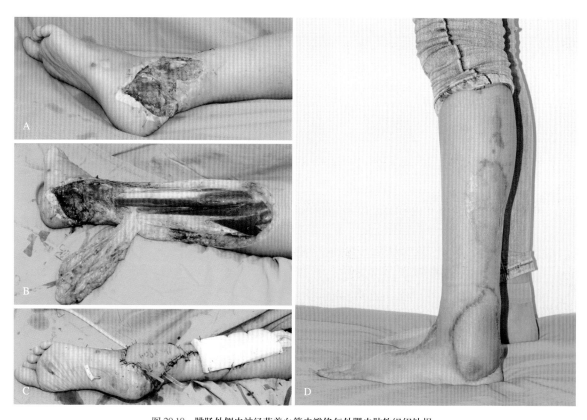

图 20.10　腓肠外侧皮神经营养血管皮瓣修复外踝皮肤软组织缺损。
A. 创面外观；B. 切取腓肠外侧皮神经营养血管皮瓣，保留蒂部；C. 皮瓣覆盖创面，供区植皮；D. 术后 8 个月外观

趾伸肌腱缺损。给予清创负压吸引覆盖后转入我院治疗。入院后拆除负压吸引（图20.11B）。

1. 修复方案

（1）面临问题：

- 该创面条件可以行软组织覆盖手术吗？
- 选择何种覆盖方法？供区的选择？
- 如何处理骨折及伸肌腱缺损？

（2）制定方案：该患者目前创面条件良好，坏死已基本控制，且肉芽组织生长良好，因此可行软组织覆盖手术。供区选择方面，足背小到中等面积的软组织缺损可以切取逆行足底内侧动脉皮瓣、逆行腓动脉穿支腓浅神经营养血管皮瓣、游离穿支皮瓣等方法进行修复。但是，受到蒂部长度和切取面积的限制，逆行足底内侧动脉皮瓣不适用于该病例，而腓浅神经营养血管皮瓣由于创面宽度大于长度的外形，切取腓浅神经营养血管皮瓣后无法直接闭合创面，将影响外观。

因此对于该患者，笔者决定采用游离穿支皮瓣的方案进行修复。

术前多普勒超声检查发现胫后动脉在小腿中上段发出两条距离较近且长度、管径较为合适的穿支血管，因此笔者考虑采用接力皮瓣的方式进行修复，即以其中一条穿支作为血管蒂切取游离穿支皮瓣修复受区，而以另一条穿支切取带血管蒂的面积较小的穿支皮瓣转移修复供区，达到供区一期闭合的目的。

（3）胫后动脉穿支皮瓣解剖特点：胫后动脉是

腘动脉的最大终末分支，胫后动脉的起始点位于腘窝下界，逐渐斜向小腿内侧区域走行，在小腿的远端区域，胫后动脉走行于内踝和跟骨结节的内侧突之间，并在𧿹收肌起始端下方分为足底内侧动脉及足底外侧动脉。

胫后动脉供养了小腿10%的皮肤区域〔（337±111）cm²〕，除了供养比目鱼肌、趾长屈肌、胫后肌之外，还提供了胫骨的血供。在胫后动脉的走行中，发出10±4条穿支供养皮肤及筋膜组织，一般情况下有4~5条肌间隔穿支可以从比目鱼肌与趾长屈肌之间的肌间隔找到。这些穿支大多与膝降动脉（descending genicular artery）相互吻合，并在大隐静脉周围形成丰富的血管网结构。这些穿支向内侧发出分支供养胫骨的骨膜，并在胫骨棘处与胫前动脉的穿支相互吻合。除肌间隔分支外，胫后动脉还经过比目鱼肌和腓肠肌发出3~4条肌穿支血管，这些穿支在达到皮下组织前发出数条分支营养比目鱼肌与腓肠肌。胫后动脉穿支的直径一般在（0.7±0.2）mm，供养的范围在（34±12）cm²。

2. 手术步骤

患者行硬膜下麻醉并取仰卧位。患肢给予充气式止血带，首先再次对创面进行清创，切除创面周围0.5 cm皮缘。清创后给予双氧水、碘伏及生理盐水冲洗创面。

根据创面的大小、形状设计皮瓣，以其中一个穿支作为该皮瓣血管蒂。设计游离穿支皮瓣时，需

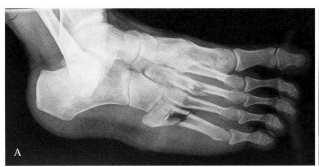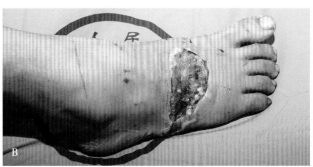

图20.11　右足碾压伤，开放性骨折合并局部皮肤软组织缺损。

A. 急诊X线摄片；B. 拆除负压吸引后外观

要注意的是应尽量将皮瓣放置在靠近第二穿支的位置，哪怕设计成偏心的游离穿支皮瓣也不影响。如此，切取第二个带蒂穿支皮瓣覆盖第一供区时，可以将穿支靠近第一供区的部分设计为螺旋桨小叶，而远离穿支的部分设计为螺旋桨大叶覆盖第一供区（图20.12A）。

胫后动脉大部分穿支以肌穿支为主，在分离第一个穿支时，沿其靠近皮瓣部位在腓肠肌肌肉组织间逆行向主干血管分离，最终分离得到6 cm长度血管蒂（图20.12B、C）。皮瓣切取后将皮瓣转移至足背，将穿支血管蒂和足背动静脉吻合，随后切取第二个穿支皮瓣，转移至第一供区覆盖（图20.12D~F）。

术后2周皮瓣完全存活，患者转入康复医院开始功能锻炼。术后8周患者再次入院行骨折内固定手术及肌腱移植重建3~5趾伸肌腱手术（图20.12G）。

第二次手术后6周，患者开始功能锻炼，术后1年随访外观功能满意，骨折完全愈合（图20.12 H、I）。

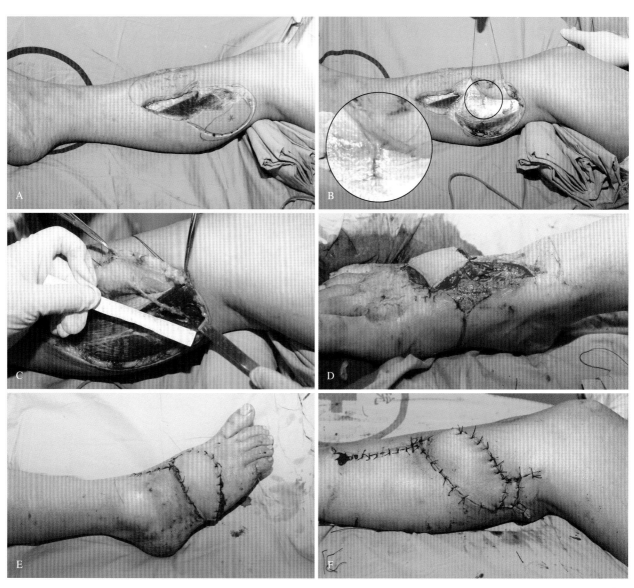

图 20.12　胫后动脉穿支皮瓣修复右足多发伤。

A. 设计游离穿支皮瓣；B、C. 分离胫后动脉穿支，最终得到6 cm长度血管蒂；D. 皮瓣切取后转移至足背，将穿支血管蒂和足背动静脉吻合；E. 足背创面术后外观；F. 第二个皮瓣覆盖供区；

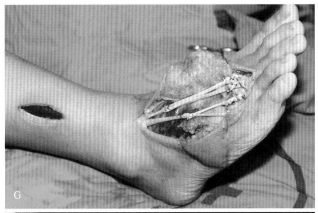

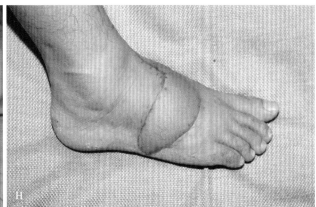

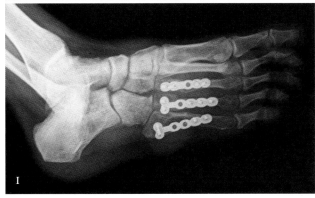

图 20.12 （续）G. 术后 8 周行骨折内固定手术及肌腱移植重建 3~5 趾伸肌腱手术；H、I. 术后 1 年外观和 X 线片

3. 注意事项

（1）在足部多发伤患者中使用该皮瓣时需要术前仔细评估足部的血供情况，尤其是对足底外侧动脉连续性的检查。

（2）切取游离穿支皮瓣需要术前评估穿支血管的长度、管径及其走行情况，如果穿支长度较短，管径较细，则不建议作为游离皮瓣切取。

（3）胫后动脉穿支一般以肌穿支为主，在肌肉内分离穿支时需要仔细勿伤及穿支血管。如果分离难度较高，可以适当保留穿支周围肌肉组织。

（4）穿支接力皮瓣的设计时需要注意尽量将第一穿支皮瓣设计在靠近第二穿支的位置，以便第二穿支皮瓣的设计和转移。

■ 病例十一

患者 50 岁男性，工人。6 个月前因右胫腓骨远端开放性骨折在外院行急诊清创缝合及二期内固定术，术后内侧切口感染并反复出现窦道渗出，转我院就诊。急诊查体：右小腿内侧陈旧手术切口，内踝上方处见 1 cm×1 cm 大小窦道，周围大量瘢痕组织。X 线摄片示右胫骨远端内侧部分骨质吸收（图 20.13）。

1. 修复方案

（1）面临问题：

• 如何处理窦道？

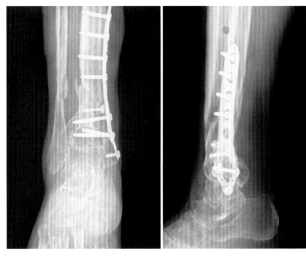

图 20.13 X 线片示右胫骨远端内侧部分骨质吸收。

- 选择何种软组织覆盖创面?
- 供区选择?

（2）制定方案：踝部周围软组织缺损的修复有其特殊的功能需要：不仅要防止其下方的肌腱组织与移植物发生粘连，还需要厚度合适并具备良好的延展性，以保证踝关节的活动度并满足日常穿戴鞋袜的要求。以往，踝部的软组织缺损常采用简单的植皮覆盖，如果合并有肌腱、骨或内植物外露，则采用临时性的表皮再生填充物先覆盖，等肉芽组织将暴露的肌腱覆盖后再行游离植皮覆盖创面。局部皮瓣成形术（V-Y、局部旋转、双叶旋转等）可用于小面积的皮肤软组织缺损。带蒂皮瓣选择方面，跗短伸肌肌瓣、足背皮瓣、外踝上皮瓣以及腓肠神经皮瓣均是修复该区域的良好供区选择。跗短伸肌肌瓣可根据缺损的部位以及顺行或逆行选择在跗外侧动脉水平切断足背动脉来增加其修复范围；对于外踝上皮瓣，则可以将其血管蒂远端与腓动脉的交通支切断，仅保留与外踝动脉的交通支来增加其修复范围。

在文献报道中，关于足背及踝部中到大面积软组织缺损的修复较常用的方法包括：筋膜瓣联合植皮术、游离筋膜皮瓣或肌皮瓣以及肌瓣联合植皮等。其中，筋膜皮瓣联合植皮是最常用的修复方法（本章病例三），具有厚度薄以及血供好的特点，同时对肌腱活动的影响也较小，但是文献报道的筋膜瓣切取面积有限，对于本例患者大面积的皮肤软组织缺损其修复范围不足。

游离筋膜皮瓣/肌皮瓣是另一种修复足背软组织缺损的有效方法，其同样具有延展性好及血供优良的特点，如果吻合神经，可以获得保护性感觉的恢复。另一方面，在切取游离筋膜皮瓣/肌皮瓣还可以携带其下方肌腱、皮质骨等形成复合组织瓣修复受区。可以作为供区的有桡动脉皮瓣、前臂外侧皮瓣、肩胛下皮瓣、胸背筋膜皮瓣、背阔肌皮瓣以及股前外侧皮瓣等。

前臂外侧皮瓣以桡动脉返支作为血管蒂，最早由 Katseros 等提出。前臂外侧皮瓣在切取远端外侧皮神经时可以作为感觉皮瓣转移覆盖，且其血管蒂较长（最长可达 14 cm），如果向近端切取肘外侧皮肤软组织可扩展其覆盖面积。前臂外侧皮瓣还可以携带部分肱三头肌腱性组织来修复跟腱的缺损。

桡动脉皮瓣也是覆盖足背软组织缺损的较好选择，其主要优点包括厚度薄、延展性好以及可作为感觉皮瓣（前臂外侧皮神经）移植。掌长肌可以同时切取作为肌腱移植修复足背伸肌腱的缺损。桡动脉皮瓣在踝关节周围软组织缺损的修复中也比较常用。

股前外侧皮瓣是近几年来使用最多的皮瓣之一，以旋股外侧动脉降支的穿支作为血管蒂，避免了对主干血管的损伤，减少了供区的损伤。股前外侧皮瓣的切取范围较大，其筋膜组织丰富，对于大面积的软组织缺损是很好的选择。

近年来随着穿支皮瓣及皮神经皮瓣应用的普及，小腿局部穿支皮瓣及皮神经营养血管皮瓣成为修复踝关节周围软组织缺损的重要手段。

另一方面，由于本例患者内踝部位存在窦道，因此需要切取血供良好的肌瓣或筋膜瓣填塞窦道，从而达到抗感染的作用。综合以上考虑，决定在传统的皮神经营养血管皮瓣的基础上进行改良创新，设计扩大筋膜切取的隐神经营养血管皮瓣，将筋膜组织用于填塞窦道周围空腔组织（隐神经营养血管皮瓣的解剖特点和切取方法详见第九章）。

2. 手术步骤

患者行硬膜下麻醉并取仰卧位。患肢给予充气式止血带，首先再次对创面进行清创，切除创面周围 0.5 cm 皮缘。取出内植物后用磨钻对窦道扩创，清除周围死骨及炎性肉芽组织，双氧水、碘伏及生理盐水反复冲洗伤口。根据创面设计隐神经营养血管皮瓣，同时拟在近端延伸切取筋膜组织，用于填塞内踝窦道。该患者根据创面大小设计了 6 cm × 3 cm 隐神经营养血管皮瓣，同时向近端延伸供区浅筋膜，继续切取 4 cm × 3 cm 大小浅筋膜瓣。皮瓣切取后将皮瓣远端筋膜填塞入窦道，将皮瓣与创面周围组织缝合（图 20.14A~D）。

术后 2 周皮瓣完全存活，术后 6 周开始功能锻炼，随访期间无复发。术后 1 年随访外观、功能满意（图 20.14E）。

3.注意事项

（1）窦道属于感染性创面，传统的方法是使用抗生素骨水泥或者抗生素链珠对其进行填塞，感染控制后对其进行彻底清创以及适当扩创，随后采用血供良好的组织瓣进行填塞。

（2）隐神经营养血管皮瓣主要由胫后动脉的穿支供血，在设计时以胫骨后缘为皮瓣的轴线。

（3）腓肠肌肌瓣也是用于填塞胫腓骨窦道的较好方法，但腓肠肌肌瓣的血管蒂在近端，因此修复范围仅为小腿近端及中段部位。

■病例十二

患者 60 岁男性，退休工人。因右足开放性脱位在外院急诊清创后以斯氏针固定胫距、距下关节，

术后伤口广泛感染，经过清创后未能控制感染，转入我院继续治疗。门诊查体：内踝可见 5 cm × 6 cm 皮肤软组织缺损，创面基底部见大量炎性肉芽组织；外踝切口处见一窦道及少量渗出（图 20.15）。

1.修复方案

（1）面临问题：
- 该创面可以行软组织覆盖吗？
- 脱位如何固定？
- 选择何种软组织覆盖创面？

（2）制定方案：该病例与上一个病例比较相似，同样是对感染性创面的处理，因此对于踝部周围合并内植物外露的感染性创面，笔者总结了以下要点：
- 去除内植物，彻底清创。
- 合并窦道或者死腔时可以使用抗生素骨水泥或链珠临时填塞，并多次清创。

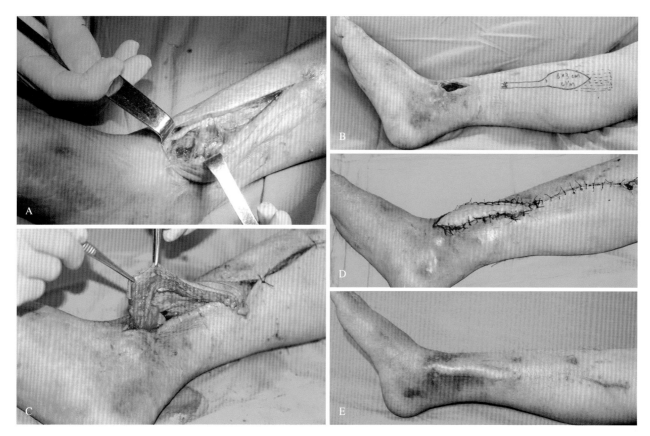

图 20.14　扩大筋膜切取的隐神经营养血管皮瓣修复内踝部感染性创面。
A. 对窦道扩创，清除周围死骨及炎性肉芽组织；B. 该创面大小设计皮瓣，同时向近端延伸切取供区浅筋膜瓣；
C. 将皮瓣远端筋膜组织填塞内踝窦道；D. 术后皮瓣外观；E. 术后 1 年外观

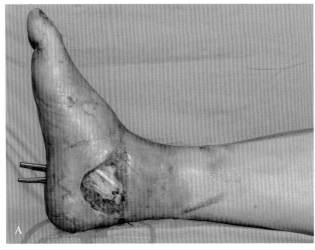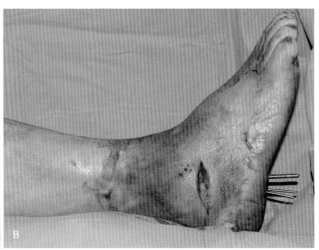

图 20.15　右足开放性脱位，术后伤口感染，迁延不愈。
A. 内踝外观；B. 外踝外观

• 应用敏感抗生素，联合万古霉素等针对 MRSA 等革兰阳性菌进行局部治疗。

• 采用血供丰富的软组织（筋膜瓣、肌瓣等）进行软组织重建。

因此，对于该患者采用了与上一个病例类似的治疗方案，对于感染区域进行彻底的清创和扩创，切取隐神经营养血管皮瓣联合扩大切取的筋膜组织进行填塞和覆盖（隐神经营养血管皮瓣的解剖特点和切取方法详见第九章）。

2. 手术步骤

患者行硬膜下麻醉并取仰卧位。患肢给予充气式止血带，首先再次对创面进行清创，切除创面周围 1 cm 皮缘。内踝处给予彻底清创和扩创，清除炎性肉芽组织，双氧水、碘伏及生理盐水反复冲洗伤口；外踝处去除内固定，清除坏死组织。根据创面大小设计了 13 cm×9 cm 隐神经营养血管皮瓣，同时向近端延伸供区浅筋膜，继续切取部分浅筋膜组织。皮瓣切取后将皮瓣远端筋膜填塞入窦道，皮瓣远端大隐静脉断端与远端足背静脉吻合，改善皮瓣静脉回流，最后将皮瓣和创面周围组织缝合（图 20.16A~D）。

术后给予敏感抗生素继续治疗 5 天，术后 2 周皮瓣完全存活，术后 1 个月皮瓣处仍有渗出，二次

入院行清创术。术前 X 线示距骨、跟骨坏死，骨质破坏（图 20.16E、F）。收住入院行二次清创术，坏死距骨、跟骨截除，彻底清除坏死骨质后抗生素骨水泥植入，术后敏感抗生素继续治疗。术后 3 周间隔拆线，无液体继续渗出。术后 6 个月随访，窦道愈合，无液体继续渗出；踝关节功能良好（图 20.16G~K）。

3. 注意事项

（1）对于内植物感染是否保留内植物仍然存在较大争议。笔者认为应该根据患者的检查指标综合判定，但对于坏死组织需在一期进行彻底清除。该例患者一期虽然进行了清创，并成功使用皮瓣覆盖创面，但由于死骨的存在，皮瓣术后仍有渗出，因此二次手术将坏死的骨组织进行了扩大切除，并植入抗生素骨水泥，从而有效控制了感染。由此笔者认为术前及术中对于坏死或感染区域的判断尤为重要，对于疑似坏死的组织在清创时应彻底清除。现有检测手段中，PET-CT 能够较好地反映感染骨区域及坏死部分，因此可以在术前进行该项检查以明确清创区域。

（2）对于感染性创面软组织覆盖的血供十分重要，选择较为安全可靠的修复方法。如果选择穿支皮瓣，术前应该仔细确认穿支的条件，切取时应该

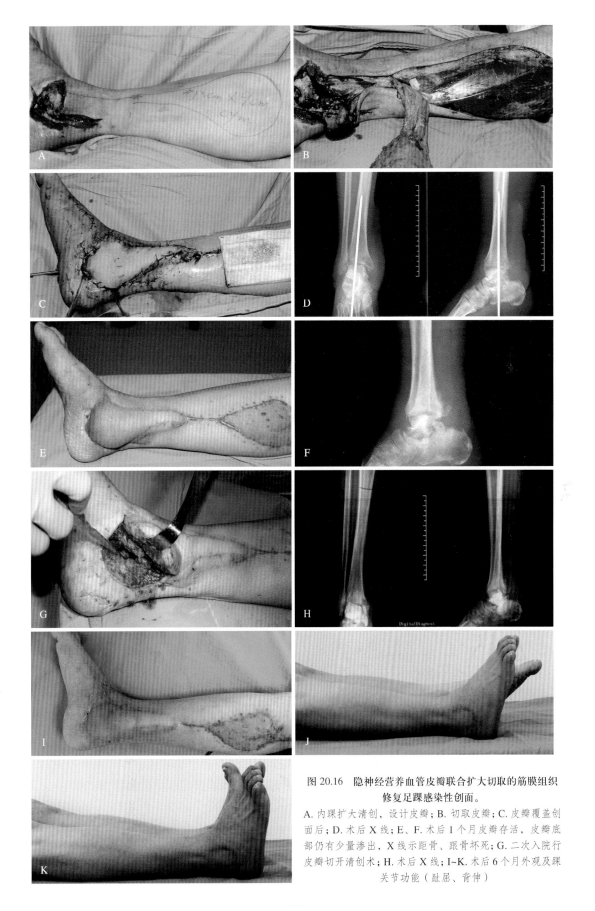

图 20.16　隐神经营养血管皮瓣联合扩大切取的筋膜组织修复足踝感染性创面。

A. 内踝扩大清创，设计皮瓣；B. 切取皮瓣；C. 皮瓣覆盖创面后；D. 术后 X 线；E、F. 术后 1 个月皮瓣存活，皮瓣底部仍有少量渗出，X 线示距骨、跟骨坏死；G. 二次入院行皮瓣切开清创术；H. 术后 X 线；I~K. 术后 6 个月外观及踝关节功能（趾屈、背伸）

保留血供丰富的深筋膜层一同切取。

（3）创面的组织覆盖直接影响到后期手术及治疗的进行。该患者一期行皮瓣覆盖，转移皮瓣丰富的血运能够有效改善死腔的循环；并且，能够为后期手术提供良好的组织床，为彻底治愈提供基础条件。

■病例十三

患者 13 岁女性，学生。因车祸伤致右足背皮肤逆行脱套伤，3 小时后于当地医院就诊，急诊行右足清创、右第一跖骨内固定及脱套皮肤回植术。术后 5 天回植区域皮肤出现淤紫及部分坏死，术后第 6 天来我院门诊就诊。门诊查体：患者一般情况可，右足背皮肤大面积淤紫，针刺无血运，足内侧区域皮肤缺损伴软组织外露（图 20.17）。X 线提示右第一跖骨骨折内固定术后。

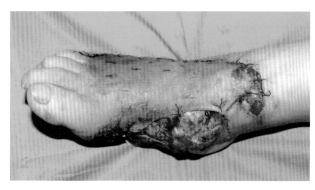

图 20.17　右足背脱套皮肤回植术后第 6 天外观。

1. **修复方案**

（1）面临问题：

● 回植区域如何处理？

● 该创面可以行软组织修复吗？

● 选择何种覆盖方法？供区的选择？

（2）制定方案：同本章病例二类似，该病例系一青少年的足背软组织缺损，回植的足背皮肤已经无血供，因此必须清创去除。去除后即呈现全足背的皮肤软组织缺损创面。该病例笔者采用了筋膜皮瓣联合中厚皮植皮的修复方法。

在相关文献中，报道较多的是采用局部筋膜皮瓣联合植皮的修复方法。筋膜皮瓣的概念最早由 Ponten 等提出，他们将皮肤保留在供区，将其下方的浅筋膜

全部游离并转移覆盖受区，这种切取方法是基于先前大量关于皮肤及皮下组织血供的报道。在 Ponten 之后，还有学者尝试采用内镜切取筋膜皮瓣的方法，进一步减少了供区的损伤，但是该切取方法技术要求较高，手术耗时也较传统切取方法显著增加，因此在临床上未得到广泛的普及。Lin 等最早报道了应用小腿外侧筋膜瓣局部转移修复足背软组织缺损的病例，9 例筋膜瓣全部成活。Touam 等做了关于小腿外侧筋膜瓣以及腓肠神经营养筋膜瓣的临床比较，长期临床随访两者结果相似。Hamdi 和 Khlifi 则报道了小腿外侧筋膜瓣在儿童患者中的应用，所有 14 例皮瓣在 5 年随访中均获得了满意的功能结果。

在足内侧以及足背的软组织缺损修复中，小腿外侧筋膜瓣和腓肠神经营养筋膜瓣修复范围近似，但是对于小腿外侧筋膜瓣蒂部的解剖难度及手术时间明显大于腓肠神经营养筋膜瓣，且小腿外侧筋膜瓣坏死率较高（0~20%）。但也有学者报道，术前对踝关节周围血管网进行详尽的术前评估，可以明显减少其筋膜瓣的坏死率。

随着近几十年显微外科技术的发展，游离组织瓣的使用率以及成活率也得到显著的改善。在成人患者中，使用游离组织瓣移植修复足踝部软组织缺损的效果已经得到了广泛的肯定。但是对于儿童患者，由于受显微操作难度较高以及与成人存在一定解剖差异的因素影响，游离组织瓣移植受到了诸多限制。但是从另一方面，儿童患者的高血压、糖尿病、周围血管疾病以及下肢深静脉血栓的发生率明显低于成人，因此其显微操作成功率高，术后并发症率低，从一定程度来说是游离组织移植的良好适应证。Namder 等回顾性研究了游离背阔肌肌皮瓣修复儿童下肢软组织缺损的病例，其成活率为 67%~80%，并且二次手术（皮瓣探查术、皮瓣修整术等）的发生率也较高。关于股前外侧皮瓣修复儿童足踝部软组织缺损的报道则相对较少，股前外侧区域皮下筋膜组织丰富，对于大面积足背软组织缺损的患者，可以将其皮下筋膜切取后保留皮肤，减少供区损伤。在该病例中，笔者切取游离股前外侧筋膜瓣联合植皮的方法覆盖该患者的足背软组织缺

损（股前外侧皮瓣解剖特点见表 18.12）。

2. 手术步骤

患者行硬膜下麻醉并取仰卧位。患肢给予充气式止血带，首先再次对创面进行清创，切除创面周围 0.5 cm 皮缘。清创后给予双氧水、碘伏及生理盐水冲洗创面。

设计皮瓣时，首先做髂前上棘和髌骨外侧缘的连线，并将连线的中点作为穿支点。然后从皮瓣的内侧缘开始切开皮肤及皮下组织至深筋膜层，暴露股直肌。然后从筋膜下层分离皮瓣至股直肌与股外侧肌分界处，向内侧牵拉股直肌可探查见旋股外侧动脉降支的穿支从肌间隔穿出，进一步保护并分离该穿支，游离至旋股外侧动脉降支发出该穿支部位。在有些情况下，穿支是以肌穿支的形式发出，此时需要分离股直肌肌性部分并向深层分离保护穿支，如果受区需要的血管蒂较长，则需要进一步游离旋股外侧动脉降支，并将其作为血管蒂。当血管蒂充分游离后，可切开皮瓣其他边缘并将皮瓣完整切下，观察皮瓣的血运并确保皮瓣周围皮缘有活动性渗血时，可将血管蒂结扎切断。

在切取筋膜皮瓣时，先沿切口切开皮肤至筋膜浅层，向内侧游离至皮瓣边缘后再向深层切开筋膜，同样在筋膜下层分离皮瓣。

旋股外侧动脉降支的穿支直接到达皮肤的真皮层血管网，因此可以仅保留蒂部周围的浅筋膜，而将其余部位的筋膜层去除，使其成为比一般筋膜皮瓣更薄的组织瓣。

筋膜瓣切取后，将其放置于创面，血管蒂朝向近端，将筋膜瓣与创面周围皮肤临时缝合固定后，在显微镜下吻合旋股外侧动脉降支的穿支与胫前动脉，同时将其伴行静脉吻合。吻合完成后，松开止血带观察筋膜瓣血运，确保筋膜组织边缘活动性渗血后，取中厚皮植皮覆盖于筋膜瓣上（图 20.18）。

旋股外侧动脉的降支始终沿大腿前外侧部位下行，其解剖位置恒定，血管蒂较粗。因此临床上还可以将股前外侧皮瓣逆行转移覆盖膝部的软组织缺损。切取方法同顺行皮瓣类似，首先从内侧边缘分

离探查见穿支后，再进一步分离探查见旋股外侧动脉的降支，并向远端分离至旋转点，将旋股外侧动脉的降支近端结扎切断后再完整切取皮瓣。

此外，还有许多的学者提出可以将大面积的软组织缺损进行重组，使其成为一个长条形的皮瓣，再通过旋股外侧动脉降支的多个穿支将其切取为分叶皮瓣，使每一个穿支供养皮瓣中的一个分叶，最后再将其组合成原来受区的外形进行修复，只需要完成上级血管蒂的吻合就可以同时供养皮瓣的多个分叶。

3. 注意事项

（1）如果术中发现肌穿支的管径过细，则可以将穿支周围的股外侧肌一同切取。

（2）对于皮下脂肪较厚的患者，其血管暴露及分离较为困难，不适宜做一期皮瓣修薄，可以等到皮瓣完全存活后二期行皮瓣修整术。

（3）有些患者无法接受在大腿外侧部位植皮关闭供区，此时可以考虑做局部皮瓣成形术或者组织扩张术协助关闭供区。

（4）在关闭供区时，应避免皮肤张力过高造成肌肉坏死。

（5）如果条件允许，可以尽量携带较多的穿支，但在转移至受区时，需要避免这些穿支相互扭转卡压。

■ 病例十四

患者 46 岁女性，公司职员，已婚，15 年糖尿病史。

患者 2 个月前因压砸伤致左前足毁损伤，外院急诊清创后 1~4 跖骨大部分缺损，合并前足足背皮肤软组织缺损。患者来我院门诊就诊，要求重建前足。门诊查体：左足 1~4 趾骨及大部分跖骨缺损，足背 7 cm × 5 cm 皮肤软组织缺损，肉芽组织生长良好（图 20.19）。

1. 修复方案

（1）面临问题：

• 该创面可以行软组织修复吗？

• 如何重建前足？

• 选择何种覆盖方法？供区的选择？

（2）制定方案：该患者压砸伤后前足毁损，需要重建的内容包括前足的骨性支撑部分以及足背的软组织结构。常规的重建方案包括复合组织移植、骨和软组织分期修复等。

考虑该患者长期吸烟史及糖尿病史，其血管条件预期不佳，与患者沟通后，患者要求采取安全的重建方法。因此决定切取腓浅神经营养血管皮瓣联合髂骨移植进行重建（腓浅神经营养血管皮瓣解剖特点和切取方法详见第八章）。

2. 手术步骤

患者行硬膜下麻醉并取仰卧位。患肢给予充气式止血带，首先再次对创面进行清创，切除创面周围 0.5 cm 皮缘。清创后给予双氧水、碘伏及生理盐水冲洗创面。

该患者根据创面大小设计了 12.5 cm × 7.5 cm 腓浅神经营养血管皮瓣，首先沿设计皮瓣一侧切开

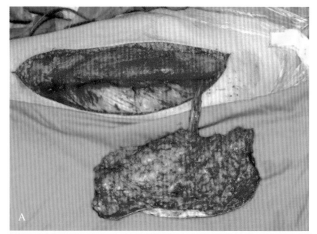
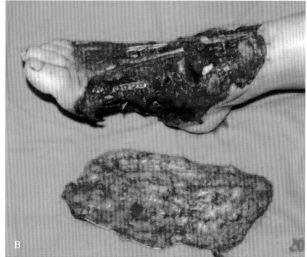
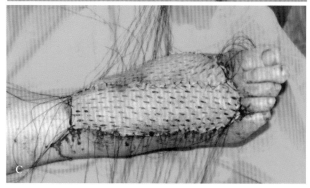

图 20.18　游离股前外侧筋膜瓣联合植皮覆盖足背软组织缺损。

A. 股前外侧筋膜皮瓣切取后；B. 筋膜瓣切取后转移至受区；
C. 筋膜瓣表面采用中厚皮植皮覆盖

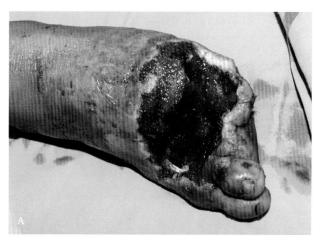
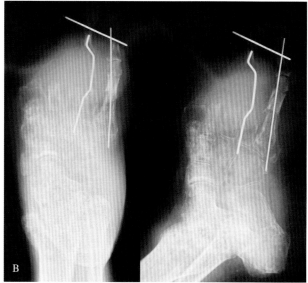

图 20.19　压砸伤致左前足毁损伤。

A、B. 足背皮肤软组织大面积缺损，第 2~5 趾骨及大部分跖骨缺损

皮肤至深筋膜深层，切断近端腓浅神经保留在皮瓣内。在前外侧肌间隔分离腓动脉穿支，分离至主干后由于穿支血管长度较短，无法转移至前足背侧，因此在近端结扎腓动脉，逆行游离腓动脉主干至踝关节平面，将皮瓣通过腓动脉血管蒂转移至受区，皮瓣内保留腓浅神经。皮瓣转移至受区后供区取中厚皮植皮覆盖（图 20.20A~D）。

术后 2 周，皮瓣完全存活，患者转入康复医院开始功能锻炼。术后 8 周皮瓣周围伤口完全愈合，再次转入我院行髂骨移植术，术后 1 年髂骨与距骨断端完全愈合，外观、功能满意（图 20.20E~I）。

3. 注意事项

（1）吸烟史和糖尿病史对血管内膜损伤较大，对于需要吻合血管的操作风险也相对较大，因此对这类患者应该尽量采取局部转移皮瓣等相对安全的修复方案。

（2）当血管蒂长度不够时可以通过静脉桥接或游离主干动脉来增加血管蒂的长度。

（3）对于修复手术风险较大的患者，应该尽量选择分期手术的方案来降低手术失败造成的影响。

■ 病例十五

患者 35 岁男性，工人，已婚。

患者工作时右足重物压伤，外院查体示：第 2~5 跖骨骨折，部分软组织伸屈肌腱及跖骨缺损，行急诊清创，克氏针横行贯穿固定第 1~5 跖骨头。外院曾行清创植皮术，术后植皮区域坏死。伤后 4 个月转入我院就诊。入院查体：右足外侧克氏针尾外露，足中段外侧部分缺损，足趾排列正常。入院行右足髂骨植骨 + 右小腿腓肠神经皮瓣转移术，取 2cm×4cm×5cm 大小髂骨，皮瓣面积 6cm×10cm，骨骼以克氏针进行内固定。术后皮瓣存活，仅远端部分出现皮肤浅表坏死，换药后愈合。4 个半月后取出克氏针，X 线片显示移植髂骨与周围骨骼呈骨性融合。随访 2 年，患者右足负重时感觉正常无疼痛，步态正常，并恢复了奔跑的功能（图 20.21）。

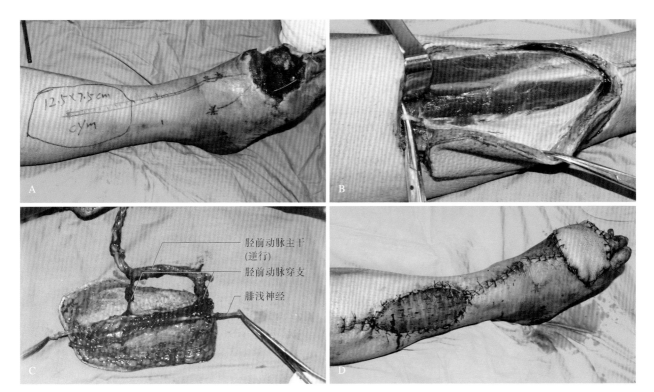

图 20.20　腓浅神经营养血管皮瓣联合髂骨移植重建前足毁损。

A. 根据创面设计皮瓣；B. 沿设计皮瓣一侧切开皮肤至深筋膜深层，切断近端腓浅神经保留在皮瓣内；C. 切取皮瓣；D. 皮瓣转移至受区，供区取中厚皮植皮覆盖；

图中标注：胫前动脉主干（逆行）、胫前动脉穿支、腓浅神经

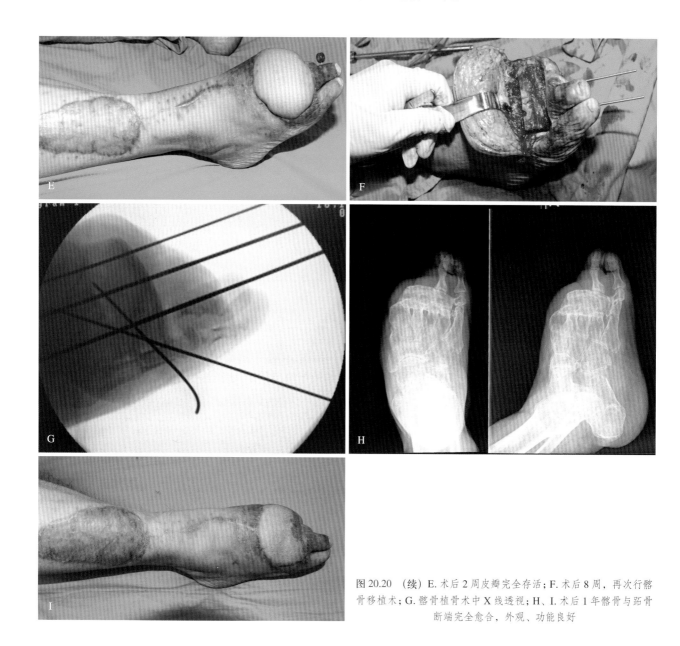

图 20.20 （续）E.术后 2 周皮瓣完全存活；F.术后 8 周，再次行髂骨移植术；G.髂骨植骨术中 X 线透视；H、I.术后 1 年髂骨与跖骨断端完全愈合，外观、功能良好

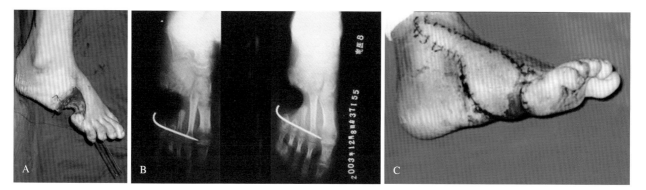

图 20.21 髂骨植骨 + 右小腿腓肠神经皮瓣转移术修复右足部分软组织、伸屈肌腱及跖骨缺损。
A.右足部分缺失；B.X 线示 3、4、5 跖骨部分缺损；C.髂骨移植腓肠神经筋膜皮瓣转移术后，皮瓣远端浅表皮肤坏死；

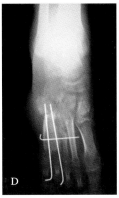
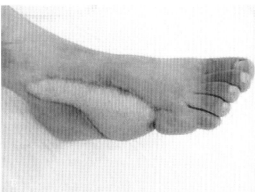
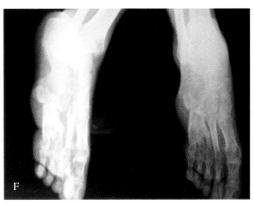

图 20.21　(续) D. 术后 4 个半月 X 线片；E. 术后 6 个月皮瓣外观；F. 术后 7 个月 X 线片示所植髂骨与周围骨骼骨性融合

（孙鲁源　陈　华）

参考文献

[1] Mathes S J, Nahai F. Reconstructive Surgery: Principles, Anatomy, and Technique [M]. St. Louis, London: Quality Medical Publishing, Churchill-Livingstone, Vol. 3, 1193–1206.

[2] Yazar S, Lin C H, Lin Y T, et al. Outcome comparison between free muscle and free fasciocutaneous flaps for reconstruction of distal third and ankle traumatic open tibial fractures[J]. Plast Reconstr Surg, 2006, 117:2468–2475.

[3] Mir Y, Mir L. Functional graft of the heel[J]. Plast Reconstr Surg, 1954, 14:444–450.

[4] Shanahan R E, Gingrass R P. Medial plantar sensory flap for coverage of heel defects[J]. Plast Reconstr Surg, 1979, 64:295–298.

[5] Koshima I, Urushibara K, Inagawa, et al. Free medial plantar perforator flaps for the resurfacing of finger and foot defects[J]. Plast Reconstr Surg, 2001, 107:1753–1758.

[6] Miyamato Y, Ikuta Y, Shegeki S, et al. Current concepts of instep island flap[J]. Ann Plast Surg, 1987, 19:97–102.

[7] Schwarz R J, Negrini J F, Medial Plantar artery island flap for heel reconstruction[J]. Ann Plast Surg, 2006, 57:658–661.

[8] Gravem P E, Heel ulcer in leprosy treated with fasciocutaneous island flap from the instep of the sole[J]. Scand J Plast Reconstr Surg Hand Surg, 1991, 25:155–160.

[9] Amarante J, Schoofs M, Costa H, et al. International dermatosurgery: use of medial plantar based skin island flaps for correction of foot defects[J]. J Dermatol Surg Oncol, 1986, 12:693–695.

[10] Martin D, Baudet J, Gorowitz B, et al. Medial planter flap[M]// Strauch B, Vasconez L O, Hall Findlay E J, et al. Grabb's Encyclopedia of Flaps, vol Ⅲ, Torso, Pelvis, and Lower Extremities.3rd ed. Philadelphia: Lippincott Williams & Wilkins, 2008.

[11] Baker G L, Newton E D, Franklin J D. Fasciocutaneous island flap based on the medial plantar artery: clinical applications for leg, ankle, and forefoot[J]. Plast Reconstr Surg, 1990, 85:47–58.

[12] Uygur F, Duman H, Ulkur E, et al. Reconstruction of distal forefoot burn defect with retrograde medial plantar flap[J]. Burns, 2008, 34:262–267.

[13] Oh S J, Moon M, Cha J, et al. Weight-bearing plantar reconstruction using versatile medial plantar sensate flap[J]. J Plast Reconstr Aesthet Surg, 2010, 64:248–254.

[14] Acikel C, Celikoz B, Yuksel F, et al. Various applications of the medial plantar flap to cover the defects of the plantar foot, posterior heel, and ankle[J]. Ann Plast Surg, 2003, 50:498–503.

[15] Katseros J, Schusterman M, Beppu M. The lateral upper arm flap: anatomy and clinical applications[J]. Ann Plast Surg, 1984, 12:489–500.

[16] Weinzweig N, Davis B W. Foot and ankle reconstruction using the radial forearm flap: a review of 25 cases[J]. Plast Reconstr Surg, 1998, 102:1999–2005.

[17] Ponten B. The fasciocutaneous flap: its use in soft tissue defects of the lower leg[J]. Br J Plast Surg, 1981, 342:218–220.

[18] Lin S D, Chou C K, Lin T M, et al. The distally based lateral adipofascial flap[J]. Br J Plast Surg, 1998, 51:96–102.

[19] Touam C, Rostoucher P, Bhatia A, et al. Comparative study of two series of distally based fasciocutaneous flaps for coverage of the lower one-fourth of the leg, the ankle, and the foot[J].Plast Reconstr Surg, 2001, 107:383–392.

[20] Hamdi M F, Khlifi A. Lateral supramalleolar flap for coverage of ankle and foot defects in children[J]. J Foot Ankle Surg, 2012, 51:106–109.

[21] Kim M B, Lee Y H, Kim J H, et al. Distally based adipofascial flaps covering soft-tissue defects of the dorsal foot and ankle in children[J]. Ann Plast Surg, 2014, 73(5):568–577.

[22] Namder T, Stollwerck L, Stang F H, et al. Latissimus dorsi muscle flap for lower extremity reconstruction in children[J]. Microsurgery, 2010, 30(7):537–540.

[23] Blondeel P N, Morris S F, Hallock G G, et al. Perfoator Flaps: Anatomy, Technique & Clinical Applications[M]. 2nd ed. St Louis: Missouri, 2011.

第二十一章
足底区域的软组织重建

足底区域在人的行走和站立中起着举足轻重的作用。在正常的行走周期中，前足与后足交替负重，同时依靠足底的静态摩擦力使人体向前行进。前足和后足与地面接触的时间分别占据整个行走周期的30%。慢走时，后足在着地时，承受了人体85%的体重，在人体向前运动时承担了115%的体重；而在跑步时，后足跟承受了260%的人体体重。

足底区域不同于其他部位的软组织，有着十分特殊的组织结构，使其成为人体最大的缓冲组织。在大量横向与纵向的纤维组织周围包绕了厚实的皮肤角质层，使得其能够不仅抵抗纵向的重力，同时能够抵抗横向的剪切力。因此，足底区域的软组织重建是修复医生面临的重大难题，由于缺乏与该区域相似结构的软组织，因此必须尝试不同的修复手段，从而达到预想的目标。

造成足底区域软组织损伤的病因包括创伤、血管疾病、肿瘤切除、感染、代谢性疾病等，对病因的了解是修复医生制定治疗方案的重要参考依据。负重区软组织重建的目标不仅是恢复其负重功能及正常步态，更需要减少再次负重后溃疡的发生率。

足底区域的修复方法林林总总，包括游离植皮术、局部皮肤成形术、局部皮瓣转移、远端皮瓣、游离皮瓣等。但是根据文献报道，其效果均未得到充分肯定。当修复医生面对一个仅皮肤缺损而皮下组织完整的患者时，如果遵循普遍的修复原则对其行游离皮瓣移植术，短期结果可能令人满意，但是在不久的将来，患者会再次来到门诊，此时会发现植皮处已经出现了溃疡。因此，无论创面软组织条件如何，负重区应该首先考虑采用肌皮瓣或筋膜皮瓣进行覆盖。对于小面积的负重区软组织缺损，可以采用足底非负重区域的软组织转移修复，包括足底内侧动脉皮瓣、踇展肌肌瓣、踇短屈肌肌瓣等，对于大面积的足底负重区域缺损，可以采用腓动脉穿支腓肠神经营养皮瓣局部转移，亦可切取游离组织瓣，包括股前外侧皮瓣、背阔肌皮瓣进行游离移植。交通皮瓣也是修复负重区域的重要手段，尤其是缺损严重，伴有周围血管神经组织损伤的患者。

根据软组织的特点及其外观功能的要求，可以将足底分为四个区域：①前足负重区域；②中足负重区域；③中足非负重区域；④后足负重区域。

一、前足负重区域

顾名思义，前足负重区域就是位于跖趾关节下方的负重区域，该区域是足部纵弓前方的支点，也是前侧横弓的部位。前足负重区域在步行及站立中起到非常重要的作用，同时也是外伤及其他周围血管疾病（糖尿病足部并发症）较易累及的部位。

对于前足负重区域修复的目标最重要的是满

足其功能的需要，包括承受患者体重产生的压力、步行摩擦产生的剪切力以及保护性感觉的恢复。由于前足位置靠近肢体远端，且位于足底，因此很难采用局部皮瓣的方法进行修复。传统的修复方法比较有限，包括肌瓣联合植皮、足背皮瓣、足底内侧皮瓣。随着近年来对穿支皮瓣的不断深入研究，许多穿支皮瓣被用于修复前足负重区域的软组织缺损，包括股前外侧皮瓣、胸背动脉穿支皮瓣等。笔者在临床应用中发现，穿支皮瓣不仅供区损伤小，且外观功能较好，是前足底以及前足合并其他部位软组织缺损的有效修复方法（表21.1）。

表 21.1　前足负重区域修复方案

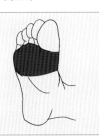

前足负重区域
- 足背皮瓣
- 足底内侧皮瓣
- 游离肌瓣＋植皮
- 游离桡动脉皮瓣
- 游离股前外侧皮瓣
- 游离胸背动脉穿支皮瓣

■ 病例一

患者19岁男性，学生，未婚，无吸烟史。因外伤致右前足底开放伤，急诊行清创缝合VAC术。术后10天，皮肤缺损面积约6 cm×4.5 cm，足趾血运感觉活动尚可，设计以足底内侧动脉穿支为蒂的逆行皮瓣修复，转移皮瓣至受区创面，供区游离植皮覆盖，术后12天受区及供区存活（图21.1）。

二、中足负重区域

中足负重区域位于中足的外侧半部分，由于其解剖的位置位于足纵弓的顶点部位，因此其负重的作用并不显著，在步行、站立时起到的真正作用是将垂直的重力向前足和后足传递。在临床中，中足负重区域软组织损伤的患者并不常见。

对于缺损面积较小的中足负重区域软组织缺损，较为常用的修复方法是局部转移皮瓣，包括推进皮瓣（V-Y皮瓣）和旋转皮瓣。而对于中等以及较大面积的软组织缺损，较为常用的修复方法为足底内侧皮瓣以及足背皮瓣等（表21.2）。

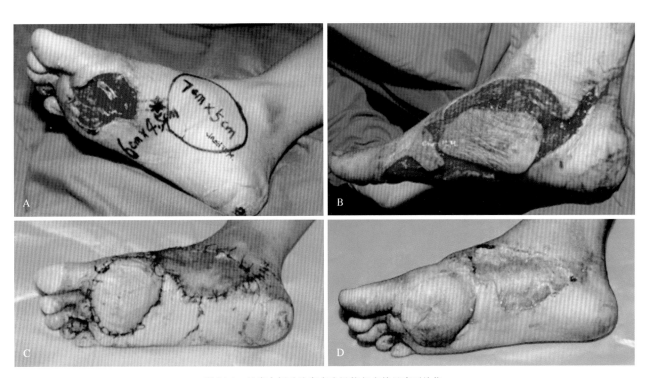

图 21.1　足底内侧动脉穿支皮瓣修复右前足底开放伤。
A. 急诊创面外观，设计足底内侧逆行皮瓣；B. 皮瓣切取；C. 术后12天受区及供区存活；D. 术后6个月供区及受区外观

表21.2 中足负重区域修复方案

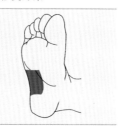

中足负重区域
· 推进皮瓣
· 旋转皮瓣
· 足底内侧皮瓣
· 足背皮瓣

三、中足非负重区域

中足非负重区域即足底内侧区域，常常作为修复其他区域的供区选择。由于该区域为非负重区域，其对于功能的要求并不高。往往可以通过游离植皮方法进行覆盖。当合并其他负重区域的软组织缺损时，可以通过筋膜皮瓣同时进行修复（表21.3）。

表21.3 中足非负重区域修复方案

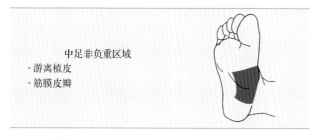

中足非负重区域
· 游离植皮
· 筋膜皮瓣

■ 病例二

患者31岁男性。因外伤致左足前足及中足足底皮肤软组织缺损，设计腓动脉穿支腓浅神经营养血管皮瓣覆盖创面（图21.2A~D）。术后1年随访，皮瓣完全存活，功能满意（图21.2E、F）。

■ 病例三

患者46岁男性，工人，已婚，有24年吸烟史。右足中部外伤，查体示：右足中部软组织缺损，缺损面积约8 cm×7 cm，足趾活动、血运、感觉尚可，设计腓肠外侧皮神经营养血管皮瓣修复，供区植皮覆盖，术后皮瓣完全成活（图21.3）。

四、后足负重区域

后足跟部位是足底部创伤最易累及的部位，其损伤的机制也不尽相同，最为常见的是由碾压伤导致的足跟皮肤脱套。该区域软组织重建的目标十分明确，即恢复其负重的功能以及保护性感觉。

用于修复足跟负重区域软组织缺损的修复方法较多，传统的修复方法包括肌瓣联合植皮、局部筋膜皮瓣、足背皮瓣、足底内侧皮瓣以及逆行的腓肠神经皮瓣等。近年来又出现了许多创新的修复方法，包括穿支蒂腓肠神经营养皮瓣、游离穿支蒂筋膜皮瓣等。对于损伤较为严重、足底内侧以及小腿周围软组织无法作为供区，且周围无可用于吻合的患者，则可以考虑切取交腿的腓动脉穿支腓肠神经营养皮瓣、胫后动脉穿支蒂隐神经营养皮瓣，或者足底内侧皮瓣等修复足跟负重区域（表21.4）。

表21.4 后足负重区域修复方案

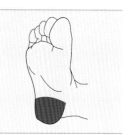

后足负重区域
· 肌瓣联合植皮
· 足背皮瓣
· 足底内侧皮瓣
· 逆行腓肠神经皮瓣
· 穿支蒂神经营养皮瓣
· 交腿皮瓣

■ 病例四

患者27岁女性，工人，已婚，无吸烟史。因车祸伤致右足底皮肤软组织缺损，查体示：缺损面积约12 cm×8 cm，足趾血运、感觉、活动尚可。设计9 cm×6 cm腓肠内侧皮神经营养血管皮瓣修复，切取皮瓣并保留蒂部，转移皮瓣覆盖足跟，植皮覆盖足底中部及供区（图21.4）。

■ 病例五

患者39岁女性，工人，已婚，有15年吸烟史。因外伤致右足跟软组织损伤，后长期磨损致足跟皮肤坏死，设计腓肠外侧皮神经营养血管皮瓣修复（图21.5）。

■ 病例六

患者32岁男性，工人，已婚，有吸烟史。因外伤致右跟骨开放性骨折，足跟皮肤软组织缺损，缺损面积约15 cm×5 cm，足趾血运、活动、感觉尚可。设计17 cm×8 cm腓浅神经营养血管皮瓣修复足跟创面，周围创面植皮，供区植皮（图21.6）。

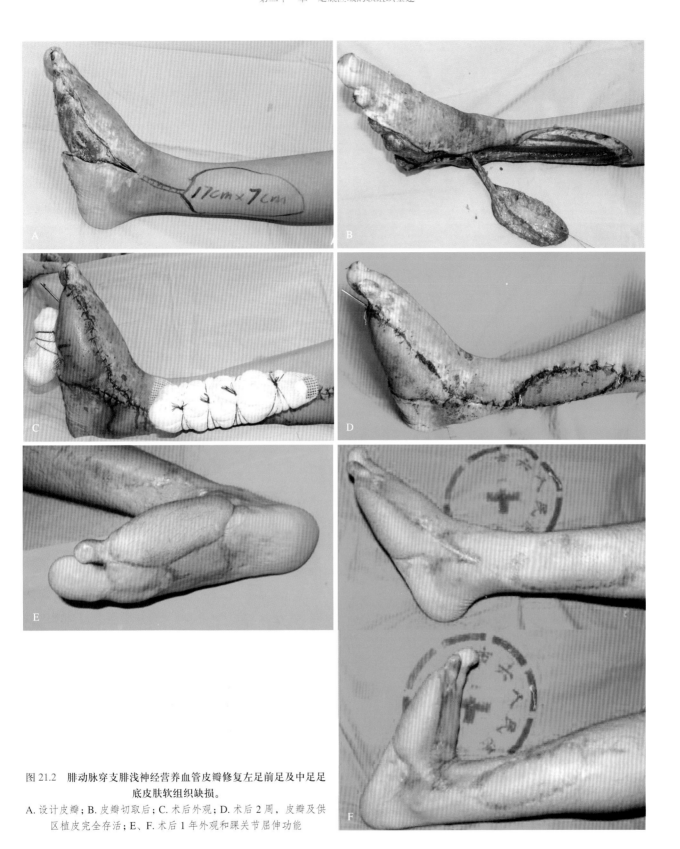

图 21.2　腓动脉穿支腓浅神经营养血管皮瓣修复左足前足及中足足
底皮肤软组织缺损。

A. 设计皮瓣；B. 皮瓣切取后；C. 术后外观；D. 术后 2 周，皮瓣及供
区植皮完全存活；E、F. 术后 1 年外观和踝关节屈伸功能

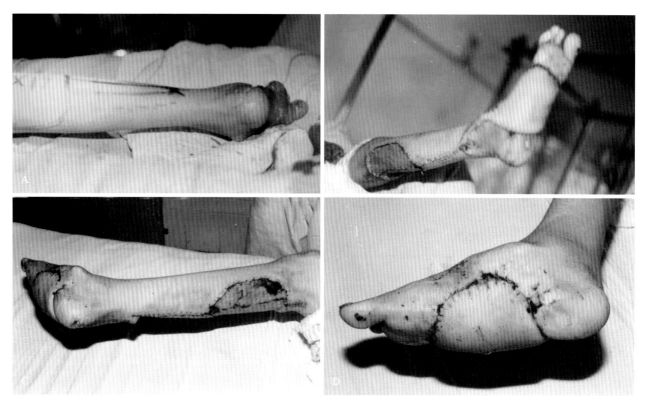

图 21.3　腓肠外侧皮神经营养血管皮瓣修复右足中部软组织缺损。
A. 设计皮瓣，供区植皮；B~D. 术后 2 周外观

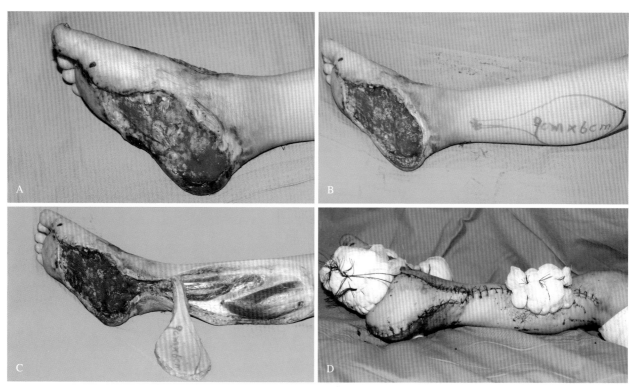

图 21.4　腓肠内侧皮神经营养血管皮瓣修复右足底皮肤软组织缺损。
A. 创面外观；B. 设计腓肠内侧皮神经营养血管皮瓣；C. 皮瓣切取，并保留蒂部；D. 术后外观

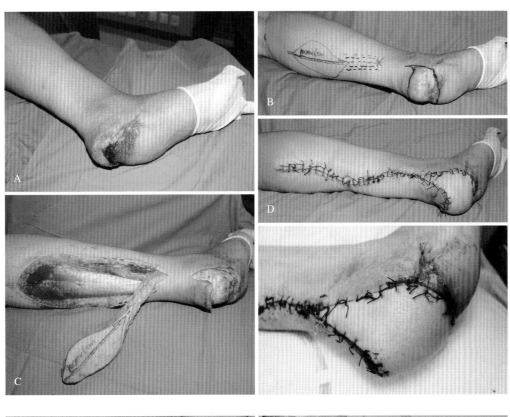

图 21.5 腓肠外侧皮神经营养血管皮瓣修复右足跟软组织坏死。
A. 术前外观；B. 设计皮瓣；C. 皮瓣切取，并保留蒂部；D. 皮瓣覆盖右足跟，供区直接缝合；
E. 术后 8 天外观

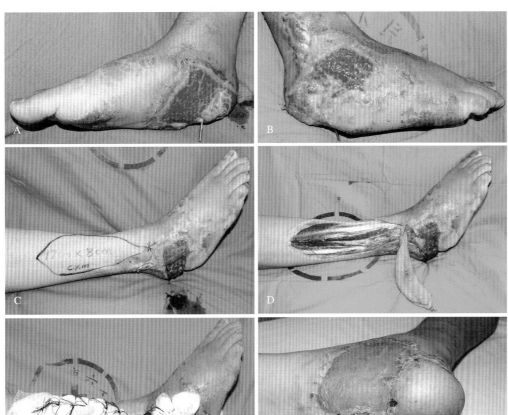

图 21.6 腓浅神经营养血管皮瓣修复足跟皮肤软组织缺损。
A、B. 创面外观（内侧和外侧）；C. 设计皮瓣；D. 皮瓣切取并保留蒂部；E. 皮瓣修复足跟创面，周围创面植皮，供区植皮；F. 术后 1 个月外观

五、足底负重区域常用修复方法的比较

在临床工作中，用于修复足底负重区域最为常用的三种方法包括肌瓣联合植皮、带蒂或游离筋膜皮瓣以及足底内侧皮瓣。这三种修复方法各有利弊，需要根据不同创面以及患者不同的需求来选择具体的修复方案（表21.5）。

表21.5 负重区三种修复方法的比较

修复方法	优点	缺点
肌瓣联合植皮	可切取组织量较大 可用于填塞死腔 血供丰富，对合并跟骨骨折患者可以促进骨折愈合	外观臃肿 缺乏保护性感觉
筋膜皮瓣	可切取带感觉的组织瓣，因此可减少溃疡的发生 可同时一期修复跟腱缺损	可携带皮肤较少 不适用于多维缺损
足底内侧皮瓣	与负重区组织结构类似，耐磨性较好	供区损伤较大 切取面积有限

（一）肌瓣联合植皮

肌瓣凭借其血运丰富以及切取范围大等特点，成为大面积组织缺损尤其合并复杂结构缺损的首先修复方法，尤其是合并大范围空腔的软组织缺损，肌瓣可以充分地进行填塞。肌瓣联合植皮的修复方法可以看作由两个平面构成，一个平面是肌瓣和深部组织之间的平面，另一个平面是植皮部位与肌瓣之间的平面，这两个平面需要具备抵抗横向剪切力。另一方面，肌瓣在这种三明治结构中又充当了对纵向压力的缓冲装置。在诸多可供选择的肌瓣中，笔者在大多数情况下会选择背阔肌皮瓣作为修复方法，其设计灵活，不仅可以用于修复大面积的缺损，还可以根据创面不同形状来设计相应的肌瓣外形符合受区需要；且该肌瓣蒂部解剖恒定，血管蒂长、管径较粗。但是，该肌瓣最大的缺点是外观臃肿，尽管术后肌肉组织易发生萎缩减轻该部位的肿胀问题，但是仍需要进行二期皮瓣修整来改善受区的外观。近年来，也有学者指出可以在切取皮瓣的同时一期进行修整，不仅可以改善外观，还可以调整肌瓣的张力以避免与下部组织发生相对移动。

此外，还有学者报道了采用腹直肌瓣以及股薄肌肌瓣来修复负重区，尽管这些方法不需要术中体位的改变，甚至可以同时操作，但是也存在一些缺点：腹直肌瓣切取后腹壁供区损伤较大，并发症相对较多；而股薄肌肌瓣蒂部较短，通常需要静脉移植来帮助与受区的血管吻合。

（二）筋膜皮瓣

筋膜皮瓣可以从外观上最大限度满足受区的需要，而且可以携带感觉神经以恢复足底的保护性感觉。而但是对于肥胖患者而言，由于浅筋膜较丰富，在切取移植后相关并发症的发生率也较高。早期有学者报道应用前臂外侧或腹股沟皮瓣游离移植修复足底负重区缺损，这两种筋膜皮瓣不仅可以有效地覆盖创面，同时在需要时可以一期修复跟腱的损伤。在切取前臂外侧筋膜皮瓣同时切取肱三头肌筋膜，以及在切取腹股沟皮瓣时一并切取腹外斜肌腱膜，并将它们折叠成肌腱的形状，可以在术中移植修复跟腱的缺损段。此外，切取前臂外侧皮瓣的同时可携带臂外侧皮神经，并将其与受区皮神经吻合可以恢复该区域的保护性感觉。近年来，随着穿支皮瓣概念的提出，股前外侧皮瓣被广泛用于临床，其切取范围大，可以进行一期修薄且对血供影响较小，同时可以携带股外侧皮神经来重建受区感觉。在局部筋膜皮瓣的选择方面，笔者结合穿支皮瓣以及皮神经营养皮瓣的概念，设计了以腓动脉穿支为蒂的腓肠神经营养血管皮瓣，最大切取面积达到30 cm×13 cm，且切取容易，供区损伤小，也可以进行受区感觉重建。

（三）足底内侧皮瓣

笔者通常倾向于采用与受区组织质地、外观等相似的供区进行修复。所以在足底负重区供区选择的过程中，带蒂或游离的足底内侧皮瓣移植无疑是理想的修复方法。1979年，Shanahan等最早开始将足底内侧皮瓣作为感觉皮瓣进行转移修复。随之应运而生了一系列以足底内侧皮瓣为供区修复负重区域的皮瓣，其切取方法也不尽相同，包括局部旋转皮瓣、岛状皮瓣以及V-Y推进皮瓣、足底内侧动

脉皮瓣等。其中，还可以将姆展肌瓣同上述皮瓣一同切取，用于填塞跟骨的死腔。Morrison 等报道了以足内侧动脉为血管蒂的足背筋膜皮瓣，并将其做游离移植。他指出，由于足内侧动脉并不是足部的主干血管，因此可以将其切取作为血管蒂转移，其蒂部长度可达 4~5 cm。如果将该皮瓣设计为岛状皮瓣，则其修复的范围将会大大增加，可以覆盖后跟最远端区域。Hidalgo 等认为由于足跟受跟内侧神经支配，因此建议在转移皮瓣时应该以足底内侧缘为旋转点从而保留该神经。但是另一方面，用于修复的感觉皮瓣其感觉神经来源并不一定来自跟内侧神经，因此无法保证在转移后可以获得保护性感觉的恢复。Miyamoto 等通过其临床研究发现，有部分患者在负重行走后出现足底内侧区域的不适感，可能是由于足底内侧区域的组织转移至负重区后无法适应重力对其压迫而引起的。

笔者在 20 世纪 90 年代末对足底内侧皮瓣进行了系统的研究，并将其系统地用于修复足部各个区域（包括负重区域）的软组织修复。

1. 优点

（1）皮瓣质地好，耐磨性强，可以用于重建负重区域软组织。

（2）可以作为感觉皮瓣重建供区感觉。

（3）血管蒂设计灵活，修复范围广。

2. 缺点

（1）皮瓣切取面积有限，只能修复小到中等面积的软组织缺损。

（2）皮瓣切取宽度较大时一期闭合张力较大，需要植皮覆盖供区。

3. 解剖特点

胫后动静脉在内踝后侧接近表浅的层面跨过踝关节后在姆展肌深面走行，随后分为足底内侧支以及足底外侧支。足底外侧血管跨过足跟底到足底外侧缘，而足底内侧支继续在姆展肌的深面走行，并在姆长屈肌腱的胫侧面分为浅支和深支。浅支是足

底内侧皮瓣血供的主要来源，该血管通过姆展肌和趾短屈肌之间继续走行，并最终分为两支分别供养姆趾及其他四趾（足底趾总动脉），其与足底浅弓形成广泛的交通支。供养足底内侧动脉的血管来自足底内侧动脉浅支的皮支，该皮支在姆长屈肌与姆展肌之间发出（图 21.7）。

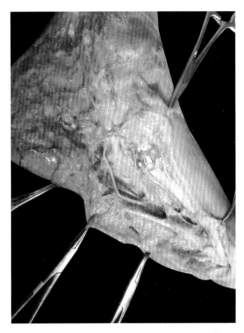

图 21.7　足底内侧动脉的解剖。

足底内侧动脉的深支在分出后逐步向足底部分走行，其内侧分支在胫后肌腱的表面（足舟骨结节）继续沿着足底内侧缘走行，其皮支是足内侧皮瓣的主要血供来源。且根据文献报道，该动脉及其分支的解剖变异绝大部分发生在其起始部位。因此皮瓣的设计和切取也不会受到解剖变异的影响。

足底内侧动脉皮瓣有两套静脉回流系统：浅静脉系统以及深静脉系统。深静脉系统包括足底内侧动脉的一至两条伴行静脉，浅静脉系统则为皮下浅筋膜层的静脉，最终汇入大隐静脉。两套静脉回流系统均可以作为皮瓣的回流系统。如果皮瓣的血管蒂分离至足底内侧动脉深支的起始端，其伴行静脉管径仍比较细，因此在切取时可以考虑保留足够长的浅静脉蒂来增加皮瓣的静脉回流。

足背内侧区域的感觉由隐神经的终末支支配，而足底内侧区域的感觉由胫后神经发出的足底内侧

神经支配，如果要重建受区的感觉，则需要将该神经与受区的神经残端吻合，由于皮瓣较厚，因此吻合神经后可以恢复部分的痛觉、振动觉以及深感觉，而冷热觉、轻触觉以及静态和动态两点辨别觉可能恢复较困难。

4. 手术技巧

在设计皮瓣时，首先要准确标记四个重要的体表标志，分别为：①内踝；②踇展肌；③足舟骨结节；④胫后动脉。

在设计皮瓣时首先要观察足部有无可能影响皮瓣血管蒂的瘢痕等。手术的体位根据创面的位置来决定，而皮瓣切取则无特别的体位要求。有条件的情况下可以使用多普勒对血管蒂结构进行定位。

皮瓣的前界可达第一跖骨骨干平面，近端可达内踝下。设计时注意要尽量将皮瓣放置在足舟骨结节的表面，同时要将胫后肌腱的止点设计在皮瓣的范围内（足底内侧动脉的深支在该肌腱上方）。

在切取皮瓣时首先从远端以及足背处的边缘开始切取，并沿着足舟骨的骨膜浅层以及胫后肌腱的腱膜浅层分离皮瓣，在分离时将踇展肌向外侧牵拉，可以显露供养足背内侧皮瓣的足底内侧动脉分支，同时可以显露向足底走行的足底内侧动脉深支的外侧分支（图 21.8）。在完全显露血管蒂后，可以切开足底部位的皮瓣边缘，并在筋膜下层分离皮瓣至踇展肌部位。在完全切开皮瓣的周围皮肤后可以将皮瓣提起更好地暴露血管蒂。根据血管蒂长度及管径的要求结扎切断足底内侧动脉的浅支。如果

需要特别长的血管蒂，可以将足底外侧动脉结扎切断，并沿足底外侧动脉逆向分离至胫后动脉分叉处，将胫后动脉终末端作为皮瓣的血管蒂进行转移。

如果要修复前足负重区域，则需要将足底内侧动脉的近端结扎切断，将足底外侧动脉与足底内侧动脉远端的足底弓作为皮瓣血管蒂切取逆行的足底内侧动脉皮瓣（图 21.9）。

当需要切取足底内侧动脉皮瓣修复足底时，往往需要切取带感觉的足底内侧动脉皮瓣（sensate flap）来重建足底感觉。因此在切取皮瓣时，需要分离胫后神经发出的足底内侧感觉神经支（图 21.8）进行切取转移。胫后神经的足底内侧神经支走行于足底内侧靠近足底部分，与足底内侧动脉相对位置较近，理论上在切取顺行的足底内侧动脉时可以保留胫后神经的足底内侧分支（图 21.10）。

5. 注意事项

（1）小面积的足底内侧皮瓣供区可以直接闭合，较大面积的供区则需要采用游离植皮覆盖，且应该尽量采用非网状植皮术，以免造成明显的瘢痕愈合。

（2）足底区域的血供来源主要依靠足底内侧动脉和足底外侧动脉，如果在术前已经发现足底外侧动脉损伤，则应慎重使用该皮瓣。

（3）如果将足底内侧皮瓣用于重建负重区域，则需要通过足底内侧神经吻合来重建受区感觉，在处理神经蒂时需要将近端残端锐性切断并使用局麻药物封闭，以免发生术后残端神经瘤。

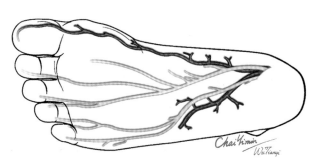

图 21.8 足底内外侧动脉及内外侧神经分布。

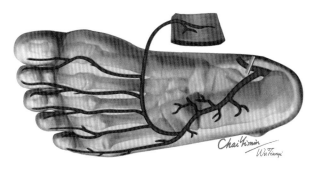

图 21.9 切取逆行的足底内侧动脉皮瓣修复前足负重区域。

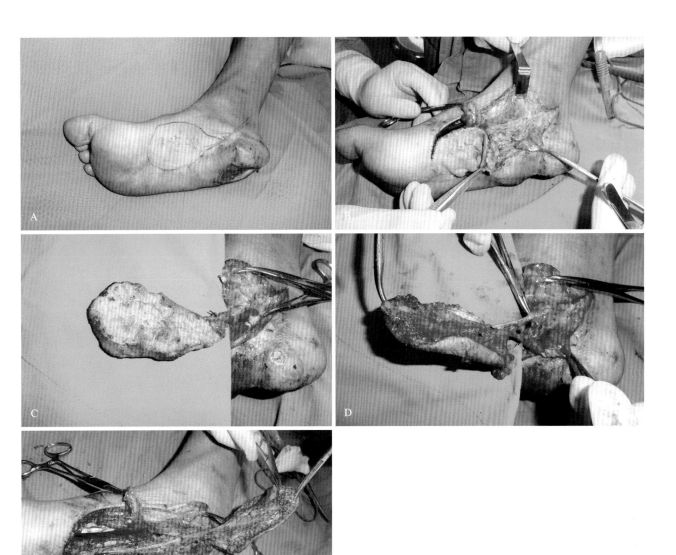

图 21.10 切取带感觉的足底内侧动脉皮瓣修复右足跟外侧缺损。A. 右足跟外侧缺损，设计足底内侧皮瓣；B. 显露内踝后动脉及其分支；C. 切取皮瓣并保留蒂部；D. 蒂部血管及神经；E. 蒂部血管及神经（拟行掀起）

■ 病例七

患者 39 岁男性，工人，已婚，无吸烟史。左足底远端慢性溃疡病灶 3 年，至我院门诊就诊。查体示：左足底远端慢性溃疡，大小约 4 cm×4 cm，切除病灶后设计足内侧皮瓣覆盖（图 21.11）。

■ 病例八

患者 33 岁男性。外伤致后足跟皮肤软组织缺损，设计以足底内侧动脉深支为蒂的足底内侧瓣修复，术后 1 个月随访，皮瓣完全存活（图 21.12）。

迄今为止，对于足底负重区域的修复方法均未得到肯定的疗效。最终的治疗方案往往由患者的实际需要以及修复医生对术式的熟悉程度来决定。笔者建议进行全面的术前评估以获得耐磨性好、感觉恢复快、功能外观满意的覆盖效果。同时，根据临床经验以及文献报道，笔者总结了一套相关的术前评估以及方案选择制定的流程（图 21.13）。

六、典型病例分析及讨论

■ 病例九

患者 45 岁男性，工人，已婚，20 年吸烟史，无其他慢性疾病史。因车祸伤导致左内外踝、左跟

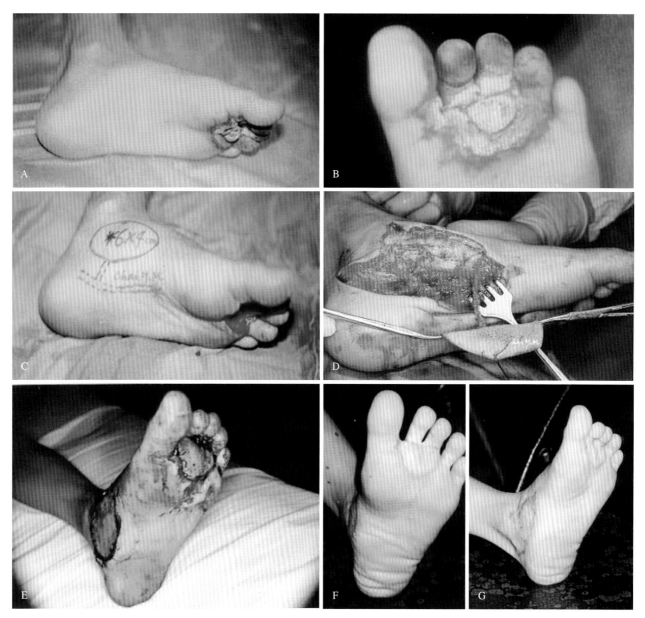

图 21.11　足内侧皮瓣覆盖足底远端慢性溃疡灶。

A、B.溃疡病灶外观（侧面和正面）; C.病灶切除并设计足内侧皮瓣; D.切取皮瓣并保留蒂部; E.皮瓣覆盖足底远端，
供区植皮覆盖; F、G.术后 2 年外观（受区和供区）

骨骨折，合并左足底皮肤脱套。患者于外院急诊行
左足清创缝合，左足底皮肤原位回植术。术后 5 天
发现足底脱套皮肤发生坏死，外院再次行清创后转
入我院。门诊体检发现：患者左足底胫侧及左足跟
处皮肤软组织缺损，面积约 27 cm×12 cm，左跟
骨及胫后肌腱外露，左跟骨部分缺损，足底跖筋
膜部分损伤，胫后动脉及胫后神经远端挫伤。

1.一期处理

患者入院后再次清创，切除部分坏死胫后肌腱
及足底跖筋膜，并采用负压吸引（negative pressure
wound therapy）临时覆盖创面，同时在术中取伤口
培养，培养结果为阴性。负压吸引在术后 5 天时拆
除，创面肉芽组织生长良好，立即安排手术。

术前创面情况：左足底胫侧及左足跟处皮肤软

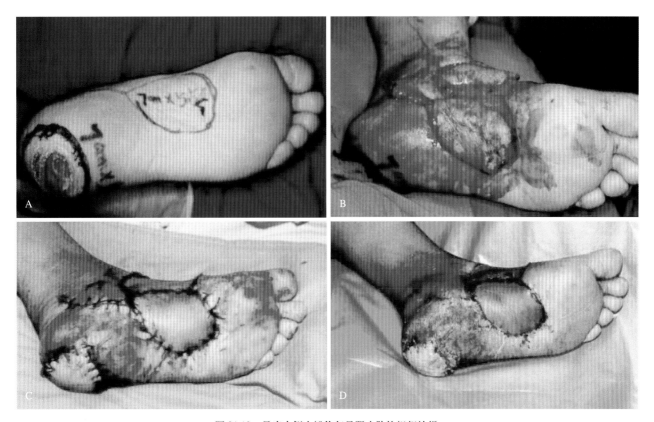

图 21.12　足底内侧皮瓣修复足跟皮肤软组织缺损。

A. 根据创面设计皮瓣；B. 皮瓣切取转移后；C. 术后外观；D. 术后 1 个月外观

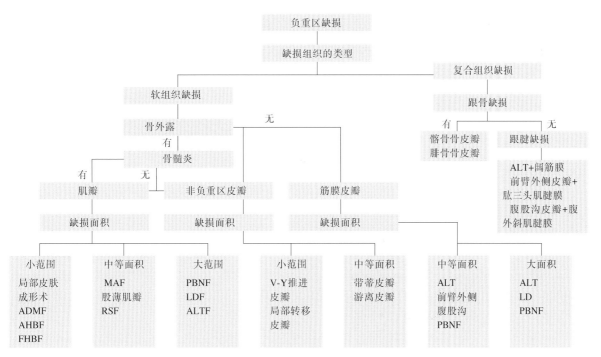

图 21.13　足底负重区域修复术前评估以及方案选择制定的流程。

组织缺损，面积约 27 cm×12 cm，跟骨部分缺损伴外露，其余部分肉芽组织生长良好（图 21.14）。

2. 修复方案

（1）面临问题：

• 修复的目标是什么？

• 跟骨可以保留吗？

• 该创面条件可以行软组织覆盖手术吗？

• 选择何种覆盖方法？供区的选择？

（2）制定方案：足踝部的软组织缺损同小腿远端的软组织缺损一样，对于外科医生是一个十分棘手的难题，尤其是足底部负重区域，由于其在支撑人体重量及提供动力的特殊作用，其软组织覆盖的选择不仅需要满足承受重力及耐磨性等要求，同时需要恢复一定的保护性感觉及抗感染能力。Hidalgo 和 Shaw 于 1986 年首次对足部的软组织缺损进行分区，并提出各区软组织重建的要求。他们的理论在 2010 年被 Hollenbeck 更新，同时更新了各区软组织选择的建议（图 21.15）。根据 Hollenbeck 的观点，足底负重区域（2、5 区）需要较厚、较耐磨及抵抗剪切力较好的皮瓣，但是软组织覆盖的方法仍存在争议。May 等曾提出用游离肌肉瓣加植皮的方法覆盖该区域，可提供足够的耐磨性，但是 Sönmez 等发现该覆盖方法的溃疡发生率比局部筋膜皮瓣高。随着 Nakajima 等提出穿支皮瓣的概念后，Hong 等采用股前外侧穿支皮瓣保留部分股外侧肌游离移植修复足底缺损，取得良好效果，但是仍存在诸多问题，比如需要显微操作、血管变异以及手术时间较

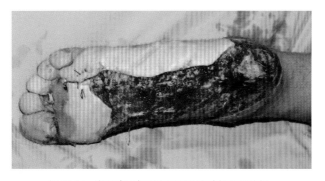

图 21.14　左足底胫侧及左足跟处皮肤软组织缺损，
跟骨部分缺损伴外露。

长等。

该患者缺损的部位分别为 4、5、7 区。

• 4、7 区的重建

中足足底内侧以及内踝区域属于非负重区域，最好由厚度较薄且耐磨性较好的软组织覆盖，该区域的外观要求较功能要求较高，需要满足患者正常穿戴鞋袜的要求，因此所选择的软组织不能臃肿。

• 5 区的重建

该区域为负重区域，软组织覆盖要求比较特殊，需要抵抗纵向的压力、横向的剪切力。此外，

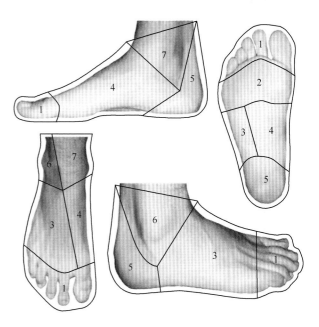

分区	受区特点及要求	首选覆盖方式
1	功能要求低，外观要求中等，面积小，皮肤薄，皮肤顺应性高	前臂皮瓣 > 上臂外侧皮瓣
2	功能要求高，外观要求较低，耐磨要求高，组织容量小	* 前臂皮瓣 > 上臂外侧皮瓣 > 股薄肌肌瓣 +STSG>ALT> 肩胛皮瓣 > 背阔肌皮瓣
3/4	功能要求低，外观要求高，皮肤顺应性要求高，皮肤薄，皮肤平整	前臂皮瓣 >ALT> 肩胛皮瓣 > 背阔肌皮瓣
5	功能要求高，外观要求较低，耐磨要求高，组织容量小	*ALT> 股薄肌肌瓣 +STSG> 背阔肌皮瓣 > 肩胛皮瓣 > 前臂皮瓣 > 上臂外侧皮瓣
6/7	功能及外观要求中等，覆盖组织厚薄程度及臃肿情况会影响覆盖创面的愈后	ALT，股薄肌肌瓣 +STSG，腹直肌皮瓣，背阔肌皮瓣，肩胛皮瓣，前臂皮瓣，上臂外侧皮瓣

注：* 需要考虑神经修复。STSG：刃厚植皮；ALT：股前外侧皮瓣

图 21.15　Hollenbeck 提出对足踝部位各分区软组织
重建选择的建议。

为了避免因失神经支配引起的溃疡，需要该区域能恢复一定的保护性感觉。另一方面，对于合并骨外露或肌腱外露的部位，需要由血供良好的软组织进行覆盖，同时还不能影响肌腱的活动。有以下覆盖方法可供选择：①带蒂或游离皮瓣；②带蒂穿支皮瓣；③局部筋膜瓣或肌瓣。

带蒂的局部皮瓣操作简单，比较适合该类型的软组织缺损。肌瓣比较臃肿，且容易与下方的肌腱发生粘连，影响功能。另外，肌瓣覆盖需要采用植皮方法再一次覆盖，而此种方法保护性感觉恢复差且抵抗机械压力的能力也较差。

由此可见，筋膜皮瓣可以满足5区的软组织覆盖基本要求，此外，还符合相似修复的原则（replace like with like）。在满足抵抗压力和剪切力的基础上也不影响底部肌腱的活动。筋膜皮瓣良好血供基础还可以提供良好的抗感染能力。

近几年来，随着显微技术的发展，传统的筋膜皮瓣不断被改良。1992年Masquelet等在总结前人研究的基础上提出皮神经营养血管皮瓣的概念，强调皮神经营养血管与皮肤及皮下组织的血供关系，发现围绕皮神经的伴行营养血管丛对皮肤的血供有重要的作用，并以此理论为基础设计皮瓣修复上、下肢体的皮肤软组织缺损，获得成功。这种以肢体皮神经营养血管为供血基础的新型皮瓣引起人们极大关注。随后，Cavadas等首先报道了隐神经营养血管皮瓣的临床应用，该皮瓣以隐神经及伴行的大隐静脉为轴，逆行修复小腿远端及足部的软组织缺损。2001年柴益民等也对此种类型皮瓣的临床应用进行了介绍。2004~2005年期间，张发惠等通过内踝区动脉网的显微解剖，设计了3种低旋转点的远端蒂隐神经营养血管皮瓣，同时又系统研究了远端蒂动脉穿支、隐神经-大隐静脉营养血管与邻近肌肉、骨骼以及皮肤的血供关系，设计了远端蒂隐神经营养血管复合皮瓣，扩大了皮瓣的面积与使用范围。由此，穿支蒂的皮神经营养皮瓣在下肢修复中占据了重要的临床地位，获得越来越多外科医生的青睐。

在本病例中，笔者考虑将腓动脉穿支腓肠神经营养皮瓣用于覆盖5区负重区的缺损，在非负重区则考虑采用全厚皮植皮的方法进行覆盖。

3. 手术步骤

经过一期清创以及负压吸引技术的应用，创面肉芽组织生长良好，术者决定在入院第6天行软组织重建术。术前采用便携式多普勒超声定位腓动脉远端穿支位置，并以此作为皮瓣蒂部位置。

对患者行硬膜外麻醉并取侧卧位，患肢给予充气式止血带，首先再次对创面进行清创，切除创面周围0.5 cm皮缘。清创后给予双氧水、碘伏及生理盐水冲洗创面。

采用硬纸片模板描绘出创面形状，将硬纸片以术前定位的穿支点旋转至小腿近端。皮瓣的轴线为跟腱外踝中点与腘窝中点连线。注意创面最长轴需与皮瓣的轴线一致（图21.16A）。

切取皮瓣时首先沿蒂部的一侧切开皮肤及皮下组织，将皮瓣从深筋膜下向前掀起，观察腓动脉最远侧肌间隔穿支血管的位置，再对皮瓣切取范围做适当的调整。对修复足踝而言，皮瓣轴点每下降1 cm，皮瓣倒转重叠的长度就可减少2 cm，所需皮瓣的长度也减少了2 cm。确定合适的穿支血管蒂后，即可沿皮瓣四周切开、游离，将腓肠神经和小隐静脉切断，包含在皮瓣内。在皮瓣深筋膜的深部保留部分腓肠肌肌肉组织，肌肉部分的位置需要在皮瓣设计时提前规划：从跟骨结节近端至穿支点的距离应较穿支点至肌肉部分远端的距离少1~2 cm。分离至蒂部时应特别小心，辨清腓动脉在后外侧肌间隔发出的最远侧穿支血管，防止损伤（图21.16B、C）。

将皮瓣放回原位，放松止血带，观察血液循环，一般1分钟内皮瓣末端即有鲜红渗血。将皮瓣试行转移，如有张力，可将蒂部的筋膜组织做显微分离，切断紧张的纤维束带。修整受区创面后，将皮瓣无张力下转移至受区，观察和判断皮瓣血供满意后，将皮瓣旋转移至受区。为了避免蒂部受压，通常通过明道转移，即在皮瓣基底与缺损创面之间做一切口，打开皮肤。为了保证皮瓣位置，首先在蒂部两侧分别缝合一针以定位,以确保蒂部不会受到远端或者近端的张力。随后,将其余部分皮瓣与创缘周围皮肤疏松缝合,以降低皮瓣张力。常规术后留置引流,排出皮瓣下积液,降低血肿、感染等并发症的发生概率。供区创面如果能够无张力下直接关闭,可直接缝合创面,简化手术的最后阶段,并产生最佳的美学效果。然而并不是所有的供区创面都能够被直接关闭,如果直接缝合致张力过大,可能会使肿胀的小腿产生"止血带"效果,给皮瓣血运带来障碍。这种情况下,中厚皮植皮修复是最好的选择(图21.16D)。

术后2周,皮瓣完全存活。术后8周患者开始部分负重,14周可以完全负重。6个月复查时,患者足部外观及步态满意(图21.16E)。

4. 穿支皮神经营养皮瓣覆盖负重区域的优缺点

带皮神经营养血管的皮瓣属于局部转移皮瓣,多用于在临近创面的覆盖上。适用于除明显炎症外的一切外伤后的新鲜创面,骨、肌腱等深部的结构外露的陈旧性创面以及病变切除后的无菌创面。

(1)优点:带皮神经营养血管的皮瓣除了具有局部皮瓣的一切优点外,尚具有一些独特的突出优点:①较一般组织瓣(筋膜皮瓣、筋膜皮下组织瓣、皮下组织皮瓣)多了一套密集的皮神经营养血管供血系统,因此血供较一般的组织瓣丰富,成活质量可靠且长宽比例较大,可安全到达较远的创面。但必须注意,不包含深筋膜的皮下组织神经血管丛皮瓣的血供能力较带深筋膜者为差,切取这类皮神经血管皮瓣时不能做得太长。Hasegawa等报道了因

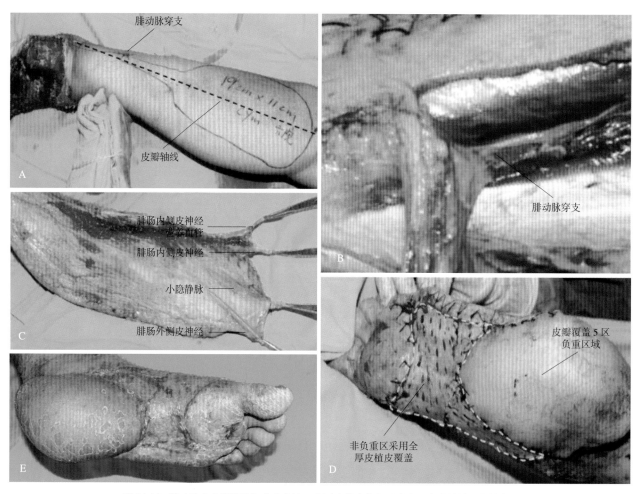

图21.16 腓动脉穿支腓肠神经营养皮瓣 + 全厚皮植皮修复足底大面积皮肤软组织缺损。
A. 设计皮瓣;B. 显露穿支;C. 皮瓣切取内面观;D. 皮瓣覆盖足跟负重区,其余创面及供区植皮;E. 6个月时皮瓣外观

不带深筋膜而使小腿后侧腓肠神经血管皮瓣缺血坏死的病例。②可任意以远、近为蒂，临床应用灵活，尤其对创伤和组织缺损较多见的手、足肢端，提供了一种不损伤知名血管、不影响肢体循环、不需要显微血管吻合的新方法。③带有皮肤感觉神经，能制成感觉皮瓣，为某些特殊的摩擦、受压和感觉部位，如胫骨结节、足跟、尺骨鹰嘴和指端，负重区等提供良好的覆盖和感觉功能。在局部转移中，如以近端为蒂，皮神经未被切断，皮瓣本身即带有感觉功能；如以远端为蒂，将此皮神经支与受区近端皮神经通过端 - 端或者断 - 端吻合后，亦可恢复感觉功能。④较厚的筋膜皮瓣加上肌肉组织的覆盖，可以有效地缓冲负重区域受到的压力及横向剪切力，加上肌肉组织的丰富血运，可以避免溃疡的发生。

（2）缺点：①不能随意切取，必须遵守一定的规则。②损失一条皮神经，有供区部分感觉丧失和形成痛性神经瘤的可能。1978 年 Staniford 等发现，用神经切取器盲法抽取腓肠神经后，42% 患者遗有小腿后侧触痛。但 Wood 于 1987 年发现痛性神经瘤的发生率仅为 6.1%。③如果切取面积较大，供区需要大面积植皮覆盖，可能影响美观。④部分皮瓣肿胀持续时间长，需研究改善静脉回流的方法。

■ **病例十**

患者 13 岁男性，在校学生。骑车与货车相撞致左足开放伤，事发后 2 小时送入当地医院急诊救治。查体：患者全足底皮肤脱套伤，可见跟骨骨膜、跖筋膜等外露。当地医院给予清创后行足底皮肤回植术，术后第 3 天出现回植皮肤瘀紫，第 7 天远端皮缘坏死，第 12 天完全坏死，第 13 天行坏死皮肤清创 VAC 覆盖创面。患者第二次手术后 6 天转入我院。入院查体：患者全足底皮肤缺损，缺损面积 18 cm×9 cm（图 21.17），小腿后侧见外伤伤口，已愈合。

1. 修复方案

（1）面临问题：

• 一期重建还是分期重建？

• 如何最大程度保留足部功能？

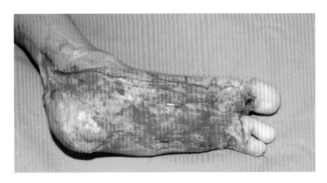

图 21.17　车祸伤致全足底皮肤缺损。

• 该创面条件可以行软组织移植手术吗？

• 选择何种重建方法？供区的选择？

（2）制定方案：该患者创面较大，根据我们对足底评估及治疗流程，考虑的修复方案有三种：游离背阔肌皮瓣、游离股前外侧皮瓣及穿支蒂腓肠神经营养血管皮瓣。该患者受伤时累及小腿远端后侧区域，因此腓动脉穿支已经损伤，和家属沟通后，决定采用游离背阔肌移植（背阔肌皮瓣解剖特点参见表 13.9）。

2. 手术步骤

患者行全身麻醉后先取侧卧位，将供区侧上臂前举置于搁手台上。术者可以先标出供区侧肩胛下角、髂嵴的位置，再根据受区缺损的大小来设计背阔肌皮瓣。

由于胸背动脉进入背阔肌后分为横支和降支，因此在切取皮瓣时需要将皮瓣设计在两支走行的区域，横支为内上方区域，降支为外下方区域。降支分布的区域较大，如果需要设计的皮瓣面积较大，应将皮瓣放在外下方区域。另一种切取皮瓣的方法是以胸背动脉穿支为蒂设计皮瓣，胸背动脉的穿支主要沿其降支走行分布，可以术前采用多普勒超声沿降支寻找其穿支位置，标出穿支位置后设计皮瓣。

皮瓣切取可以从其外侧缘开始，如果切取肌瓣时，可以从外侧缘切口寻找背阔肌的边缘，从肌肉下方开始剥离。如果只切取皮瓣时，需要从肌肉浅层开始剥离，由于胸背动脉穿支均为肌穿支，因此剥离时需额外小心。探查见穿支后从穿支肌肉位置周围分离肌肉组织向深层探查，直至探查到胸背动脉降支，再将其结扎切断。切取肌瓣则相对容易，只需沿设计的肌瓣边缘将其切断，最后向近端游离胸背动脉至肩胛下动脉结扎后并切断，在分离蒂部时需要注意保护胸背神经和胸长神经。

将皮瓣转移至受区，蒂部放置于近端，先将皮瓣与周围皮肤缝合数针固定，随后将胸背动脉及伴行静脉与胫后动脉及其伴行静脉吻合，松止血带观察皮瓣血运，见皮瓣周围皮缘有活动性渗血后将皮瓣与周围皮肤缝合，放置引流。

患者术后 1 个月开始部分负重，3 个月开始完全负重；1 年复查见皮瓣完全愈合，未见足底溃疡，皮瓣浅感觉部分恢复，踝关节活动满意（图 21.18）。

3. 注意事项

（1）背阔肌皮瓣是许多整形修复医生最先接触的组织瓣，其适应证十分广泛。且血管蒂位置恒定，长度较长，管径较粗，切取范围也较大，因此其安全性也相对较高。

（2）在分离血管蒂时，需要仔细分离胸背神经，

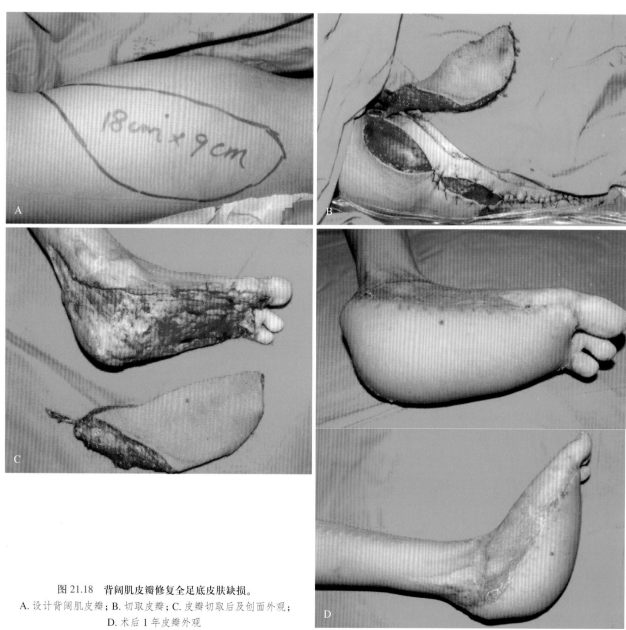

图 21.18　背阔肌皮瓣修复全足底皮肤缺损。
A. 设计背阔肌皮瓣；B. 切取皮瓣；C. 皮瓣切取后及创面外观；
D. 术后 1 年皮瓣外观

因其可能与胸背动脉走行于同一血管神经鞘内，极有可能在结扎血管蒂时将其一同结扎。

（3）胸背动脉在进入背阔肌后，分为横支与降支两大分支，可以此解剖基础将背阔肌设计为分叶皮瓣进行使用。另外，在设计皮瓣时，也应根据该分支的走行分布，以免造成皮瓣血供的影响。

（4）胸背神经支配背阔肌的运动，用于功能性肌瓣转移重建功能；背阔肌的感觉支配来自肋间神经的分支，从背阔肌的深面穿出支配该区域感觉，解剖较为困难。

（5）早期负重锻炼时间不宜太久，因为保护性感觉尚未恢复，皮瓣如果长时间受压可能发生溃疡，因此患者需要减少负重时间。

■ **病例十一**

患者 22 岁男性，公司职员，6 年吸烟史。

患者因车祸伤致右足前足碾挫伤及全足逆行脱套伤，伤后 5 小时送外院急诊就诊。外院急诊给予清创及脱套皮肤原位回植术，术后 5 天见第 1、4、5 足趾及足背足底回植皮肤坏死，再次清创后转入我院继续治疗。门诊查体：右足第 1、4、5 足趾自近节趾骨基底缺失，全足背皮肤及足底皮肤脱套伤，足底皮肤缺损面积达 18 cm×9 cm，足背可见肌腱及软组织外露（图 21.19）。

1. 修复方案

（1）面临问题：

• 一期重建还是分期重建？

• 如何最大限度保留足部功能？

• 该创面条件可以行软组织移植手术吗？

• 选择何种重建方法？供区的选择？

（2）制定方案：该患者全足脱套伤后回植失败，因此主要问题是软组织覆盖问题，需要重建足背及足底软组织缺损，另一方面，患者由于足的功能性结构尚存在，因此具有保肢的意义。

从该患者足部功能情况来看，足弓的结构尚完整，需要重建的是足底的软组织及其感觉。

目前认为皮瓣感觉的恢复有以下两条主要途径。

• 周围途径

Waris 的研究表明感觉神经最早出现在皮下及周围的组织中，感觉恢复的方向朝着皮瓣的中心方向生长。对于一些年龄较大的观察对象，神经分布良好的、全厚植皮及中厚植皮者可观察到胆碱酯酶阳性的神经。这些发现说明神经可通过周围途径进行再生。

• 中央途径

中央途径指皮瓣通过自身感觉功能恢复而逐渐向皮瓣四周扩散恢复的一种方式。有学者认为，吻合神经的皮瓣可以通过吻合口的神经膜管再生达到皮瓣内皮神经的末端，使皮瓣再次恢复感觉。Daniel 等采用游离移植的足背皮瓣修复手外伤时，将皮瓣的腓浅神经与受区的指总神经吻合，术后 2 个月吻合口的 Tinel 征超过了吻合口水平，并在术后 5 个月时皮瓣的 80% 区域恢复了感觉，且感觉恢复的区域主要集中在皮瓣的中央区域。

而对于皮瓣感觉重建的方法，目前认为主要有以下 5 种方式。

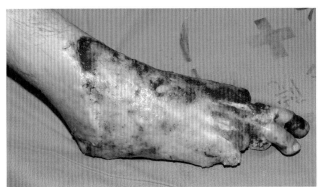
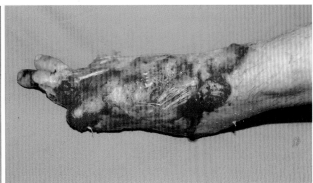

图 21.19　全足脱套伤后皮肤原位回植术失败。

● 感觉神经植入

将创面周围皮神经植入皮瓣一端的真皮下或者浅筋膜层，如果创面周围无可用的皮神经，则可采用神经移植的方法。

● 神经吻合术

即将受损区域远端神经断端吻合到邻近的同种正常神经的侧面，通过正常神经的轴突发芽长入受损神经，使神经受损区域获得神经的再支配。

● 感觉神经转位术

即将正常感觉神经支远端切断，转移至受区与该区域感觉支吻合，使其恢复感觉的再支配。

● 运动神经感觉化

将肌皮瓣或肌瓣的运动神经与创面的皮神经吻合，重建肌肉和表面皮肤的感觉功能。

● 皮神经营养血管皮瓣 / 神经感觉皮瓣

指携带皮神经的皮瓣保留蒂部的皮神经将其转移至供区。从理论上讲，皮神经营养血管皮瓣和神经感觉皮瓣并不等同，神经感觉皮瓣是将皮神经的感觉支配区域作为皮瓣转移至受区，而皮神经营养血管皮瓣是将皮神经携带在皮瓣内进行转移。但是目前有学者提出，皮神经营养血管皮瓣在转移后，皮神经对皮瓣感觉会产生再生作用。

综上所述，为了达到足底感觉最快的恢复效果，考虑切取皮神经营养血管皮瓣转移至足底，同时将皮神经与创面周围的皮神经进行吻合，通过两条再生途径恢复皮瓣的感觉功能。

2. 手术步骤

患者行全身麻醉后先取侧卧位，对创面进行清创后，按照足底创面的大小设计 25 cm×12 cm 的腓动脉穿支蒂腓肠神经营养血管皮瓣（皮瓣解剖特点和切取方法详见第九章）。并以腓动脉在外踝上 5~7 cm 的穿支作为皮瓣的旋转点。首先切开皮瓣蒂部一侧皮肤至深筋膜深层，在后外侧肌间隔分离腓动脉穿支，游离并保护该穿支。分离完成后，完整切取皮瓣，在近端切断小隐静脉及腓肠外侧皮神经。带蒂部一部分筋膜将皮瓣转移至受区，将皮瓣与周围皮肤缝合，供区取中厚皮植皮打包覆盖（图

21.20A~E）。

术后 2 周皮瓣完全存活，患者转入康复医院继续治疗并开始功能锻炼。术后 8 周患者再次入院，将皮瓣内腓肠外侧皮神经与受区周围皮神经断端吻合。二次手术后 8 周，皮瓣恢复深感觉及部分痛温觉，术后 3 个月逐步恢复浅感觉。患者术后 16 个月随访，皮瓣外观功能满意，足底感觉基本恢复（图 21.20F~J）。

■ **病例十二**

患者 20 岁男性，在校学生。因车祸伤致右足跟皮肤碾挫伤，伤后 4 小时于外院急诊就诊，急诊行右足跟皮肤清创回植术，术后 7 天见足跟皮肤坏死，再次清创后转入我院治疗。门诊查体：右足跟皮肤软组织缺损，约 6 cm×5 cm，可见跟骨及周围软组织外露（图 21.21）。

1. 修复方案

（1）面临问题：

● 是否可行软组织重建？

● 供区选择？

● 能否重建感觉？

（2）制定方案：该患者与本章病例十一的情况类似，对于足跟区域的软组织重建，一样需要重建其感觉功能。

2. 手术步骤

患者行全身麻醉后取侧卧位，对创面进行清创后，按照足底创面的大小设计 10 cm×13 cm 腓肠神经营养血管皮瓣（皮瓣解剖特点和切取方法详见第八章），并以腓动脉在外踝上 5~7 cm 的穿支作为皮瓣的旋转点。首先切开皮瓣蒂部一侧皮肤至深筋膜深层，在后外侧肌间隔分离腓动脉穿支，游离并保护该穿支。分离完成后，完整切取皮瓣，在近端切断小隐静脉及腓肠外侧皮神经。带蒂部一部分筋膜将皮瓣转移至受区，将皮瓣与周围皮肤缝合，供区取中厚皮植皮打包覆盖。

术后 2 周皮瓣完全存活，患者转入康复医院继续治疗并开始功能锻炼。术后 1 年随访，皮瓣外观、

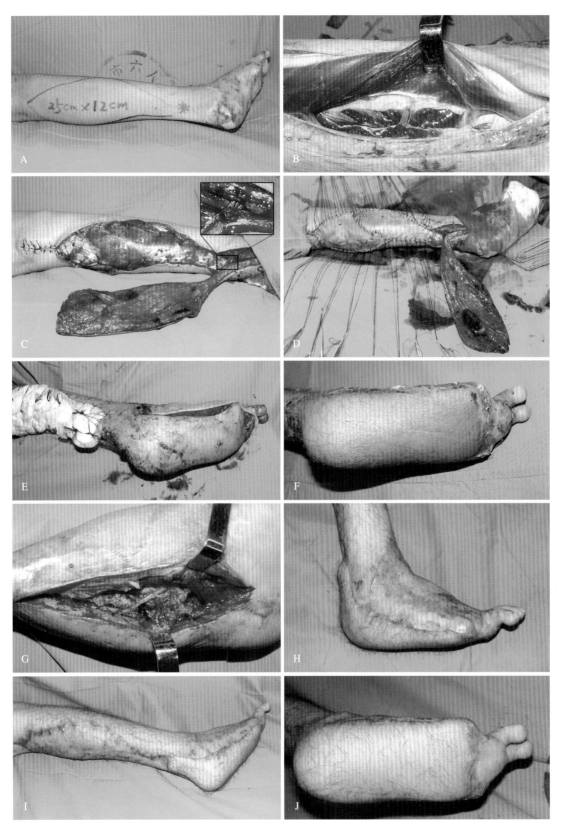

图 21.20　穿支加强蒂腓肠神经营养皮瓣修复全足脱套伤后回植失败。

A. 设计皮瓣；B. 显露腓动脉穿支；C. 皮瓣切取并保留蒂部；D. 供区植皮覆盖；E. 皮瓣转移覆盖足底；F. 术后 2 个月外观。
G. 术后 1 年行皮瓣修整；H～J. 皮瓣修整术后 1 年外观（外侧、内侧和足底观）

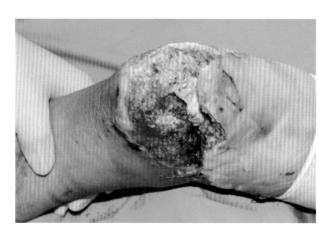

图 21.21　足跟伤处外观。

功能及感觉恢复满意（图 21.22）。

■ **病例十三**

患者 43 岁女性，工人，已婚。因车祸伤致右足全层皮肤逆行脱套伤，伤后 6 小时来我院急诊就诊。查体：右足全层皮肤逆行脱套，脱套皮肤大部分缺失（图 21.23A），急诊清创后 VAC 治疗。急诊术后 6 天，拆除 VAC 后创面肉芽生长良好（图 21.23B）。

1. 修复方案

（1）面临问题：

• 选择何种软组织覆盖方法？

• 供区选择？

• 能否重建感觉？

（2）制定方案：该患者与本章病例十一、病例十二相似，拟采用皮神经营养血管皮瓣同时重建足底软组织及感觉功能。

2. 手术步骤

患者行全身麻醉后取侧卧位，对创面进行清创后，根据足底创面大小设计 24 cm×16 cm 的腓动脉穿支蒂腓肠神经营养血管皮瓣（皮瓣解剖特点和切取方法详见第九章），并以腓动脉在外踝上 5~7 cm 的穿支作为皮瓣的旋转点（图 21.24A）。首先切开皮瓣蒂部一侧皮肤至深筋膜深层，在后外侧肌间隔分离腓动脉穿支，游离并保护该穿支，分离完成后，完整切取皮瓣，在近端切断小隐静脉及腓肠外侧皮神经（图 21.24B、C）。带蒂部一部分筋

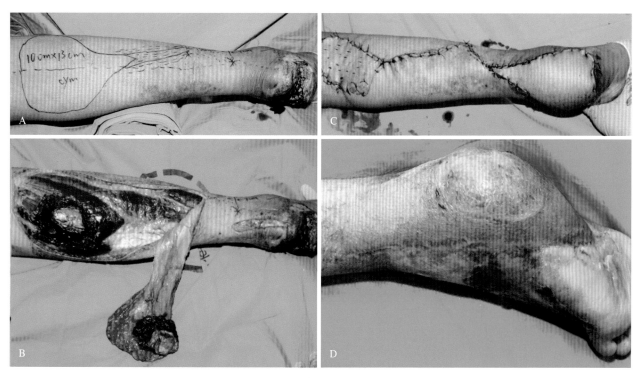

图 21.22　腓肠神经营养血管皮瓣修复足跟皮肤软组织缺损。
A. 设计皮瓣；B. 切取皮瓣；C. 肌皮瓣覆盖足跟，供区植皮覆盖；D. 术后 1 年外观

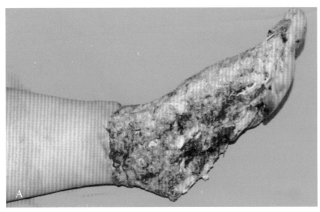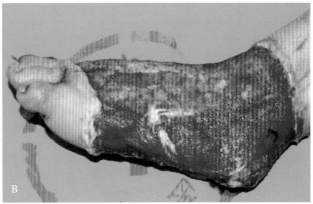

图 21.23　右足全层皮肤逆行脱套伤。

A. 脱套皮肤大部分缺失；B. 清创 VAC 治疗后创面肉芽生长良好

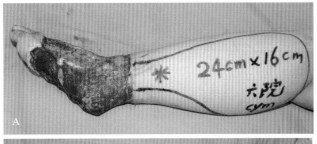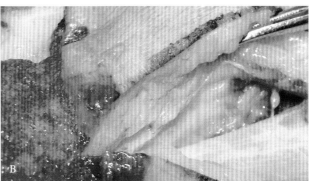

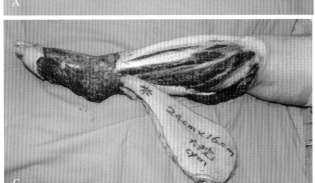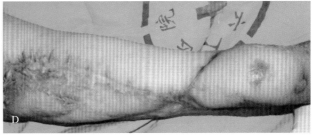

图 21.24　腓肠神经营养血管皮瓣修复足底皮肤软组织缺损。

A. 设计皮瓣，以腓动脉在外踝上 5~7 cm 的穿支作为皮瓣的旋转点；B. 切开皮瓣蒂部一侧皮肤至深筋膜深层，
在后外侧肌间隔分离腓动脉穿支；C. 皮瓣切取后；D. 术后 1 年皮瓣外观

膜将皮瓣转移至受区，将皮瓣与周围皮肤缝合，供区取中厚皮植皮打包覆盖。

术后 2 周皮瓣完全存活，患者转入康复医院继续治疗并开始功能锻炼。术后 1 年随访，皮瓣外观、功能及感觉恢复满意（图 21.24D）。

（孙鲁源　宋文奇）

参考文献

［1］ May J W, Jr, Halls M J, et al. Free microvascular muscle flaps with skin graft reconstruction of extensive defects of the foot: a clinical and gait analysis study[J]. Plast Reconstr Surg, 1985, 75:627.

［2］ Rainer C, Schwabegger A H, Bauer T, et al. Free flap reconstruction of foot[J]. Ann Plast Surg, 1999, 42:595–606.

［3］ Ulusal B G, Lin Y T, Ulusal A E, et al. Reconstruction of foot defects with free lateral arm fasciocutaneous flaps: analysis of fifty patients[J]. Microsurgery, 2005, 25:581–588.

［4］ Wei F C, Chen H C, Chuang C C, et al. Reconstruction of Achilles tendon and calcaneus defects with skin-aponeurosis-bone composite free tissue from groin region[J]. Plast Reconstr Surg, 1988, 81:579–589.

[5] Shannhan R E, Gingrass R P. Medial plantar sensory flap for coverage of heel defects[J]. Plast Reconstr Surg, 1979, 64:295–298.

[6] Roblin P, Healy C M. Heel reconstruction with a medial plantar V-Y flap[J]. Plast Reconstr Surg, 2007, 119:927–932.

[7] Morrison W A, Crabb D M, O'Brien B M, et al. The instep of the foot as a fasciocutaneous island and as a free flap for heel defects[J]. Plast Reconstr Surg, 1987, 19:97–102.

[8] Hidalgo D A, Shaw W W. Anatomic basis of plantar flap design[J]. Plast Reconstr Surg, 1986, 78:627–636.

[9] Miyamoto Y, Ikuta Y, Shigeki S, et al. Current concepts of instep island flap[J]. Ann Plast Surg, 1987, 19:97–102.

[10] Sonmez A, Bayramicli M, Sonmez B, et al. Reconstruction of the weight-bearing surface of the foot with nonneurosensory free flaps[J]. Plast Reconstr Surg, 2003, 111:2230.

[11] Shaw W W, Hidalgo D A. Anatomic basis of plantarflap design: clinical applications[J]. Plast Reconstr Surg, 1986, 78:637.

[12] Hollenbeck S T. Longitudinal outcomes and application of the subunit principle to 165 foot and ankle free tissue transfers[J]. Plast Reconstr Surg, 2010, 125:924.

[13] Nakajima H, Imanishi N, Fukuzumi S, et al. Accompanying arteries of the lesser asphenous vein and sural nerve: anatomic study and its clinical applications[J]. Plast Reconstr Surg, 1999, 103:104–120.

[14] Hong J P, Kim E K. Sole reconstruction using anterolateral thigh perforator free flaps[J]. Plast Reconstr Surg, 2007, 119:186–193.

[15] Masquelet A C, Romana M C, Wolf G. Skin island flaps supplied by the vascular axis of the sensitive superficial nerve: Anatomic study and clinical experience in the leg[J]. Plast Reconstr Surg, 1992, 89:1115–1121.

[16] Cavadas P C. Reversed saphenous neurocutaneous island flap: clinical experience and evolution to the posterior tibial perforator-saphenous subcutaneous flap[J]. Plast Reconstr Surg, 2003, 111(2):837–839.

[17] 柴益民 , 林崇正 , 陈彦 , 等 . 腓动脉终末穿支蒂腓肠神经营养血管皮瓣的临床应用 [J]. 中华显微外科杂志 , 2001, 24(3):167–169.

[18] 张发惠 , 谢其扬 , 郑和平 , 等 . 腓肠神经 – 小隐静脉营养血管远端蒂皮瓣动脉穿支的应用解剖 [J]. 中国修复重建外科杂志 , 2005, 19(7):501–504.

[19] Dai J, Chai Y, Wang C, et al. Comparative study of two distally based sural neurocutaneous flap for reconstruction of lower leg, ankle, and heel[J]. J Reconstr Microsurg, 2013, 29(2):125–130.

[20] El-Sabbagh A H. Skin perforator flaps: an algorithm for leg reconstruction[J]. J Reconstr Microsurg, 2011, 27(9):511–523.

[21] Wong M Z, Wong C H, Tan B K, et al. Surgical anatomy of the medial sural artery perforator flap[J]. J Reconstr Microsurg, 2012, 28(8):555–560.

[22] Hasegawa M, Torii S, Katoh H. The distally based superficial sural artery flap[J]. Plast Reconstr Surg, 1994, 93(5):1012–1020.

[23] Wood V E, Mudge M K. Treatment of neuromas about a major amputation stump[J]. J Hand Surg Am, 1987, 12(2):302–306.

[24] Kasabian A K, Colen S R, Shaw W W, et al. The role of microvascular free flaps in salvaging below-knee amputation stumps: a review of 22 cases[J]. J Trauma, 1991, 31:495–500.

第二十二章
四肢复合组织缺损的修复

创伤后复合组织缺损始终是困扰骨科医生的难题。近年来，随着显微外科、整形外科、矫形外科的飞速发展，其相互之间的合作领域也不断扩大。骨整形科（orthoplastic）就是由骨科和整形科之间相互交叉的一个新兴学科，学科的创始者们为了能将传统的分期修复转变为在一期同时修复骨和软组织的缺损，开创了骨整形科的新时期。随着骨科与整形科治疗技术的不断进步，骨整形科修复技术的不断革新，对于下肢严重开放伤肢体的保肢率也不断提升。

骨整形科，目前比较公认的定义为："将两个学科原则和技术共同应用于实际的临床问题，采用多学科团队合作的模式而不是单个学科模式进行治疗"。在国外，这种合作的方式是通过骨科医生和整形外科医生共同参与手术实践的，其中，骨科医生可以通过Ilizarov 牵张成骨（distraction osteogenesis）的方法或者带血运 / 不带血运的骨移植（vascularization/ non-vascularization bone transplantation）的方法修复骨的缺损，而整形外科医生则通过带蒂皮瓣或游离皮瓣移植技术来修复软组织的缺损。当然，整形外科医生也可以通过复合组织移植（complex tissue transfer）技术修复骨和软组织的缺损。这种多学科医生同时手术的技术使得患者手术次数显著减少，康复时间也明显缩短。

而在国内，这种多学科的合作模式由来已久，早在 1964 年，笔者医院的骨科陈中伟教授便与血管外科的医生合作，完成了世界上第一例断肢再植的手术。在这之后，显微外科学得到了飞速的发展。显微外科可以说是一个特殊交叉学科，既要求医生掌握骨折的固定技术，同时需要掌握显微操作技术，因此可以说是骨整形科的雏形。在这之后的几年中，随着中国工业和交通业的不断发展，由工伤和交通伤造成的肢体开放性骨折的患者数量日益增多，对骨科医生和整形科医生的需求也不断增大。在不断的经验积累后，骨科医生不仅掌握了骨折固定的技术，同时也掌握了软组织的重建技术，由此促进了修复重建外科（reconstructive surgery）这个新兴学科的诞生和发展。修复重建外科医生不仅同时充当了传统骨科医生和整形科医生的角色，而且还将二者巧妙地结合起来，在一期手术中同时重建骨和软组织的复合组织的缺损。将保肢的概念从过去单纯的肢体外观的保留升华到了功能保留或者重建的高度。

一、复合组织重建目标和原则

外科技术的发展使得四肢复合组织的修复目标不再局限于恢复肢体的外观，而是越来越注重功能的保留和重建。对于上肢来说，其对外观功能的要求明显高于下肢，因此在急诊手术时，应该尽可能地保留上肢的主要功能，其中最为困难的部分是手功能的保留或重建。由于手部的肌腱、神经、血管极其精细复杂，因此对于修复重建医生来说，重建手术的难度也非常大。除此之外，重建手术次数增加本身也是对手功能康复的不利影响，长期固定会导致肌腱的粘连以及内在肌的萎缩。因此，手功能的重建应该谨记尽量一期完成，并且早期开始功能锻炼。对于下肢来说，最重要的部分是负重区域的软组织重建，本书已经有相关章节做了详尽的介绍。此外，复合组织重建的原则与软组织修复的总原则相似，即减少供区损伤（reducing donor site morbidity）以及相似替代（replace like with like）。

二、复合组织重建方法

（一）软组织重建方法

复合组织的软组织重建不仅包括创面的覆盖、恢复肢体的外观，还包括肢体功能的重建，包括肢体血运的重建、肌肉功能的重建以及感觉的重建等。

在过去，修复重建医生一直推崇着"修复阶梯（reconstructive ladder）"的重建原则，阶梯从下至上遵循了由简单至复杂的逐步进阶，即从最简单的一期缝合，到延迟闭合，再到游离植皮、局部皮瓣，最后到游离皮瓣、复合组织游离移植。在选择具体的修复方案时，阶梯的理念要求术者选择尽可能简单的方法来闭合创面。但是在临床实践中，修复医生逐渐发现简单的方法并不一定是最适合患者的方法。笔者在临床上发现，对于同样的足跟负重区域

的软组织修复，肌瓣联合全厚皮瓣移植可以达到普通患者行走和站立的需求，但是对于一个从事运动工作的患者，该方法可能无法满足他的要求，必须要采用筋膜皮瓣来覆盖缺损，且需要吻合神经来恢复其保护感觉。尽管前一种方法的供区损伤较小，但是第二种方法对于运动员来说无疑可以取得更好的功能结果。由此，笔者认为修复的临床决策已经从过去的单方面依据向多元化转变：基于外观、功能以及供区损伤三大目标，将现在各种修复技术看作是独立的单元，将各种技术的优势相互整合，做出最适合患者的个性化治疗措施。

（二）游离组织移植

随着显微外科技术的飞速进步，游离组织移植的选择也日趋增多。目前其最常用的分类方法即按照组织的类型，比如肌肉瓣、肌皮瓣、筋膜皮瓣、筋膜瓣、骨瓣等，根据缺损组织的类型和特点决定切取何种游离组织进行移植（表 22.1）。但是需要注意的是，各种组织瓣也有其自身的特性，比如像前臂桡动脉皮瓣、肩胛皮瓣、股前外侧皮瓣等筋膜皮瓣，拥有良好的延展性和外观；而背阔肌肌瓣、腓肠肌肌瓣等，拥有血运丰富的特点，更重要的是可以通过一同切取支配的运动神经支移植重建肢体的功能；筋膜皮瓣则可以作为填塞腔隙的良好供区。在选择供区时，缺损的大小、供区的损伤，甚至术中体位的变动都是影响选择的重要因素（体位的变动会延长手术的时间、限制参与手术的人数）。因此，一个周全的术前计划可以非常有效地增加手术的效率以及成功率。

表 22.1　供区选择

缺损特点	覆盖方法
大面积，伴有腔隙	肌瓣（背阔肌肌瓣、腹横肌肌瓣、股薄肌肌瓣）/ 肌皮瓣（腹直肌肌皮瓣）
伴有骨髓炎的创面	肌瓣（背阔肌肌瓣、腹横肌肌瓣、股薄肌肌瓣、腓肠肌肌瓣）联合游离植皮 筋膜皮瓣（股前外侧皮瓣、腹股沟皮瓣）
伴有内植物外露的创面	肌瓣联合游离植皮 筋膜皮瓣（股前外侧皮瓣、前臂桡动脉皮瓣、肩胛皮瓣）
足底负重区域	筋膜皮瓣（股前外侧皮瓣、前臂桡动脉皮瓣、肩胛皮瓣、腓肠神经营养血管皮瓣）

近几年来，穿支皮瓣（perforator flap）和神经营养血管皮瓣（neurocutaneous flap）的问世再次拓宽了覆盖方式的选择范围。穿支皮瓣通过对主干血管的保留最大限度地减少了供区的损伤，而神经营养血管皮瓣通过切取皮瓣下方的皮神经，大大增加了皮瓣的切取面积和覆盖范围。而将两者巧妙地结合起来，设计穿支蒂的皮神经营养血管皮瓣，同时拥有两者突出的优点，可以有效地解决临床上很多软组织缺损的问题。

（三）骨缺损的修复

长骨骨干的缺损可以通过带血管/不带血管的自体骨移植（vascularized bone autograft）、牵张成骨（Ilizarov 技术）、同种异体骨移植（allograft）以及肿瘤假体（tumor endoprostheses）等方法进行重建（表 22.2）。

采用显微外科技术将长段骨及其供养血管转移至受区，再将血管和受区的血管进行显微吻合，是骨缺损常用的修复方法之一。带血管的长段骨供区中，腓骨是最常用的供区选择，髂骨瓣、肋骨瓣、肩胛骨瓣也是比较常用的供区。带血管的自体骨移植由于重建了骨瓣的血运，其存活率以及愈合率也较满意。此外，在移植后，带血管的自体骨可以通过重塑的方法来增加其结构强度。总的来说，对于超过 5~6 cm 的长段骨缺损，或者合并软组织缺损、缺损周围软组织血供较差的情况来说，带血管的自体骨移植显然是比较理想的重建方法。

牵张成骨的技术是另一种比较常用的骨重建手段：通过微创的方法安装外固定支架，利用牵张力缓慢地刺激骨的再生，可以实现最小限度的供区损伤。牵张的速率一般为每天 1 mm。通过牵张成骨的原理，不仅可以桥接缺损的骨段，还可以完成肢体的延长。最近，有许多临床医生报道了软组织的牵张技术，即通过牵张的原理可以同时刺激骨和软组织的一同再生。这种技术的主要缺点就是治疗的时间较长，对于患者的依从性要求较高。

不带血管的同种异体骨移植由尸体等其他来源获得，经过去除免疫源细胞等处理可以获得良好的移植物。同种异体骨主要是以细胞外基质的支架结构，为成骨细胞的生长提供了良好的环境，同时也避免了移植物免疫排斥的缺点。但是需要注意的是，同种异体骨的并发症率相对较高，包括骨不连、感染以及再骨折，因此其二次手术的概率也相应较高。据文献报道，同种异体骨的存活率为 60%~80%。在使用同种异体骨时，需要给予良好的软组织床提供血供，很多情况下和其他游离组织共同移植。

肿瘤的定制假体（tumor endoprostheses）也时常被用于重建骨缺损中。该重建方法的拥护者认为其具有早期负重、早期功能锻炼以及低并发率的优点。Ward 等通过回顾性研究发现该方法最常见的并发症为感染（5%）。大部分假体失效均发生在晚期，常见的晚期并发症包括假体松动以及假体周围骨质疏松，而假体相关的疲劳骨折发生率相对较低。

表 22.2　骨重建方式

缺损长度（cm）	重建方式
< 5	皮质骨移植 BMP（bone morphogenic protein）替代法
5~10	游离带血管的自体骨移植（腓骨瓣、肩胛骨瓣、髂骨瓣） Ilizarov 骨迁移技术（牵张成骨）
> 10	游离带血管的自体骨移植（腓骨瓣）

综上所述，显微外科技术以及 Ilizarov 技术都是治疗复合组织缺损的有效手段，而对于外科医生来说，应根据软组织及骨缺损的不同部位、范围、剩余软组织和骨的条件，以及患者对于肢体功能、外观的要求等选择最为合适的治疗方案。

三、复合组织缺损的修复方案

根据修复的方法以及分期原则，可以将复合组织缺损的修复分为以下三类。

（一）显微外科方法一期修复骨与软组织复合缺损

采用显微外科方法一期修复复合组织缺损（one stage reconstruction of composite defects using microsurgical technique），即切取复合组织（骨皮瓣等）或分别切取骨瓣和皮瓣来同时重建骨与软组织的缺损。这种方案的优点是手术次数少，患者的康复周期短，且住院费用少以及住院时间也较短，但对手术的技术要求、对供区的损伤也相对提高了。

■ **病例一**

患者 29 岁男性，工人，已婚，无吸烟史。6 个月前因车祸伤致右小腿开放性骨折，外院急诊清创后择期行游离背阔肌皮瓣转移及内固定术，术后随诊胫骨远端不愈合，转来我院就诊。门诊查体：右小腿中段内侧及后侧游离皮瓣覆盖中，伤口愈合可；后踝处大量瘢痕组织粘连，踝关节活动受限（图 22.1A）；X

线摄片示右胫骨远端骨折不愈合，胫骨对位对线不佳，胫骨远端骨不连合并骨缺损（图 22.1B）。设计对侧腿腓动脉穿支蒂腓骨复合组织瓣移植重建胫骨缺损及修复后踝瘢痕组织（图 22.1C~F）。术后 2 年 X 线复查，移植腓骨与胫骨两端愈合良好，腓骨重塑增粗。患肢外观、功能良好（图 22.1G、H）。

（二）显微外科结合 Ilizarov 技术分期修复骨与软组织复合缺损

显微外科结合 Ilizarov 技术分期修复骨与软组织复合缺损（staged reconstruction of composite defects using combined microsurgical and Ilizarov

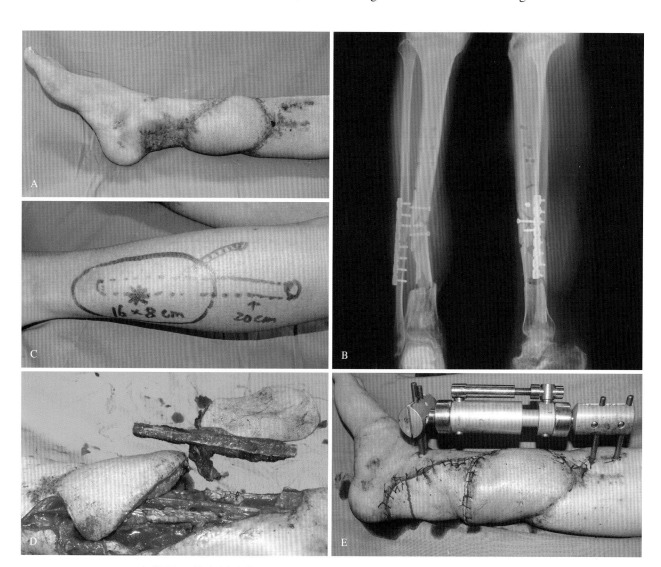

图 22.1　腓动脉穿支蒂腓骨复合组织瓣移植重建胫骨缺损，修复后踝瘢痕组织。
A. 术前外观；B. 术前 X 线；C. 设计对侧腿复合组织瓣；D. 皮瓣切取；E. 后踝瘢痕切除，踝关节松解，皮瓣覆盖；

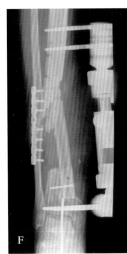
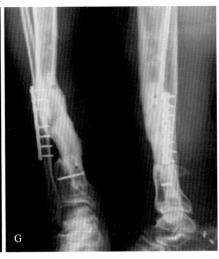
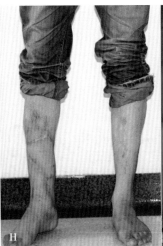
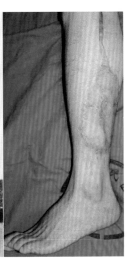

图 22.1　（续）F. 术后 X 线摄片；G、H. 术后 2 年 X 线片及皮瓣、供区外观

technique），即在一期通过显微外科技术将组织移植修复皮肤软组织缺损，在皮瓣完全成活后再通过骨延长或骨搬运技术重建骨缺损。该方法的优点是安全性高，技术要求相对较低，供区损伤较小，但是分期治疗使患者的康复周期相应变长，术后并发症率也较高。

■ 病例二

患者 48 岁男性，农民，已婚，20 年吸烟史。因车祸伤致左小腿开放性骨折，伤后 4 小时外院急诊就诊，急诊行清创外固定支架术及 VAC 术，术后第 6 天转入我院治疗。门诊查体：左小腿外固定支架固定中，左小腿远端内侧可见 10 cm×6 cm 皮肤软组织缺损，胫骨及软组织外露；X 线摄片见左胫腓骨远端粉碎性骨折合并部分骨缺损（图 22.2A、B）。设计 12 cm×17 cm 的隐神经皮瓣，穿支位于内踝上方 15 cm 胫骨后缘处，一期切取隐神经营养血管皮瓣覆盖创面，同时短缩固定骨缺损部分。皮瓣存活后二期行截骨延长外固定支架固定术，恢复下肢长度。牵张 5 个月后，骨痂生长良好，外固定支架拆除后佩戴支具开始逐步负重，拆除后 2 个月可完全负重，8 个月后随访，X 线见骨再生部位重塑愈合良好，下肢力线正常，外观满意（图 22.2C~H）。

■ 病例三

患者 34 岁男性，工人，已婚，无吸烟史。因压砸伤致右小腿远端开放性骨折，于外院急诊行清

创外固定支架术，术后发生感染，经过多次清创后小腿远端前侧皮肤软组织缺损合并胫骨远端阶段性缺损，转入我院继续治疗。查体：右小腿外固定支架固定中，右小腿远端前侧 15 cm×10 cm 皮肤软组织缺损，合并 9 cm 胫骨远端节段性缺损，创面基底可见大量炎性肉芽组织，足底血运、感觉正常，足背伸功能受限。一期切取游离背阔肌皮瓣覆盖创面（图 22.3A~D），术后 2 个月皮瓣完全存活。安装单边轴向外固定支架进行截骨搬运术，重建胫骨骨缺损，术后 7 个月延长到位后迁移对合端植骨，打通髓腔加压固定（图 22.3E~H）。术后 1 年对合端愈合，迁移段及对合端成骨矿化良好，外观满意（图 22.3I、J）。

（三）Ilizarov 技术修复骨与软组织复合组织缺损

Ilizarov 技术修复骨与软组织复合组织缺损（simultaneous reconstruction of composite defects using Ilizarov technique），即通过牵张技术同时延长骨与软组织来达到同时修复骨与软组织缺损的目的。该方法的优点是无供区损伤，也无须显微操作；缺点是皮肤牵张的范围有限，无法修复很大面积的皮肤软组织。此外牵张的皮肤多以瘢痕形式存在，血运较差，如果需要二期手术，需要再行软组织重建。

■ 病例四

患者 31 岁男性，公司职员，未婚，无吸烟史。

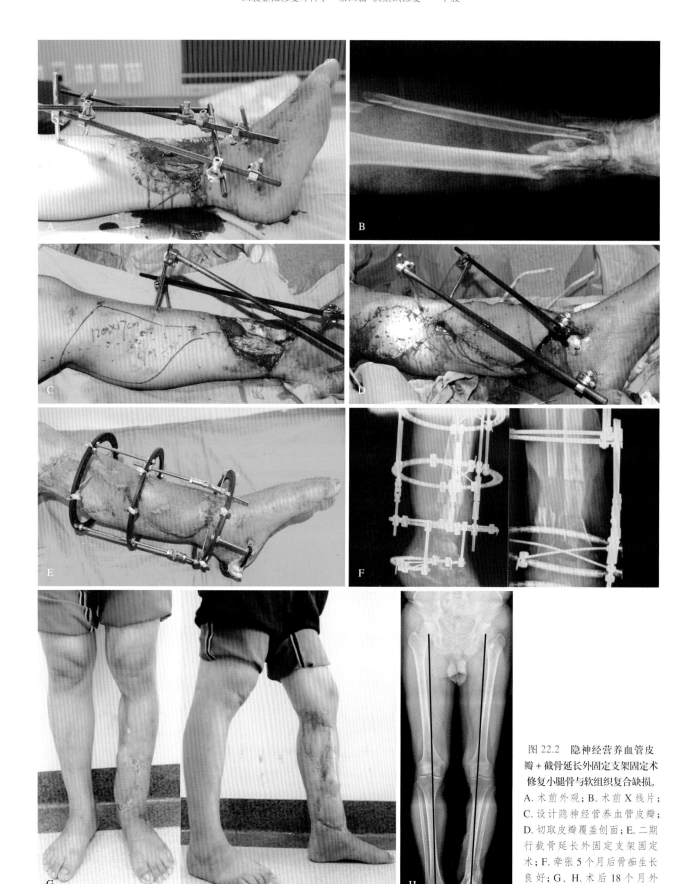

图 22.2　隐神经营养血管皮瓣 + 截骨延长外固定支架固定术修复小腿骨与软组织复合缺损。A. 术前外观；B. 术前 X 线片；C. 设计隐神经营养血管皮瓣；D. 切取皮瓣覆盖创面；E. 二期行截骨延长外固定支架固定术；F. 牵张 5 个月后骨痂生长良好；G、H. 术后 18 个月外观和 X 线片

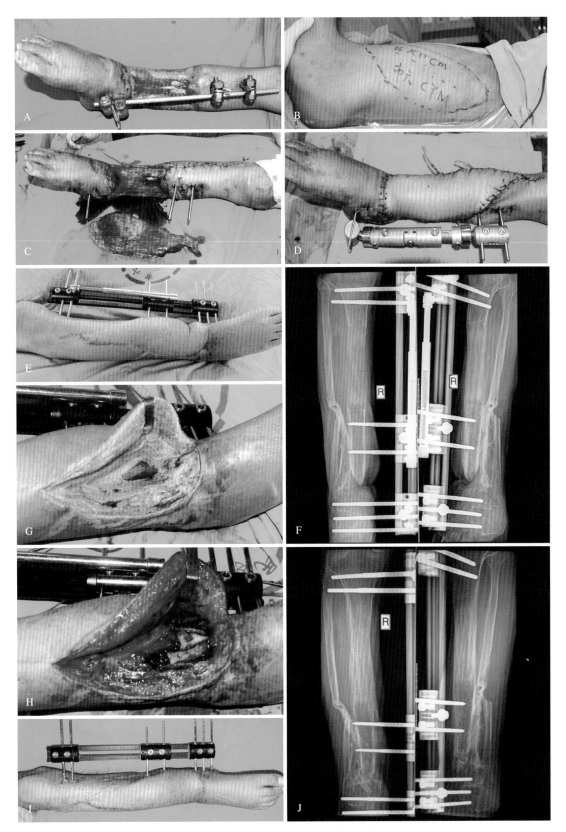

图 22.3 游离背阔肌皮瓣 + 截骨搬运术修复小腿骨与软组织复合缺损。

A. 术前外观;B. 设计背阔肌皮瓣;C. 皮瓣切取后;D. 皮瓣覆盖创面,外固定支架调整;E. 术后 2 个月安装单边轴向外固定支架行截骨搬运术;F. 搬运术后 7 个月骨搬运段与远端对接,骨痂生长良好;G. 骨搬运对合端清理;H. 打通髓腔,给予加压固定;I、J. 术后 1 年外观和 X 线摄片

因车祸伤致左小腿开放性骨折，伤后 6 小时予外院行清创外固定支架 VAC 术，术后 3 天转入我院继续治疗。门诊查体：左小腿外固定支架固定中，左小腿中段 VAC 负压覆盖中，远端感觉血运正常，X 线摄片见左胫骨中远段粉碎性骨折合并部分骨缺损，拆除 VAC 后见左小腿中段前侧及后侧皮肤软组织缺损 21 cm×17 cm，部分胫骨外露，清理胫骨骨折端后见 11 cm 骨缺损（图 22.4A~D）。给予行植皮后采用外固定支架同时迁移胫骨及周围软组织。延长 4 个月后，胫前皮肤到达远端皮肤处。外固定支架拆除 1 年后，X 线片显示断端愈合良好，牵张成骨部分重塑增粗（图 22.4E~J）。

上述三种修复复合组织缺损的方案各有优缺点（表 22.3），而选择的依据取决于缺损部位、外观、骨与皮肤缺损的位置关系、周围软组织的条件以及患者的要求等。需要注意的是，随着外固定支架固定周期的延长，其并发症发生的概率也相应增加。如果选择复合组织一期移植，需要严格评估创面的条件以及周围受区的血管，当周围创面条件不佳或存在感染危险因素时，应该增加清创手术的次数来保证显微手术的存活率。

表 22.3　复合组织缺损修复方案比较

修复方案	技术要求	成功率	供区损伤	治疗周期	康复周期	并发症率
显微外科一期修复	+++	+	+++	+	+	++
Ilizarov 结合显微外科分期修复	++	++	++	++	++	+
Ilizarov 技术同时延长骨与软组织修复	+	+++	-	++	++	++

四、典型病例讨论及分析

■ 病例五

患者 45 岁男性，工人，已婚，10 年吸烟史。因外伤致左小腿胫腓骨开放性骨折，伤后 4 小时送至当地医院就诊，急诊行清创骨折外固定治疗

联合负压吸引覆盖创面。术后第 5 天打开负压吸引后发现局部软组织感染，遂转院至我院继续治疗。入院查体：患者左小腿外固定支架固定中，小腿中段前侧皮肤软组织缺损，面积约 10 cm×7 cm，下方软组织部分坏死伴渗出，可见胫骨外露。X 线摄片提示左胫腓骨骨折术后，胫骨缺损 7 cm（图 22.5）。

1. 修复方案

（1）面临问题：

• 一期修复还是分期修复？

• 选择何种方法修复软组织缺损和骨缺损？

（2）制定方案：该患者同时存在骨缺损以及软组织缺损合并感染的情况，因此如果切取不带血运的骨瓣移植，其愈合能力较差，容易造成骨瓣坏死等并发症。该患者需要同时重建骨缺损周围软组织条件，从而增加骨瓣的成活率。

为了增加局部的抗感染能力，笔者考虑采用复合组织移植同时修复骨缺损和软组织缺损，不仅增加骨瓣的存活能力，同时切取血运丰富的软组织覆盖创面，可以达到抗感染以及促进移植物存活的效果。

选择供区时，考虑到胫骨为承重骨，且骨缺损长度较长，因此考虑切取小腿外侧皮瓣 - 腓骨瓣复合组织移植的方法进行修复。

2. 手术步骤

患者行硬膜下麻醉并取仰卧位。患肢给予充气式止血带，首先对创面进行彻底清创，切除创面周围 0.5 cm 皮缘。清创后给予双氧水、碘伏及生理盐水冲洗创面。

设计对侧腓骨骨皮瓣，腓骨骨瓣设计位于腓骨头下 5 cm，切取长度为 12 cm；皮瓣位于小腿外侧，面积为 12 cm×8 cm，皮瓣以腓骨体表投影作为轴线。切取时沿皮瓣前缘切开皮肤及皮下组织，从腓骨肌后侧与比目鱼肌前侧之间的外侧肌间隔分离腓动脉穿支并予以保护，从腓骨上下两端截骨后向外侧逐步翻转，分离胫后肌和踇长伸肌，暴露骨间

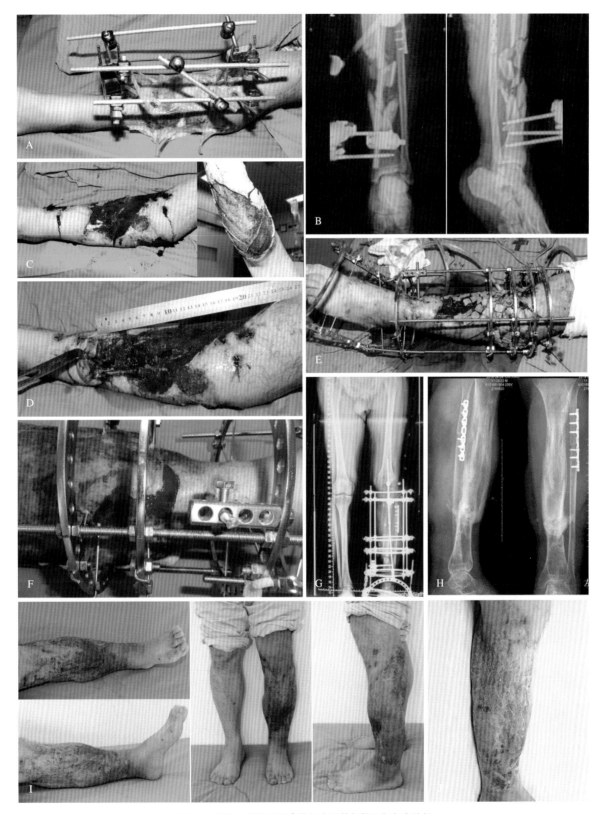

图 22.4　植皮 + 截骨延长术修复小腿骨与软组织复合缺损。

A. 术前外观；B. 术前 X 线片；C. 清创后见小腿前内侧及后侧皮肤缺损，肉芽生长良好；D. 清创后见约 11 cm 的骨缺损；E. 邮票植皮同时安装环形支架进行截骨，术后调整支架同时对近端胫骨及胫前皮肤软组织进行迁移；F. 延长 4 个月后，胫前皮肤到达远端皮肤处；G. 延长术后 4 个月 X 线片；H、I. 外固定支架拆除 1 年后 X 线片和外观；J. 术后 18 个月外观

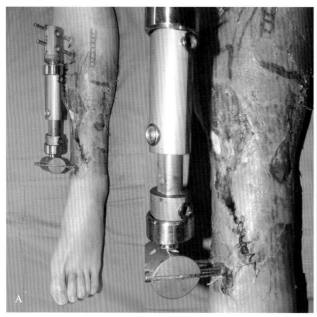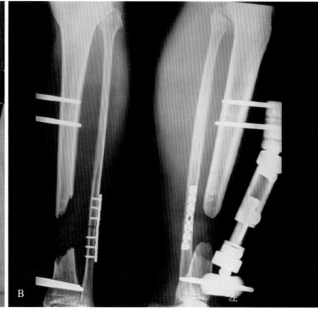

图 22.5　左小腿胫腓骨开放性骨折致皮肤软组织、骨缺损。

A. 患肢外观；B. X 线摄片见胫骨缺损

膜，切开后暴露腓动脉静脉血管束，向近端游离部分血管蒂后予以两端结扎切断。将复合组织瓣取下后移植到受区，将腓动静脉和受区胫前动静脉相互吻合，腓骨瓣插入胫骨缺损两端，螺钉固定，并使用外固定支架加压（图 22.6A、B）。

患者术后皮瓣存活，6 周开始部分负重，术后 3 个月开始完全负重，术后 2 年随访皮瓣完全存活，外观满意，腓骨逐步增粗塑性（图 22.6C、D）。

■ 病例六

患者 40 岁女性，公司职员，已婚，无吸烟史。因车祸导致左小腿开放性骨折，外院行清创外固定支架固定手术。术后 5 天出现严重伤口感染，后小腿远端前侧及内侧皮肤逐步坏死，胫骨远端骨坏死，转入我院治疗。门诊查体见：左小腿前侧及内侧大部分皮肤坏死，渗出较多，胫骨远端部分外露，外露骨段血供较差（图 22.7）。

1. 修复方案

（1）面临问题：

● 一期修复还是分期修复？

● 选择何种方法修复软组织缺损和骨缺损？

（2）制定方案：该患者远端胫骨外露部分血供较差，愈合能力较差，需要一期清除坏死的骨段，因此该患者实际为小腿远端的复合组织缺损伤，且软组织缺损和骨缺损在同一平面高度，骨缺损长度超过 5 cm。3 种小腿复合组织缺损修复方案中较为理想的修复方案为复合组织移植。但该患者拒绝取对侧腓骨进行移植，因此修复方案更改为一期局部转移皮瓣联合胫骨近端截骨迁移术。

2. 手术步骤

患者行硬膜下麻醉并取仰卧位。患肢给予充气式止血带，首先对创面进行彻底清创，切除创面周围 0.5 cm 皮缘。清创后给予双氧水、碘伏及生理盐水冲洗创面（图 22.8A、B）。

由于胫骨力线位置较好，因此在清除坏死骨段和截骨前先安装外固定支架，安装完成后进行清创和截骨（图 22.8C~E）。清创后按照创面大小设计 14 cm × 7 cm 腓动脉穿支蒂腓肠神经营养血管皮瓣覆盖胫前骨外露部分，小腿内侧肉芽组织面给予中厚皮植皮覆盖（图 22.8F）。

术后对截骨端进行加压，术后 2 周皮瓣完全存

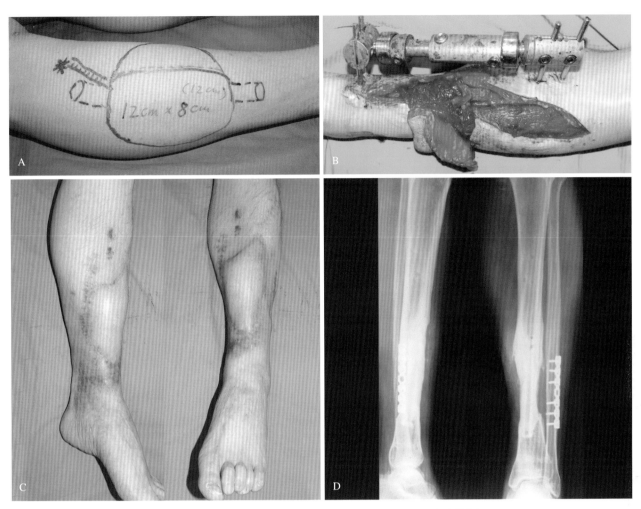

图 22.6 腓骨骨皮瓣修复左小腿胫腓骨开放性骨折致皮肤软组织和骨缺损。

A. 设计对侧腓骨骨皮瓣；B. 腓骨复合组织瓣切取后转移至受区；C、D. 术后 2 年外观满意，腓骨逐步增粗塑性

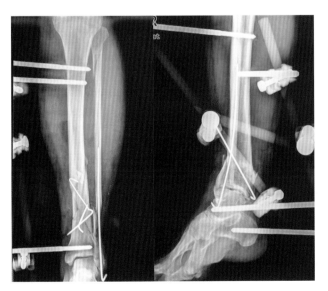

图 22.7 左小腿开放性骨折外固定支架术后 X 线片。

活后开始向远端迁移，迁移速度为 0.25 mm/ 次 ×4 次 / 日。术后 3 个月牵张到位后维持固定等待新生骨矿化（图 22.8G~J）。

术后 23 个月，新生骨段矿化完全，对合端骨不连，对远端断端行对合端清理 + 植骨内固定术。断端清理植骨术后 1 年复查，断端完全愈合，下肢力线长度恢复（图 22.9）。

■ 病例七

患儿 10 岁女孩，右足汽车碾压伤 1 个月。因车祸致右足胫侧软组织缺损伴第一、二跖骨近段缺损，第一楔骨缺失，外院曾行清创术。伤后 1 月余入我院。入院体检：右足背侧、胫侧软组织缺损 12 cm×5 cm，创面肉芽形成。X 线片示：右足第 1、

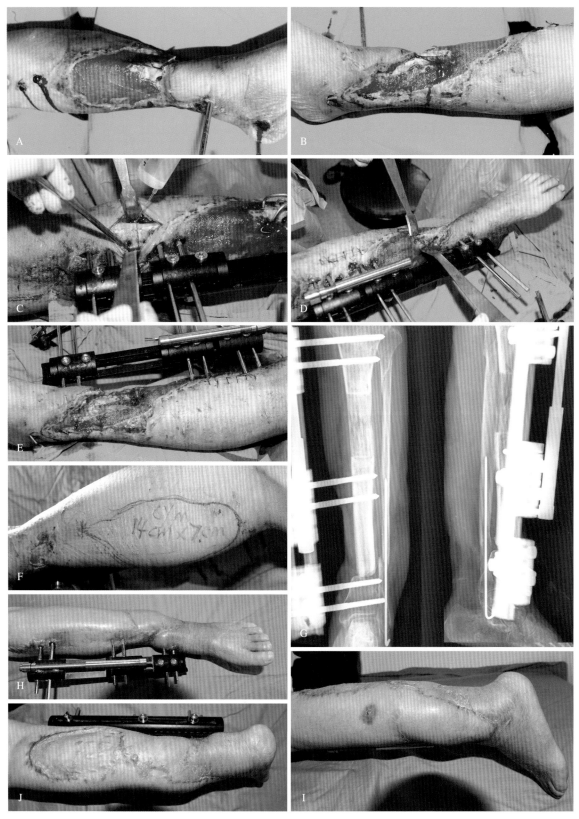

图 22.8 腓动脉穿支蒂腓肠神经营养血管皮瓣覆盖胫前骨外露。

A、B. 清创 VSD 术后创面外观；C. 截骨平面；D. 支架安装完成后进行清创和截骨；E. 清除坏死骨段；F. 设计腓肠神经营养血管
皮瓣覆盖创面；G. 术后 3 个月，新生骨部分矿化；H~J. 皮瓣外观

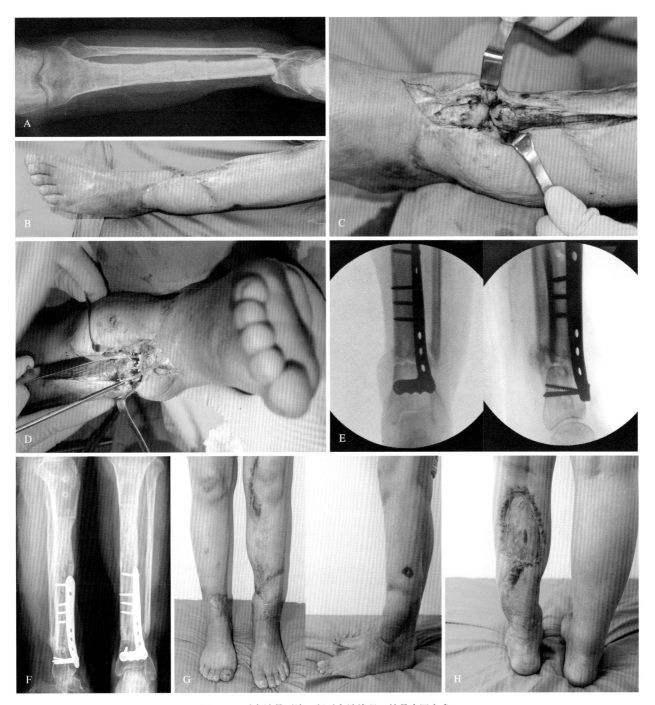

图 22.9　对合端骨不连，行对合端清理 + 植骨内固定术。

A、B. 前次手术后 23 个月，对合端骨不连 X 线片和外观；C. 显露对合端；D. 行对合端清理 + 植骨内固定术；E. 术中 C
臂机透视；F~H. 术后 1 年 X 线片示对合端愈合，外观及站立功能良好

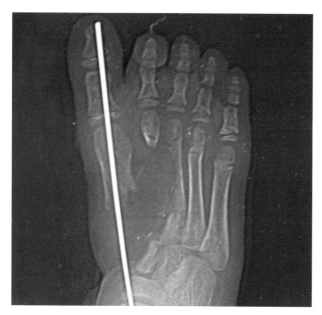

图 22.10　右足碾压伤后 1 个月 X 线片。

2 跖骨近侧 2/3 及第 1 楔骨缺失，第 1、2 跖骨向近端移位（图 22.10）。

1. 修复方案

足部外伤而致跖骨，特别是第一跖骨的缺损，往往导致下肢各骨应力的增加，造成足的功能严重受损，有的甚至完全丧失功能。一般成年人足部骨缺损，可用骨瓣（髂骨、肩胛骨、腓骨等）移植方法进行修复，根据缺损的平面临床选择较多的是髂骨或腓骨（包括腓骨头）作为供骨进行移植。但是，伴有跖骨骨骺缺失的儿童跖骨缺损，其修复方案与成年人不同，除了要修复缺损骨骼外，还要考虑修复后骨骼的发育问题，这就意味着植入骨骼需要带血运又要有使骨能够继续生长的骨骺。儿童病例中，由于腓骨头有独立的血管蒂（膝下外侧动静脉）可供吻合，又有骨骺可以切取，完全符合移植要求，在供体中为首选。

腓骨位于胫骨外侧，不参加膝关节的组成，没有支持体重的作用，其上 3/4 段只要作为肌肉附着处，取作供骨后，对小腿的负重功能不会产生影响，其下 1/4 与胫骨远端组成踝关节，为保持踝关节的稳定性，应予保留，不能切取。切取腓骨头后，必须将附着在腓骨头上的股二头肌肌腱、膝关节外侧副韧带用肌腱缝线缝合在胫骨外侧或临近的致密结缔组织上。本病例术后随访，膝关节稳定，膝关节应力位 X 线片显示膝关节间隙无异常改变。

2. 手术步骤

患儿入院后先行右足清创和游离背阔肌肌皮瓣移植，皮瓣面积 15 cm×6 cm，术中右小腿胫前动静脉与背阔肌肌皮瓣的胸背动静脉吻合，术后皮瓣存活良好。

皮瓣术后 2 个月行带血管游离腓骨头（带骨骺）移植修复第 1 跖骨。术中取右侧腓骨头 5 cm，以克氏针于第 1 跖骨远端固定，腓骨头上的膝下外侧动静脉与右足底动静脉吻合，右股二头肌腱与外侧副韧带在腓骨头部位切断，缝于胫骨平台外侧的骨膜及韧带上，石膏托固定右膝微屈踝关节中立位。术后随访 3 年，外观和行走功能满意（图 22.11）。

五、结论

本章介绍了 3 种临床上使用较广泛的复合组织瓣，在实际的临床实践中，可以根据受区的需要以及患者的具体要求选择不同供区的复合组织瓣移植修复。例如在手背复合组织缺损的病例中，可以切取携带阔筋膜组织的股前外侧-阔筋膜复合组织瓣，一期修复患者的伸肌腱以及皮肤软组织等。复合组织瓣的主要优点包括：①一期修复多种组织缺损，减少手术次数；②嵌合皮瓣通过吻合一个血管蒂同时供养多个组织结构，操作简便；③一期修复减少了患者康复周期，患者早期功能较好。但是在切取复合组织瓣时，需要考虑对患者的供区损伤以及供区的并发症等情况。

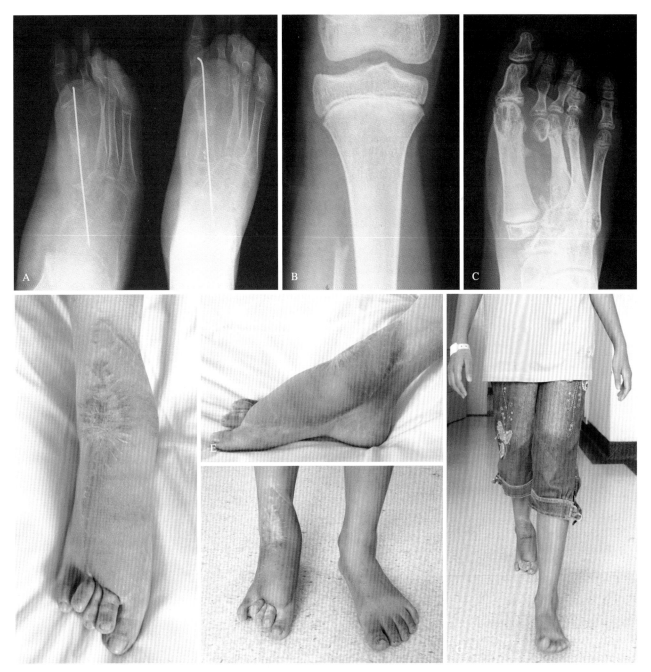

图 22.11　A. 术后 X 线片；B. 术后膝关节张力位 X 线片；C~E. 术后 3 年 X 线片和外观；F、G. 术后 3 年站立功能和行走功能

（柴益民　刘　坤）

参考文献

［1］ Levin L S. New development in flap techniques[J]. J Am Acad Orthop Surg, 2006, 14(10 spec No): S90-S93.

［2］ Levin L S. The reconstructive ladder. An orthoplastic approach[J]. Orthop Clin North Am, 1993, 24:393–409.

［3］ Erdmann D, Bergquist G E, Levin L S. Ipsilateral free fibular transfer for reconstruction of a segmental femoral-shaft defect[J]. Br J Plast Surg, 2002, 55:675–677.

［4］ Erdmann D, Giessler G A, Bergquist G E, et al. Free fibular transfer. Analysis of 76 consecutive microsurgical procedures and review of literature [J]. Chirurg, 2004, 75:799–809.

［5］ Levin L S. Orthoplastic reconstruction of the arms and legs[M]// Siemienow M Z. Tissue Suegery (New Techniques in Surgery Series). New York: Springer, 2006.

［6］ Ward W G, Yang R S, Eckardt J J. Endoprosthetic bone reconstruction following malignant tumor resection in skeletally immature patients[J]. Orthop Clin North Am, 1996, 27:493–502.

[7] Harii K. Microvascular free flaps for skin coverage, indications and selections of donor sites[J]. Clin Plast Surg, 1983, 10:37–54.

[8] Harii K, Iwaya T, Kawaguchi N. Combination myocutaneous flap and microvascular free fl ap [J]. Plast Reconstr Surg, 1981, 68:700 – 710.

[9] Hallock G G. Direct and indirect perforator fl aps: the history and the controversy[J]. Plast Reconstr Surg, 2003, 111:855–866.

[10] Nassif T M, Vidal L, Bovet J L, et al. The parascapular flap: a new cutaneous microsurgical free flap[J]. Plast Reconstr Surg, 1982, 69: 591–600.

[11] Hallock G G. Simultaneous transposition of anterior thigh muscle and fascia flaps: an introduction to the chimera flap principle[J]. Ann Plast Surg, 1991, 27:126–131.

[12] Huang W C, Chen H C, Wei F C, et al. Chimeric flap in clinical use[J]. Clin Plast Surg, 2003, 30:457–467.

[13] Tsai F C, Yang J Y, Mardini S, et al. Free split-cutaneous perforator flaps procured using a three-dimensional harvest technique for the reconstruction of postburn contracture defects[J]. Plast Reconstr Surg, 2004, 113:185–193.

[14] Huang W C, Chen H C, Jain V, et al. Reconstruction of through-and-through cheek defects involving the oral commissure, using chimeric flaps from the thigh lateral femoral circumflex system[J]. Plast Reconstr Surg, 2002, 109:433–441.

[15] Koshima I, Yamamoto H, Hosoda M, et al. Free combined composite flaps using the lateral circumflex femoral system for repair of massive defects of the head and neck regions: an introduction to the chimeric flap principle[J]. Plast Reconstr Surg, 1993, 92:411–427.

[16] Richards M A, Poole M D, Godfrey A M. The serratus anterior/rib composite flap for mandibular reconstruction[J]. Br J Plast Surg, 1985, 38:464–470.

[17] Moscona R A, Ulhmann Y, Hirshowitz B. Free composite serratus anterior muscle-rib flap for reconstruction of the severely damaged foot[J]. Ann Plast Surg, 1988, 20:165–171.

[18] Hui K C, Zhang F, Lineaweaver W C, et al. Serratus anterior-rib composite flap: anatomic studies and clinical application to hand reconstruction[J]. Ann Plast Surg, 1999, 42:130–136.

[19] Malizos K N, Nunley J A, Goldner R D, et al. Free vascularized fibula in traumatic long bone defects and in limb salvaging following tumor

resection:comparative study[J]. Microsurgery, 1991, 14:368–375.

[20] Yazar S, Lin C H, Wei F C. One-stage reconstruction of composite bone and soft tissue defects in traumatic lower extremities[J]. Plast Reconstr Surg, 2004, 114:1455–1466.

[21] Lin C H, Wei P C, Levin S, et al. Free composite serratus anterior and rib flaps for tibial composite bone and soft-tissue defect[J]. Plast Reconstr Surg, 1997, 99:1654–1658.

[22] Rowsell A R, Davies D M, Eisenberg N, et al. The anatomy of the subscapular thoracodorsal arterial system: study of 100 cadaver dissections[J]. Br J Plast Surg, 1984, 37:572–581.

[23] Goldberg J A, Lineaweaver W C, Buncke H J. An aberrant independent origin of the serratus anterior pedicle[J]. Ann Plast Surg, 1990, 25:485–492.

[24] Bruck J C, Bier J, Kistler D. The serratus anterior osteocutaneous free flap[J]. J Reconstr Microsurg, 1990, 6:206–213.

[25] Taylor G I, Townsend P, Corlett R J. Superiority of the deep circumflex iliac vessels as the supply for free groin flaps: experimental work[J]. Plast Reconstr Surg, 1979, 64:562–593.

[26] Taylor G I, Townsend P, Corlett RJ. Superiority of the deep circumflex iliac vessels as the supply for free groin flaps: clinical work[J]. Plast Reconstr Surg, 1979. 64:742–754.

[27] Manchester W M. Some technical improvements in the reconstruction of the mandible and temporomandibular joint[J]. Plast Reconstr Surg, 1972, 50:245–255.

[28] Baek S, Lawson W, Biller H F. An analysis of 133 pectoralis major myocutaneous flaps[J]. Plast Reconstr Surg, 1982, 69:456–462.

[29] Soutar D S, Scheker L R, Tanner N S B, et al. The radial forearm flap: a versatile method for intraoral reconstruction[J]. Br J Plast Surg, 1983, 36:1–11.

[30] Lee H B, Tark K C, Kang S Y, et al. Reconstruction of composite metacarpal defects using a fibula free flap[J]. Plast Reconstr Surg, 2000, 104:1444–1455.

[31] Lin C H, Wei F C, Rodriguez E D, et al. Functional reconstruction of traumatic composite metacarpal defects with fibular osteoseptocutaneous free flap[J]. Plast Reconstr Surg, 2005, 116:602–616.

[32] Wang C Y, Chai Y M, Wen G, et al. One-stage reconstruction of composite extremity defects with a sural neurocutaneous flap and a vascularized fibular flap: a novel chimeric flap based on the peroneal artery[J]. Plast Reconstr Surg, 2013, 132(3):428e–437e.

第二十三章
残肢皮瓣的设计及应用

由创伤、肿瘤切除等造成的肢体大面积、复杂缺损需要修复重建医生在全面完整的术前评估基础上建立合适的重建方案，其中移植物的选择以及供区损伤是最为主要的考虑因素。无论是肢体大面积的缺损，还是小面积（如手部或前足的范围）的软组织缺损，都同样需要上述的重建方案建立过程来获得良好的功能结果。近年来，"残肢修复"（spare parts），即使用离断的肢体部分或失活的组织进行修复，受到了越来越多的重视。由于残肢修复的策略将供区损伤达到了最小化，因此成为许多急诊修复的首选方案。残肢皮瓣（fillet flap）是指在离断的肢体上切取所需要的组织成分，同时携带供养该组织的血管蒂，通过吻合血管或带蒂转移使其重新恢复血供并达到覆盖肢体残端的目的。许多医生会认为残肢皮瓣就是指在离断废弃的肢体上切取皮瓣，而事实上残肢皮瓣的范围不仅包括离断肢体所切取的游离皮瓣，还包括了在需要进行清创的组织上切取有活力的组织进行带蒂转移的皮瓣设计。

尽管现今的显微外科技术，骨迁移技术的飞速发展使得肢体外伤或肿瘤切除后的保肢率获得显著的提升。但是在有些情况下，当肢体创伤、反复感染、恶性肿瘤等疾病危及生命时，优先挽救生命比保留肢体要重要得多。但是激进的清创截肢手术会使患者完全丧失肢体的功能，影响以后的生活自理能力以及工作能力，此时就需要修复重建医生从最大限度保留患者肢体功能出发，寻找合适的治疗方案。残肢皮瓣最早是在肿瘤切除或复发性压疮患者身上经常使用的重建方法。在这些病例中，残肢皮瓣通常作为复杂重建手术，如复合游离组织瓣、多个游离联合游离皮瓣等的备选方案，或是作为重建手术失败后的补救方案来设计的。当可以选择的重建方式不多时，才会考虑使用残肢皮瓣来修复组织缺损，但是上述这些情况在临床上比较少见，因此关于残肢皮瓣的报道也不多见。

一、残肢皮瓣的分类

Kuntscher 等是最早将残肢皮瓣进行分类的学者，他根据残肢皮瓣的部位和转移方式将其分为三类（表 23.1）。

表 23.1　残肢皮瓣的分类

亚型	A 型	B 型	C 型
1 型	手指或足趾带蒂残肢皮瓣（通过蒂部组织和近端或远端连接）	四肢部位带蒂残肢皮瓣	躯体部位带蒂残肢皮瓣
2 型	手指或足趾岛状残肢皮瓣（通过神经血管束与近端组织相连）	四肢部位岛状残肢皮瓣	躯体部位岛状残肢皮瓣
3 型	手指或足趾游离残肢皮瓣（需要吻合血管进行重建）	四肢部位游离残肢皮瓣	躯体部位残肢皮瓣

Kuntscher 首先将残肢部位的供区分为三个类别，分别为手指及足趾、四肢、躯体，随后根据残肢皮瓣

的切取或转移方式将每个类别进一步分为三个亚型，即带蒂转移、岛状转移、游离移植。Kuntscher 认为，尽管很多前臂或者手部的局部转移皮瓣可以用于覆盖手部各种面积的皮肤软组织缺损，但随着人们对供区损伤的问题逐步重视，使得很多局部转移皮瓣或者游离移植皮瓣在临床上遭到患者的拒绝，而残肢皮瓣的应用不仅可以减少手术时间，还可以完全减少供区损伤的发生。在很多病例中，Kuntscher 发现手指的残肢皮瓣可以作为感觉皮瓣覆盖残端，大大提高了患指的功能康复。从患者角度来看，不仅避免了供区损伤造成的困扰，由于使用最为相似的皮肤组织进行移植，最后获得的外观效果也非常满意。

下肢的残肢皮瓣常常作为延长肢体残端长度的修复方法。而下肢的长度，由于与患者佩戴假肢后行走的能量消耗密切相关（图 23.1），是下肢截肢手术中最为重要的考虑因素。另一方面，足底皮肤作为特殊的皮肤组织，不仅具有良好的抗压能力，还具有优秀的耐磨性，保留胫后神经进行带蒂转移可以使残端获得早期感觉恢复，从而帮助患者进行早期的负重锻炼、在步态训练中获得更好的本体感觉反馈、并减少假肢佩戴相关并发症（溃疡、神经瘤和疼痛）的发生。

游离残肢组织瓣可以从任何创伤性截肢的、废弃的或无功能的肢体上获得。游离残肢组织瓣一般在创伤性截肢伤中使用较多，当保肢存在较大禁忌证时，可以用残肢皮瓣来覆盖残端缺损并保留一定的肢体长度。而在肿瘤切除的患者中，当瘤体位于肢体近端时往往需要将整个肢体进行截肢，如果考虑使用残肢皮瓣修复时，可以将肢体远端无肿瘤侵犯的组织作为供区，切取残肢皮瓣用于覆盖近端残端缺损，不仅减少了供区损伤，还可以允许第二组

手术人员同时手术，不仅减少手术时间，还减少了术中出血量。

Kuntscher 分类中的 C 型残肢组织瓣，是指从无功能但相对完整的供区进行切取。在大多数情况下，肢体或躯干部位的软组织缺损可以通过多种修复方式进行重建，近年来许多文献报道多种游离组织瓣或嵌合皮瓣的修复范围及面积越来越广泛，但是临床上仍有一些难治性创面，在多种修复方法都无法覆盖创面，或者发生并发症造成创面面积不断扩大的情况下，可以考虑通过残肢皮瓣来修复创面。在这里，残肢皮瓣中的"残肢"概念不再是创伤性截肢或者肿瘤切除的肢体，而是无功能的肢体（nonfunctional limb）。例如下肢长期截瘫等患者，在无功能的肢体部位切取所需的组织（如足底负重区域组织）进行覆盖，可以扩大供区的选择范围，但是不对患者的生活自理能力造成额外影响。

二、截肢平面的选择和残肢皮瓣的使用原则

尽管对于下肢各个水平的创伤性截肢都有相互应对的重建方案，但是从患者的角度出发，膝下截肢（below-knee amputation）是功能结局最好的截肢方式。因此，作为修复外科医生，应该尽一切可能帮助患者保留膝关节功能。但在实际的临床工作中，保膝手术往往是一个较大的工程，随之而来会产生一系列的并发症。然而，保留膝关节相比较膝上截肢（above-knee amputation），对患者佩戴假肢后所需要消耗的能量来说是一个巨大的优势，一个低位膝下截肢的患者（残端距胫骨结节 > 6 cm）在佩戴假肢后，与正常人相比仅多消耗 10% 的能量；一个高位膝下截肢的患者（残端距胫骨结节 < 6 cm）在佩戴假肢后，比正常人多消耗 40% 的能量；一个膝上截肢的患者在佩戴假肢后，将比正常人多消耗 65% 的能量。这些数据从侧面强调了通过软组织和骨重建保留膝下截肢及残端长度的重要性。

膝上截肢有时也需要通过软组织重建进行保留，在临床上遇到较多的情况是开放性的创面，由

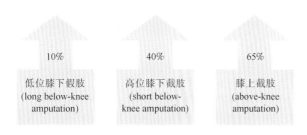

10%	40%	65%
低位膝下假肢 (long below-knee amputation)	高位膝下截肢 (short below- knee amputation)	膝上截肢 (above-knee amputation)

图 23.1 下肢的长度与佩戴假肢行走的能量消耗密切相关。

于膝上截肢对于功能重建的要求较低，因此软组织重建的选择范围相对较广。当膝上截肢也无法实施时，则需要考虑髋关节离断（hip disarticulation），甚至是半骨盆离断术（hemi-pelvectomy），这些手术对于患者的肢体平衡性将造成巨大的影响，因此也需要更多的能量消耗来获得行走的能力。所以，哪怕遇到膝上截肢的平面无法佩戴假肢的情况，也需要尽一切可能保留膝上截肢的平面，而避免行髋关节离断术，甚至半骨盆离断术。

在进行残端的软组织重建时，同样需要考虑传统的重建原则，但是需要注意的是，由于残端周围的血供较正常组织差，因此重建阶梯中较简单的重建方式可能无法满足残端的重建要求，并且供区的选择需要满足血供丰富以及耐磨等要求。有些情况下，可以请血管外科的医生进行会诊，能否通过介入治疗的方法来增加局部的血供基础，以增加残端软组织愈合的能力。

在选择残肢皮瓣作为修复方案前，需要对采取的方案以及备选方案进行"性价比（cost-benefit）"分析，并与患者进行充分的沟通。例如对于小腿近端创伤性截肢的患者，当存在再植禁忌证时，首先需要告知患者再植手术的风险；在与患者讨论截肢平面的问题时，可以向患者提出残肢皮瓣的治疗方案，同时告诉患者其他备选方案，由患者根据自身的要求来选择合适的治疗方式。

离断的手指及足底是残肢皮瓣最为常见的供区选择，在设计手指部位的残肢皮瓣时，首选需要判断残肢皮瓣的血运，在确保残肢皮瓣血运的情况下，再考虑其修复范围。此外，还要考虑尽量保留指固有神经来重建受区的感觉。

设计足底皮肤的残肢皮瓣时，应该以胫后神经血管束作为血管蒂进行切取，因此如果患者合并足底皮肤脱套伤时，则无法使用足底皮肤的残肢皮瓣。此外，如果计划行膝下截肢但残端胫骨长度不够时，可以将足底皮肤联合跟骨进行复合移植，将跟骨固定于胫骨残端从而增加残端长度。在有些情况下，将胫后神经血管束保留切取带蒂足底残肢皮瓣时，往往会造成蒂部血管过长，如果将足底残肢

皮瓣转移至近端时，可能会造成蒂部扭转卡压，此时医生需要在皮瓣转移到近端后仔细判断残肢皮瓣的血运，如果蒂部卡压或扭转的情况不能避免时，则需要考虑切除过长的血管蒂，重新吻合血管重建残肢皮瓣血运。

除了手指和足底皮肤作为残肢皮瓣供区，文献报道还有使用股骨骨皮瓣的残肢皮瓣重建骨盆。Yamamoto 等首次报道了采用带血运的股骨骨皮残肢皮瓣来重建骨盆环，此外，他们还进行了相关的解剖学研究，发现股骨的血供来自股深动脉，其沿股骨粗线走行并从股骨中段进入骨髓腔。Campbell 等则认为股骨的营养动脉来自股浅动脉，并且将其作为血管蒂，切取大腿的残肢皮瓣及带蒂股骨骨瓣为半骨盆及骶骨切除术患者重建骨盆。

尽管残肢皮瓣从一定程度降低了手术的并发症率，但是直到现在，下肢游离残肢皮瓣仍由于较长的术中缺血时间而在技术上局限了其适用范围。为了减少术中的缺血时间，有学者提出了分期手术的方案，但是多次手术往往会对患者造成心理和生理的多重负担。因此目前往往采取两组手术人员共同手术的方法，以创伤性小腿离断为例，由一组手术人员准备离断肢体的残肢皮瓣，另一组人员处理受区创面，这样就可以大大减少皮瓣的热缺血时间。

在设计残肢皮瓣时，应尽量设计带蒂的转移形式，当带蒂残肢皮瓣修复范围有限，或因蒂部过长造成扭转卡压时，再考虑使用游离残肢皮瓣进行重建。尤其在急诊创伤修复时，对无法再植的肢体或患者存在禁忌证时，应该首选残肢皮瓣进行重建，当残肢皮瓣无法使用，或覆盖范围有限时，再考虑切取局部皮瓣或游离皮瓣进行修复（图 23.2）。

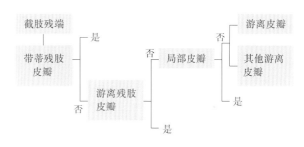

图 23.2　残肢皮瓣方式的选择。

三、注意事项和典型病例

（1）截肢残端与假肢的接触面积越大，其局部受到的平均压力越小。

（2）截肢残端的修复原则和足底负重区域类似，不仅需要抵抗纵向重力及横向剪切力，还需要恢复一定的保护性感觉从而减少溃疡的发生。

（3）残肢皮瓣是修复的首选方式，特别是远端足底部位的皮肤，如果完整的话应该首先考虑作为残肢皮瓣用于修复。

（4）残端的长度与佩戴假肢后步行的能量消耗呈正相关，残端肢体保留越长，消耗的能量越小。

■ 病例一

患者 29 岁男性，工人，未婚。因机器绞伤致右上臂完全离断，伤后 9 小时至我院急诊就诊。急诊查体：右上臂肌肉组织外露，残肢毁损（图 23.3）。

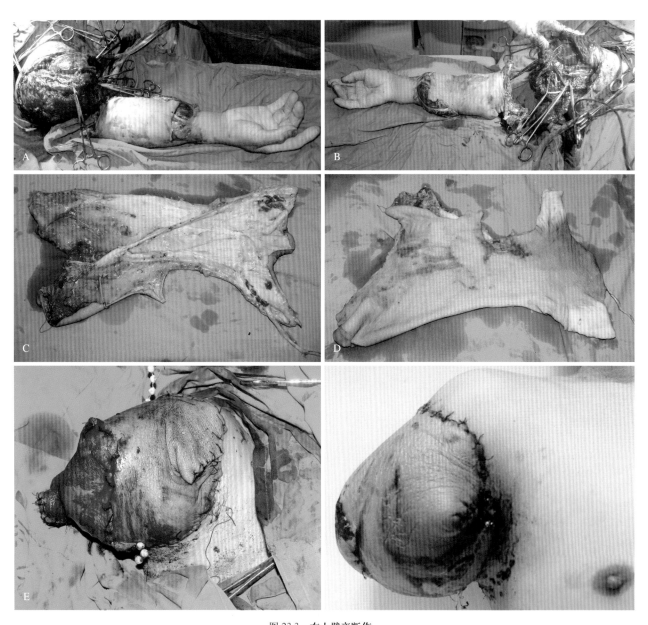

图 23.3 右上臂离断伤。
A、B. 离断部位近端及残肢外观（外侧和内侧）；C、D. 残肢剔骨成为残肢皮瓣（内面观和外面观）；
E. 残端植入抗生素链珠，残肢皮瓣覆盖残端；F. 术后 2 周外观

■病例二

患者 43 岁男性，工人，已婚。因机器绞伤致左前臂完全离断，伤后 3 小时至我院急诊就诊。急

诊查体：左前臂肌肉骨组织外露，残肢毁损，肌腱撕脱（图 23.4）。

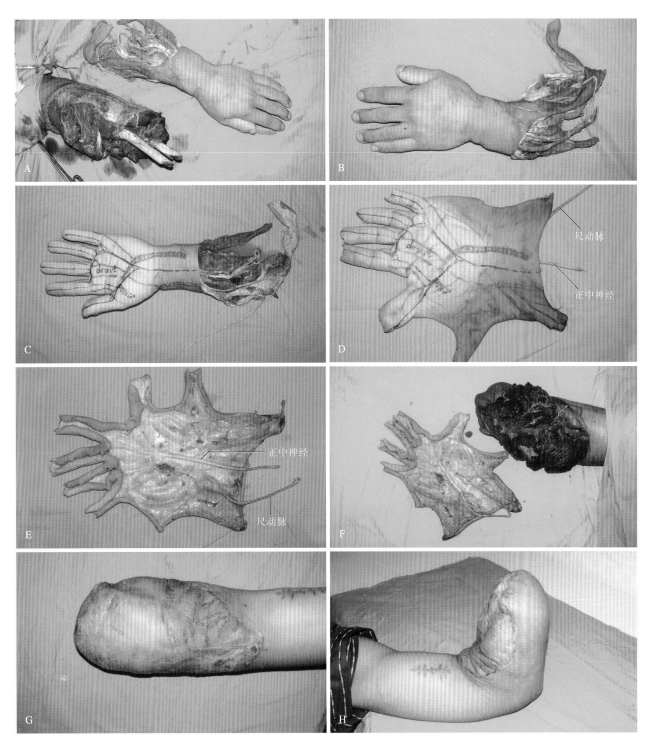

图 23.4　左前臂离断伤。
A. 离断部及残肢外观；B. 残肢外观；C. 残肢主要血管及切口示意图；D、E. 残肢皮瓣切取后外观；F. 残肢皮瓣及前臂清创后外观；G、H. 术后 2 年外观及功能

■病例三

患者 20 岁男性，工地工人，未婚。伤后 6 小时至我院急诊就诊。急诊查体：患者休克代偿期表现，心率较快，血压正常。右小腿高位完全离断，踝关节以下组织保存尚完整，家属无保肢意愿（图 23.5）。

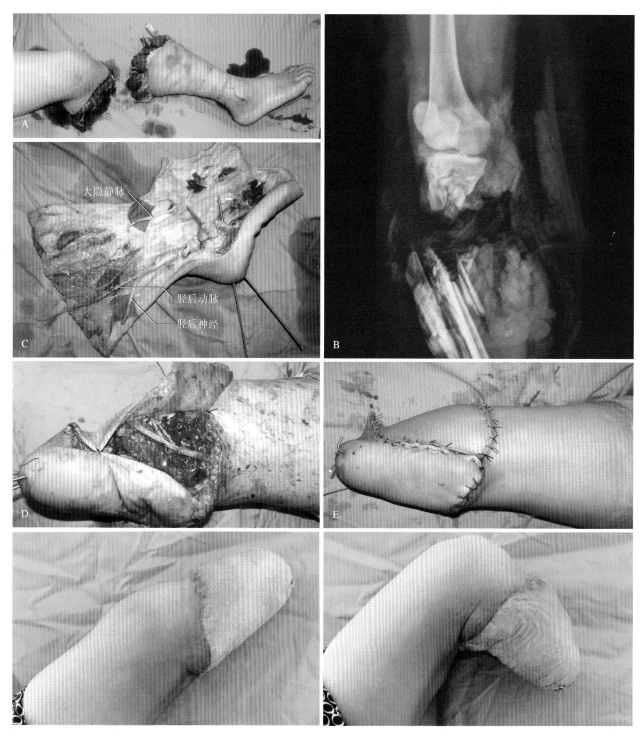

图 23.5　右下肢离断伤。

A. 伤肢外观；B. 右下肢及残肢 X 线片；C. 切取残肢皮瓣，保留胫后动静脉、胫神经、腓深神经；D. 克氏针固定跟骨与胫骨残端，吻合胫后动静脉、胫神经、腓深神经；E. 术后外观；F、G. 术后 1 年外观及功能

四、典型病例讨论及分析

病例四

患者 46 岁男性，工人，已婚。因车祸伤致右小腿近端完全离断，伤后 9 小时至我院急诊就诊。急诊查体：右小腿于膝下 4 cm 处完全离断，近端膝部周围皮肤软组织缺损，残端胫腓骨外露。X 线摄片：右小腿胫骨平台下 5 cm 处完全离断。

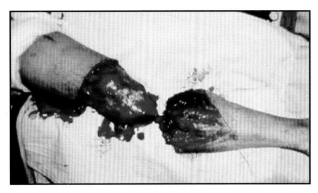

图 23.6　离断组织结构完整，足底皮肤区域保存完好，胫后神经血管束保留了足够长度。

1. 修复方案

（1）面临问题：

- 该患者能否再植？
- 如果患者无再植指征，如何选择截肢平面？
- 患者如何覆盖截肢残端？供区选择？
- 能否一期覆盖截肢残端？

（2）制定方案：对于该患者来说，由于缺血时间较长，且小腿近端再植后功能效果并不理想（肌肉坏死较多，功能重建困难），因此无再植指征。在选择截肢平面时，考虑到该患者膝关节骨性结构及周围韧带结构完整，因此应该尽量保留膝关节行膝下截肢。

此外，患者肢体近端膝关节周围软组织缺损严重，且胫骨残端长度较短，因此不仅需要对残端进行软组织覆盖，还需要重建残端的长度，可以选择的方法有两种：①复合组织移植；②软组织覆盖结合残端延长。该患者胫骨残端长度较短，如果选择骨延长，技术要求较高且风险较大，所以该病例更适合复合组织移植的修复方案。对于供区选择的问题，可以切取的复合组织瓣包括：腓骨 - 腓肠神经营养穿支皮瓣、肋骨 - 前锯肌复合组织瓣、背阔肌 - 肩胛骨复合组织瓣。此外，该患者的离断组织结构完整，尤其是足底皮肤区域保存完好，胫后神经血管束保留了足够的长度（图 23.6），因此可以尝试切取以胫后神经血管束为蒂的跟骨 - 足底皮肤复合组织瓣。

将足底的皮肤作为残肢皮瓣修复截肢残端的术式最早由 Jupiter 等在 1982 年提出，并在当时受到同行的一致认可，认为该术式是截肢残端功能保留

的首选方案。Younge 等在 1993 年报道了采用足跟 - 胫骨远端的带蒂残肢皮瓣来延长骨髓炎患者截肢残端的长度。Younge 通过保留小腿后侧的软组织以及胫骨远端 8 cm 骨段进行翻转，将远端胫骨部分的踝关节面去除软骨关节面，与近端胫骨部分的远端残端固定融合，通过远端的胫骨部分延长小腿截肢的残端。同时，通过小腿后侧及足跟的软组织重建残端周围软组织。通过保留小腿残端的长度，以及伸膝及屈膝装置的止点，使患者的小腿残端获得良好的屈伸活动，能够更方便、省力地佩戴假肢。

1998 年，Januszkiewicz 等在 *Plastic and Reconstructive Surgery* 上报道，在离断的肢体上切取跟骨 - 足底皮肤复合组织瓣以延长小腿截肢残端长度。Januszkiewicz 将之前报道的胫骨远端残肢皮瓣进行改良，将跟骨以及足跟和小腿后侧皮肤作为复合组织瓣的成分，最大皮瓣切取面积达 80 cm²，最长骨瓣长度 7~9 cm。除此之外，Januszkiewicz 还报道，将足底的皮肤用于覆盖截肢残端可以有效保护残端，抵抗佩戴假肢时产生的压力和横向剪切力，减少残端压迫性溃疡的发生。将胫后神经短缩吻合可以恢复足底皮肤的保护性感觉，在减少残端神经瘤发生率的同时也能减少溃疡的发生。

2. 手术步骤

该手术可以由两组医生同时进行，一组医生处理截肢残端，另一组医生处理截肢部分并切取残肢皮瓣。

患者行硬膜下麻醉并取仰卧位。患肢给予充气

式止血带，首先再次对残端进行清创，切除创面周围 0.5 cm 皮缘，清除坏死肌肉及筋膜组织，修整胫骨残端，清创后给予双氧水、碘伏及生理盐水冲洗创面。清创后探查残端胫后动静脉残端、胫后神经残端。

残肢皮瓣的设计主要包括以下三个部分。

（1）软组织部分：根据残端软组织缺损的情况以及残端需要延长部分的软组织需求进行设计，尽量保留足底以及胫后部分软组织，通常将足底的软组织用于覆盖截肢的残端。由于该患者存在膝关节周围皮肤脱套，因此笔者保留了小腿远端的软组织，用于修复残端脱套的皮肤。

（2）骨组织部分：需要根据截肢部分剩余的完整骨性结构以及残端剩余的长度来决定。该患者残端剩余的胫骨长度较短，仅保留至胫骨结节平面，因此在截肢部分笔者切取了远端胫骨部分约 8 cm 来延长残端的长度。

（3）血管神经蒂：为了恢复足底部分的感觉及血供，笔者保留了胫后动静脉及胫后神经作为残肢皮瓣的血管神经蒂，通过将其与残端的胫后动静脉及胫后神经相互吻合来重建残肢皮瓣的血运及感觉。

将残肢皮瓣从截肢部分完整切取后覆盖于残端肢体，首先将残肢皮瓣的胫骨部分与残端胫骨嵌插后用螺钉进行固定，随后吻合血管蒂及神经，观察残肢皮瓣血供恢复且回流通畅后将皮肤与残端周围皮肤相互缝合（图 23.7A、B）。术后 2 周，皮瓣完全存活，术后 3 周，患者开始被动膝关节功能锻炼，术后 6 周开始主动股四头肌功能锻炼。术后半年随访，患者膝关节活动范围达 0~90°，X 线摄片显示残端骨愈合良好（图 23.7C、D）。

3. 注意事项

（1）残肢皮瓣是残端修复的首选方案，由于其无供区损伤，所以在急诊需要修复截肢残端时应该首先考虑残肢皮瓣的方案。

（2）残肢皮瓣主要包括上肢和下肢两个部分，上肢的残肢皮瓣作用主要是保留手指的外观，而下肢的残肢皮瓣主要作用是保留关节及残端的长度，便于佩戴假肢。

（3）设计残肢皮瓣时，需要判断离断肢体的损伤程度，保留结构完整的组织用于切取皮瓣。

（4）选择残肢皮瓣的血管蒂时，需要考虑血管蒂的供养范围，当软组织损伤程度不明确时，可以在切取尽可能大面积的情况下吻合血管，观察残肢皮瓣的血供范围，再切取无血供的区域。

（5）小腿佩戴假肢的有效长度是胫骨结节以下 6~7 cm，且小腿佩戴假肢较大腿佩戴假肢所消耗的能量低 50% 以上。

■ **病例五**

患者 51 岁男性，工人，已婚。因车祸致左踝关节完全离断及右足毁损伤，伤后 10 小时来我

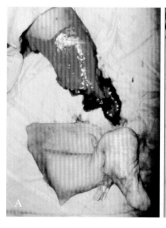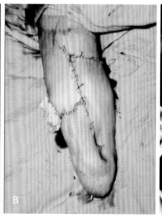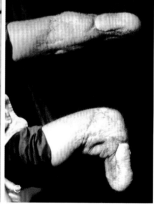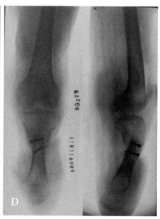

图 23.7　残肢皮瓣修复截肢残端。

A. 完整切取残肢皮瓣；B. 皮瓣与残端周围皮肤缝合后；C. 术后半年残肢外观和膝关节活动范围；D. 术后半年 X 片显示残端骨愈合良好

院急诊就诊。急诊查体：左踝离断部位结构较完整，左踝残端软组织毁损严重，伴皮肤撕脱。右足背及足底皮肤大面积缺损伴肌腱等组织外露，4、5 足趾创伤性离断，右踝关节皮肤缺损（图23.8）。

1. 修复方案

（1）面临问题：

* 该患者左踝关节能否再植？
* 右足能否保肢？
* 若右足选择保肢，如何覆盖软组织？
* 右足选择一期修复还是二期修复？

（2）制定方案：对于该患者来说，左足离断后热缺血时间较长（> 10 小时），且截肢残端毁损较重，MESS 评分为 10 分，保肢成功率较低，因此考虑行小腿膝下截肢术。

患者的右足足背及足底皮肤几乎完全缺损，但骨性结构较完整，如果考虑软组织重建需要行大面积的软组织移植术，势必会对供区造成较大的影响。另一方面，患者创面暴露面积较大，合并肌腱等软组织外露，如果不及时行软组织覆盖术，则肌腱坏死的风险则会大大提高。肌腱外露患者软组织覆盖的选择包括：①带蒂或游离组织瓣；②带蒂穿支组织瓣；③筋膜瓣或肌瓣。

对于合并肌腱外露的软组织进行覆盖时，不仅需要考虑选择血供丰富的供区进行移植，还需要考虑切取的软组织对肌腱滑动的影响达到最小化。植皮术由于其血供较差且与深部组织发生粘连可能性较大，因此不考虑作为合并肌腱外露软组织重建的方案。

因此，对于右足软组织缺损的重建需要考虑两个主要问题：①供区选择。由于足底皮肤脱套，因此需要考虑足底皮肤软组织的重建要求，需要满足耐压、耐摩擦以及保护性感觉重建的要求（详见第十六章）。②修复时机。肌腱的血运主要由腱鞘组织供养，而腱鞘的血运主要来自筋膜层，该患者由于在筋膜层发生脱套伤，因此对肌腱血供的影响较大，需要尽可能快速地重建肌腱周围软组织来恢复其血供。综合考虑上述两个方面，笔者的首选方案是从左足截肢部分切取残肢组织瓣进行移植，既可在无供区损伤的情况下获取大面积的软组织用于覆盖右足背及足底，且足底部分由同样的组织结构进行覆盖，可以最大限度恢复足底软组织的功能要求。

2. 手术步骤

该手术同样可以由两组医生同时进行，一组医生处理截肢残端，另一组医生处理截肢部分。患者取仰卧位，首先清洗伤口，用肥皂液清洗创面周围皮肤后用生理盐水反复冲洗创面，再用双氧水及碘伏水冲洗创面。由一组医生行左小腿截肢术（图23.9A）以及右足清创术，另一组医生行左足残肢皮瓣切取术（图 23.9B~I）。

进行右足清创时，需要切除污染的组织，以及

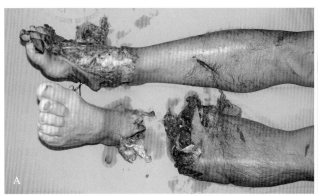
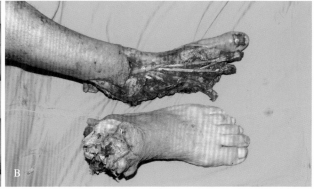

图 23.8　右踝关节远端顺行脱套伤，左小腿远端离断伤。
A.右足背及足底皮肤缺损；B.左踝关节完全离断

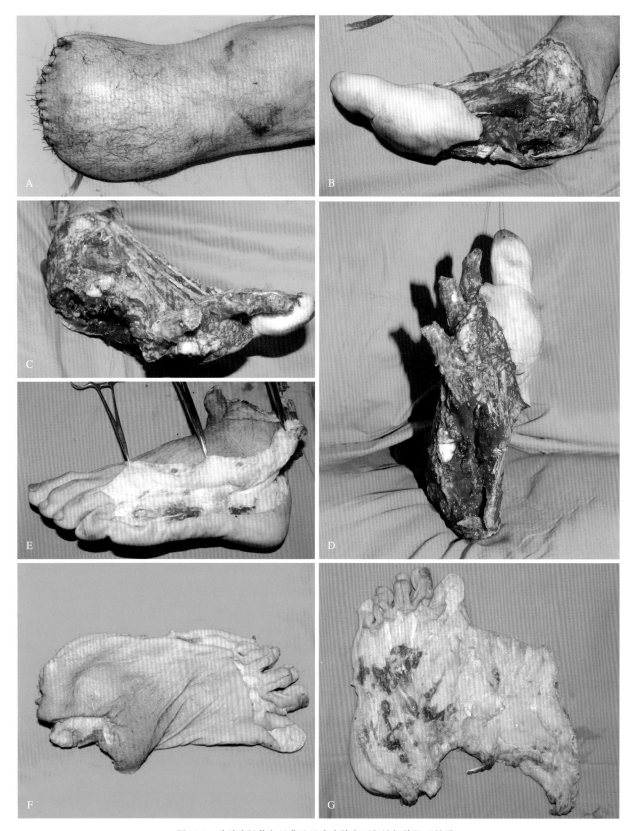

图 23.9　残肢皮瓣修复足背及足底皮肤大面积缺损伴肌腱外露。

A. 左小腿截肢；B. 右足清创术后外观（内侧）；C、D. 右足清创术后外观（外侧和足底）；E. 左足残肢从
外侧切口进入，切取剔骨皮瓣；F、G. 残肢皮瓣外观（外面和内面观）；

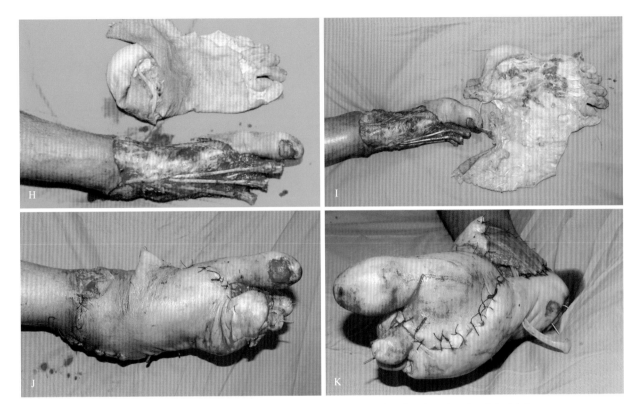

图 23.9　（续）H、I.残肢皮瓣切取后，转移至右足；J、K.残肢皮瓣术后外观（足背和足底）

挫伤较严重的肌腱及筋膜。清创完成后，再次用生理盐水、双氧水及碘伏冲洗创面。

切取残肢皮瓣时，保留全部足部的皮肤软组织，并以胫后动静脉为蒂切取皮瓣，残肢皮瓣保留了足背及足底的皮肤及皮下筋膜组织，剔除了截肢部分的肌腱、骨及骨膜组织。将皮瓣覆盖在右足足背及足底后，先用尼龙线将残肢皮瓣与左足剩余皮肤组织固定。随后处理蒂部的血管，将残肢皮瓣的胫后动静脉端与右足胫后动静脉分支相互吻合，将胫后神经的残端相互吻合。观察皮瓣所有皮缘部分血运无误后，将皮瓣与周围皮肤缝合，放置引流管（图 23.9J、K）。术后使用抗生素预防感染，同时给予抗凝及抗痉挛药物。

经过 7 天的观察，该患者皮瓣完全存活。术后 3 周患者开始部分负重。术后 5 周患者入院行皮瓣修整术，术后避免下地 1 周，随后开始完全负重。术后 3 个月随访，皮瓣完全存活，外观功能满意；术后 1 年患者随访，患肢外观及功能均较满意（图 23.10）。

3. 注意事项

（1）在切取大面积的残肢皮瓣时，尤其需要在吻合血管后检查血管蒂的供养范围，及时切除无血流灌注的区域。

（2）残肢皮瓣的原则是使用无法再植的肢体，或废弃的无功能的肢体，前提是无再植指征，因此对于该患者，应该先判断左足能否行再植术，当无再植适应证时再考虑从截肢部分切取残肢皮瓣。

（3）使用残肢皮瓣时，也需要考虑基本的修复原则，比如对于肌腱外露的创面以及特殊要求的创面，应该满足这些类型创面的修复要求。

■病例六

患者 46 岁男性，工人，已婚。因车祸致左下肢离断伤，伤后 8 小时来我院急诊就诊。急诊查体：左下肢在小腿近端离断，残端膝关节周围软组织及大腿软组织毁损严重，伴皮肤脱套至会阴，离断部分软组织毁损严重，足部结构尚完整（图 23.11A~C）。X 线摄片提示：左小腿离断、左股骨粗隆骨折（图 23.11D）。

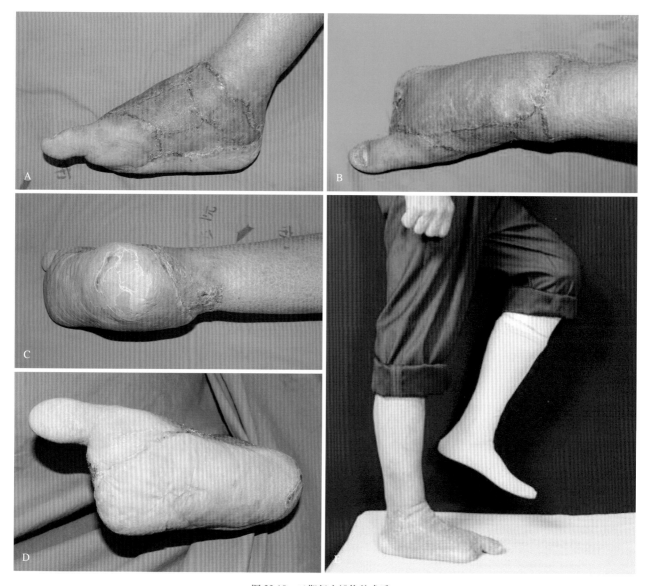

图 23.10 二期行皮瓣修整术后。

A~D. 术后 3 个月，足背及足底皮瓣完全存活，足底未见溃疡形成，浅感觉已完全恢复；E. 术后 1 年患肢站立功能

1. 修复方案

（1）面临问题：

• 该患者左下肢能否再植？

• 如果截肢，截肢平面如何选择？

• 粗隆骨折能否一期固定？

• 截肢残端软组织能否一期重建？

（2）制定方案：该患者截肢平面周围组织毁损严重，无再植指证，因此下一步目标就是决定该患者能否保留膝关节。可以从骨，软组织的角度来分析保留膝关节的可能性。

• 骨性结构

该患者膝关节的骨性结构尚完整，且膝关节周围韧带无明显缺损，因此从骨性结构分析具有保留膝关节的可能性。

• 软组织结构

该患者下肢软组织毁损严重，但是伸膝、屈膝的肌肉组织均存在。大腿部分脱套的皮肤可以通过植皮的方式进行重建。目前主要的问题在于残端的软组织覆盖，如果找到合适的残端软组织重建方式，该患者保留膝关节的可能性将大大提高。

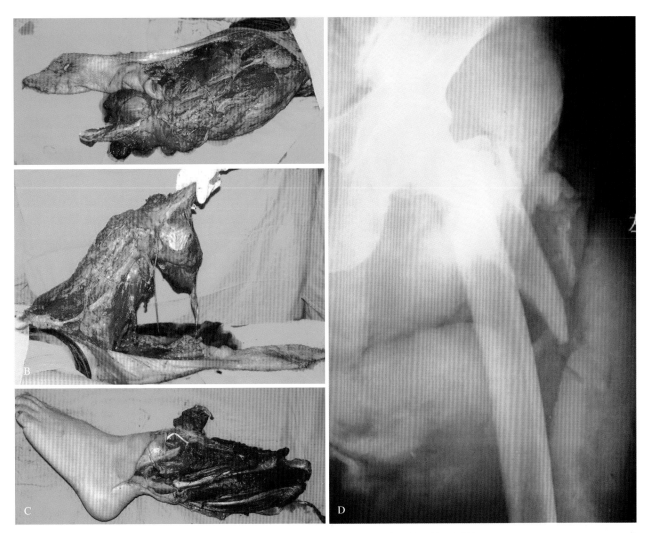

图 23.11 左小腿离断伤，左大腿毁损伤伴皮肤脱套，左股骨粗隆骨折。

A.左下肢在小腿近端离断；B.大腿软组织毁损严重，伴皮肤脱套至会阴；C.离断部分软组织毁损严重，
足部结构尚完整；D.X 线摄片示左小腿离断、左股骨粗隆骨折

尽管左下肢截肢部分近端毁损严重，但足部的结构保存完整，尤其是足底的皮肤较完整。因此首选在截肢部分切取残肢皮瓣重建残端软组织。

对于股骨粗隆部分固定方式与固定时机，考虑到该患者的特殊性，笔者决定在一期选择动力髋螺钉进行固定，主要原因包括：①该患者受伤过程中失血较多，且髋部骨折出血较多，早期固定可以减少相关并发症的发生；②该患者大腿周围皮肤软组织脱套，需要将脱套的皮肤进行回植，如果行二期内固定手术，患者切口周围皮肤条件不佳，将会增加伤口不愈合的风险；③目前患者处于开放骨折状态，内固定操作相对简便，且该患者大腿外侧部分肌肉血运尚可，可完全覆盖内植物。

2. 手术步骤

该手术同样可以由两组医生同时进行，一组医生处理截肢残端，另一组医生处理截肢部分。

处理截肢残端的医生首先对大腿的软组织进行彻底清创，切除污染坏死的组织，随后用双氧水、碘伏及生理盐水反复冲洗伤口。清创完成后从外侧

肌间隔入路复位并固定股骨粗隆，并用 DHS 固定，随后在内植物表面放置抗生素链珠（图 23.12A）。固定完成后，将脱套的皮肤进行打薄回植覆盖。

处理截肢部分的医生应根据残端覆盖的需要来设计皮瓣的大小，但是该患者的残端缺损面积较大，笔者在切取残肢皮瓣时尽量保留了全部截肢部分的皮肤及筋膜组织，皮瓣血管蒂则选择了胫后动静脉及胫后神经（图 23.12B、C）。

在完整切取皮瓣后，将残肢皮瓣中足底皮肤部分覆盖于截肢残端，足背部分覆盖在截肢残端前侧部分，用尼龙线将皮瓣与残端周围皮肤临时固定后，在显微镜下分别将残肢皮瓣的胫后动静脉血管蒂与截肢残端的胫后动静脉残端相互吻合，胫后神经相互吻合。

吻合血管完成后，观察残肢皮瓣的血流灌注情况，等 10 分钟皮瓣周围血管完全充盈后，去除无血管充盈的组织，随后将残肢皮瓣和残端周围皮肤全部缝合。

对于残肢皮瓣以及回植皮肤无法覆盖的部分，切取另一侧大腿中厚皮植皮覆盖。

术后患者转入监护病房护理，同时给予抗生素预防感染、低分子肝素抗凝以及盐酸罂粟碱（papaverine hydrochloride）抗血管痉挛。术后 7 天皮瓣完全存活后转入一般病房。术后 3 周在持续被动运动装置（continuous passive motion, CPM）协助下开始被动功能锻炼，术后 6 周开始主动功能锻炼。患者术后

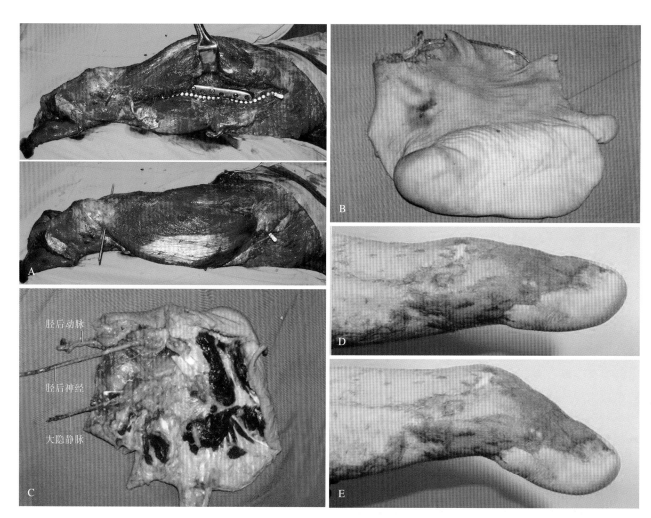

图 23.12　残肢皮瓣修复左小腿离断伤，左大腿毁损伤伴皮肤脱套，左股骨粗隆骨折。
A. 复位并用 DHS 固定股骨粗隆，内植物表面放置抗生素链珠；B、C. 切取残肢皮瓣时尽量保留全部截肢部分的皮肤及筋膜组织，皮瓣血管蒂则选择胫后动静脉及胫后神经；D. 术后半年皮瓣完全存活；E. 膝关节主动 ROM：0~40°；

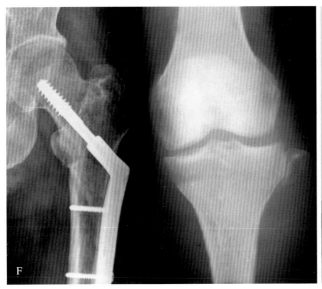
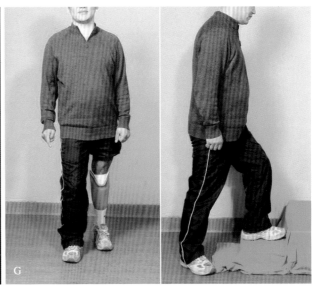

图 23.12 （续）F. 股骨粗隆愈合良好；G. 患者佩戴假肢后外观、功能

半年随访，皮瓣完全存活，膝关节主动 ROM：0~40°，股骨粗隆愈合良好（图 23.12D~G）。

3. 注意事项

（1）切取足底皮肤作为残肢皮瓣时，需要以胫后动静脉作为血管蒂来保证足底皮肤的血供要求。

（2）足背皮肤相比较足底皮肤耐磨性以及抗压能力较弱，应尽量避免将其覆盖在截肢残端或者与假肢内侧面摩擦较为频繁的区域。

（3）截肢平面的选择和残肢皮瓣的设计具有密切的联系，膝下截肢的软组织重建对于功能的要求较高，不仅需要截肢残端耐磨性以及耐压性较好，且还需要恢复一定的保护性感觉，避免长时间摩擦造成溃疡。

■ 病例七

患儿 7 岁女孩，车祸伤右下肢大面积碾挫伤。因车祸致右下肢严重毁损伤，伤后 6 小时至我院急诊就诊。急诊查体：患者休克代偿期表现，心率较快，血压正常。右下肢大腿中段至踝关节大面积皮肤软组织缺损，肌肉碾挫伤严重，创面严重污染，足部软组织及骨结构保存尚完整，足底血运及感觉可。X 线摄片提示右股骨远端及胫腓骨多发粉碎性骨折（图 23.13）。

1. 修复方案

（1）面临问题：

• 该患儿右下肢能否保肢？

• 如果截肢，截肢平面如何选择？

• 膝关节能否保留？

• 截肢残端软组织能否一期重建？

（2）制定方案：该患儿右下肢软组织结构及骨性结构毁损严重，尤其膝关节周围多发骨折，软组

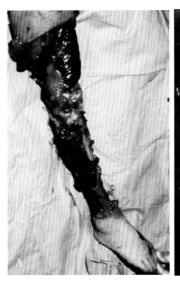
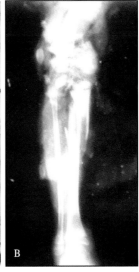

图 23.13 右下肢大面积碾挫伤。
A. 右下肢大腿中段至踝关节大面积皮肤软组织缺损；B. X 线摄片示右股骨远端及胫腓骨多发粉碎性骨折

织覆盖差，无法保留膝关节。

膝上截肢对于年幼患者将带来巨大的生理及心理负担，是否有办法重建患者的膝关节？

Jacobs 在 1984 年的 CORR（*Clin Orthop Relat Res*）杂志上报道了儿童膝关节恶性肿瘤患者肿瘤切除后采用踝关节旋转移位重建膝关节的术式，在切除膝关节周围恶性肿瘤以及肿瘤包膜周围组织后，将患肢完整的踝关节水平旋转 90°后，将胫骨远端和股骨近端固定，由此将踝关节代替膝关节功能（踝关节背屈替代膝关节屈曲，踝关节跖屈替代膝关节伸直）。通过保留肢体远端的血供将踝关节联合胫骨远端固定至股骨远端，可以在重建膝关节功能的同时，将胫骨远端的骨骺移植到股骨远端，可以在重建后继续生长，满足患者以后肢体长度的要求。

踝关节和膝关节一样，作为屈成关节（ginglymoid joint），具有相似的功能。但是它们屈伸活动的范围正好相反，通过旋转转位将踝关节旋转 90°重建膝关节后，将踝关节活动范围较大的背屈功能用于重建膝关节主要的屈曲功能，可以在很大程度上满足膝关节的活动需要，并且通过保留胫后神经可以保留足底的感觉，在佩戴假肢后可以有效避免溃疡相关并发症的发生。

2. 手术步骤

由于该患儿创伤后失血较多，在抢救室首先对患儿进行了液体复苏（fluid resuscitation），待患者生命体征稳定后立即进行手术。

由于患儿年龄较小，笔者选择在全身麻醉下进行手术，首先对患肢进行清创，清除污染及坏死的组织。由于该患儿的术式要求，清创的重点在大腿远端以及踝关节周围。清创完成后，用双氧水、碘伏及生理盐水反复冲洗创面。清创完成后，用肝素盐水（heparinized saline）对胫后动脉进行节段式液压扩张（segmental hydraulic dilation），扩张过程中发现胫后动脉中段有一 4 cm 长的动脉扩张不明显，将其切除后将近端和远端重新吻合，吻合后检查足部的血管充盈，较之前明显改善。

切除股骨远端骨及软组织结构，仅保留胫后血管神经束及股四头肌腱、小腿后侧肌肉以及踝关节周围的腱性结构（图 23.14A）。随后在股骨断端以及远端胫骨剥离 4 cm 长度的骨膜，用骨锉将股骨远端前侧及胫骨残端后侧的骨皮质打磨后，将远端水平旋转 180°，将远端胫骨和股骨远端重叠固定，调整重建后的膝关节力线，较对侧稍延长大腿的长度。用 3 枚加压螺钉固定股骨远端和远端胫骨。

固定完成后，将跟腱的残端缝在股直肌腱性部分，趾长伸肌与半腱肌的深面相互连接，而胫前肌残端与股二头肌相互缝合，最后将胫后神经血管束用周围软组织覆盖。大腿及小腿脱套的皮肤进行打薄后回植在无软组织覆盖的区域（图 23.14B）。术后采用常规的显微外科术后流程，观测再植部位的血运情况。术后发现再植部位轻度肿胀，并在术后 1 周逐渐消退。植皮部分大部分成活，仅一小部分伤口延迟愈合，通过换药在术后 3 周完全愈合。术后 2 个月复查摄片，发现股骨残端和远端胫骨之间已有骨痂形成（图 23.14）。

术后 3 周开始被动膝关节功能锻炼，术后 6 周开始主动床旁股四头肌力量训练。术后 1 年复查，重建膝关节活动 ROM 达 50°（图 23.14D、E），且足部感觉恢复正常。患者佩戴特制假肢行走步态正常，功能效果满意（图 23.14F）。

3. 注意事项

（1）在考虑行踝代膝手术时，要注意评估患者伸膝及屈膝装置的功能。

（2）在固定股骨断端和胫骨远端时，要注意保护胫骨的骨骺，同时要调整好下肢的力线，避免发生旋转以及内外翻畸形。

（3）股骨和胫骨的固定方式选择有很多，包括加压钢板、外固定支架、加压螺钉以及髓内钉等，无论选择何种方式，都需要达到坚强固定的效果。

（4）在转位后重建伸膝和屈膝功能时，需要调节肌腱的张力，股四头肌力量较大，可以将股四头肌腱与跟腱吻合重建伸膝功能，将股二头肌与半腱

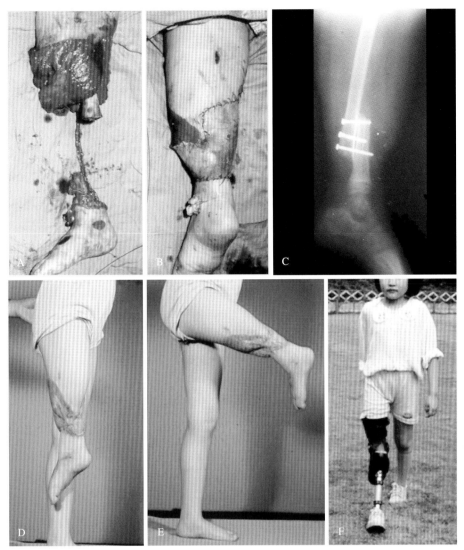

图 23.14　踝代膝手术。
A. 切除股骨远端骨及软组织结构，仅保留胫后血管神经束及股四头肌腱、小腿后侧肌肉及踝关节周围的腱性结构；B. 大腿及小腿脱套的皮肤打薄后回植在无软组织覆盖的区域；C. 术后 2 个月 X 线摄片示股骨残端和胫骨之间已有骨痂形成；D、E. 术后 1 年重建膝关节活动 ROM 达 50°；F. 患儿佩戴特制假肢行走步态正常，功能效果满意

肌或半膜肌与胫前肌和𧿹长伸肌吻合重建屈膝功能。

（5）术后应该先维持在膝关节伸直位，以防止膝关节后方伤口挛缩。

（柴益民　文　根）

参考文献

［1］Heller L, Kronowitz S J, Lower extremity reconstruction[J]. J Surg Oncol, 2006, 94:479–489.

［2］Golden G G, Ehrlichman R J, Jupiter J, et al. Free flaps to preserve below-knee amputation stumps:long-term evaluation[J]. Plast Reconstr Surg, 1987, 79:867–873.

［3］Steinau H U, Ehrl H, Biemer E. Reconstructive plastic surgery in soft tissue sarcomas of the extremities[J]. Eur J Plast Surg, 1988, 11: 97–101.

［4］Kuntscher M V, Erdmann D, Homann H H, et al. The concept of fillet flaps: classification, indications, and analysis of their clinical value[J]. Plast Reconstr Surg, 2001, 108(4):885–896.

［5］Traugh GH, Corcoran P J, Reyes R L. Energy expenditure of ambulation in patients with above-knee amputations[J]. Arch Phys Med Rehabil, 1975, 56:67–71.

［6］Van der Wey L P, Polder T W. Salvage of a through-knee amputation level using a free fillet of sole flap[J]. Microsurgery, 1993, 14:604–609.

［7］Germann G, Bickert B, Steinau H U, et al. Versatility and reliability of combined flaps of the subscapular system[J]. Plast Reconstr Surg, 1999, 103:1384–1391.

［8］Yamamoto Y, Takeda N, Sugihara T. Pelvic reconstruction with a vascular bone flap of femur[J]. Plas Reconstr Surg, 1997, 100(2):415–417.

［9］Yamamoto Y, Ohura T, Sugihara T. An anatomic study for a vascularized boned flap of femur[J]. Plas Reconstr Surg, 1995, 95:518–

523.

[10] Campbell C A, Chang D W. Vascularized femur flap for stabilistabilization after combined total sacrectomy and external hemipelvectomy[J]. Plas Reconstr Surg, 2012, 129(5):887e–895e.

[11] Butler C E. Reconstruction of an extensive hemipelvectomy defect using a pedicled upper and lower leg in-continuity fillet flap[J]. Plast Reconstr Surg, 2002, 109(3):1052–1065.

[12] Faria J C, Aguiar Jr S, Ferreira Fde O, et al. Fillet flap for reconstruction after hemipelvectomy: report of three cases[J]. J Plast Reconstr Aesthet Surg, 2009, 62(5):e107-e115.

[13] Jupiter J B, Tsai T M, Kleinert H E. Salvage replantation of lower limb amputations[J]. Plast Reconstr Surg, 1982, 69:1–5.

[14] Colen S R, Romita M C, Godfrey N V, et al. Salvage replantation. Clin Plast Surg, 1983, 10:123–129.

[15] Gumley G J, MacLeod A M, Thistlethwaite S, et al. Case report: total cutaneous harvesting from an amputated foot-two free flaps used for acute reconstruction[J]. Br J Plast Surg, 1987, 40:313–319.

[16] Younge D, Dafniotis O. A composite bone flap to lengthen a below-knee amputation stump[J]. J Bone J Surg, 1993, 75-B:330–331.

[17] Januszkiewicz J S, Mehrotra O N, Brown E. Calcaneal fillet flap: a new osteocutaneous free tissue transfer for emergency salvage of traumatic below-knee amputation stumps[J]. Plast Reconstr Surg, 1998, 98(7): 538–541.

[18] Volgas D A, Harder Y. Manual of Soft-Tissue Management in Orthopaedics Trauma[M]. Switzerland, New York:Georg Thieme Verlag, 2011.

[19] Jacobs P A, Limb salvage and rotationplasty for osteosarcoma in children[J]. Clin Orthop Relat Res. 1984, Sep(188):217–222.

[20] Zeng B, Chen Y, Zhang Z, et al. Emergency rotationplasty of ankle to knee[J]. Plast Reconstr Surg, 1998, 101(6):1608–1610.

第二十四章
展望——异体肢体移植与组织工程

一、异体移植

（一）异体移植背景

自 20 世纪 60 年代，上海市第六人民医院成功完成断肢再植以来，很多学者相继对异体肢体移植进行了研究和实验。但是异体肢体再植等研究进展十分缓慢，很大原因是移植后产生的免疫排斥反应。相比于肾、心、肝、肺等器官的单一组织移植，包含了皮肤、皮下组织、肌肉、神经、血管、骨、骨髓等多种组织的肢体属于复合组织移植（composite tissue allografts，CTAs），免疫排斥较为强烈。1998 年，一个四国医疗小组在法国进行了世界首例异体手移植术，由此拉开了异体肢体移植临床研究的序幕。随着器官移植和免疫学的发展，进入 21 世纪之后，同种异体肢体的移植在动物实验上已经取得了较大的进展，已有实验动物获得长期存活的报道。与此同时，患者对提高生活质量的强烈意愿也促进了异体肢体移植的发展。

（二）受者、供者的选择

1. 受者适应证

目前国际上对异体移植技术尚无统一的适应证，笔者根据大多数中心的标准进行了以下的归纳。

（1）患者具有强烈的进行异体手移植的愿望。

（2）患者没有难以控制的全身各个系统疾病或者无法进行肢体移植的疾病存在。

（3）年龄在 15~50 岁之间。

（4）肢体截肢术后 3 年内。

（5）双手或优势手缺失的患者。

（6）截肢平面的选择：平面越低，术后功能恢复的效果越好，肘关节以上的肢体缺失一般不应考虑。

（7）患者必须在精神正常的情况下，详细了解移植手术性质和免疫抑制剂治疗的有关知识，全面权衡手术利弊后，做出是否接受异体肢体移植手术的决定。

2. 供者的选择

供体与受体的皮肤颜色、质地、毛发的匹配及男女的差别，在选择时需要充分考虑，以便提高移植后受体心理上的适应度。

对于同意捐赠肢体的脑死亡供者同样进行相关血型及免疫学检测，对于肝炎病毒、艾滋病病毒、梅毒螺旋体等传染病源体也应进行检测，排除传染的可能性。

（三）移植术前准备和组织配型

1. 组织配型

异体肢体移植失败的一个主要原因是排斥反应，因此，需要在移植术前对供者和受者进行组织配型，评估两者间的 ABO 血型、HLA、PRA 的相容性，分析受者血清中与供者组织起反应的抗体，寻找合适供体以避免超急性排斥反应和减少急性排斥反应等次数和强度。移植物的预后和良好的配型已被证明有明显的相关性。配型的检测包括ABO血型、人类白细胞抗原（HLA）、群体反应性抗体（PRA）、MICA抗体、KIA抗体、NK细胞、淋巴细胞毒交叉实验等。

2. 移植术前准备

为了让患者能够安全度过移植围手术期，需要在常规的术前准备外进行如下的准备：①受者重要器官功能评估；②由于移植术后需要长期进行免疫抑制治疗，患者的相关既往病史需要明确，如消化性溃疡、乙型或者丙型病毒性肝炎、糖尿病、凝血功能异常、精神疾病及急性药瘾者。

3. 法律和医疗文书的签署

异体组织移植涉及伦理问题，术前应有伦理委员会审查批准，并与患者签署知情同意书，甚至完成必要的公证手续。

4. 心理学测试

手移植前后可能出现严重的心理并发症和心理变化，包括不同人格对移植的心理反应、心理排斥及社会排斥等，因此在术前需要对患者进行严格的心理测试，测试内容包括心理交谈、心理测试等。

（四）供肢处理

1. 供肢切取

和所有的器官移植相同，异体肢体移植也面临着供体数量有限的难题，为了更加有效地对肢体进行利用，肢体的切取必须有准备地高效进行。

供者分为脑死亡和临床死亡两种。这两种供者的肢体切取要求也不尽相同。脑死亡的患者仍然存在四肢的血液循环，短时间内不会出现四肢损伤，可以在手术室进行取器官手术。而临床死亡的患者四肢无血液供应，缺血会导致四肢的损伤。因此应尽快降温，灌入器官保存液，防止微循环内凝血，提高肢体对缺血的耐受。

上肢供肢端切取从肘关节以上5cm平面做环形皮肤切口，游离肱动脉，插管后使用4℃ UW液灌注，再行前臂离断，灌洗至回流液清亮后拔管。无菌敷料包裹塑料袋封装，装入放置冰袋的保温箱，同时取颈动脉血留作检验。

2. 供肢端保存

为了减少供肢热缺血的时间，将热缺血迅速转化为冷缺血，供肢的保存通常借鉴断肢和器官的保存方式，遵循低温保存原则。以降低肢体组织代谢率和能量需求，保护氧化酶活性、肌肉收缩力和血管顺应性。目前常见的保存方式有以下几种。

（1）单纯低温冷保存法：将灌洗液以一定高度借助重力灌注入肢体主干动脉内，让肢体迅速均匀地降温到10℃以下，随即将其置入灌注有冷保存液的软性容器内，再将其置入冰盒中保持温度在1~4℃。这样做的目的是冲洗出有毒代谢物；提供ATP合成的前体物质；减轻再灌注时氧自由基损伤；含有低渗透性非电解质，阻止细胞水肿。

（2）持续低温灌流法：在含有特制的脉冲式或非脉冲式泵的机器内，使用冷灌流液经器官血管系统做持续循环灌注。这种方法对肢体的损伤相比单纯低温保存更好。

（3）深低温冷冻保存法：这种方法是将肢体迅速降温到0℃以下，但是目前仍处于探索阶段，对肢体的利弊影响尚需研究。

（五）移植手术

麻醉生效后，对肢体进行移植。移植的步骤可以参考断肢再植的步骤。首先对两端骨骼进行固定，随后进行动脉吻合，目的是尽快恢复肢体供血；随后调整深肌腱的张力，对深部肌腱进行缝合；然后对浅静脉再吻合，动静脉的吻合比例通常为2∶1；随后进行浅肌腱和神经的吻合，待皮肤缝合完毕后，用石膏托保护患肢。

（六）术后处理

（1）一般处理：移植术后需要观察患者的全身

情况，尤其需要警惕长时间手术后的休克。对于移植的肢体需要观察皮温、毛细血管充盈、肿胀以及是否存在针刺出血。术后的药物治疗应该包括镇静、镇痛药物，抗生素，抗凝药，解痉药和免疫抑制剂（包括皮质类固醇、抗代谢类药物、钙调神经素抑制剂、生物免疫调节剂等）。

（2）免疫反应的观察处理：目前国际认可的免疫排斥反应标准如下。①临床体征：如移植肢体的红斑、水疱、水肿、脱毛、坏死；②组织活检：对皮肤、肌肉、骨等进行组织活检，根据不同的病理学表现对患者的免疫排斥情况进行评估。

2007 年 Banff 复合组织移植病理分类标准如下。

0 级：无或少量炎性浸润。

Ⅰ 级　轻度：轻度的血管周浸润，不累及表皮结构。

Ⅱ 级　中度：中到重度血管炎症，伴或不伴表皮和 / 或附件受累，无表皮角化不良或坏死。

Ⅲ 级　重度：重度炎症伴有表皮上皮细胞凋亡，角化不良和 / 或角蛋白水解。

Ⅴ 级　致死性急性排斥。表皮或其他皮肤结构坏死。

（3）心理治疗：术后心理治疗主要包括：心理暗示、疏导、镇静、镇痛对症治疗；亲人的探视，家属的安抚；改善病房环境，保持安静，通风，阳光充足。

（七）功能锻炼

异体肢体移植后的功能康复在整个治疗中起十分关键的作用。对此要有严密的治疗计划。

（1）早期康复（术后 1~8 周）：术后 2 周内需要抬高患肢，由治疗师进行关节的被动活动；术后 4~8 周，可加大各关节的活动范围，尽量达到正常活动范围，并开始进行主动活动。

（2）中期康复（术后 8 周至 4 个月）：对残留的瘢痕、水肿进行针对性修复，对关节进行全活动范围内运动，对感觉功能进行全面训练。

（3）康复期（术后 4 个月后）：此时各类组织已基本修复，应增加肢体的活动量。进行日常功能的针对性练习。

二、组织工程

（一）研究背景

组织工程的概念在 20 世纪 80 年代被提出，得益于其所蕴含的巨大社会和经济价值，它在提出后获得了全球众多科研机构、公司企业和临床一线的关注。组织工程的定义是指利用生物活性物质，通过体外培养或构建的方法再造或者修复器官及组织的科学。可利用胚胎干细胞或成体干细胞为种子细胞，结合生物学和工程学技术，在体外定向诱导并与细胞支架复合，在体内或体外构建出具有生物学功能的组织甚至器官，以用于组织修复和替代治疗。

（二）组织工程皮肤构建

皮肤缺损在临床中是较为常见的损伤，主要由外伤、烧伤、手术创面等急性损伤以及压疮、糖尿病等慢性损伤造成。目前皮肤缺损治疗的金标准是自体皮肤移植，包括植皮、皮瓣转移等技术。但是当出现大面积的皮肤缺损和皮肤来源不足时，自体皮肤移植可能导致患者皮肤缺损增加，降低患者表面屏障免疫功能等不良后果。因此，对于组织工程皮肤的需求也逐渐产生。

组织工程皮肤的构建包括了种子细胞提取，细胞外基质合成，表皮代替物构建，真皮代替物构建，复合皮肤构建等步骤。目前在广泛全层烧伤、慢性溃疡、皮肤病等病例中已经得到了部分应用。

随着组织工程皮肤技术等成熟和商品化加速，组织工程皮肤正逐渐应用于临床，但尚未完全替代人体皮肤。组织工程皮肤的物理学特性、皮肤附属器官组成等方面与人体皮肤仍然存在较大差异，组织工程中的各个步骤仍然存在进一步优化的空间。

（三）组织工程骨构建

骨组织借助其自身特有的调节机制可以实现骨折的修复和重建。当出现长段骨缺损或骨折端血运彻底破坏时，需要对骨进行移植。目前常用的骨移植包括同种异体骨移植和自体骨移植，但自体骨移植存在着以创伤修复创伤的缺点，并且可移植的自体骨数量有限；同种异体骨移植则存在易吸收、成骨能力差的特点，这些都限制了大段骨缺损的修复。

组织工程构建骨需要提取种子细胞，将种子细胞和支架材料共同构建血管化的骨组织，而成功的关键在于能否成功血管化。目前血管化的技术包括以下几种。

（1）组织瓣包裹：指分离和制备带有丰富血运供给的组织瓣，如筋膜瓣、肌瓣、骨膜等，将其对组织工程骨包裹，以进行血管化。

（2）动静脉血管束植入：指将轴向走行的动静脉血管束植入组织工程骨中心，借助血管束的血液供应实现骨的血管化。

（3）动静脉血管环构建：指动脉束和静脉束吻合，重新建立植入物的血液循环，借助其再生血管网的能力对组织骨进行血管化。

（4）神经束植入：指利用神经束中神经肽对成骨细胞活性调控作用进行的组织骨血管化。

组织工程骨的构建发展迅速，但目前仍然面临着血管化分布不均，需要多次手术的问题。在未来的发展中，需要把临床和工程技术更加充分地结合，探索组织工程骨构建的新思路。

异体肢体移植和组织工程技术在目前的临床中已经取得了令人瞩目的成就，但是仍然存在着不小的发展空间。在未来的发展中，需要大胆开拓，锐意进取，同时又要综合考虑，在研究的道路上如履薄冰，为患者的康复和医疗事业的进步做出自己的贡献。

（柴益民　张长青）

参考文献

[1] Tsai R J F, Tseng S C G. Human allograft limbal transplantation for corneal surface reconstruction[J]. Cornea, 1994, 13(5):389–400.

[2] Tseng S C G, Prabhasawat P, Barton K, et al. Amniotic membrane transplantation with or without limbal allografts for corneal surface reconstruction in patients with limbal stem cell deficiency[J]. Archives of Ophthalmology, 1998, 116(4):431–441.

[3] Dua H S, Azuara-Blanco A. Autologous limbal transplantation in patients with unilateral corneal stem cell deficiency[J]. British Journal of Ophthalmology, 2000, 84(3):273–278.

[4] Dua H S, Azuara-Blanco A. Allo-limbal transplantation in patients with limbal stem cell deficiency[J]. British Journal of Ophthalmology, 1999, 83(4):414–419.

[5] Tsubota K, Toda I, Saito H, et al. Reconstruction of the corneal epithelium by limbal allograft transplantation for severe ocular surface disorders[J]. Ophthalmology, 1995, 102(10):1486–1496.

[6] Tan D T H, Ficker L A, Buckley R J. Limbal transplantation[J]. Ophthalmology, 1996, 103(1):29–36.

[7] Tsai R J F, Li L M, Chen J K. Reconstruction of damaged corneas by transplantation of autologous limbal epithelial cells[J]. New England Journal of Medicine, 2000, 343(2):86–93.

[8] Schwab I R, Reyes M, Isseroff R R. Successful transplantation of bioengineered tissue replacements in patients with ocular surface disease[J]. Cornea, 2000, 19(4):421–426.

[9] Shortt A J, Secker G A, Notara M D, et al. Transplantation of ex vivo cultured limbal epithelial stem cells: a review of techniques and clinical results[J]. Survey of Ophthalmology, 2007, 52(5):483–502.

[10] Siemionow M, Ozer K. Advances in composite tissue allograft transplantation as related to the hand and upper extremity[J]. The Journal of Hand Surgery, 2002, 27(4):565–580.

[11] Dubernard J M, Owen E, Herzberg G, et al. Human hand allograft: report on first 6 months[J]. The Lancet, 1999, 353(9161):1315–1320.

[12] Siemionow M, Ozmen S, Demir Y. Prospects for facial allograft transplantation in humans[J]. Plastic and Reconstructive Surgery, 2004, 113(5):1421–1428.

[13] Demir Y, Ozmen S, Klimczak A, et al. Tolerance induction in composite facial allograft transplantation in the rat model[J]. Plastic and Reconstructive Surgery, 2004, 114(7):1790–1801.

[14] Lanzetta M, Petruzzo P, Margreiter R, et al. The international registry on hand and composite tissue transplantation[J]. Transplantation, 2005, 79(9):1210–1214.